国家级继续医学教育项目教材
中华医学会医师培训工程（基层系列）

中国基层医生超声诊断教程

主　编　杨　斌　邓学东　钱晓芹
副主编　曹　荔　李　嘉　叶新华　吴　敏　姚　静
编　者　（以姓氏笔画为序）
王咏梅　邓学东　叶夏慧　叶新华　吕晓宁　朱　正
刘　姣　李　嘉　李明霞　杨　忠　杨　建　杨　玲
杨　斌　肖　芬　吴　云　吴　娅　吴　敏　吴丽君
吴晶晶　吴意赟　余晶晶　邹大中　沈　阳　张　晴
张宇航　张芳霞　张丽娟　张佳佳　陆　冰　陈松旺
陈宝定　周　超　周　婷　周晓峰　胡　涛　柳　标
姜　玮　费正东　姚　静　姚志勇　袁　涛　顾　军
钱晓芹　倪雪君　徐新艳　殷林亮　高　娟　黄　岩
曹　荔　戚　敏　戚庭月　章　东　董凤林　韩　浩
缪伎玄　魏　强　魏淑萍

中華醫學電子音像出版社
CHINESE MEDICAL MULTIMEDIA PRESS
北　京

图书在版编目（CIP）数据

中国基层医生超声诊断教程/杨斌，邓学东，钱晓芹主编. 一北京：中华医学电子音像出版社，2021. 7

ISBN 978-7-83005-316-1

Ⅰ. ①中… Ⅱ. ①杨… ②邓… ③钱… Ⅲ. ①超声波诊断—教材 Ⅳ. ①R445. 1

中国版本图书馆CIP数据核字（2021）第013439号

中国基层医生超声诊断教程

ZHONGGUO JICENG YISHENG CHAOSHENG ZHENDUAN JIAOCHENG

主　　编：杨　斌　邓学东　钱晓芹
策划编辑：李军亮
责任编辑：李军亮　周寇扣
文字编辑：王月红　吴春凤　汪　荣　卫　轲
责任印刷：李振坤
出版发行：中华医学电子音像出版社
通信地址：北京市西城区东河沿街69号中华医学会610室
邮　　编：100052
E - mail：cma-cmc@cma.org.cn
购书热线：010-51322677
经　　销：新华书店
印　　刷：廊坊市祥丰印刷有限公司
开　　本：787mm×1092mm　1/16
印　　张：34. 25
字　　数：682千字
版　　次：2021年7月第1版　2021年7月第1次印刷
定　　价：185. 00元

内容提要

本书的内容参照“住院医师规范化培训内容与标准的超声细则”分为八篇，涵盖超声诊断基础、腹部超声、泌尿生殖超声、妇产超声、心脏超声、浅表器官超声、血管超声及介入超声等，每篇按照疾病病种分成若干章节，既包括基本知识、典型例题及解析，也兼顾近年超声最新发展，并且配有生动的动态和静态的超声标准切面图、典型病例超声多模态图像等。本书内容丰富，图片及动态视频具有一定的特色，可为住院医师规范化培训学员、基层超声医师、影像医学专业本科及研究生教育提供指导及帮助。

前　言

本书从筹划到完成终稿，历时 8 个月时间，参予编撰本书的编委全部来自工作在超声一线的专家。参与编写的专家大多数是“80”后，他们具有丰富的理论知识和实践经验。书中内容既有超声医学的基础知识，也有超声医学的最新进展。

本书是一本图文并茂、内容较全、兼顾近年超声最新发展的书籍，希望对住院医师规范化培训超声专业的医师，基层超声医师，初级、中级超声医师，医学影像专业的本科及研究生教育提供指导及帮助。

本书参照“住院医师规范化培训内容与标准的超声细则”，内容涵盖了超声诊断基础、腹部超声、泌尿生殖超声、妇产超声、心脏超声、浅表器官超声、血管超声及介入超声。文字简练、图像丰富、可读性强、便于记忆，书中附有生动的动态和静态的超声标准切面图、典型病例超声多模态图像（二维声像图、彩色多普勒血流图、超声介入图、超声造影和弹性成像），并在每个章节之后均附有思考题和答案解析。

本书超声静态图和动态图可视性佳，增加了阅读的趣味性和大脑对图像空间思维的理解性，限于编写时间和编者水平，不妥之处欢迎读者批评指正，编者们虚心学习并改正。

杨　斌　邓学东　钱晓芹

2021 年 3 月 5 日于南京

目　录

第一篇　超声诊断基础

第二篇　腹部超声

第三篇　泌尿生殖超声

第四篇　妇产超声

第五篇　心脏超声

第六篇　浅表器官超声

第七篇 血管超声

第八篇 介入超声

第一篇

超声诊断基础

第1章 超声波物理基础

一、基本知识

(一)定义

1. 超声　每秒振动频率>20 kHz，超过人耳听觉上限的机械振动波即为超声波，能成束发射，以纵波的形式向远方传导(图 1-1)。

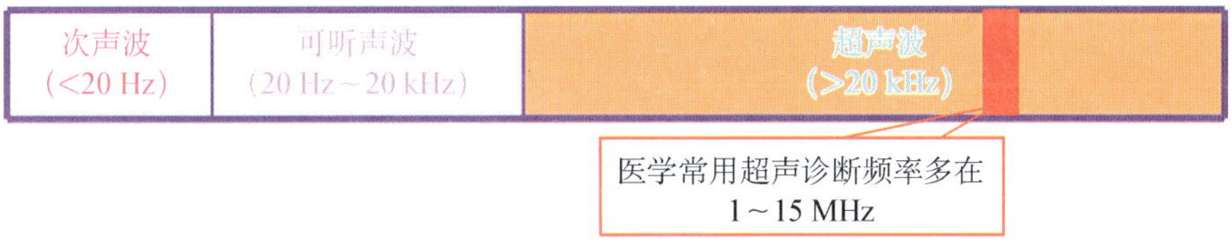

次声波
(<20 Hz)
可听声波
(20 Hz～20 kHz)
超声波
(>20 kHz)
医学常用超声诊断频率多在
1～15 MHz

图 1-1　医用超声诊断频率

2. 纵波　质点的振动方向与声波传播的方向一致，超声在软组织中以平面波形式传播。

3. 横波　质点振动的方向与声波传播的方向垂直，这种波在体内传播过程中衰减大，几乎无法传播，在医学超声中一般不用。

4. 声源　能产生超声的物体，又称为超声换能器，是能把电能转换成超声能，同时也能把超声能转换成电能的一种器件，通常采用压电陶瓷、压电有机材料或混合压电材料组成。其中，超声换能器发射超声利用的是逆压电效应，接受超声利用的是正压电效应。

5. 声束　是从声源发出的声波，在一定立体角度内向前传播。声束两侧的间距称为束宽。超声在介质中传播时其能量所能达到的空间称为声场，邻近探头处束宽相等，声强不等，谓之近场；近场以远，声束开始扩散，而声强均匀，谓之远场(图 1-2)。

(二)超声的物理参数

1. 波长(wavelength)　声波在一个完整周期内所通过的距离(λ)，单位为厘米(cm)或毫米(mm)。

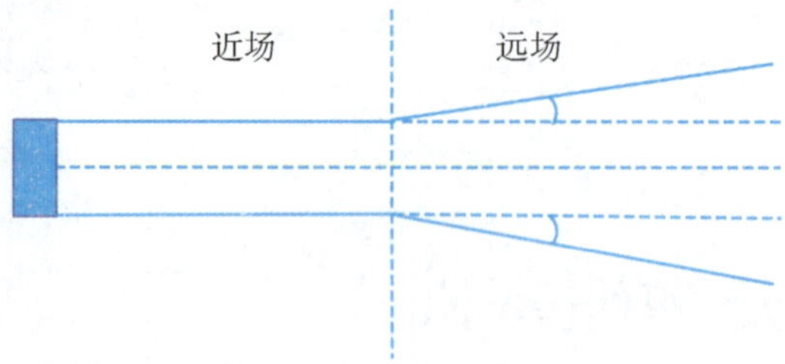

图 1-2　声场

超声的发射有指向性，频率越高，波长越短，扩散角越小，声束的指向性越好。近场长度和扩散角是超声指向性优劣的指标

2. 频率(frequency)　一秒内出现振动波的次数为频率(f)，其单位为赫兹(Hz)。

3. 声速(wave velocity)　每秒声波在介质中传播的距离为声速(C)，单位是 m/s。

$$C=f\cdot\lambda$$

在不同介质中，声波的传播速度不同，固体＞液体＞气体。人体组织的平均声速约为 1540 m/s。

4. 密度　各种组织或脏器的密度(ρ)是声学参数声特性阻抗的基本组成之一。

5. 声特性阻抗　为介质的密度(ρ)和声速(c)的乘积，用 Z 表示，$Z=\rho c$，简称声阻抗，为超声诊断中最基本的物理量，其差值是声像图中形成不同回声的根本性因素。

6. 界面　两种不同声阻抗物体的接触面。尺寸小于超声波长为小界面，反之称为大界面。

(三)超声的传播特点

超声入射至人体，人体组织对之产生多种物理现象，可在超声声像图上产生不同的特征。

1. 反射　人体内大界面对入射超声产生反射，反射回来的超声向同一方向折返，但遵循 Snell 定律：入射和反射回来的超声在同一平面；入射角和反射角相等，居于法线两侧。反射用以显示器官和病变的轮廓。其反射强度取决于介质间的声阻抗差及入射角的大小。入射角越大，反射信号能被探头捕捉到的信号越少，甚至会产生回声失落(图 1-3)。

2. 折射　超声声束经过人体内不同声速组织组成的大界面时传播方向发生改变，称之为折射(图 1-4、图 1-5)。

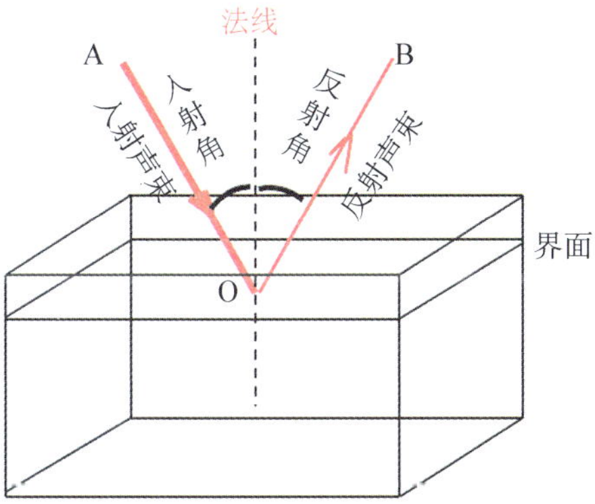

图 1-3　反射

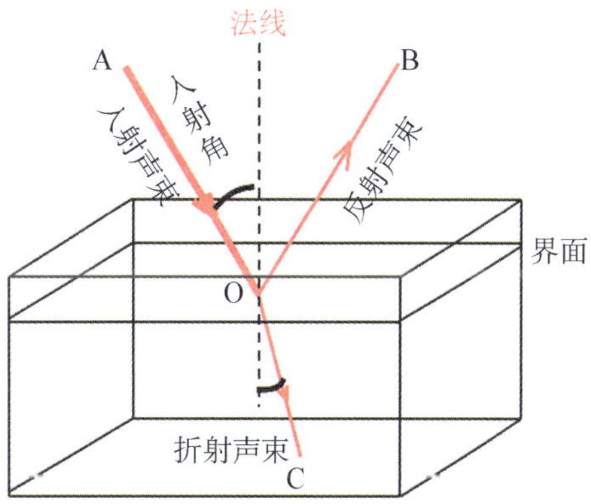

图 1-4　折射

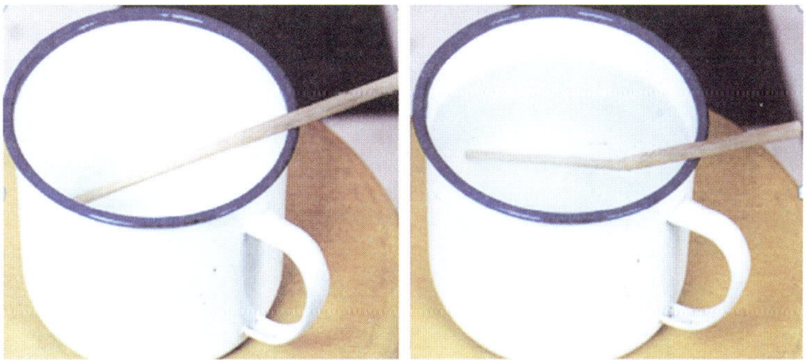

图 1-5　生活中的折射现象:水中的筷子显示折射角

3. 散射　入射超声进入人体遇到小界面,入射超声的能量可向各个方向分散辐射,称之散射。散射没有方向性,能显示体内的细小结构(图 1-6)。

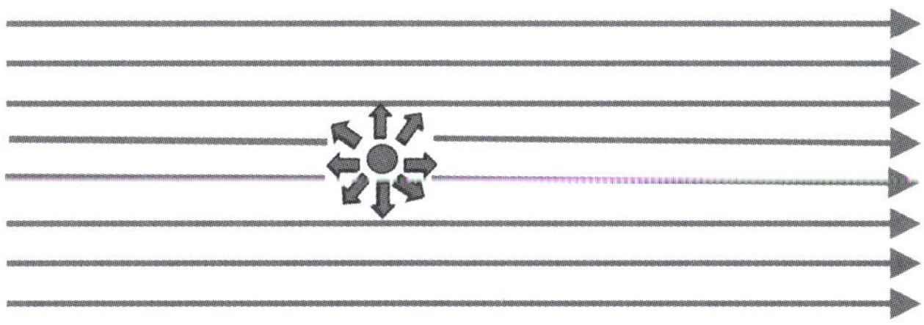

图 1-6　散射

4. 绕射　若界面不大,相当于波长的 1～2 倍,当入射声束的边缘在距该界面 1～2 个波长时,声束发生偏斜绕过物体后仍以最初的方向继续传播,称为绕射,又称衍射(图 1-7)。

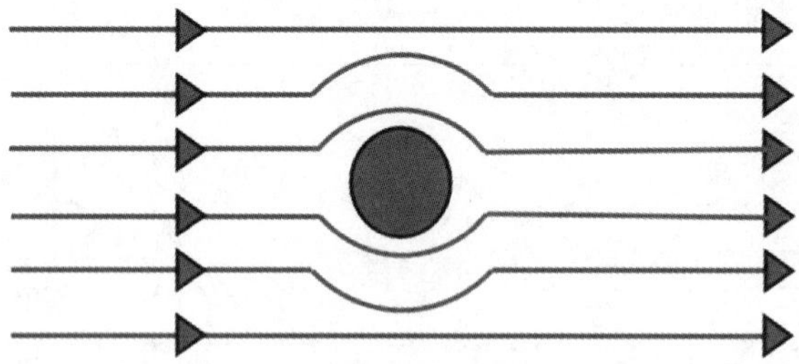

图 1-7　绕射

5. 衰减　入射超声波在人体内介质中传播时，随着距离增加声能量逐渐减弱的现象叫作衰减，在声像图上表现为后方回声信号变弱，其原因有小界面的散射、大界面的反射、声束本身的扩散、人体组织对超声能量的吸收。声衰减系数(a，单位为 db/cm)基本与频率和传播距离成正比。体内各组织的衰减系数如下：骨＞肌腱＞肝＞脂肪＞血液＞尿液(胆汁)(图 1-8)。

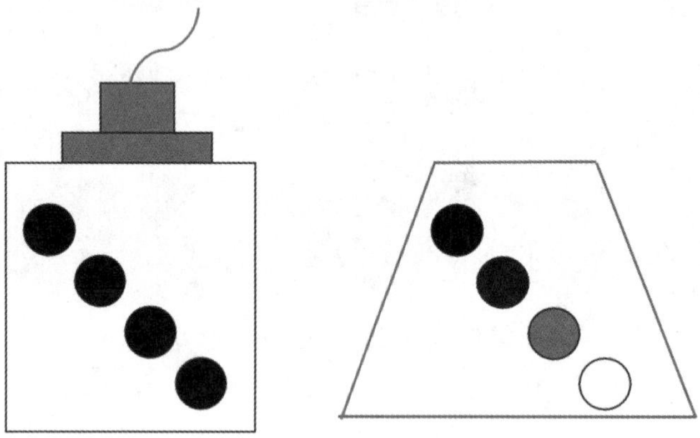

图 1-8　衰减

解决方法：启用深度增益补偿(DGC)，根据入射深度增加增益，使不同深度的相同组织在声像图上显示回声均匀一致的图像(图 1-9)。

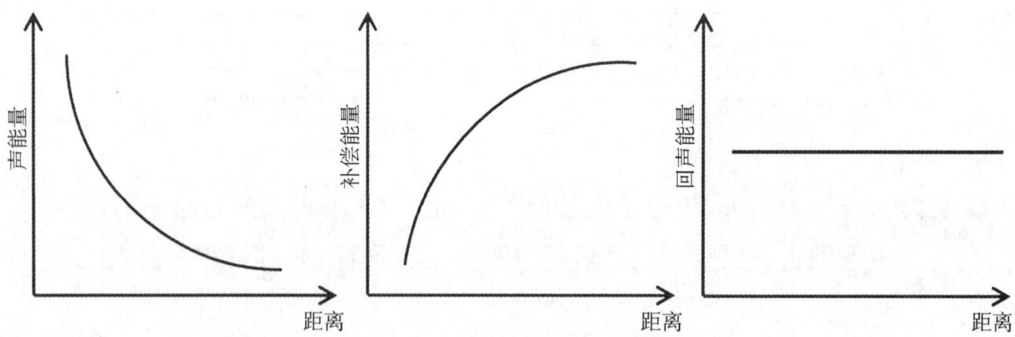

图 1-9　深度增益补偿

6. 汇聚　声束经过人体内圆形低声速区后，声束发生会聚变细如蝌蚪尾部，如囊肿、脓肿的后方（图 1-10）。

7. 发散　声束经过人体内圆形高声速区后，可致声束发散变粗呈扫把样，比如含有纤维成分高的实性肿块后方（图 1-11）。

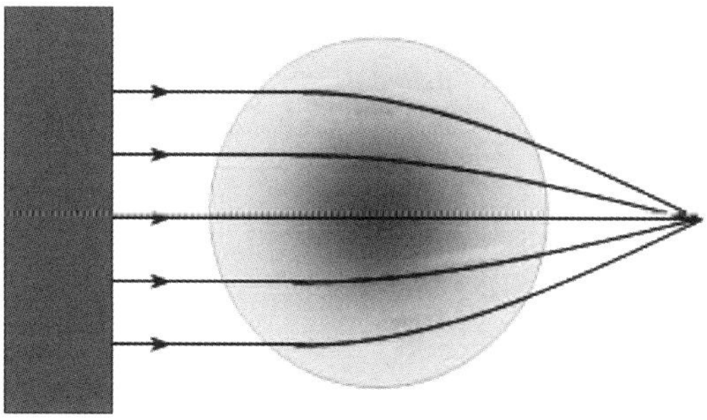

图 1-10　汇聚

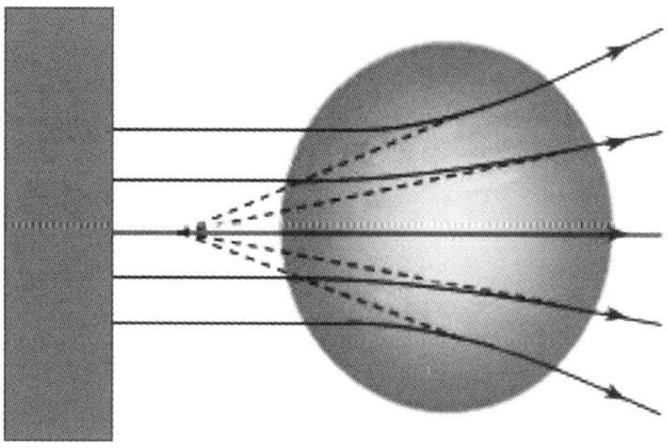

图 1-11　发散

8. 超声多普勒效应　入射超声在人体内遇到活动界面，散射或反射回声的频率发生改变，称为多普勒频移。如界面朝向探头移动，则回声频率升高，称正频移，声像图上显示红色；反之则回声频率降低，称负频移，声像图上显示蓝色（图 1-12）。

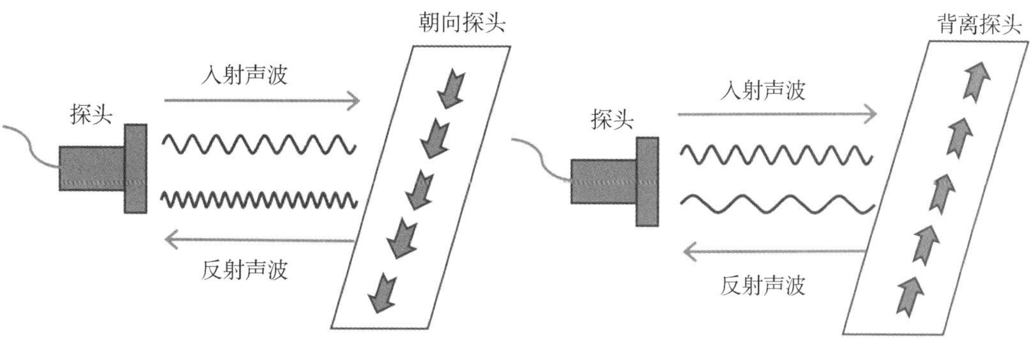

图 1-12　超声多普勒效应示意图

（四）超声的分辨力

分辨力是评价超声仪器及超声图像优劣的重要技术指标，分为基本分辨力及图像分辨力两大类。

1. 基本分辨力　是指单一声束上所能分辨出的 2 个不同细小目标的能力，以能显示相邻两目标间的最小距离表示，该数值越小越好。基本分辨力又分以下 3 种。

（1）轴向分辨力：沿声束轴线方向的分辨力，影响靶目标在图像浅深方向的精细度。在声束聚焦区域内，3.0～3.5 MHz 的轴向分辨力在 1 mm 左右。

(2)侧向分辨力：与声束垂直方向平面上，在探头长轴方向的分辨力。和声束的宽度有关。声束越细，侧向分辨力越好。侧向分辨力由晶片形状、发射频率、聚焦效果、距离转换器远近等多个因素决定。在声束聚焦区域内，3.0～3.5 MHz 的侧向分辨力为 1.5～2 mm。

(3)横向分辨力：与声束垂直方向平面上，在探头短轴方向的分辨力。因为探头有一定的厚度，因而超声图像是由断面信息叠加形成的图像。横向分辨力与探头的曲面聚焦及距离换能器的距离相关。横向分辨力越好，则图像切面上越能真实地反映组织情况(图 1-13)。

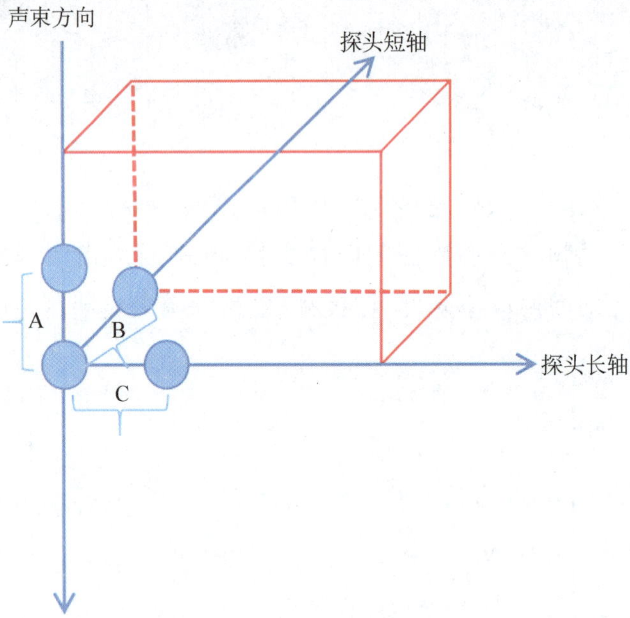

图 1-13　基本分辨力

A. 轴向分辨力；B. 横向分辨力；C. 侧向分辨力

2. 图像分辨力　是指构成整个图像的目标分辨力，包括细微分辨力、对比分辨力及彩色多普勒分辨力。

(1)细微分辨力：显示散射点的大小，和接收放大器的通道数目成正比，和靶目标的距离成反比。目前常用的超声诊断仪多采用 256 独立通道，以获得较好的细微分辨力。

(2)对比分辨力：显示回声强度的微小区别。目前常用的超声诊断仪多采用数字扫描变换技术以获得较好的对比分辨力。

(3)彩色多普勒分辨力:彩色多普勒是把心血管管腔内的血流信号以彩色谱进行标示并和灰阶图像进行重叠显示。彩色多普勒分辨力包括空间分辨力和时间分辨力两种。

1)空间分辨力:指彩色血流信号的边缘光滑程度以及这种彩色信号能在正确解剖学的管腔内显示的能力,还包括同时正确的在空间清晰显示几条血管中血流方向、流速及血流状态的能力。

2)时间分辨力:指彩色多普勒系统能迅速地反映实时成像中不同彩色血流信号的能力,也就是反映心动周期中血流位相。

二、典型例题与解析

A1 型题(单选题)

1. 超声波能成束发射,向远方传导的形式是(　)

　A. 纵波　　B. 横波

　C. 平面波　　D. 不规则波

2. 超声反射强度和下列各项完全无关的是(　)

　A. 两种介质的声阻差　　B. 两种介质的密度差

　C. 两种介质的形态区别　　D. 入射角的大小

3. 衰减产生的原因是(　)

　A. 大界面的反射　　B. 小界面的散射

　C. 介质的吸收　　D. 以上都是

4. 基本分辨力是指(　)

　A. 区分相邻两点最小距离的能力

　B. 能有效地收取和显示回声信号的最大深度

　C. 区分回声强度的能力

　D. 区分回声大小的能力

5. 下列和多普勒效应有关的描述错误的是(　)

　A. 入射超声遇到活动界面,反射回声的频率发生改变,称为多普勒频移

　B. 入射超声遇到活动界面,散射回声的频率发生改变,称为多普勒频移

　C. 界面朝向探头移动,则回声频率升高,称正频移,声像图上显示红色

　D. 界面背离探头移动,则回声频率降低,称负频移,声像图上显示蓝色

　E. 上述都对

答案及解析

A1 型题

1. A

解析：纵波传播的方向和质点的振动方向一致；横波传播的方向与质点振动的方向垂直，在体内传播衰减大，几乎无法传播。超声能成束发射，以纵波的形式向远方传导。

2. C

解析：超声反射强度取决于两种介质的声阻之差和入射角的大小。其中声阻抗是密度和波长的乘积。因此，超声的波长、介质的密度、声阻抗差、入射角的大小，均与超声反射强度密切相关。

3. D

解析：入射超声传播时，随着距离增加声能量逐渐减弱的现象叫作衰减，其原因有小界面的散射、大界面的反射、声束本身的扩散、人体组织对超声能量的吸收。

4. A

解析：基本分辨力是指区分相邻两点最小距离的能力。对比分辨力是指区分回声强度的能力。穿透力，是指能有效地收取和显示回声信号的最大深度。基本分辨力是指单一声束上能分辨出的细小目标的能力，以能显示相邻两目标间的最小距离表示，该数值越小越好。

5. E

解析：入射超声在人体内遇到活动界面，散射或反射回声的频率发生改变，称为多普勒频移。如界面朝向探头移动，则回声频率升高，称正频移，声像图上显示红色；反之则回声频率降低，称负频移，声像图上显示蓝色。

（倪雪君）

第2章

超声成像原理与特点

一、基本知识

（一）超声波的产生与接收

在自然界中，一些材料在其受到外界的压力时会在材料表面聚集电荷，而在其表面施加电压时则会引起形变，这类材料称为压电材料。受到压力而产生电荷的现象，称为正压电效应；施加电压而引起材料形变的现象，称为逆压电效应；如图 2-1 所示。

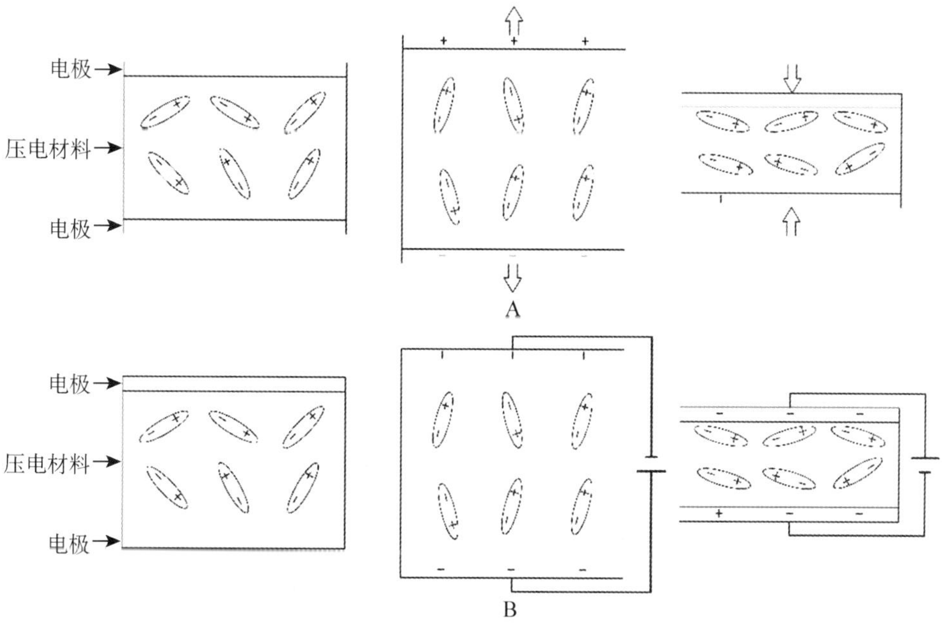

图 2-1　正压电效应与逆压电效应

A. 正压电效应；B. 逆压电效应

压电材料最早于 1880 年由法国物理学家发现，他们把重物放在石英晶体上，晶体某些表面会产生电荷，电荷量与压力成比例。后来又陆续发现了多种具有压电效应的材料，一般可分为无机压电材料、有机压电材料，以及近年来兴起的复合压电材料。

无机压电材料，分为压电晶体和压电陶瓷。压电晶体一般是指压电单晶体，即是按晶体空间点阵长程有序生长而成的单晶体。常见的压电单晶材料，如水晶（石英晶体）、镓酸锂、锗酸锂、锗酸钛、铌酸锂、钽酸锂等。压电陶瓷则泛指压电多晶体，是指用必要成分的原料进行混合、成型、高温烧结，由粉粒之间的固相反应和烧结过程而获得的微细晶粒无规则集合而成的多晶体。常见的压电陶瓷如钛酸钡（BT）、锆钛酸铅（PZT）、改性锆钛酸铅、偏铌酸铅、铌酸铅钡锂（PBLN）、改性钛酸铅（PT）等。当前医用超声探头常以压电陶瓷为换能材料。

有机压电材料，又称压电聚合物，如偏聚氟乙烯（PVDF）、聚氟乙烯、聚氯乙烯、聚-γ-甲基-L-谷氨酸酯和尼龙-11 等。

复合压电材料是在有机聚合物基底材料中嵌入片状、棒状、杆状或粉末状压电材料构成。这种复合材料兼具压电陶瓷和聚合物的长处，具有很好的柔韧性和加工性能，并具有较低的密度，容易和空气、水、生物组织实现声阻抗匹配，在医疗、传感、测量等领域有着广泛的应用。

常见的医用超声换能器结构如图 2-2 所示。压电陶瓷在发射阶段将电能转换为声能，并在接收阶段将声能转换成电能，是超声换能器的核心部分。在压电陶瓷前端有匹配层及声透镜，可将超声波顺畅发射到患者体内并对超声波的形态进行控制。在压电陶瓷后端有背衬材料，对压电陶瓷起到机械固定以及吸收背向声波的作用，可防止背向声波反射到压电陶瓷上干扰正常成像。整个超声换能器经过多芯同轴电缆与超声成像主机相连。

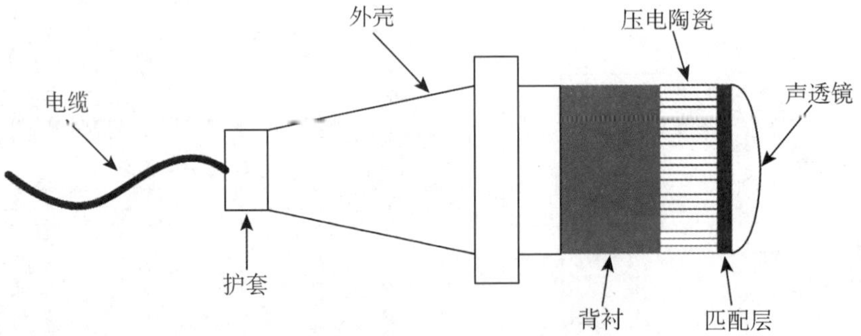

图 2-2 医用超声探头结构

超声波从超声换能器上产生并发射进入人体内，在传播路径上遇到物体则会产生反射，反射的声波在超声换能器上转换成电信号并被送到超声主机处理（图 2-3）。超声波反射波形的传播时间、波形幅度、频率变化等特性表征了反射体的诸多生理特性，据此形成了人体内的医学图像。

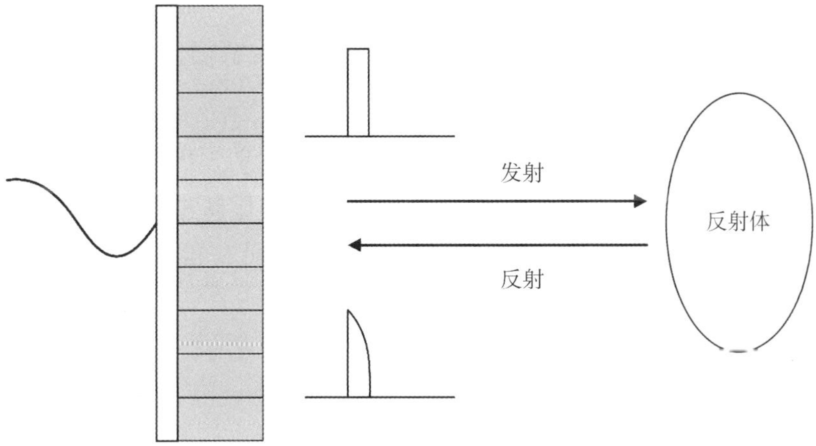

图 2-3　超声成像基本原理

(二)超声诊断的仪器类型及探头选择

1. 仪器类型　超声诊断仪器按成像原理的不同,可分为 A 型超声成像、M 型超声成像、B 型超声成像、D 型(多普勒)超声成像等;按超声波控制方式不同,可分为线阵成像、凸阵成像、相控阵成像、4D 成像等;按诊断部位不同,可分为腹部成像、心脏成像、浅表成像、腔内成像等;按换能器阵元数量不同,可分为单阵元成像、多阵元成像。

(1)A 型超声成像:A 型超声成像对回波采用幅度调制(amplitude modulation)处理方式。A 型超声成像是最基本的一种成像方式,即在显示器上,以横坐标代表被探测物体的深度,纵坐标代表回波的幅度(图 2-4)。使用时,由探头定点发射并获得反射体所在位置,可探测人体脏器的厚度、病灶在人体组织中的深度以及病灶的大小。根据回波的其他一些特征,如波幅和波密度等,还可一定程度上对病灶进行定性分析。

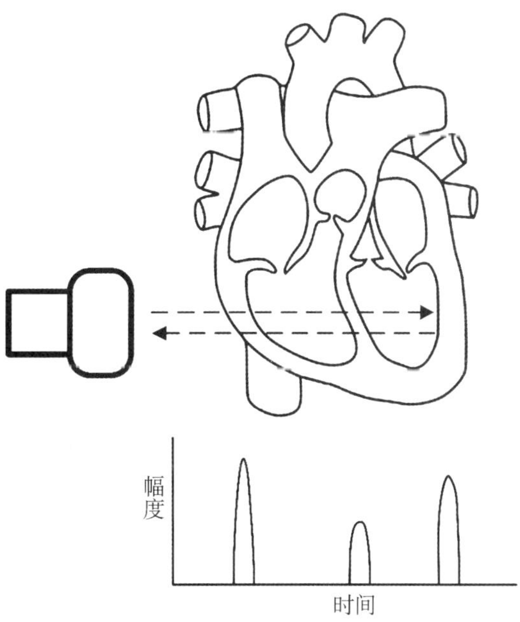

图 2-4　A 型超声成像

A 型超声成像适用于医学各科的检查,从人的脑部直至体内脏器。对眼科的一些疾病,尤其是对眼内异物,用 A 型超声诊断仪比 X 线透视检查更为方便、准确。

由于A型超声成像只能反映局部组织的回波信息，不能获得在临床诊断上需要的解剖图形，且诊断的准确性与操作医师的识图经验关系很大，因此其应用价值逐步低落，目前已很少生产和使用。

(2)M型超声成像：M型超声成像因其获得的是一维空间多点运动时序(motion-time)图而得名。其适用于对运动脏器，如心脏的探查，其显示的影像是由运动回波信号对显示器扫描线实行辉度调制，并按时间顺序展开而获得一维空间多点运动时序图，也可叫作超声心动图(图2-5)。

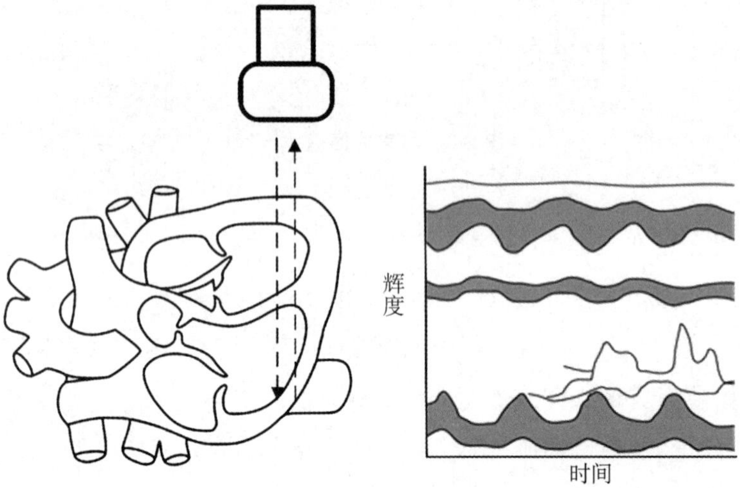

图2-5　M型超声成像

M型超声成像的工作原理与A型超声成像有些相似，不同的是其显示方式。对于运动脏器，由于回波的位置及幅度是随时间而变化的，如果仍用A型超声成像的显示方式进行显示，所显示波形会随时间而改变，得不到稳定的波形图。因此，M型超声成像采用辉度调制的方法，使深度方向所有界面反射回波，用亮点形式在显示器垂直扫描线上显示出来，随着脏器的运动，垂直扫描线上的各点将发生位置上的变动，定时地采样这些回波并使之按时间先后逐行在屏上显示出来。

(3)B型超声成像：B型超声成像采用辉度调制(brightness modulation)方式，显示人体组织或脏器的二维超声断层图(或称剖面图)，对于运动脏器，还可实现实时动态显示，所以，B型超声成像与A型、M型超声成像在原理上都有较大的区别。

B型超声成像和M型超声成像一样采用辉度调制方式显示深度方向所有界面反射回波，但探头发射的超声声束在超声换能器长度方向上却是以快速电子扫描的方法(相当于快速等间隔改变M超探头在人体上的位置)，逐次获得不同位置的深度方向所有界面的反射回波，当一帧扫描完成，便可得到一幅由超声声束扫描方向决定的垂直平面二维超声断层影像，称之为线形 B 型超声成像（图 2-6）。也可以通过改变超声声束的角度（机械的或者电子的方法），从而使超声声束指向方位快速变化，使每隔一定小角度，被探测方向不同深度所有界面的反射回波，都以亮点的形式显示在对应的扫描线上，便可形成一幅由探头摆动方向决定的垂直扇面二维超声断层影像，称之为扇形 B 型超声成像（图 2-7）。

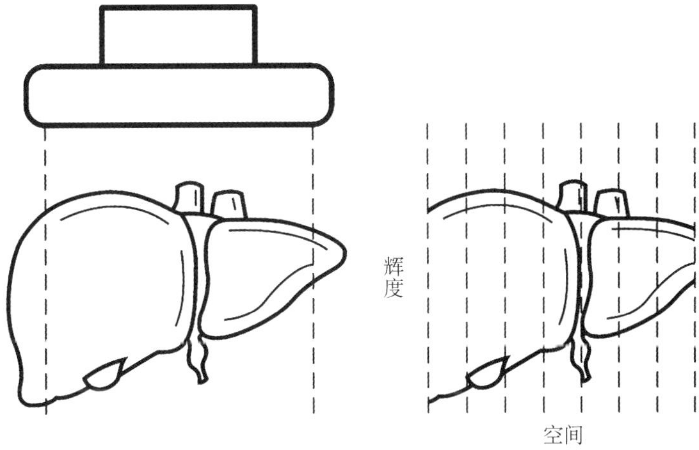

图 2-6　线形 B 型超声成像

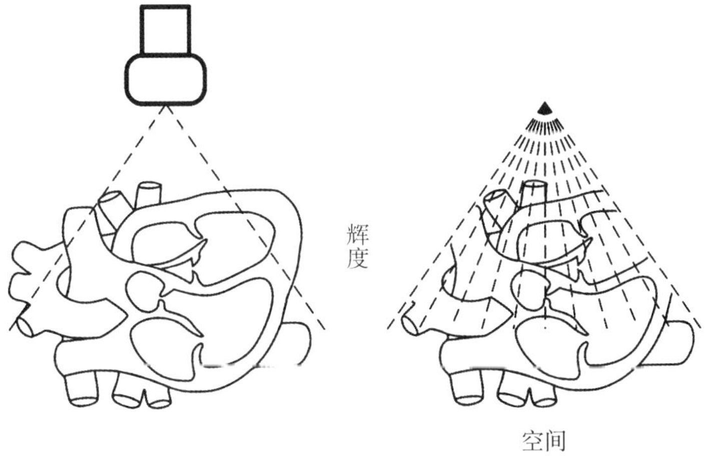

图 2-7　扇形 B 型超声成像

以上 2 种超声影像，其获取回波信息的波束扫描速度相当快，可在几个至几十个微秒间完成一次波束扫描切换，可以满足对运动脏器的稳定取样，因而，连续不断地扫描，便可以实现实时动态显示，观察运动性脏器的动态情况。

线扫式断层 B 型超声成像适用于观察腹部脏器，如对肝、胆、脾、肾、子宫的检查，而扇扫断层 B 型超声成像适用于对心脏的检查。现代 B 型超声波诊断仪通常同时具备以上两种探查功能，通过配用不同的超声探头，方便地进行转换。

(4)D 型超声成像：D 型超声成像也称为超声多普勒成像，是利用声学多普勒(Doppler)原理，对运动中的脏器和血液所反射回波的多普勒频移信号进行检测并处理，转换成声音、波形、色彩和辉度等信号，从而显示出人体内部器官的运动状态(图 2-8)。

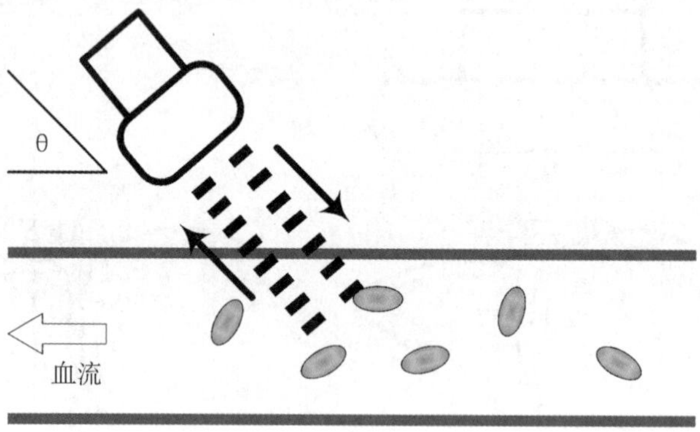

图 2-8　D 型超声成像

$$\Delta f=\frac{2 \cdot v \cdot \cos \theta}{c} \cdot f_0$$

v 为血流速度，c 为声速，θ 为声束与血流间的夹角，f_0 为入射声波的频率。

超声多普勒成像主要分为 3 种类型：脉冲式超声多普勒(pulsed wave Doppler)成像、连续式超声多普勒(continuous wave Doppler)成像、实时二维彩色超声多普勒血流成像(color Doppler flow image)。

脉冲式超声多普勒成像以断续方式发射超声波，因而称为脉冲式。它由收发切换控制电路来控制发射信号的产生和选通回声信号的接收与放大，分析回波信号的时间段来选择测定距离，鉴别器官组织的位置。由于其发射和接收的信号为脉冲式，可以由一个超声换能器来完成发射和接收双重任务，这对于简化探头机械结构，避免收、发信号之间的不良耦合，提高影像质量都是十分有益的。随着脉冲多普勒技术、方向性探测、频谱处理和计算机编码技术的采用及发展，超声多普勒诊断仪不仅能够对距离进行分辨，又能判定血流的方向和速度，以多种形式提供诊断信息给医师，使其测量水平由定性迈向定量。

连续式超声多普勒成像，是由超声探头内的一个换能器发射出某一频率的连续超声波信号，当声波遇到运动目标血流中的红细胞群，则回波信号已是变化了频率的超声波。超声探头内的另一个换能器将其检测出来转成电信号后送入主机，经放大后与原来的发射频率电信号进行混频、解调，获取差频信号，并转换成声音、波形或血流图以供诊断。这种方式由于难以测定距离，不能确定器官组织的位置，给应用诊断造成诸多不便。

实时二维彩色超声多普勒血流成像诊断仪是 20 世纪 80 年代后期心血管超声多普勒诊断领域中的最新科技成果。它将脉冲多普勒技术与二维（B 型）实时超声成像和 M 型超声心动图结合起来，在直观的二维断面实时影像上，同时显现血流方向和相对速度，提供心血管系统在时间和空间上的信息。进而通过计算机的数字化技术和影像处理技术，使其在影像诊断仪器的构架上兼具了生理监测的功能，提供诸如血流速度、容积、流量、加速度、血管径、动脉指数等极具价值的信息，这就是俗称的"彩超"或"彩色多普勒"。

2. 探头选择　与超声诊断仪配套使用的超声探头也有多种形式。按诊断部分可分为腹部探头、心脏探头、眼科探头、颅脑探头等；按应用方式可分为体外探头、体内探头、穿刺探头等；按声束控制方式可分为线扫探头、相控阵探头、机械扇扫探头、面阵探头等；按探头中换能器数量可分为单基元探头、多基元探头；按探头形状可分为线形探头、弧形探头（又称凸形探头）、圆形探头等。

超声探头的性能参数很多，主要的参数有形状（包括几何尺寸）、工作频率、阵元数量、阵元间距、阵元宽度、聚焦距离等。每个超声探头的性能参数各不相同，在选择超声探头的时候，根据诊断部位综合考虑而定。

探头形状决定了图像的形状。诊断深部脏器要求远端视野比较大，一般选择凸形探头；诊断浅表脏器要求近端视野比较大，一般选择线形探头。对于一些特殊位置的脏器，如心脏、颅脑，因其位于骨骼后方，骨骼会阻挡超声波的传播，仅有一个相对狭窄的区域可供声波传播，因而心脏诊断一般选择微凸形探头或相控阵探头，颅脑诊断选择专用的颅脑探头。

超声波在人体内传播，其衰减与频率和距离有关。特定频率的声波，经过一段距离的传播后，声波的声压与初始位置的声压的关系为：

$$P=P_0 \cdot e^{-\alpha \cdot L}$$

其中，P 为当前位置的声压；P_0 为初始位置的声压；α 为途径人体组织的声衰减系数，该参数正比于频率的幂次方，在人体内不同组织其正比于频率的 1.1～1.9 次方；L 为声波传播的距离。因此，诊断深部脏器时应选择低工作频率探头，诊断浅表脏器时可选择高工作频率探头。

常规超声成像方式所能分辨的反射体尺寸一般小于声波波长，因而需要观察较小尺寸的组织时应选择高工作频率探头，反之可选择低工作频率探头。但由于高工作频率衰减更大,需综合考虑后决定所用探头的频率。

对于相同形状、工作频率的超声探头,其阵元数量越多,具有更好的声波收发能力和扫描线空间分辨力。但阵元数量的增加,会提高探头生产成本,还需配合更多处理通道数的主机,会带来系统整体成本的增加,需要酌情选择。

超声探头的选择,可参考表 2-1 的基本原则。

表 2-1 超声探头应用选择

用途	探头形状	探头频率	图像形状	探头面	近场视野	远场视野
腹部	凸形	低	扇形	凸面	小	大
心脏	相控阵	低	扇形	平面	小	大
小器官	线形	高	矩形	平面	大	小
血管	线形	高	矩形	平面	大	小
产科	凸形	低	扇形	凸面	小	大
外科	线形	高	矩形	平面	大	小
儿科	凸形	低	扇形	凸面	小	大
经阴道	腔内凸形	高	扇形	凸面	小	大
经直肠	腔内线形	高	矩形	平面	大	小

种类繁多的超声探头,在应用时一般以形状和工作频率组合初步区分。针对探头形状,一般以 C(convex)或 R(radius)表示凸形探头、以 L(linear)表示线形探头、P(phased)表示相控阵探头;针对工作频率,一般该探头的－6 dB 频带宽度(有效工作频率范围)的上限与下限频率标注,如 5-2 表示该探头的－6 dB 频带宽度为 2～5 MHz。由此,C5-2 表示一个工作频率范围为 2～5 MHz 的凸形探头、R60 表示一个曲率半径为 60 mm 的凸形探头、P4-2 表示一个工作频率范围为 2～4 MHz 的相控阵探头。

二、典型例题与解析

A1 型题(单选题)

1. 超声在检查时可出现多次反射的检查部位是( )

A. 膀胱前壁　　B. 颈总动脉前壁

C. 肝右前叶较大囊肿前壁　　D. 胆囊底部

E. 以上都可出现

2. 超声扫查常不易全面显示置于脓腔的卷曲留置管,更难显示其末端部位,其主要原因是( )

A. 留置管内部混响伪像干扰

B. 留置管密度高，超声波难以穿透

C. 通过留置管引流或注药时混入较多气泡引起多次反射伪像

D. 折射伪像或侧边声影伪像

E. 留置管与脓液回声相似，难以鉴别

3. 关于提高多普勒检测灵敏度，下列不正确的是(　)

A. 降低发射超声波的基础频率　　B. 提高接收线路的信噪比

C. 选择最佳的探头　　D. 提高换能器、接收器的敏感度

E. 以上均不正确

4. 应用壁滤波的目的是(　)

A. 去除血管壁的低频多普勒频移　　B. 去除反向血流信号

C. 去除血管壁的高频多普勒频移　　D. 去除高速血流的高速多普勒频移

E. 测量血流

5. 关于角度对超声多普勒的影响，下列不正确的是(　)

A. 速度矢量与超声夹角影响流速的检测

B. 角度增大时，频谱振幅被压缩

C. 血流量测定，角度造成 6% 的误差是临床所允许的

D. 检测时应选择合适部位以减小角度对测量的影响

E. 当角度为零时，频谱无法检测

6. 大腿深部骨组织病变，探测深度达到 15～18 cm，应选用多局频率的探头是(　)

A. 2.0 MHz　　B. 3.5 MHz

C. 5.0 MHz　　D. 7. 5MHz

E. 10.0 MHz

7. 超声测量胎儿股骨长度，为避免较大的测量误差则需要(　)

A. 使声束与胎儿股骨尽可能保持垂直　B. 采用凸阵式超声探头

C. 采用扇扫式或小凸阵超声探头　　D. 采用线阵式超声探头

E. 使声束与胎儿股骨尽可能保持平行

8. 如果总增益降低，那么(　)

A. 施加于患者的能量降低　　B. 探头频率降低

C. 所有回声的强度都降低相同水平　D. 仅远场的回声亮度降低

E. 分辨率降低

答案及解析

A1 型题

1. E

2. D

解析:由于声束斜行穿过留置管的管壁,发生折射而产生边缘声影或侧边回声失落。

3. A

4. A

5. E

6. B

7. D

8. C

（章　东　杨　斌）

第3章

超声图像伪像

一、基本知识

(一)多次反射

超声垂直入射平滑界面时,由于声特性阻抗差别过大导致的超声波在超声换能器和平滑界面之间来回多次传播,即多次反射。多次反射主要有以下两种表现。

1. 混响(reverberations artifact)　超声波可在诸如膀胱前壁、胆囊底部、大囊肿前壁及血管前壁等部位出现多次反射伪像,易误认为局部壁结构的增厚、沉积物形成,甚至被误诊为肿瘤等(图 3-1)。

2. 振铃(ringing artifact)　又称多次内部混响,因超声波在超声换能器和平滑界面之间来回多次传播并逐渐发生声衰减,如在胆囊壁胆固醇沉着症、子宫宫腔内节育环及甲状腺胶质浓缩结节等后方常出现该效应,表现为"彗星尾",故又被称为彗星尾征(图 3-2)。

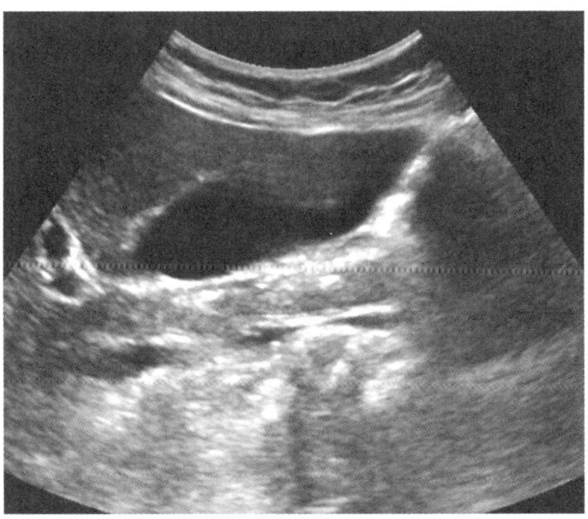

图 3-1　胆囊底体部混响效应

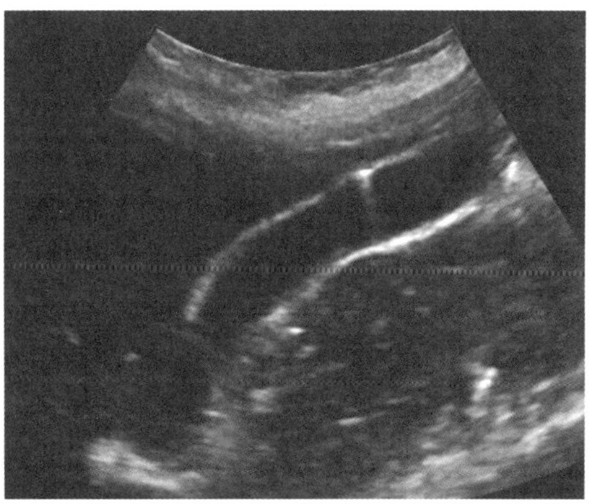

图 3-2　胆囊壁彗星尾征

(二)侧壁失落效应

大界面的回声反射取决于入射角度，当入射角较大时，回声不能反射回探头，故不被接收，从而产生回声失落现象。改变扫查角度有助于识别此伪像。常见于有光滑纤维薄膜的囊肿及肿瘤外侧壁，也可见于较小管道的横断切面呈"＝"形而非圆形（图 3-3）。

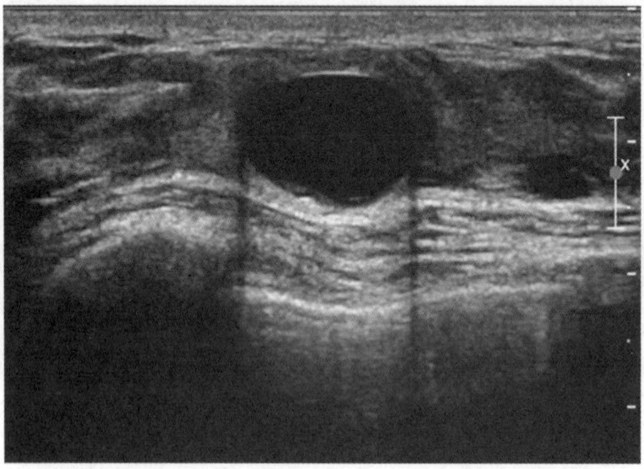

图 3-3　乳腺囊肿外侧壁回声失落

(三)旁瓣效应

由主声束(主瓣)之外的声束(旁瓣)发生反射形成的伪像。常见于结石及胃肠道气体等强回声的两侧出现"披纱征"及"狗耳样"图形。超声诊断仪性能较低时旁瓣伪像的发生较常见(图 3-4)。

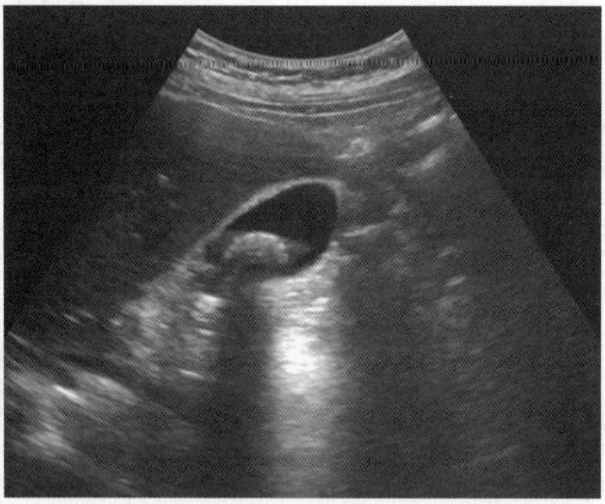

图 3-4　胆囊结石两侧旁瓣伪像

(四)镜像效应

超声声束遇到深层的光滑大界面时,反射回声如触及离界面较接近的靶标后,按入射途径反射折回探头,此时在声像图上可于界面深部与此靶标距离相等处出现形态近似的图像。镜像效应必须在大而光滑的界面产生,较浅的为实影,深者则为镜像。可发生镜面效应的部位有膈肌,子宫,左侧锁骨,下肢足背、胫骨,上肢肱骨等(图 3-5)。

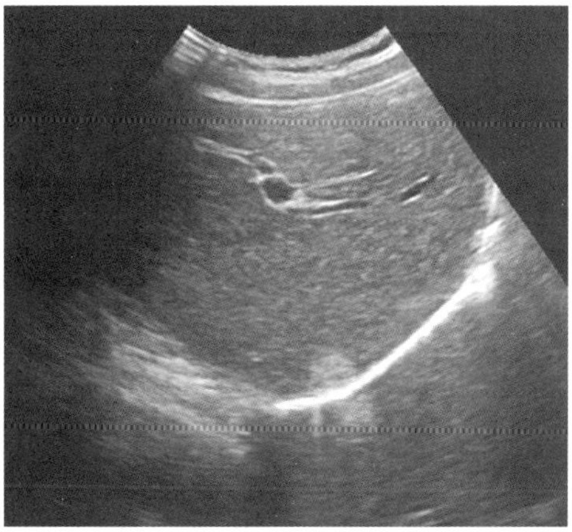

图 3-5　膈肌附近肝血管瘤镜像效应

(五)部分容积效应

部分容积效应也称断层厚度伪像。当超声声束较宽时,小于声束宽度的扫查对象的回声会受断层内其他组织回声的影响。多见于体积较小的低回声或无回声结构,例如肝内小囊肿可能出现点状回声(来源丁周围肝实质),又比如通畅的血管内似乎充填中等回声物质(来源于周围肌肉回声)(图 3-6)。

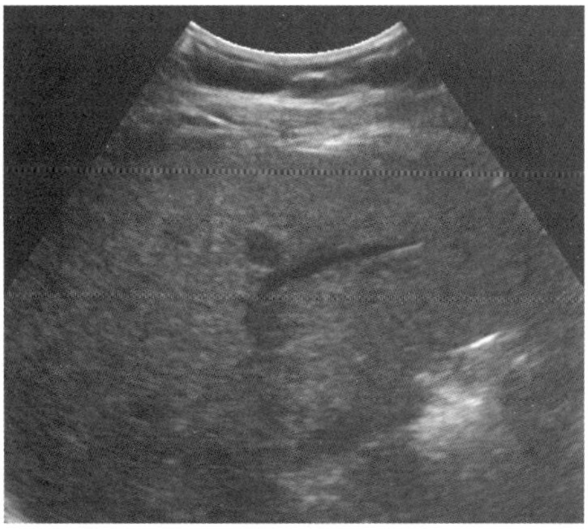

图 3-6　脂肪肝背景下肝小囊肿部分容积效应

(六)后壁增强效应

超声声束在人体传播过程中,随深度增加而衰减增加,须加入深度增益补偿(depth gain compensation,DGC)调节系统,从而使声像图均匀显示。当组织中某一小区域声衰减明显小于周围,则回声在此区域过度补偿,其后方因过度补偿而较周围同等深度的组织明亮,此现象称为后壁增强效应。常见于囊肿、脓肿及其他的后壁,某些小肝癌、血管瘤亦可见增强(图 3-7)。

(七)声影

超声成像过程中,当声束遇到密度较大的物质(如瘢痕、结石、钙化等)或强反射界面(如含气肺)时,声束完全被遮挡并反射回去,其后方出现条带状无回声区即声影。边界清晰的声影常见于瘢痕、结石、钙化灶和骨骼,边缘模糊的声影常是气体反射或彗星尾征的伴随现象(图 3-8)。

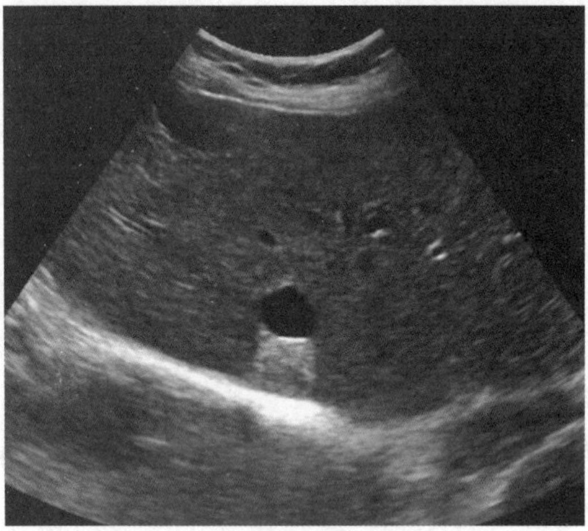

图 3-7 肝囊肿后壁回声增强

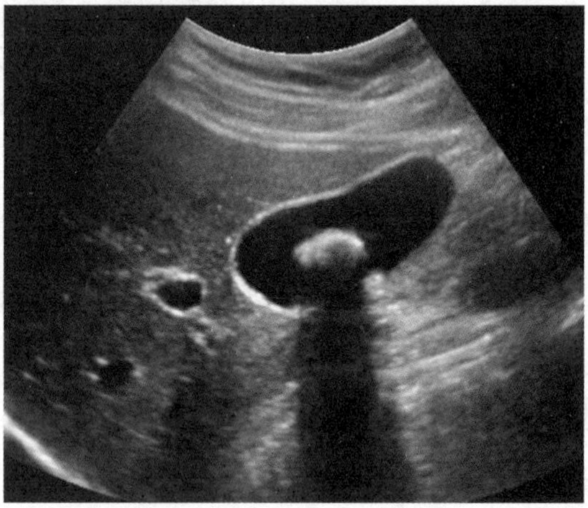

图 3-8 胆囊结石后方声影

二、典型例题与解析

A1 型题(单选题)

1. 关于混响伪像,下列说法错误的是( )

   A. 加压控制可减少混响伪像

   B. 尽量勿使声束垂直于平滑界面以减少伪像

   C. 可适当侧动探头来减少混响伪像

   D. 加大压力扫查可见多次反射的间距加大

   E. 减小压力扫查可见多次反射的间距加大

2. 旁辦伪像的声像图表现为（　）

A. 肝的小囊肿内出现一些点状回声

B. 膀胱结石后方出现条带状无回声区

C. 肝内肿瘤在膈上对称部分出现重复

D. 膀胱结石两侧出现“披纱征”

E. 胆囊内出现点状高回声后方伴彗星尾征

3. 关于镜面伪像的描述，错误的是（　）

A. 声像图上出现镜面伪像时膈下为肝实质回声（实像），膈上为对称性的“肝实质回声”（虚像）

B. 右侧胸腔积液时，肝实质虚像显示更清晰

C. 虚像总是位于实像的深方

D. 肋缘下向上扫查右肝和横膈时，声束斜射到膈-肺界面时可产生镜面伪像

E. 镜面伪像为多途径反射所形成

4. 关于部分容积效应伪像，与下列有关的是（　）

A. 超声声束较宽　　B. 超声发射频带过宽

C. 超声发射的重复频率过低　　D. 超声发射能量较低

E. 超声发射能量较高

5. 下列哪种伪像可能会导致超声引导下细针穿刺小病灶失败（　）

A. 侧方声影　　B. 部分容积效应

C. 内部混响　　D. 旁瓣伪像

E. 镜面伪像

答案及解析

A1 型题

1. D

解析：识别混响伪像最好的方法是：①适当侧动探头，使声束勿垂直于胸壁或腹壁，可减少这种伪像。②加压探测，可见多次反射间距减小；相反，减压探测可见多次反射间距加大。总之，将探头适当侧动，并适当加压，观察多次反射有无变化。

2. D

3. B

解析：镜像效应必须在大而光滑的界面产生，较浅的为实影，深者则为镜像。

4. A

解析：当超声声束较宽时，小于声束宽度的扫查对象的回声会受断层内其他组织回声的影响，从而产生部分容积效应。

5. B

（吴意赟　董凤林）

第4章 超声检查方法

一、基本知识

(一)超声检查前患者准备

1. 消化系统检查

(1)胆系检查时患者须禁食8小时以上,早晨空腹检查较为适宜。必要时饮水300～500 ml有利于肝外胆管显示。胃肠道气体干扰明显者,宜适当加压,或排气后复查。对于体型较胖、胰腺显像不理想者,可在患者饮水500～600 ml后在坐位和右侧卧位下检查。饮水并充盈膀胱,有助于同时显示肾盂、输尿管和膀胱。

(2)胃肠超声检查前一日晚餐进流食,其后禁食,检查前4小时内禁水,检查前排净大便。准备好胃肠道充盈剂。经腹壁的乙状结肠和直肠检查应使膀胱良好充盈。需灌肠再行超声检查者,检查前一日晚餐进流食,睡前服轻泻药,晨起排便,清洗灌肠。

(3)对婴幼儿和不能合作者可于检查前适量使用镇静药,常用药物为10%水合氯醛,按1 ml/kg灌肠。对小儿也可在哺乳中或睡眠时进行检查。

2. 泌尿系统检查　经腹部检查时,患者在检查前应饮水500～800 ml,使膀胱适度充盈,以能够显示膀胱及前列腺为准。经直肠检查时,需排空尿液。

3. 腹腔探查超声　腹膜后间隙超声检查,受检者应空腹,即检查前禁食8～12小时。检查中可适量饮水以充盈胃腔。对位于下腹腔的病变,必要时充盈膀胱后再检查。

4. 妇产科超声　经腹部检查时,患者在检查前应饮水500～800 ml,使膀胱适度充盈,以能够显示子宫底部为标准,早期妊娠在检查前1小时饮水500～800 ml,待膀胱适度充盈后检查。经阴道检查时,需排空尿液。

5. 心脏检查　经胸心脏超声检查,无须特殊准备,对婴幼儿和不能配合者可于检查前适量使用镇静药,常用药物为10%水合氯醛,按1 ml/kg灌肠。对小儿也可在哺乳中或睡眠时进行检查。

经食管超声检查需空腹最少8～10小时,进行检查时需将检查管插入食管,易引起呕吐反应，避免呕吐物进入气管。

6. 浅表器官　只需暴露出要检查的部分即可，余无须特殊准备。

7. 周围血管　只需暴露出要检查的部分即可，余无须特殊准备。

8. 介入超声　保持好良好的心态，余无须特殊准备。

（二）检查者准备

检查者应充分了解病史、化验结果、其他影像资料，以及查体、仪器工作条件及调节。

（三）超声探测方法

1. 超声扫查切面　在取得超声图像中常用的扫查切面如下（图 4-1）。

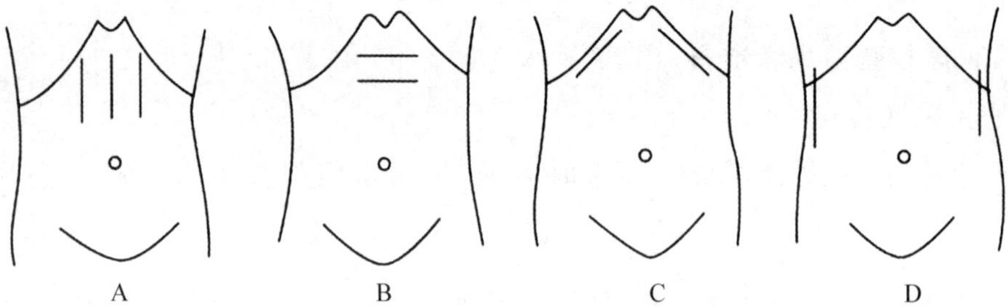

图 4-1　超声扫查切面

A. 矢状切面；B. 横切面；C. 斜切面；D. 冠状切面

（1）矢状切面扫查（纵切面的一种）：即扫查面由前向后并与人体的长轴平行。

（2）横向扫查（横切面、水平切面）：即扫查面与人体长轴垂直。

（3）斜向扫查（斜切面）：即扫查面与人体的长轴成一定的角度。

（4）冠状面扫查（冠状切面或额状切面）：即扫查面与人体侧腹部或人体额部平行，亦属纵面的一种。

2. 超声扫查方法

（1）连续滑行扫查法：探头在皮肤上做连续、缓慢的滑行扫查。通过一系列的连续扫查，可以做纵向、横向或任意方向的连续平移扫查，也可使探头的一端固定，另一端做连续旋转滑行扫查。适用于较大的脏器和病变的检查（图 4-2A）。

（2）扇形扫查法：扫查平面按顺序做扇形移动，以形成立体概念，此法可避开骨骼和含气器官的影响，对感兴趣区进行系统扫查。适用于心脏及较小脏器的检查（图 4-2B）。

（3）十字交叉法：以病变区为中心，在相互垂直的两个方向上做连续纵切和横切扫查。使用该方法可以确定被检查目标的整体空间方位，常用于病变定位（图 4-2C）。

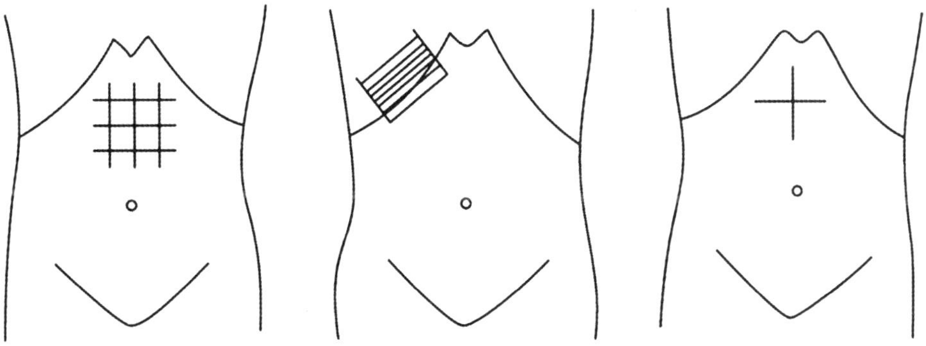

图 4-2　超声扫查方法

A. 连续滑行扫查法；B. 扇形扫查法；C. 十字交叉法

(4)追踪扫查法：发现某一异常结构或病变后，沿其走行进行追踪扫查，以全部显示其结构。适用于管道结构如胆总管、输尿管、胃肠道、血管的超声检查。

(5)对比扫查法：对于对称性器官，如肾、肾上腺、卵巢、甲状腺的左右侧叶、肢体、眼球、颅脑等，除仔细检查患侧病变之外，还应对健侧进行常规性检查。这样可以判断病变的存在和健侧的状况。

(6)加压法：进行腹部超声检查时，若因胃肠气体影响而显示不清，可通过加压探查，驱散局部的胃肠气体，缩短探头与被检查脏器或病变之间的距离，使其得以显示。

3. 超声扫查途径

(1)经腹部检查：采用凸阵或线阵探头，频率为 2.5～5.0 MHz。

应用范围：可以观察肝的形态、大小、位置及占位性病变、弥漫性损害及外伤。胆道系统结石、炎症、蛔虫及梗阻性黄疸的鉴别。胰腺的炎症、肿瘤、囊性病变、外伤和周围组织病变的鉴别。脾的弥漫性肿大、外伤及占位性病变。肾发育异常、占位、结石、积水、创伤、肾动脉狭窄及移植肾的并发症。胃肠道占位、幽门狭窄、炎症、溃疡、肠间隙及阑尾脓肿、梗阻及胃肠腔扩张和异常充盈。腹膜后间隙液性或实性占位病变，腹主动脉、下腔静脉疾病。子宫及其附件的发育异常、炎症、占位。盆腔积液。胎儿的生长发育情况及畸形，胎儿附属物检查。

(2)心脏超声：选用频率为 2.5～5.0 MHz 的相控阵探头。

应用范围：用可于判定心脏位置以及心脏与内脏的位置关系。检出心脏结构异常及心脏结构关系的异常。评价心脏血流动力学变化。检出心包疾患。评价心脏手术及介入治疗后心脏结构的恢复情况和血流动力学的转归。评价心脏功能。

(3)经体表检查：主要是显示血管和浅表小器官，选用 7.5～15 MHz 高频线阵探头，直接进行检查。

应用范围：可用于观察颈动脉粥样硬化，颈动脉瘤，椎动脉闭塞性疾病。甲状腺、腮腺、颌下腺等腺体的肿大或萎缩，囊性或实性占位及良性与恶性占位的鉴别。乳腺脓肿，乳腺囊性、实性肿块，超声引导下抽吸、活检。男性有乳腺肿块者。眼球、眼轴测量，视网膜有无脱离，眼内异物，眼内占位性病变，眼球后占位性病变。睾丸及附睾的肿瘤、炎症、外伤，鞘膜积液，隐睾，睾丸扭转，精索静脉曲张及其他阴囊内疾病。体表肿块、肌肉、骨骼、关节疾病的诊断。骨、关节、肌肉软组织的化脓性炎症、结核、占位，骨折，肌腱、韧带疾病及其他骨病。

(4)经腔内检查：选用频率为 2.5～5.0 MHz 的相控阵探头。

应用范围：观察正常子宫及双侧卵巢大小、形态、包膜和卵泡数目及其周期变化等。监测卵泡。诊断早孕，观察早期妊娠胚胎发育，早期排除胎儿发育不良及胎儿畸形。结合临床及实验室检查对子宫及卵巢肿瘤进行诊断，并对子宫和卵巢肿瘤及盆腔进行彩色多普勒和频谱多普勒血流观察。早期发现子宫内膜病变，对绝经后妇女子宫内膜观察尤其重要，可为宫腔镜手术提供依据。对盆腔脓肿，炎性渗出、炎性肿块等病变进行诊断。对各种疑难病变及细小病变进行超声引导下的穿刺诊断和介入治疗。直肠、前列腺、精囊、膀胱病变。

(5)经食管检查：食管超声心动图检查是一种创伤比较轻微的检查，除咽部不适或轻度恶心外，一般无任何反应。

应用范围：可以用来诊断心内瓣膜疾病，人工瓣膜功能障碍，感染性心内膜炎，主动脉扩张及主动脉夹层，冠状动脉-静脉瘘与主动脉窦膨出，先天性心脏病如房间隔缺损、室间隔缺损、法洛四联症或右心室流出道及肺动脉干狭窄等，肺静脉畸形引流，心腔内肿物及血栓形成，心脏手术监护。

(四)图像分析与回声描述

1. 基本断面　在各种切面扫查时，根据不同的器官扫查要求采取不同的体位，主要有仰卧位、左侧卧位、右侧卧位、俯卧位，有时需半卧位、坐位、站位。

(1)仰卧位：适用于肝、胰腺、双肾、子宫及其附件、甲状腺、乳腺等器官的扫查。

(2)左、右侧卧位：左侧卧位常用于检查肝右后叶、右肾上腺等，心脏检查常用左侧45°或90°卧位。

(3)俯卧位：适用于双肾的矢状断面和冠状断面检查。

(4)半卧位：适用于空腹饮水后检查胃、胰腺等。

(5)坐位：用于胸腔积液的检查；用于胆囊位置稍高的患者；观察胆囊结石移动或泥沙结石的沉积等。

(6)站位:检查精索静脉曲张,配合仰卧位扫查,有助于轻度精索静脉曲张患者明确诊断;用于胆囊位置稍高的患者;观察胆囊结石移动或泥沙结石的沉积等,有时为了满足超声扫查诊断疾病的需要,需改变体位,如对于胆囊结石或胆囊内新生物的鉴别,改变体位时(卧位改为坐位),结石回声团会随重力方向移动,再结合其他声像图特征进行鉴别诊断。

2. 扫查切面

(1)矢状面扫查:以扫查面由前向后并与人体的长轴平行。

(2)横向扫查:扫查面与人体的长轴垂直。

(3)斜向扫查:扫查面与人体的长轴成一定角度。

(4)冠状面扫查:扫查面与人体的腹壁或背部平行。

3. 图像方位

(1)卧位扫查

1)横断面:图像左侧示被检查者右侧结构,图像右侧示被检查者左侧结构。

2)纵断面:图像左侧示被检查者头侧结构,图像右侧示被检查者足侧结构。

3)冠状断面:左、右侧冠状断面图像左侧示被检查者头侧结构,图像右侧示足侧结构。

4)斜断面:如斜断面近于横断面,则以横断面为标准;斜断面近于纵断面,则以纵断面为标准。

(2)俯卧位扫查

1)横断面:图像左侧示被检查者左侧结构,图像右侧示被检查者右侧结构。

2)纵断面:图像左侧示被检查者头侧结构,图像右侧示被检查者足侧结构。

4. 图像分析

(1)定位及毗邻关系。

(2)大小、外形:脏器的外形是否肿大或缩小、形态是否失常,如有失常,描述一下具体改变,如有占位性病变,应描述是圆形、不规则状,还是分叶型。

(3)边缘轮廓、被膜:脏器边缘是否光整,如肝硬化时,肝回声即呈波浪形,占位性病变时,肿块有边界且显示平滑者多为有包膜。无边界回声或形态不规则者多为无包膜的浸润性病变。

(4)内部回声强度:超声图像是由很多像素构成的,而回声的强弱决定了像素的亮暗。与其他影像学检查方法相似,显示屏中从最亮到最暗的像素变化过程称为灰度,对灰度进行分级即根据灰阶强度不同,回声分为无回声、低回声、等回声、高回声、强回声,详见表 4-1。

表 4-1　超声图像灰度分级

回声强弱	描述	常见结构
无回声	无点状及其他形状回声，呈一片黑色	囊肿、膀胱
低回声	病变回声灰度低于正常组织	肾皮质
等回声	病变回声与周围组织几乎相等	肝、脾等实质性器官
高回声	病变回声高于正常组织	肾窦、纤维组织
强回声	病变回声高于正常组织，后方有声影	结石、钙化灶

注：回声强度．生理性为肾窦＞胰＞肝＞脾＞肾实质；病理性为结石、钙化灶＞血管平滑肌脂肪瘤＞淋巴瘤

(5)内部回声形态：根据光电分布和聚集的状态可以分为以下几种。

1)光团：回声为明亮、密集的球状，有一定的边界，大部分为肿瘤、结石。

2)光斑：回声光点聚集呈明亮的不规则的小片状、边界较为清楚，它们的大小一般为 0.5 cm 左右。多为炎症及融合的肿瘤组织有此形态。

3)光环：回声光点排列呈圆环形。强回声环是一种增强的线状回声光环，常见于肿块周围边界；弱回声环表现为图像周围出现一圈暗区，多见于肝内肿瘤的占位病变。

4)光点：回声呈细小点状，多为＜0.5 cm 的白色增强光点散状出现，是声阻抗相差悬殊的表现。细小结石、钙化斑点及纤维结节皆可有此状态。

5)光带：回声光点显示白色增强的带状或线状。多为韧带、重叠的血管壁或脏器包膜，有时亮，可能是钙化表现。

(6)内部回声分布

1)均质性分布：指反射光点大小一致，灰阶一致，且分布均匀，多为人体实质性器官，如脾、淋巴结、肾皮质和大脑等。一般超声扫描时呈黑色或灰色灰阶，稍加大增益，即有光点分布其中，据此可与液性暗区区别。

2)非均质性分布：由于存在许多不同声阻抗界面，非均质性分布呈现出不同程度的光点回声，表现为相对不均匀介质的图像，如肝、胰腺、肾盂等器官结构。

(7)活动度和活动规律：正常脏器、器官和组织均有一定的活动规律，如肝、肾随呼吸有较大幅度的上下活动；腰大肌与后腹壁固定不会滑动，但在伸屈大腿时，内部回声会有变动；腹主动脉及其分支有搏动；胃肠道和输尿管有蠕动等，均能帮助识别。病理改变时，脏器的活动受限，往往提示炎性粘连、癌性浸润或外伤。内部回声的流动和漂浮表示为液性；滚动的强回声表示结石的存在，心脏瓣膜活动僵硬和瓣口开放幅度减低则是瓣口狭窄的表现。

(8)后方回声是否增强：圆形无回声区(囊肿)后方回声增强，即后壁增强效应。结石，钙化灶等，声能不能透过界面被反射，结石后方呈无回声暗带，称声影。恶性肿瘤内富含胶原蛋白，大量吸收超声能量，出现病灶后方回声衰减。

(9)彩色多普勒及频谱多普勒观测内容及指标：根据彩色多普勒血流成像的特点，对判断血流的方向、血流速度和血流性质等有重要意义。对血管的显示和观测包括血管的管径、走行、分布和血管的丰富程度等。对于血流的动力学的测定则需要频谱多普勒的检测。一般根据彩色多普勒所显示的某一部位的多普勒频谱曲线，该曲线显示随时间变化的多普勒频移的大小及分布。频谱曲线有一定的宽度，即谱宽，代表不同流速的分布范围。通过此频谱曲线，在腹部及周围血管血流动力学的检测中常用指标有收缩期最大血流速度(SP)、舒张末期速度(Ed)、平均血流速度(mv)、加速度(av)、加速时间(at)、阻力指数(RI)、搏动指数(PI)等。

阻力指数和搏动指数两项指标，能在一定范围内反映被测血管的远端阻力和动脉管壁弹性等综合因素的情况，有较大参考价值，其计算公式为：

$$RI=(SP-Ed)/SP$$

$$PI=(SP-P\text{-}P)/MEAN$$

注：P-P 曲线的最低值；MEAN：血流速度平均值。

二、典型例题与解析

A1 型题(单选题)

1. 频谱多普勒超声检测到零基线以上的血流频谱，表明血流是(　)

A. 背离探头的动脉血流　　B. 反向的静脉血流

C. 流向探头的血流　　D. 反向的动脉血流

E. 背离探头的静脉血流

2. 利用频谱多普勒超声检测血流速度，若要得出较为准确的结果，血流方向与声束夹角应设置为(　)

A. ＜150°　　B. ＜120°

C. ＜90°　　D. ＜75°

E. ＜60°

3. 频谱多普勒技术检测主动脉血流时，下列做法无意义的是(　)

A. 屏住呼吸　　B. 调节滤波

C. 调节速度标尺　　D. 调节取样容积大小

E. 超声入射角校正

4. 彩色多普勒血流成像使用高通滤波器，可达到的目的是(　)

A. 使血流速度增快

B. 检测高速血液时不受组织低速运动多普勒信号的干扰

C. 用以指示血流的方向

D. 便于检查极低速的血液

E. 增大检测深度

5. 观测主动脉狭窄收缩期高速射流应当采用彩色多普勒血流成像的显示方式为(　)

A. 高脉冲重复频率显示　　B. 速度显示

C. 能量显示　　D. 速度-能量显示

E. 速度-方差显示

A2 型题(多选题)

6. 下列常伴有后壁增强效应的是(　)

A. 肝囊肿　　B. 肝内血管瘤

C. 血管　　D. 肾囊肿

E. 充盈的膀胱

7. 肝囊肿、肾囊肿的声像图特点为(　)

A. 无回声区　　B. 后壁回声增强

C. 侧壁声影　　D. 后方可见声影

E. 周边可见声晕

8. 声影可见于(　)

A. 胆囊结石　　B. 膀胱小结石

C. 甲状腺结节内钙化灶　　D. 子宫肌瘤囊样变

E. 腹部手术皮下瘢痕组织

答案及解析

A1 型题

1. C

2. E

3. A

4. B

5. E

A2 型题

6. ABDE

7. ABC

8. ABCE

（陈宝定）

第二篇

腹部超声

第5章

肝 脏

第一节 正常肝脏

一、基本知识

(一)正常肝脏解剖

1. 肝的外形 肝是体内最大的实质性器官,重约1500 g。肝近似楔形,右端粗厚而钝圆,左端扁薄。肝主要位于右季肋部,部分位于上腹部及左季肋部。上界与膈同高,平右侧第5肋间,下界不超过右侧肋弓。肝的外形轮廓以右叶较为整齐,而左叶变化较大,如呈波形弯曲、明显切迹、极度向左后上卷翘等。肝的尾状叶在肝的脏面,形状变化很大,以致形成畸形,诊断图像上有可能将其误诊为异常肿块。

肝可分为上、下两面,即膈面和脏面。膈面以镰状韧带的附着缘分为较大的右叶和较小的左叶。肝的脏面朝向左、后、下,表面高低不平,与食管、胃、十二指肠、结肠右曲、右肾等相邻。脏面有"H"形的左、右纵沟和中间的横沟。横沟的结构有:第一肝门(门静脉、肝动脉、胆总管等);右纵沟的结构有:前方胆囊窝,内有胆囊,后方有下腔静脉沟;左纵沟的结构有:前方有肝圆韧带,后方有静脉韧带。

2. 肝内管道系统 肝内管道分为两个系统,即格利森(Glisson)系统和肝静脉系统。Glisson系统由互相伴行的门静脉、肝固有动脉、肝管的各级分支被结缔组织所包绕而构成,是肝依据结构分叶、分段的基础。其中门静脉将胃肠道吸收的营养物质携带入肝,供血量约占70%。肝固有动脉供给氧含量较高的血液。肝管及各级胆管是排出胆汁的导管系统。肝静脉走行与Glisson系统呈交叉状。

3. 肝的分叶、分段 肝在外形上可分为左叶、右叶、方叶和尾状叶。分叶如下:肝以肝正中裂分为左半肝和右半肝。左半肝以左叶间裂分为左内叶及左外叶,左叶间裂相当于镰状韧带附着缘,静脉韧带、门静脉左支矢状段、肝圆韧带位于裂中。左段间裂分为外上段及外下段,肝左静脉主干位于裂中。右半肝以右叶间裂分为右前叶及右后叶。肝右静脉主干位于裂中。右后叶又以右段间裂分为后上段和后下段(图 5-1,动态图 5-1)。

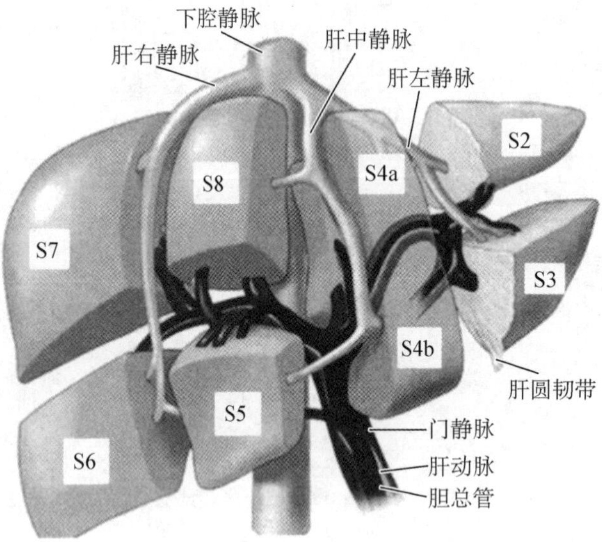

图 5-1　肝的解剖图

动态图 5-1　超声常规扫查肝,观察肝分段

(二)超声检查方法

1. 第一步　剑突下观察肝左叶各个纵切面的图像,应尽可能地显示肝左叶的左缘,将探头缓慢的自左向右滑动,观察左肝纵切面图像;然后将探头旋转 90°,观察肝左叶的横切面图像,应尽可能地显示肝左叶的上缘,并通过深吸气后进行比较观察,观察左肝的形态结构及门静脉左支。通过腹主动脉矢状面测量左肝的长度和厚度,通过下腔静脉矢状面测量尾状叶的厚度和宽度。

2. 第二步　移动探头至右肋缘下斜纵切观察肝在锁骨中线肋缘下的厚度和长度,并沿肋缘下做扇形扫查,重点观察膈下的肝区域,观察第一、第二肝门及肝静脉的一系列图像,对通过第二肝门显示肝右静脉长轴斜切面图像,测量右肝的最大斜径。

3. 第三步　再将探头置于右锁骨中线第 5～6 肋间或第 4～5 肋间,并确定肝上界的位置,然后沿肋间逐一向下探测,观察每一肋间切面声像图的改变,注意门静脉、肝静脉、肝内外胆管以及胆囊的变化。

扫查过程中注意观察肝的形态大小、边缘、包膜,实质回声及肝内管道系统。当发现肝内病灶时,从纵、横、斜各切面图像观察并记录,尤需注意肿块与第一、第二肝门的关系(动态图 5-2)。

动态图 5-2　超声常规扫查肝，观察左、右叶的大小、形态、包膜及肝内管道走行

(三)正常超声图像特征

1. 肝的外形和轮廓　正常肝声像图的外形和轮廓因体型而异。纵切面声像图上，正常肝呈近似三角形，后缘近膈部圆钝，近下缘扁薄；斜切面声像图上，肝近似楔形，右叶厚而圆钝，左叶薄而锐利。正常肝的轮廓光滑，整齐。肝表面呈均匀一致的线样高回声，用 5 MHz 或 7.5 MHz 高频探头扫查时显示较清楚，代表肝被膜的界面回声。有时正常肝叶的轮廓可稍弯曲、切迹等变化，勿认为异常。

2. 肝实质回声　正常肝实质呈细小点状回声，分布均匀，其回声强度多高于肾皮质回声，与脾回声强度相当。

3. 正常肝的径线测量

(1)肝右叶最大斜径：以肝右静脉注入下腔静脉的肋下肝缘斜切面声像图为标准，测量得到的肝前后缘之间的最大垂直距离，成年人正常值不超过 12～14 cm。

(2)肝右叶前后径：在肋间切面声像图上测量得到的肝前后缘间的垂直距离，成年人正常测量值为 8～10 cm。

(3)肝右叶横径：自肝最右外侧缘至下腔静脉右侧壁间的距离，成年人正常值不超过 10 cm。

(4)左半肝厚度和长度：以通过腹主动脉的矢状纵切声像图作为测量左半肝厚度和长度的标准切面，尽可能显示膈肌，成年人正常测量值为左半肝厚度(包括尾状叶)不超过 6 cm，长度不超过 9 cm。

4. 肝内管道系统

(1)肝静脉：肝静脉的左、中、右 3 支及其二级属支一般均能显示。肝静脉管壁较薄，一般情况下管壁回声细弱，难以显示，但当声束与较大的右肝静脉管壁垂直时，亦可显示高回声管壁。肝静脉内径随呼吸可有明显变化。正常肝静脉最大管径范围为 5～9 mm，为离肝血流，彩色多普勒成像(color Doppler flow image，CDFI)可呈蓝色向心血流束。正常肝静脉的频谱多普勒表现为三相波。

(2)肝门静脉:肝门静脉管壁较厚且周围有结缔组织包绕,因而呈亮而厚的回声,其内径不随呼吸改变而改变,加之走行及分布与肝静脉不同,可与肝静脉鉴别。自第一肝门入肝后上行并分为左、右支。肝门静脉右支进一步分为右前支及右后支。肝门静脉左支横部分支至尾状叶后,继续走行并转向前上方,形成肝门静脉左支矢状部,发出分支至左内叶及左外叶,形成"工"字形结构。正常肝门静脉主干内径正常值为10～13 mm,为入肝血流,正常频谱多普勒超声多呈连续的血流频谱,流速正常值为15～25 cm/s。

(3)胆管:胆管在肝内的分支与肝门静脉、肝动脉分支走向基本一致,3支被包绕在同一结缔组织内(Glisson鞘)。在超声图像上,胆管壁呈中等回声。正常情况下,超声可显示肝内胆管第一、二级分支,即可显示左、右肝管(一级支),以及右前叶、右后叶、左内叶或左外叶二级分支。各级胆管(三级支)及以上胆管分支不能显示,若显示则应该考虑病理现象。彩色多普勒超声显示胆道内无明显血流信号。

(4)肝动脉:剑突下横断面可见肝总动脉从腹腔干发出,呈搏动性管状暗区。在肝门部门静脉左前方可见肝固有动脉、肝右动脉呈小圆形或管状暗区,有搏动,在肝门静脉左支横部与左肝管间可见肝左动脉,呈细小搏动性管状结构。肝动脉内径正常值为4～5 mm,正常肝动脉为入肝血流,频谱多普勒超声表现为单峰搏动性频谱,收缩期峰值流速为40～60 cm/s,阻力指数在0.50～0.70。

二、典型例题与解析

A1型题(单选题)

1. 右肋缘下斜切面声像图上肝内肿物位于近膈面肝中静脉右侧、肝右静脉左侧,正确定位是(　)

A. 右后叶上段　　B. 左内叶与右前叶交界处
C. 右后叶下段　　D. 右前叶下段
E. 右前叶上段

2. 下列不属于肝的脏面"H"形沟内结构的是(　)

A. 胆囊窝　　B. 肝圆韧带
C. 下腔静脉沟　　D. 第一肝门
E. 镰状韧带

3. 关于正常肝的组织回声特点,正确的是(　)

A. 均匀、细小的光点,回声多高于肾皮质回声
B. 均匀、细小的光点,回声低于脾实质回声

C. 密集、细小的光点，回声增强

D. 低回声与脾实质回声相等

E. 低回声区中有形态不一的条索状结构

4. 出入肝第一肝门的结构有(　)

A. 门静脉，肝管，肝静脉，肝固有静脉，淋巴管

B. 肝固有动脉，门静脉，肝静脉，肝管，神经

C. 门静脉，肝管，神经，肠系膜上静脉，肝固有动脉

D. 门静脉，肝管，肝固有动脉，淋巴管，神经

E. 肝固有动脉，门静脉，胆总管，淋巴管，神经

F. 胆囊与下腔静脉左侧缘连线将肝分为左、右半肝

5. 下列不参与构成门静脉左支“工”字形结构的血管是(　)

A. 门静脉主干的下段

B. 门静脉左外侧叶上段支

C. 门静脉左内侧叶支

D. 门静脉左外侧叶下段支

E. 门静脉左支矢状部

6. 肝超声扫查的盲区主要发生在(　)

A. 右膈顶部、左外叶及右后下叶

B. 右膈顶部、左外叶及右后上叶

C. 左外叶、右前上叶及右后上叶

D. 右后上叶、右后下叶及左外叶

7. 关于肝静脉和门静脉肝内部分的描述，错误的是(　)

A. 肝静脉流经肝段和肝叶之间

B. 门静脉经第一肝门入肝

C. 门静脉流经肝段及肝叶内部

D. 肝静脉管壁厚、回声高

E. 3条肝静脉汇入第二肝门

8. 正常肝扫查时，下列描述错误的是(　)

A. 上腹部纵切，呈类三角形图像

B. 肋缘下斜切，呈类扇形图像

C. 肝内门静脉与肝静脉平行分布

D. 于剑突下向肝膈面斜行扫查，可见3条肝静脉汇聚于第二肝门

E. 横切面尾状叶位于门静脉左支主干与下腔静脉之间

9. 关于正常肝的超声图像，说法错误的是(　)

A. 剑下纵切面左叶下缘角通常$<45°$

B. 右叶下角一般$<60°$

C. 肝被膜光滑，呈线样高回声

D. 肝静脉为入肝血流，门静脉为离肝血流

E. 肝实质回声均匀、细小

答案及解析

A1 型题

1. E

解析:肝中静脉将肝分为左肝和右肝,肝右静脉将右肝分为右前叶、右后叶且近膈面为上段,该肿物位于肝右静脉和肝中静脉之间,故答案为 E。

2. E

解析:镰状韧带附在肝的膈面,将肝分为左、右两叶。

3. A

解析:正常肝实质回声均匀、细小,其回声强度高于肾皮质回声,高于或与脾实质回声相似。

4. E

解析:横沟为第一肝门所在,内有胆总管、门静脉、肝固有动脉、淋巴管和神经通过。

5. A

解析:在左肝内,门静脉左支横部、矢状部、左内支、左外上支、左外下支呈特征性的"工"字形。

6. A

解析:右膈顶部易被气体阻挡,左外叶及右后下叶易被胃肠气体阻挡,肝超声扫查的盲区为右膈顶部、左外叶及右后下叶。

7. D

解析:门静脉管壁厚,回声高,肝静脉管壁薄,回声减弱。

8. C

解析:肝静脉走行与门静脉呈交叉状。

9. D

解析:肝静脉为离肝血流,门静脉为入肝血流。

第二节　肝脏弥漫性病变

一、基本知识

(一)肝炎

1. 临床诊断要点　肝的弥漫炎症性病变,包括各型病毒性肝炎、间质性肝炎、药物性及中毒性肝炎、慢性肝炎等，除了临床及生化检查可供鉴别外，目前在声像图上还很难鉴别。其中急性病毒性肝炎最常见，其是以肝为主要受侵袭脏器的全身性感染。肝细胞受损，胞质水分过多而形成疏松化、肿胀及有不同程度的变性，如气球样变、嗜酸性变、点状坏死等；汇管区呈渗出性病变，有炎性细胞浸润及水肿；肝内胆小管扩张、增生、有胆栓形成、胆汁排泄受阻，出现黄疸。临床分为急性期和慢性期。

（1）急性期：①无黄疸型肝炎，多见。临床表现不明显，主要症状有食欲缺乏、腹胀、肝区隐痛、乏力等；肝功能有轻度损害。②黄疸型肝炎，起病较急，畏寒、发热、恶心、呕吐、腹胀、乏力等，2～8天后出现黄疸，并逐渐加深；肝大，达脐下2～3 cm，质实，表面光滑；脾可有轻度肿大。

（2）慢性期：病程持续1年以上，仍有食欲缺乏、乏力、腹胀、腹泻、肝痛、低热。可有蜘蛛痣及肝掌等内分泌失调征象。肝大，有时可呈颗粒状或结节感，脾亦常肿大。汇管区慢性炎症延伸至肝实质中，有明显的炎细胞浸润及少量结缔组织增生。

2. 超声图像特征

（1）急性期：肝体积增大，形态饱满，肝实质回声明显低于正常，有黑色肝之称。

（2）慢性期：肝内回声增强、增粗，分布欠均匀或不均匀（图5-2）。

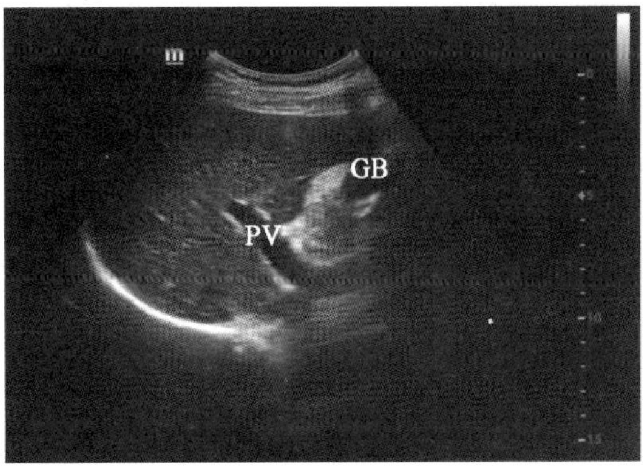

图5-2 慢性肝炎

肝内实质回声增强、不均匀。PV. 门静脉 GB. 胆囊

（二）肝硬化

1. 临床诊断要点 肝硬化是一种常见的慢性进行性肝病，是肝受一种或多种病因引起的损害作用，从而使肝细胞变性、坏死，继而出现肝细胞结节状再生及纤维组织增生，最终导致正常肝小叶结构和血液循环的破坏和重建，形成肝硬化。在我国大多数为肝炎后肝硬化，少部分为酒精性肝硬化和血吸虫性肝硬化。

2. 超声图像特征

(1)肝形态失常,肝右叶缩小,左叶代偿性增大。

(2)肝包膜不光滑,凹凸不平,呈锯齿状。

(3)肝实质回声改变:①实质回声增粗、增强,不均匀;②分布密度不一的短小粗线状增高回声;③肝内密布短弧线状增高回声,类似鳞片状或苔藓样改变;④肝内呈网状增高回声,网格回声较细而整齐,围绕不规则形状的低回声区。

(4)门静脉增宽(>13 mm),可有血栓形成。

(5)侧支循环开放。

(6)脾大,继发性脾静脉增宽。

(7)腹水(图 5-3)。

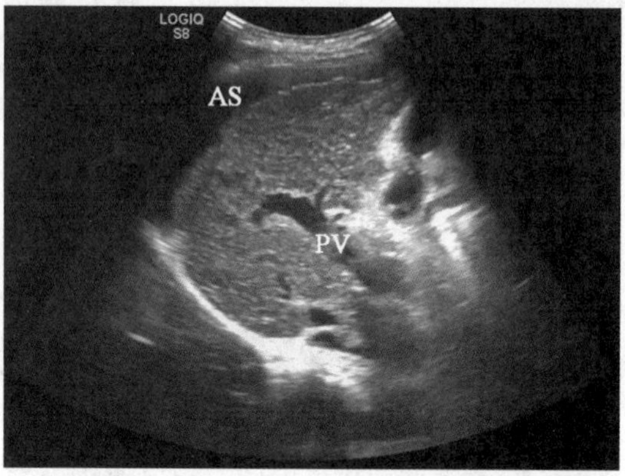

图 5-3 肝硬化

肝内实质回声增粗、增强,包膜呈锯齿状,可见腹水形成。PV. 门静脉;AS. 腹水

(三)脂肪肝

1. 弥漫性脂肪肝

(1)临床诊断要点:正常肝含脂肪约 5%,但如果肝内脂肪蓄积太多,超过肝重量的 5%或在组织学上有 5%以上的肝细胞脂肪变性时,就可称为脂肪肝。其是由于各种原因引起的肝细胞内脂肪堆积过多的病变,是一种常见的肝病理改变,而非一种独立的疾病。

近年来脂肪肝的发病年龄趋向广泛,从年轻肥胖者至老年,患者体重多超过年龄与身高的标准,特别在肥胖儿童。临床上多无自觉症状,部分患者可表现为轻度食欲减退、腹胀、维生素缺乏、易疲劳等一般症状。尤其值得注意的是,重度脂肪肝时肝大、肝包膜膨胀,韧带牵拉或脂肪囊肿破裂,炎性反应可致肝区痛、发热。有饮酒史或肝炎期内体重明显增加者,实验室检查胆固醇、谷丙转氨酶、血糖等可增高。

(2)超声图像特征

1)肝大小可正常,或轻至中度增大,边缘钝,呼吸时上下移动幅度小。

2)弥漫性脂肪肝在灰阶超声上呈弥漫性、密集增强的细小点状回声分布,称明亮肝(图 5-4)。可分为轻度、中度、重度。其中轻度:肝实质回声密集增强;中度:肝内血管显示不清,膈肌回声显示中断;重度:肝后方回声明显衰减,肝内血管及膈肌回声无法显示,与相邻的胆、右肾分界含糊,因肝内沉积的脂肪似一“脂肪带”。

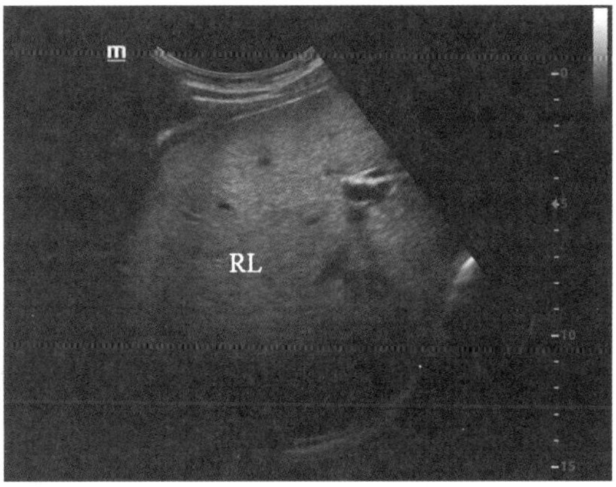

图 5-4 弥漫性脂肪肝

肝区呈弥漫性、密集的细小点状回声,肝内血管走行显示欠清,称明亮肝。RL. 肝右叶

2. 非均匀性脂肪肝

(1)临床诊断要点:肝细胞内脂肪堆积,局限于肝的一叶或者一段,脂肪沉着区与非沉着区复杂交错。通常发生于右前叶胆囊与门静脉右支间,或右后叶或左内叶。其发病原因可能与局部门静脉血流紊乱,干扰肝内脂质代谢有关。

(2)超声图像特征:局灶性脂肪肝在灰阶超声上呈低或稍高回声区,边缘尚清楚但不规则,类似血管瘤的表现。有时高回声区占据肝的一叶或者一段(图 5-5)。但该高回声区不具有立体感且周围血管走行正常,彩色多普勒显示该区肝内血管走行未中断,超声造影表现为该高回声区与正常肝实质同步增强、同步减退(动态图 5-3)。

(四)肝血吸虫病

1. 临床诊断要点 流行于我国华南地区,成虫体扁平,长 10～25 mm,宽 3～5 mm,寄生在人体肝内胆管,引起肝胆系统病变:肝内胆管有不同程度扩张,管壁增厚,周围有炎症表现,邻近的肝细胞有脂肪变性和局灶性坏死。患者有疫区河水接触史。

急性期有发热、荨麻疹、腹痛、腹泻、轻度肝脾大。粪便可检查出虫卵。慢性期以血吸虫肝硬化、门静脉高压、脾功能亢进为主。

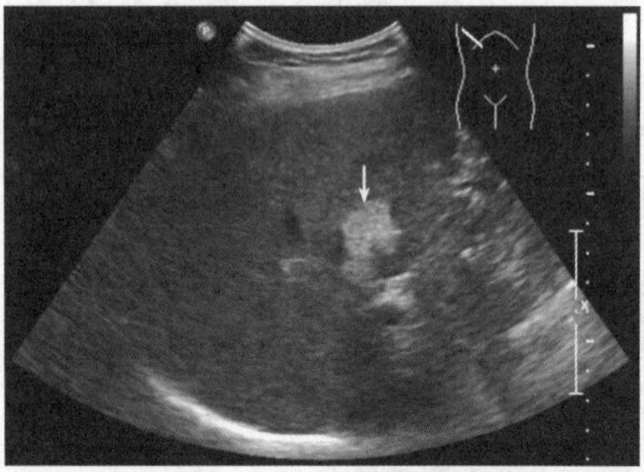

图 5-5　非均匀性脂肪肝(高回声)

肝内出现的局限性高回声区(箭头所示)

动态图 5-3　非均匀性脂肪肝(高回声)超声造影表现

病史要点：患者，女，35 岁。体检发现肝占位；无肝炎病史

2. 超声图像特征

(1)急性期肝血吸虫病超声图像表现

1)肝轻度肿大，左叶明显，脾正常或轻度肿大。

2)肝区较密中小点状回声，并有轻度纤细网状高回声分布。

(2)慢性晚期肝血吸虫病超声图像表现

1)肝体积缩小，左叶体积有可能增大，表面高低不平呈结节状。

2)肝实质回声有两种：①肝内呈密集的中等或较大的点状或斑片状高回声，分布不均匀，或有纤维条索、网络样或鱼鳞状回声。肝大小无明显改变，血管走行基本正常，脾稍大。结合病史，超声检查可提示肝血吸虫病。②肝区高回声纤维条索或网格样，其间有小的透声区，使回声高低不均匀，或呈“地图样”或“破棉絮”样改变。肝包膜高低不平，血管纹理紊乱或模糊不清，但门静脉主干可增粗，管壁回声增高，管壁增厚。肝缩小变形，脾中度肿大，为血吸虫肝硬化(图 5-6)。

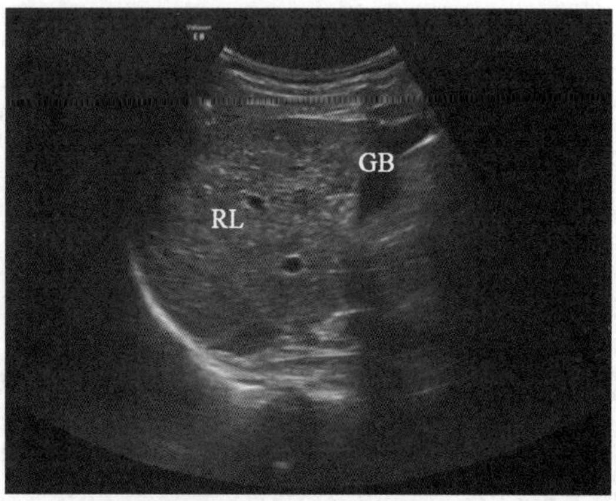

图 5-6　肝血吸虫病

肝区呈纤维网状条索。RL. 肝右叶；GB. 胆囊

二、典型例题与解析

A1 型题(单选题)

1. 下面各项不是急性肝炎超声表现的是( )

A. 肝实质回声较正常减弱　　B. 肝各径线增大

C. 肝形态饱满但表面平滑　　D. 胆囊壁水肿、增厚,胆囊缩小

E. 肝后方回声明显衰减

2. 超声检查常见的肝弥漫性肿大病变是( )

A. 脂肪肝,急性病毒性肝炎,中、晚期肝硬化,淤血肝

B. 脂肪肝,肝纤维化,肝血吸虫病慢性期,糖原贮积病

C. 脂肪肝,酒精性肝病,急性病毒性肝炎

D. 淤血肝,肝萎缩,肝血吸虫病

E. 酒精性肝损害,肝硬化,肝血吸虫病,肝豆状核变性

3. 关于肝血吸虫病慢性期的声像图表现,描述正确的是( )

A. 左肝缩小,右肝增大,肝内回声增粗不均,呈“地图样”改变

B. 肝弥漫性增大,回声增强、致密,后方衰减

C. 肝增大,回声致密,肝静脉增宽,多普勒示连续性血流频谱

D. 肝缩小,门静脉肝内分支增宽,多普勒示血流流速下降

E. 右肝缩小,左肝增大,门静脉壁增厚,回声增强,形成高回声网状结构

4. 以下各项不是门静脉高压的主要超声表现的是( )

A. 门静脉系统的血管内径增宽　　B. 门静脉血流方向为向肝血流

C. 门静脉血流速度减慢　　D. 食管-胃底静脉迂曲扩张

E. 脐静脉开放

5. 关于肝硬化的声像图表现,不正确的是( )

A. 肝失常态,多缩小

B. 肝内可见弱回声小结节,有时不易与肝癌鉴别

C. 肝静脉管径多代偿性扩张

D. 肝门区和脾门区可见门静脉侧支循环里海绵样变

E. 可合并腹水和胸腔积液

6. 非均匀性脂肪肝的特征性声像图表现是( )

A. 肝内单发或多发低回声结节

B. 片状局限性弱回声或不均回声区内可见正常走行的血管

C. 肝内单发或多发强回声结节

D. 周边可见血管绕行

E. 后方回声增强

A2 型题(单选题)

7. 患者,男,55 岁。肝区轻度不适,肝功能检查正常。超声表现右叶缩小,左叶增大,肝缘变钝,肝表面不平整,肝组织呈网格状、鱼鳞状结构,肝内门静脉分支内腔狭窄,壁增厚,回声增强,细分支显示清楚,肝静脉细窄,最可能的诊断是(　)

A. 酒精性肝硬化　　B. 胆汁性肝硬化

C. 病毒性肝硬化　　D. 血吸虫性肝硬化

E. 淤血性肝硬化

8. 患者,女,30 岁。因右上腹疼痛,食欲下降就诊。超声所见:肝大,肝实质回声尚均匀,门静脉分支管壁回声增强,过度显示,胆囊壁增厚呈双层结构,胆囊充盈不佳,胆囊内有沉积性回声点,最可能的诊断为(　)

A. 急性肝炎　　B. 胆囊炎

C. 慢性肝炎　　D. 肝豆状核变性

E. 急性肝坏死

A3 型题(单选题)

(第 9～14 题共用题干)

患者,男,42 岁。患乙型病毒性肝炎病史十余年,近来右上腹不适,腹胀。超声发现右叶缩小,左叶增大,肝被膜不光滑,实质回声增粗、增强,欠均匀,肝静脉细窄,走行迂曲,管壁不平整。

9. 最可能的诊断是(　)

A. 慢性肝炎　　B. 急性肝炎

C. 肝硬化　　D. 急性肝坏死

E. 肝纤维化

10. CDFI 脐静脉可见血流信号,脾厚径约 6.0 cm,脾门处脾静脉扩张迂曲蛇形,门静脉内径 14 mm,提示此患者(　)

A. 脾静脉瘤样扩张　　B. 脐静脉瘤样扩张

C. 门静脉血栓　　D. 肠系膜上静脉血栓

E. 门静脉高压

11. 此类患者最常见的并发症和死亡的主要原因是(　)

A. 食管-胃底静脉破裂出血　　B. 门静脉扩张和门静脉海绵窦样变

C. 感染　　D. 急性肝坏死

E. 肝肺综合征

12. 门静脉内径 14 mm,门静脉内可见栓子形成,此时需要鉴别的是(　)

A. 门静脉血栓和癌栓　　B. 门静脉扩张和门静脉海绵窦样变

C. 门静脉有无高压　　D. 病毒性肝硬化和酒精性肝硬化

E. 肝硬化和慢性肝炎

13. 如果栓子局部门静脉管壁规整显示清晰,最可能是(　)

A. 门静脉血栓　　B. 弥漫性肝癌浸润肝内血管

C. 门静脉癌栓　　D. 门静脉血管瘤

E. 门静脉瘤

14. 如果门静脉管腔内充满稍强回声栓子,门静脉管壁模糊、显示不良,在栓子内可见不规则、不正常迂曲的动脉血流,最可能是(　)

A. 门静脉血栓　　B. 门静脉

C. 门静脉癌栓　　D. 静脉血管瘤

E. 门静脉瘤

答案及解析

A1 型题

1. E

解析:急性肝炎胆囊征象——胆囊壁增厚,可呈 3 层结构,胆囊腔缩小,胆囊腔内见异常沉积性回声点。上述异常表现多发生于肝炎早期,伴随着炎症的好转,胆囊也恢复正常,即囊壁变薄,分层消失,体积正常,胆汁内回声消失。

2. C

解析:脂肪肝时,肝失态饱满或不同程度增大;急性病毒性肝炎可有肝大,早期肝硬化时肝的大小正常或轻度肿大,中、晚期肝硬化可伴有肝缩小;淤血肝时,肝体积增大;急性肝血吸虫病时,肝轻度增大,慢性期及晚期,肝多缩小。

3. E

解析:慢性期肝血吸虫病表现——肝多缩小,左叶可能增大,表面高低不平呈结节状。肝区呈高回声条索或网格样,其间有小的透声区,使回声高低不均匀,或呈“地图样”或“破棉絮”样改变。肝包膜高低不平,血管纹理紊乱或模糊不清,但门静脉主干可增粗,管壁回声增高,管壁增厚。

4. B

解析：门静脉高压形成时，可出现门静脉增宽，内径＞13 mm，严重者可达 20 mm 以上；脾长期慢性淤血而肿大；门静脉系统血管扩张、侧支循环及腹水形成。脐静脉、胃左静脉、食管-胃底静脉的是门静脉重要侧支，脐静脉开放，胃左静脉、食管-胃底静脉迂曲扩张是诊断门静脉高压的重要指标。彩色多普勒检查，门静脉内血流速度缓慢，可呈双向血流。

5. C

解析：肝硬化时，肝形态失常，晚期肝体积缩小，当肝硬化出现小结节时，不易与肝癌相鉴别，可通过超声造影检查鉴别。肝硬化后期，由于肝纤维结缔组织收缩牵拉，肝内外血管粗细不均或纹理紊乱，亦可致血管扭曲、闭塞而不显示。肝内肝静脉主干及分支变细。肝硬化时可出现门静脉高压，脾大，腹水等。

6. B

解析：非均匀性脂肪肝的声像图表现……呈弱回声或高回声区，边缘尚清楚但不规则，类似血管瘤的表现，有时高回声区占据肝的一段或一叶，但该高回声区不具有立体感，且周围血管走行正常。

A2 型题

7. D

解析：血吸虫性肝硬化是血吸虫侵入肝内门静脉细支，引起栓塞性门静脉和门静脉周围纤维化改变，肝表面多呈龟甲状，超声图像具有典型的特征——肝组织呈网格状、鱼鳞状结构，大量纤维结缔组织增生，形成网格状强回声细带，把肝组织分隔为不规则小区或结节，肝内门静脉分支内腔狭窄，壁增厚，回声增强，细分支常过度显示。肝硬化明显时肝静脉细窄，静脉壁模糊不清。

8. A

解析：此患者具有急性肝炎典型的超声表现——肝大，胆囊征象及肝内血管变化，门静脉及其分支显示增多，管壁回声增强，可呈小双管状或小等号状。

A3 型题

9. C

10. E

11. A

12. A

13. A

14. C

解析：肝右叶缩小，左叶或尾状叶代偿性增大是中、晚期肝硬化典型表现。肝静脉的内径、管壁及走行改变是肝硬化的灵敏指标，表现为走行弧度不自然，蛇形，管径粗细不均，管壁不平整。肝实质回声增强也符合肝硬化肝实质回声的改变，故第 9 题 C 为正确答案。门静脉高压的诊断依据是脾大、脾静脉扩张、侧支循环形成。脐静脉是 3 支门静脉中重要的侧支之一，脐静脉开放是诊断门静脉高压的重要指标，故第 10 题 E 为正确答案。食管-胃底静脉破裂出血为肝硬化较为常见和严重的并发症，多突然发生大量呕血或黑便，引起出血性休克或诱发肝性脑病，病死率很高，故第 11 题 A 为正确答案。肝硬化或门静脉高压时，由于门静脉血流缓慢及脾大、脾功能亢进以及血小板降低对凝血机制的影响等因素，门静脉易发生血栓。肝细胞性肝癌浸润肝内血管时超声显示管腔内中等或较强回声的癌栓，尤其弥漫性肝癌与结节性肝硬化有时很难鉴别，弥漫性肝癌常见门静脉内充满等-稍强回声癌栓，故第 12 题 A 为正确答案。血栓时，局部门静脉管壁规整清晰，无破坏或中断征象；而如果超声扫查从门静脉栓子内取得搏动性血流信号，可以诊断不是血栓而是癌栓，故第 13 题 A 为正确答案，第 14 题 C 为正确答案。

第三节 肝脏局灶性病变

一、基本知识

(一)肝囊肿

1. 临床诊断要点　肝囊肿分为先天性肝囊肿及后天性肝囊肿。肝囊肿的病因可分为 3 类。第 1 类为先天性，由于肝的小肝管发育障碍，未能与较大肝管相连，从而使肝细胞分泌潴留，使该处小肝管逐渐扩张而成，或为肝内淋巴管道发育障碍而使局部淋巴液积聚扩张成囊；第 2 类为潴留性囊肿，是由于小肝管因炎症、水肿、结石、瘢痕、外来压迫等引起；第 3 类为退行性囊肿，多发生于 50 岁以上，以往无肝囊肿，又名老年性肝囊肿。较大囊肿可具有饭后饱胀、食欲缺乏、嗳气、恶心、呕吐、右上腹痛。并发感染时可伴有发热、寒战、剧痛、黄疸等。

2. 超声图像特征　肝囊肿可分为孤立性肝囊肿、多发性肝囊肿与多囊肝。

(1)孤立性肝囊肿：肝内单发囊肿，可发生于任何肝叶。超声特征如下。

1)外形：圆形或椭圆形。在一个囊肿内可见 1 个至数个分隔。

2)包膜：薄而清晰。通常壁厚<1 mm。①前壁包膜弧形、光滑，回声较肝组织略高。②后壁包膜弧形、光滑、回声较高，较前壁及同等深度的肝组织增亮数倍以上。③侧壁包膜回声失落，即不能显示真实的侧部囊壁，但可由周围的肝组织的散射回声而衬托出其边界。

3)后方回声:多由于囊液声衰减甚低,低于正常的肝实质,DGC 按正常肝衰减条件进行深度增益补偿后,囊肿区获得“过补偿”所致后方回声增强。

4)内部回声:澄清囊液中无任何散射子存在,从而呈无回声暗区。当合并感染或出血时,囊腔内可见细弱回声光点。

5)彩色多普勒超声显示:肝囊肿多无明显血流信号,而在有感染的病例中可在囊壁或分隔上检测出动脉性彩色血流,RI 多较低(图 5-7)。

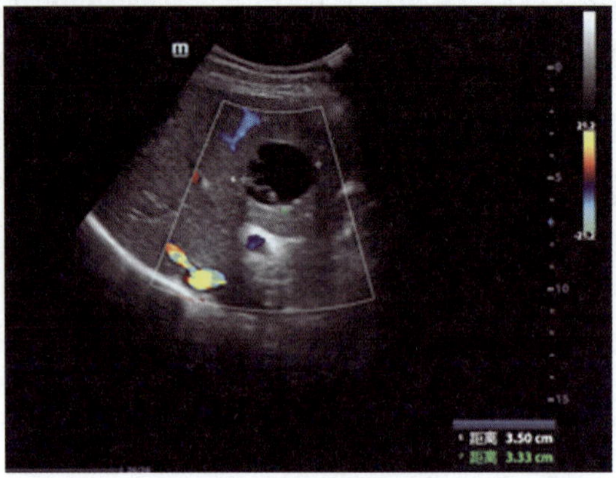

图 5-7　孤立性肝囊肿

测量标尺所示无回声,其内未见明显血流信号

(2)多发性肝囊肿:肝囊肿数目在 2 个以上,囊肿与囊肿间为相对正常的肝实质分隔。囊肿在声像图上特征与孤立性囊肿相同(图 5-8)。

(3)多囊肝:多为遗传性疾病,常伴有家族史。本病常伴有多囊肾及胰、脾等,超声上可具有以下图像特征。

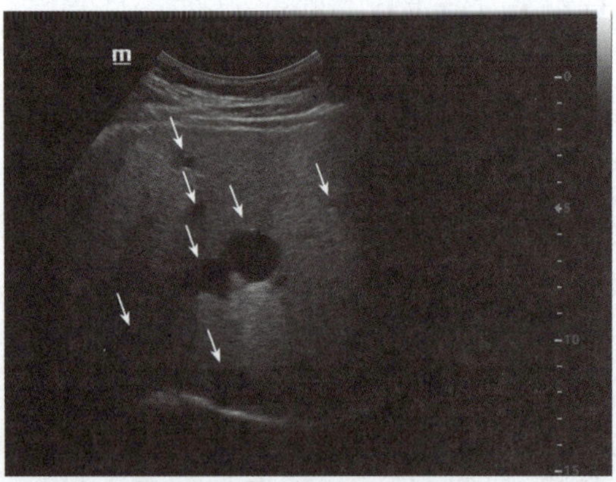

图 5-8　多发性肝囊肿

箭头所指均为大小不等的肝内囊肿,余肝实质回声尚均匀

1)肝体积增大,肝内广泛分布的多发性囊肿,常为全肝病变(图 5-9)。

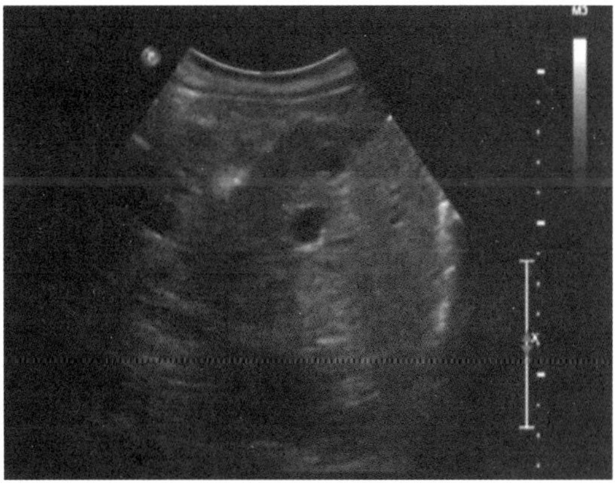

图 5-9　多囊肝

肝实质回声杂乱,肝内布满大小不等的无回声囊肿

2)如为广泛分布的多囊肝,则与一般肝囊肿声像图特征不全相同。两者相同点为:①囊壁薄;②侧壁回声衰减;③内部呈无回声暗区。两者不同点为无后方回声增强:上方一个囊肿声束穿透后落入下方一个囊肿的液性暗区之中,该液性暗区缺乏散射子,不产生散射回声。虽受 DGC 的过补偿,但无法衬托显示。

(二)肝脓肿

1. 临床诊断要点　肝内化脓性感染,病原体可为细菌、真菌、溶组织性阿米巴等其他微生物。病原体破坏溶解肝组织后,连同机体白细胞、网状内皮系统的参与、死亡、分解、渗液等过程,从而生成脓肿。患者常伴有寒战、高热、右上腹痛。热度可达到 39～40 ℃,常伴有盗汗。疼痛多为持续性钝痛,呼吸时加重。阿米巴肝脓肿常有痢疾史。严重者可有黄疸。

2. 超声图像特征

(1)肝脓肿前期(炎症期)声像图表现:病变区呈分布不均匀的低至中等回声,与周围肝组织间有一不规则而较模糊的边界,此时声像图表现极似肝的恶性肿瘤,结合病史及超声造影有助于鉴别诊断(图 5-10,动态图 5-4)。

(2)脓肿形成期声像图表现:①脓肿内随着液化程度不同出现不同回声表现,包括无回声区、细点状及片状高回声、分隔样回声等。②边界清楚,壁较厚。③彩色多普勒显示:在完全液化的肝脓肿,一般无明显血流信号。

(3)脓肿吸收期声像图表现:脓腔残留物和脓壁出现混杂回声。

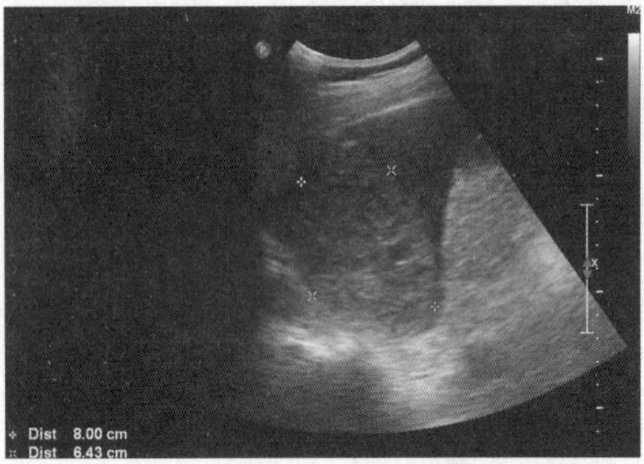

图 5-10 肝脓肿炎症期(测量标尺所示为团块)

动态图 5-4 肝脓肿炎症期造影(箭头所指为团块)

病史要点:患者,男,42 岁。因发热、寒战入院。白细胞计数增高,肿瘤标志物(—),无肝炎病史

(三)肝血管瘤

1. 临床诊断要点 肝内较常见的良性病变,为肝内血管集中性过度生长。可发生于任何年龄,女性多于男性,一般为单发,也可多发。多数肝血管瘤的患者无任何症状,常在体检时偶尔发现。亦有部分患者主诉肝区或右上腹疼痛。肝血管瘤体积较大者可压迫胃肠道,从而引起食欲缺乏、消化不良、饭后饱胀、嗳气、恶心、呕吐等。极少数肝包膜下血管瘤可破裂出血而发生急腹症。

2. 超声图像特征

(1)肝内出现边界清晰的占位性病变。

(2)外形可为圆形、椭圆形或不规则形。

(3)常具有边缘裂开征或血管进入、血管穿通征。

(4)直径<3 cm 的肝血管瘤内部回声常以“高回声”为主(图 5-11),少数可呈低回声(图 5-12),直径>10 cm 的肝血管瘤常以“混合回声、低回声、高回声”为主。

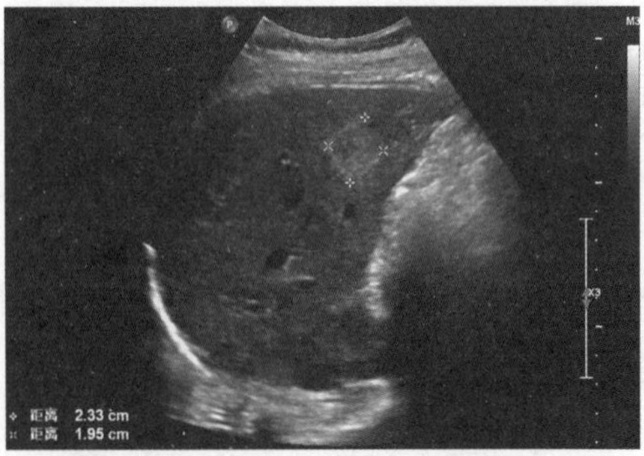

图 5-11 肝血管瘤(测量标尺所示为高回声区)

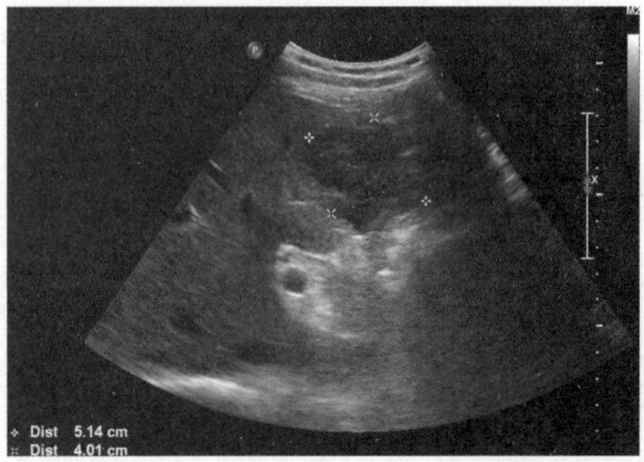

图 5-12 肝血管瘤(测量标尺所示为低回声区)

(5)生长在肋缘下方的肝内的直径＞10 cm 的血管瘤，在固定超声探头时于周围加压，可见其中肿瘤的浅部向深部渐被压扁，如同海绵受压一样；放松后较快地呈弹性恢复。在肋缘遮盖部的肝，可行深吸气后屏气使肿瘤移位至肋缘下方后再做加压试验。但生长在高处的肝血管瘤，如肝的膈顶部、肝的中上部，均无法做以上试验。

(6)肿瘤生长速度极为缓慢。

(7)CDFI：肝血管瘤内部一般无明显血流信号，但约 17％的肝血管瘤可出现结节内彩点状、短线状或树枝状血流信号。

(8)超声造影：典型病灶在动脉期呈周边环状增强，并逐渐呈结节样向中心延伸，在门静脉期和延迟期肿块全部填充呈高回声或等回声。若肿块较大时，则肿块可不完全填充，在肿块中央呈不规则形的无增强区(动态图 5-5，动态图 5-6)。

动态图 5-5　肝血管瘤(高回声)造影

病史要点：患者，女，40 岁。体检发现肝占位；无肝炎病史

动态图 5-6　肝血管瘤(低回声)造影

病史要点：患者，女，30 岁。体检发现肝占位，无肝炎病史

(四)肝细胞癌

1. 临床诊断要点　肝细胞癌(简称肝癌)是常见的肝恶性肿瘤。可分为原发性肝癌及继发性肝癌两大类，原发性肝癌是我国高发的、危害性极大的恶性肿瘤，继发性肝癌又称转移性肝癌，一般多见于胃肠道肿瘤，胆道、卵巢、乳腺等器官恶性肿瘤的肝转移。肝癌的亚临床前期是指从病变开始至诊断亚临床肝癌之前，患者无明显临床症状及体征，临床上难以发现，在肝癌早期，瘤体 3～5 cm，大多数患者仍无典型症状，部分患者可以有上腹闷胀、腹部隐痛、乏力和食欲缺乏等慢性肝病的相关症状。晚期肝癌患者出现肝区疼痛、腹胀、上腹肿块及食欲缺乏等症状，也可有乏力、消瘦、便血等。

2. 超声图像特征

(1)原发性肝癌声像图表现

1)肿块最大径线＜3 cm 者称为小肝癌，肿块最大径线＞6 cm 者称为巨大肿块型。

2)包膜：大多数肿块具有完整或不完整细薄包膜，少数肿块可无包膜。根据包膜

情况，可分为：①圆形或椭圆形完整或基本完整的包膜，包膜层很薄，多<1 mm；②子结节型，在完整包膜的一处或2～3处有突的小圆形结节，亦具有包膜，与母结节的包膜相连；③分叶状，呈4～5个或更多的弧形隆突的包膜组成其外缘；④包膜不清，肿瘤外围可与周围肝组织区分，但声像图上无法确认其包膜。有无包膜与结节大小间无明显关系。

3）内部回声：肝癌结节内部回声多型性，可为低回声型、高回声型或混合回声型（图5-13）。

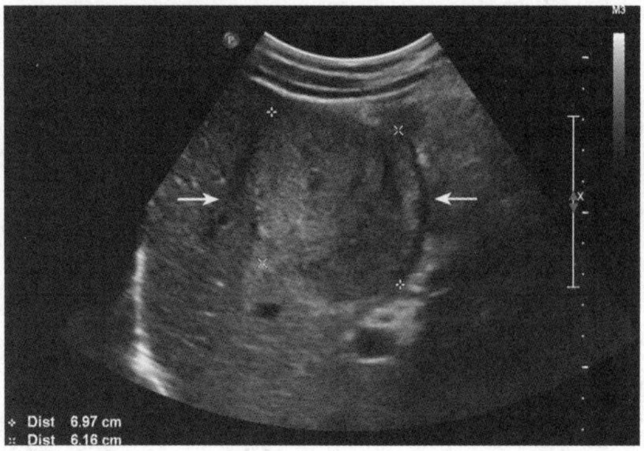

图5-13　原发性肝癌

测量标尺所示肝内不均质回声团块，周边可见低回声“暗环”

4）周围暗环：少数肝癌具有窄暗环，为肿瘤结节压迫周围小血管而形成周围血管绕行征。

5）后方回声：肝癌结节的后方回声常轻度增强，尤其是在低回声病灶中更明显。但在后方的两侧常具侧后声影，系由于纤维包膜所致。

6）常伴有肝硬化：约80%的原发性肝癌伴不同程度的肝硬化。

7）转移：肝癌可向多处转移。较常见为第一肝门旁淋巴结、腹主动脉旁淋巴结、后腹膜淋巴结转移。腹膜转移产生腹水。

8）弥漫型肝癌：常在一叶、数叶或全肝发生。肝明显肿大，具有中、重度肝硬化，易见门静脉或肝静脉内癌栓。常伴有甲胎蛋白（AFP）极度升高。

9）CDFI：可分为富血供型、少血供型。

10）超声造影：常见表现为“快进快退”，但也有极少数病例门静脉期及延迟期始终呈等回声改变。有相关文献研究这可能与肝细胞癌的分化程度有关（动态图5-7）。

（2）转移性肝癌声像图表现

1）最典型的特征：“牛眼征”或“靶环征”。

2)依原发病灶的不同,其在肝内转移灶的声像图可有相异的特征。

乳腺癌:肝内出现单个或多个结节。呈牛眼征或声晕征。

胃癌:可具有两种不同的表现。或为边缘清晰的高回声结节;或为囊实性肿瘤,系具有分泌功能的胃腺癌转移(图 5-14)。

动态图 5-7 原发性肝癌造影

病史要点:患者,女,32 岁。体检发现肝占位;乙型病毒性肝炎病史 10 年;AFP(+)

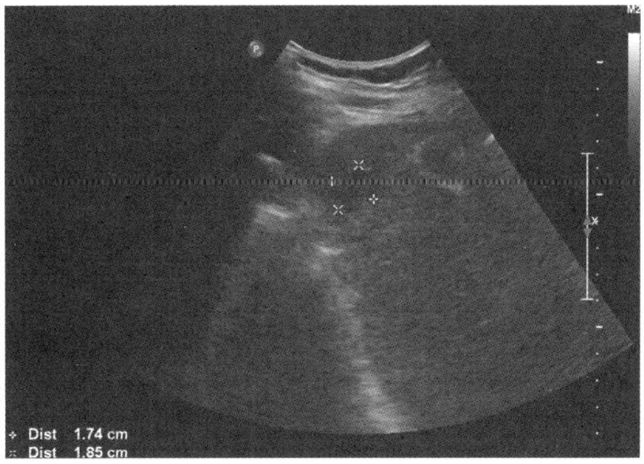

图 5-14 肝转移肝癌(胃-测量标尺所示)

胰腺癌:可为 0.5 cm 以下的均匀低回声结节,无后壁回声增强;亦可为囊实性肿瘤,腺癌内分泌积聚成液性区域。

结肠癌:边界清楚的高回声结节在声像图上无特异性;但亦可呈现钙化型强回声结节,其后方具有清晰声影,具有特异性。

肺癌:腺癌呈高回声结节或分隔型囊实性肿瘤;燕麦细胞癌多为牛眼样图形。

肾癌:肾细胞癌多为高回声结节,肾盂癌多为低回声结节。

胆囊癌:多为低回声结节,边缘常不规则。

卵巢癌:可出现高回声结节、分隔型囊实性结节或在甚少病例中出现钙化型结节。

3)CDFI:常能探及转移性肝癌病灶内的彩色血流,但其血供比原发性肝癌少。

4)超声造影:动脉期呈快速环状强化或整体强化,呈高强化,消退较快,常在动脉晚期或门静脉早期即呈低回声改变,消退时间明显比原发性肝癌早(动态图 5-8)。

动态图 5-8　转移性肝癌(胃)造影

病史要点：患者，女，58 岁。胃癌术后 1 年余，体检发现肝占位，无肝炎病史

(五)肝内血肿

1. 临床诊断要点　肝位于右季肋区，受肋骨保护，轻度外伤不易致伤，肝外伤多由施加过强外力或直接穿刺所致。肝内血肿是肝创伤引起肝实质破裂而形成的血肿。肝区疼痛、肝大或上腹部包块、进行性贫血等，发生感染时，可出现高热、寒战等，肝包膜下血肿可因包膜张力过大而迟发破裂，表现为急性腹痛和腹腔内出血等。

2. 超声图像特征

(1)包膜下血肿：肝包膜与肝实质部分分离，内为无回声暗区伴条状高回声血凝块。可随访观察。

(2)肝中央型破裂：肝实质的中部可见一无回声暗区，边缘圆整，无回声暗区内细小光点不与肝表面或包膜下相通。可视患者情况及裂口大小而决定手术与否。

(3)真性破裂：肝实质破裂其裂口直至包膜，包膜亦然破裂，即巨大肝破裂面出血但直接流入腹、盆腔。故超声检查时，常不能在肝实质内及肝包膜下发现血肿积聚区。而腹腔、盆腔内可探及大量液性暗区。应立即手术修补，止血。

(六)肝棘球蚴病

1. 临床诊断要点　肝棘球蚴病是一种地方病，患者通常具有频繁疫犬接触史。该是由细粒棘球绦虫的幼虫在肝内形成的疾病。肝区饱胀牵拽，或具有压迫感，食欲缺乏、恶心、呕吐，或伴右侧胸痛、呼吸困难等。

2. 超声图像特征　囊型棘球蚴病的超声分型：单发囊肿型、多发囊肿型、子囊孙囊型、内囊分离型、囊肿实变型、囊壁钙化型。

(1)单发囊肿型：此型多见，为单个圆形或椭圆形均匀一致的单个液性暗区，轮廓清晰，包膜完整，囊壁增厚、回声增强，侧壁回声失落明显。分辨力高的仪器中可显示内、外两层囊壁。较大囊包可使肝组织及肝内结构受压。囊液呈无回声区，后壁及后方回声增强。

(2)多发囊肿型:多个较小囊包并存。每个小囊包可为圆形,亦可为方形或多边形。在肝内可出现一个多囊体或数个多囊体,亦可为多囊与单囊并存。

(3)子囊孙囊型:母囊内有大小不一、数目不等的小囊肿,形成棘球蚴特有的“囊中囊”征象,小囊内壁光滑,其内为无回声,子囊、孙囊过多时呈众多圆形光圈或由多条光带分隔成为形状各异、数目不等的“蜂窝状”改变,声像图显示为:①花瓣样多房囊肿,由多条光带分隔而成;②车轮状多房囊肿,子囊较规律地排列于母囊周边;③蜂窝状多房囊肿,由多条光带分隔成形态各异的蜂窝状结构。

(4)内囊分离型:囊肿由于受外来原因的损害或囊内感染,使内囊壁破裂所致。声像图显示为:①内囊壁部分分离,内、外两层的间隙增宽或内囊塌陷于囊液中;②内囊壁完全分离破裂,囊液内有卷曲的强回声光带或不规则光带漂动,形成“水百合花”型。

(5)囊壁钙化型:囊壁增厚粗糙呈球状光圈强回声或碗边样改变,如“蛋壳”。囊内呈不均质中低回声及无回声,亦可为点状、斑片状、点片状交错在一起的不规则强回声。

(6)囊肿实变型:病程久的棘球蚴退化,衰亡坏死,囊肿仍呈球形,囊壁增厚,边界规整,囊液吸收减少成糊状或干酪样,其内显示杂乱不均匀密集强回声光团。感染坏死为主的声像图表现为包囊感染的脓性物质和坏死退化变性的子囊等混杂而成,囊壁不均匀增厚,内囊壁不整齐,囊内充满强弱不等、回声不均匀的光点、光斑、小光团,形似“水磨石”样改变。

二、典型例题与解析

A1 型题(单选题)

1. 当发现多囊肝时,还应进一步检查的其他脏器是( )

   A. 心脏和大血管　　B. 胆囊

   C. 胆总管　　D. 肾

   E. 肾,胰腺,脾

2. 下面对肝囊肿的描述,错误的是( )

   A. 较小的肝囊肿不引起肝的形态改变

   B. 囊壁光整菲薄

   C. 较小的囊肿仅显示前后壁亮线而侧壁不清

   D. 囊肿可伴有侧方声影

   E. 肝囊肿囊壁上无血流信号

3. 关于肝内囊性病变的声像图表现中,不正确的是( )

   A. 肝囊肿囊壁薄,可出现回声失落现象

B. 多囊肝的肝常缩小

C. 肝囊肿合并感染时不易与肝脓肿鉴别

D. 肝内血肿可呈边界清晰的无回声区

E. 肝动脉瘤内可见动脉血流

4. 肝脓肿常见的声像特点应除外(　)

A. 病变区不均匀的中、低回声　　B. 边界模糊

C. 壁较厚但光滑　　D. 腔多呈典型液性暗区

E. 腔内可见较高的点状或斑片状回声

5. 关于血管瘤,说法错误的是(　)

A. <2 cm的小血管瘤多为强回声　　B. 内有网格状或点条状回声

C. 探头加压后病灶可变形　　D. 边缘多无包膜

E. 瘤体后方回声不同程度增强

6. 关于肝转移癌的超声表现,错误的是(　)

A. 以强回声最多见

B. 较大的肿瘤中心部位容易发生坏死液化

C. 肿瘤周围有弱回声晕,一般较细而规整

D. 常见多发肿瘤,单发灶较少见

E. 典型图像呈牛眼征或同心圆征

7. 有关原发性肝癌的声像图描述,不正确的是(　)

A. 多伴有肝硬化　　B. 癌肿可为低回声、等回声或强回声

C. 瘤体边缘多绕有低回声晕　　D. 门静脉内可有实性结构回声

E. 瘤体内血流丰富,均呈高速低阻动脉血流频谱

8. 特征性图像是镶嵌型的疾病是(　)

A. 转移性肝癌　　B. 原发性肝癌

C. 肝血管瘤　　D. 肝囊腺瘤

E. 肝腺瘤

A2 型题(单选题)

9. 患者,男性,43 岁。患肝炎病史 15 年,近年 AFP 升高。超声所见:肝右叶萎缩,左叶增大,肝表面不光滑,肝实质回声增粗、增强、不均匀,肝静脉扭曲变细,肝右前叶可见一个 28 mm×30 mm 的低回声实性占位,边缘有弱回声,最可能的诊断是(　)

A. 肝腺瘤　　B. 结节型肝癌

C. 肝囊肿　　D. 肝转移癌

E. 胆管细胞癌

10. 患者,男,50岁。患乙型病毒性肝炎病史十余年,超声显示肝实质回声增强,光点粗大,右叶近边缘处实质内有一约8 mm×9 mm的强回声结节,无晕征,无明显包膜,无对周围血管挤压等肿瘤效应,最可能的诊断是( )

A. 肝硬化结节　　B. 肝腺瘤
C. 肝内局限性脂肪沉积　　D. 肝血管瘤
E. 小肝癌

11. 患者,女,60岁。因多饮、多尿、疲乏9年,畏寒发热4天入院,经检查确诊为糖尿病。行超声检查,超声可见肝右叶增大,肝右前叶可见64 mm×85 mm形态不规则混合回声区,内部为多发不规则液性暗区,囊液透声较差,后方回声增强,最可能的诊断是( )

A. 肝脓肿　　B. 肝棘球蚴病
C. 肝转移癌　　D. 肝腺瘤
E. 肝囊肿合并感染

12. 患者,女,27岁,无不适。AFP(—),肝功能检查正常,超声检查时肝左外叶见一大小约54 mm×53 mm弱回声肿块,轮廓清晰,有细强回声包膜,内部为小岛状弱回声区,之间可见强回声细分隔,正确的诊断是( )

A. 肝血管瘤　　B. 肝细胞癌
C. 肝局灶性结节性增生　　D. 肝炎性假瘤
E. 肝腺瘤样增生

13. 患者,男,较肥胖,既往无肝病史,有大量饮酒史。超声体检时发现实质回声密集增强,深部回声减弱,于胆囊床旁见2.1 cm×1.8 cm低回声,形态不规则,胆囊无受压推移改变,应首先考虑为( )

A. 肝良性肿瘤　　B. 肝囊肿
C. 非均匀性脂肪肝　　D. 炎性假瘤
E. 肝硬化结节

A3型题(单选题)

(第14～17题共用题干)

患者,男,49岁。3小时前,无明显诱因突发上腹痛,伴恶心、呕吐。既往有肝炎病史。查体:急性面容,面色苍白,血压12/8 kPa(90/60 mmHg),腹肌紧张,有压痛和反跳痛,移动性浊音(+),体温37.5 ℃。

14. 对该患者而言,最快速、方便、有价值的辅助检查是( )

A. 磁共振　　B. CT

C. 超声　　D. 心电图

E. 腹部 X 线透视(简称“腹透”)

15. 超声检查诊断:肝被膜呈小波浪状,实质回声,肝静脉扭曲变细,门静脉增宽,肝右后下叶可见大小为 4.5 cm×4.2 cm、边界不清、低回声不均匀、向外生长的实质性肿块,肿块外缘被膜不连续,胆囊大小 6.1 cm×3.2 cm,壁厚 0.8 cm,囊内透声不良,胰腺形态正常,实质回声稍高,腹腔内可见中等量透声不良的积液。该患者最可能的诊断为(　)

A. 肝硬化合并肝破裂　　B. 肝硬化合并消化道穿孔

C. 结节性肝硬化合并腹水　　D. 肝硬化合并肝癌伴腹水

E. 肝硬化合并肝癌破裂

16. 对于腹水性质的判定,最好的方法是(　)

A. 超声　　B. 腹透

C. CT　　D. 诊断性腹腔穿刺

E. 剖腹探查

17. 对于该患者,最积极有效的治疗方法是(　)

A. 输血和对症治疗　　B. 乙醇介入治疗

C. 外科手术　　D. 化学治疗

E. 放射治疗

(第 18～19 题共用题干)

患者,男,60 岁。上腹部不适,低热,黄疸 1 周。超声检查可见肝内胆管显著扩张,左、右肝管于汇合处中断,可见 20 mm×22 mm 边缘欠清晰的等回声肿块,无晕,胆囊萎缩。

18. 该肿块最可能为(　)

A. 小肝癌　　B. 结节型肝癌

C. 胆管细胞癌　　D. 肝腺瘤

E. 肝囊腺瘤

19. 关于黄疸,下面说法正确的是(　)

A. 低位梗阻性黄疸　　B. 高位梗阻性黄疸

C. 肝细胞性黄疸　　D. 溶血性黄疸

E. 生理性黄疸

(第 20～23 题共用题干)

患者,男性,60 岁。进食后饱胀 2 个月余,血便。超声检查肝右叶可见 34 mm×

36 mm 边界清楚的强回声实性肿块，外周绕以较宽的声晕，中心部可见不规则无回声区，呈“同心圆”征，其余肝组织回声稍粗糙。升结肠可见假肾状实性肿块。

20. 关于肝实性肿块，最可能的诊断是（　）

A. 肝转移癌　　B. 原发性肝癌

C. 结节型肝癌　　D. 肝腺瘤合并中心坏死液化

E. 肝棘球蚴肿实变型

21. 可能的原发癌为（　）

A. 肺癌　　B. 乳腺癌

C. 肝癌　　D. 甲状腺癌

E. 结肠癌

22.“同心圆”征是下列某种疾病的特征性图像，该疾病是（　）

A. 结节型肝癌　　B. 肝血管内皮细胞肉瘤

C. 肝转移癌　　D. 肝腺瘤合并中心坏死液化

E. 肝棘球蚴囊肿实变型

23. 下列不是该疾病声像图表现的是（　）

A. 常见多发，大小相近

B. 典型图像呈“牛眼征”或“同心圆征”

C. 圆形或椭圆形

D. 边界清楚

E. “块中块征”

（第 24～28 题共用题干）

患者，男，45 岁。有牧区生活史，超声检查肝右叶胆囊旁可见一 8 cm×9 cm 的囊性包块，边界清楚，壁厚而回声高，内为无回声，囊液中有细小的点状回声呈“飘雪征”。

24. 可能的诊断是（　）

A. 肝脓肿　　B. 肝囊肿

C. 肝胆管囊肿　　D. 肝棘球蚴囊肿

E. 肝恶性肿瘤中心液化

25. 如果此囊性包块表现为“囊中囊”，是下列哪种疾病的特征性表现（　）

A. 肝脓肿　　B. 肝囊肿合并感染

C. 胆总管囊肿　　D. 多囊型肝棘球蚴囊肿

E. 肝恶性肿瘤中心液化

26. 2年后复查，此囊性包块表现为“水上百合花征”是由于(　)

A. 肝脓肿液化不全　　B. 肝囊肿多发生长

C. 肝胆管囊肿与胆管相通　　D. 多囊型肝棘球蚴囊肿

E. 肝棘球蚴囊肿变性、坏死及退化时，分离的内囊破裂塌陷于囊液中

27. 该疾病的超声分型应除外(　)

A. 单发囊肿型　　B. 多发囊肿型

C. 子囊孙囊型　　D. 壁钙化型

E. 囊肿塌陷型

28. 该疾病的并发症应除外(　)

A. 合并感染　　B. 破裂

C. 感染性休克　　D. 血行转移

E. 术后原位复发

答案及解析

A1 型题

1. E

解析：多囊肝多合并多囊肾、多囊脾、多囊胰。

2. E

解析：肝囊肿在彩色多普勒上其内部无血流信号，个别可在囊壁上显示有静脉血流。

3. B

解析：多囊肝的肝体积偏大。

4. C

解析：脓肿周围呈肉芽组织、纤维结缔组织，所以脓肿壁较厚而不光滑。

5. D

解析：肝血管瘤的边界特征为多数病变轮廓清晰，边缘与肝实质分解明显，呈纤细“包膜”样强回声，尤其弱回声肿块常可更清晰地显示此边界特征。

6. C

解析：由于转移癌缺乏营养血管，较早期的肿瘤仅达1～2 cm时，即可因肿瘤中心发生坏死表现为小“牛眼征”，即肿瘤中心呈强回声，边缘为弱回声。较大的肿瘤中心容易发生坏死液化，肿瘤从中心到边缘形成特有的无回声-强回声-弱回声3层同心圆结构即“同心圆征”；牛眼征边缘的肿瘤细胞呈弱回声环状，酷似肝细胞癌周围的纤维结缔组织假包膜“晕征”，但前者较晕征为宽，内侧缘不清晰，外侧缘较清晰规整，由密

集的癌细胞构成。

7. E

解析：肝癌可引起肝形态失常，巨块型肝癌可压迫肝门使肝门向健侧移位。肿块挤压及浸润周围血管结构，可使血管绕行、抬高、受压和中断及门静脉癌栓形成。肿块侵及肝胆管或肝门结构，可引起肝内胆管不同程度扩张。原发性肝癌的彩色多普勒超声表现在巨块型和结节型肿瘤内部彩色多普勒血流比较丰富，部分肿瘤周围血流增多，典型的肿瘤周围血管增多环绕的超声表现称为“篮网”征。频谱多普勒检测肿瘤内部有动脉样血流信号，且血管流速一般较快，血管阻力指数(RI)以低阻型为多，但也可见较高或高阻型。单纯胆管细胞肝癌的血流不丰富。

8. B

解析：原发性肝癌肿块内出现极细的带状分隔，把肿瘤分割成地图状，此特征反映了癌组织向外浸润性生长与纤维结缔组织增生包绕反复拮抗的病理过程，多个癌结节也可形成这样的图像，镶嵌征是肝癌声像图的重要特征，转移性肝癌则罕见此征象。

A2 型题

9. B

解析：结节型肝癌瘤体呈一个或多个圆球状或圆球状，瘤体直径≤5 cm，轮廓线整齐，多有边缘弱回声晕，＜3 cm 的结节以弱回声多见，故 B 为正确答案。

10. A

11. A

解析：糖尿病患者因身体抵抗力下降，易发生肝脓肿。患者具有肝脓肿的超声图像。

12. A

解析：肝血管瘤边界特征为边缘呈纤细包膜样强回声，尤其弱回声肿块常可更清晰显示此特征；较大的血管瘤其内可出现强回声带和不均匀的弱回声区，为纤维增生形成的间隔及囊状扩张的血窦所致。

13. C

解析：肝实质回声弥漫性增强为脂肪浸润区域，其内出现的局限性片状弱回声区，为轻度脂肪浸润或相对正常肝残留区。好发于胆囊床、门静脉主干周围，无包膜，对周围胆囊、血管等结构无挤压即无肿瘤征象等超声特征有助于诊断。

A3 型题

14. C

解析：尽管其他检查也很重要，但超声具有快捷、方便的优点，故选 C。

15. E

解析:肝硬化患者如果肝出现肿块,首先要考虑肝癌,而在边缘的肝癌容易自发破裂,结合病史和透声不良的积液,故考虑答案 E。

16. D

解析:对于腹水性质的判定,没有任何一项检查比直接抽出观察更好,虽然剖腹探查可能达到目的,但有点小题大做。

17. C

解析:既然有破裂出血,没有比手术直接止血更好,而且还可以手术切除肿块。

18. C

解析:发生于近肝门部的胆管细胞癌,患者早期可出现黄疸症状。局限实块型胆管细胞肝癌多为类圆形或不规则形,可呈等回声及强回声,边缘欠清晰,与周围肝组织分界不清,少见晕征,末梢部胆管异常显示为其重要的间接征象,故 C 为正确答案。

19. B

解析:因为有肝内胆管的扩张,且左、右肝胆管汇合处可见一实性肿块,胆囊萎缩,所以此黄疸为梗阻性黄疸。梗阻位于肝总管与胆管汇合处以上为高位梗阻,反之为低位梗阻,故 B 为正确答案。

20. A

21. E

22. C

23. E

解析:由于转移癌缺乏营养血管,较大的肿瘤中心容易发生坏死液化,肿瘤从中心到边缘形成特有的无回声-强回声-弱回声 3 层同心圆结构即“同心圆征”。同心圆征是肝转移癌典型的声像图特征。强回声型肝转移癌主要来源于消化系统肿瘤及腺癌,研究证明肿瘤内发生坏死或含有较丰富的纤维组织、血管结构是回声增强的基础。假肾征是结肠癌的典型图像,故第 20 题正确答案为 A,第 21 题正确答案为 E,第 22 题正确答案为 C,第 23 题正确答案为 E。

24. D

25. D

26. E

27. E

28. C

解析:患者有牧区生活史,棘球蚴囊肿多为圆球状或类圆球状,包膜较厚呈高回声,边界清晰,典型者呈双层高回声,两层之间的无回声间隙通常小于 1 mm。囊肿可为单囊或多囊状，多囊型表现为大囊肿内有多个大小不等圆球状小囊，形成肝棘球蚴病特征性表现——“囊中囊”征象。囊液中有细小的点状回声（棘球蚴），随体位改变而出现滚动，即“飘雪”征，故第24题D为正确答案，第25题D为正确答案。肝棘球蚴囊肿变性、坏死及退化时，分离的内囊破裂塌陷于囊液中时呈现卷曲的条带状高强回声，可见脱落的内壁游离部分漂摆于囊液中，形成“水上百合花”征，故第26题E为正确答案。肝棘球蚴囊肿分为6型，即单发囊肿型、多发囊肿型、子囊孙囊型、囊壁钙化型、囊肿实变型，故第27题E为正确答案。肝囊肿合并破裂者，不论破入何脏器、何组织内，均可产生强烈的过敏反应，部分患者可出现过敏性休克，故第28题C为正确答案。

（钱晓芹 张 晴 高 娟）

参考文献

[1] 国家卫生计生委能力建设和继续教育中心.超声医学专科能力建设专用初级教材·腹部分册.北京：人民卫生出版社，2016.

[2] 周永昌，郭万学.超声医学.3版.北京：科学技术文献出版社，1998.

[3] 任卫东，常才.超声诊断学.北京：人民卫生出版社，2013.

第6章

胆囊及胆管

第一节　正常胆囊及胆管

一、基本知识

(一)正常胆囊及胆管解剖

肝外胆道系统是指第一肝门以外的胆道系统,包括胆囊、左右肝管、肝总管和胆总管(图 6-1A),和肝内胆道系统一起将胆汁输送至十二指肠腔,参与消化。

1. 胆囊　胆囊(gallbladder,GB)分为底、体、颈、管四部分;颈部细狭,略呈 S 形移行为胆囊管(图 6-1A),胆囊颈有一小囊,称 Hartmann 囊,结石常存留于此;胆囊管与肝总管汇合成胆总管。

2. 胆总管　由胆囊管和肝总管汇合而成,根据胆总管(common bile duct,CBD)的行程,可分为 4 段即十二指肠上段、十二指肠下段、胰腺段、十二指肠壁内段。胆总管末端与胰管汇合,形成一个略膨大的共同管道,称肝胰壶腹,也称 Vater 壶腹(图 6-1A)。

3. 肝管和肝总管　左、右肝管分别由左、右半肝的毛细胆管逐级汇合而成,直径约 0.2 cm,左肝管平均长约 1.6 cm,右肝管平均长约 0.8 cm,走出肝门后即汇合成肝总管,肝总管长度为 3～4cm,下行于肝十二指肠韧带内,与胆囊管呈锐角结合形成胆总管(图 6-1B)。

(二)超声检查方法

1. 受检者准备　检查前禁食 8 小时以上,可使胆囊及胆管内有充分的胆汁充盈,而胃肠道处于排空状态,大大改善腹腔的透声条件。此外,钡剂检查 3 天后、胆道 X 线造影 2 天后方可做超声检查。如需做胆囊收缩功能测试,需备好脂餐食品。

2. 超声仪器　全身应用型超声诊断仪都可用于胆道系统超声检查,检查条件预设为腹部模式,探头常规选择凸阵探头,频率选用 3～5 MHz,小儿可选用 5～7 MHz。

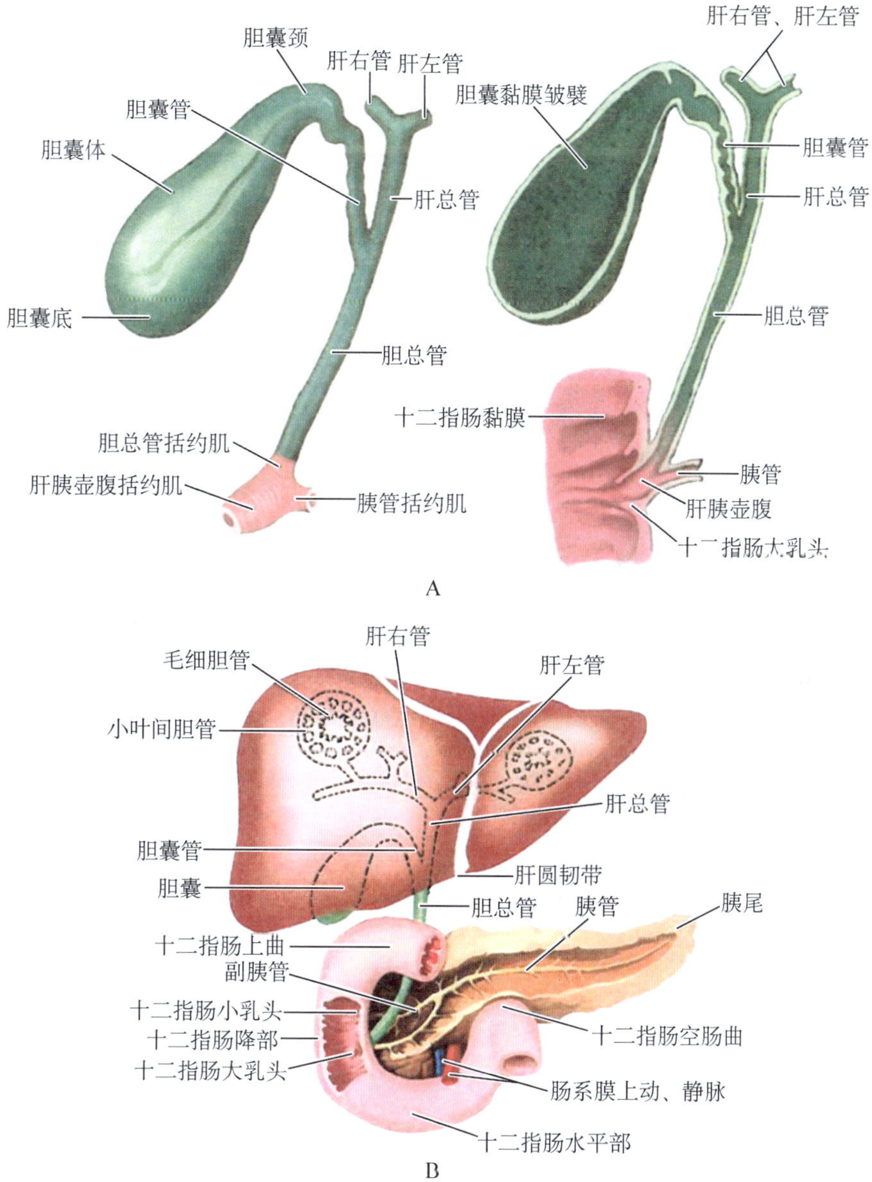

图 6-1　肝内外胆道系统

A. 肝外胆道系统外观；B. 肝内外胆道系统毗邻关系

3. 检查体位　根据受检者体型差别、病变部位的不同，随时调整体位。通常采用仰卧位、左右侧卧位、半卧位、坐位、胸膝卧位等。

4. 扫查内容及技巧

(1)胆囊：多采用右肋缘下纵断面、斜断面扫查，可显示胆囊长轴切面，适当吸气，左右侧动探头，并注意胆囊颈部及胆囊管的显示；测量胆囊大小、胆囊壁厚度，结合右肋间扫查仔细观察胆囊壁、胆囊腔内是否有异常回声（图 6-2）。

（2）胆管：常采用右肋缘下、右肋间和剑突下扫查，除左、右肝管外，二级以上肝内胆管一般不易显示。肝外胆管与门静脉主干伴行，肝外胆管扫查时，可在肝门部门静脉主干旁找寻肝总管及胆总管上段，之后在患者深吸气屏气状态下，用探头加压并下移探头追踪下段胆管，至胰头段继续加压清楚显示胰头并显示胆总管圆形横断面后，转动探头显示其长轴，再追踪扫查长轴切面的胆总管。测量胆总管内径，注意有无胆管扩张、扩张部位、胆管内是否有异常回声等（图 6-2）。

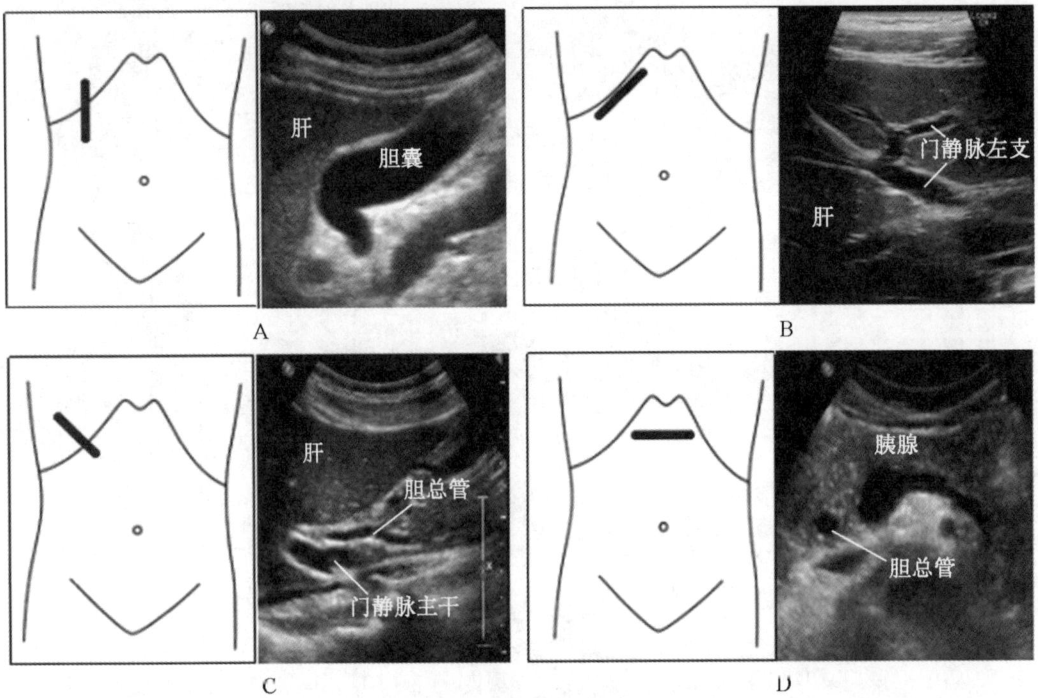

图 6-2 胆道系统扫查

A. 右肋缘下纵断切面；B. 右肋缘下斜切面；C. 右肋间斜切面；D. 剑下横切面

（3）脂餐试验：多用于胆囊收缩功能和生理性与病理性胆管扩张的鉴别。试验前先测量胆囊大小和肝外胆管内径，进食脂餐后 45～60 分钟，再测量同一切面和同一部位大小和内径，如餐后胆囊缩小 2/3 以上，表示收缩功能良好，如缩小 1/3 以下，表示收缩功能差（图 6-3）。

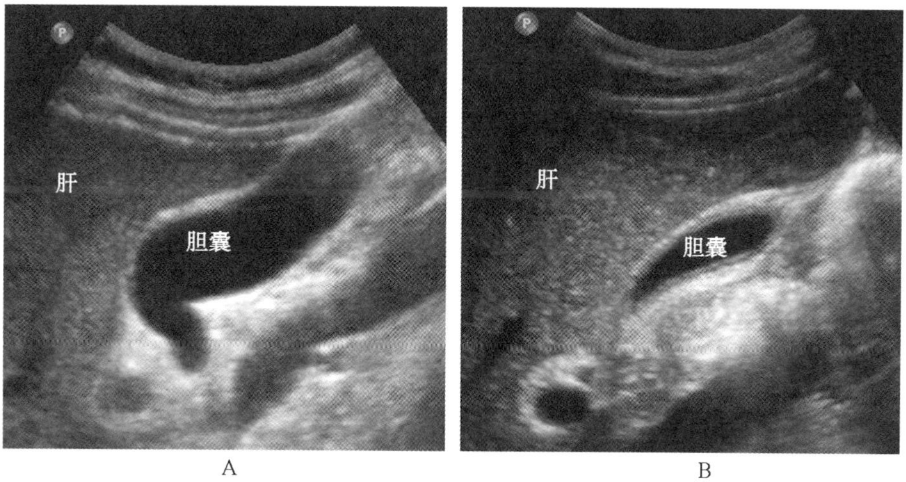

图 6-3　正常空腹及餐后胆囊声像图

A. 正常空腹胆囊，胆汁充盈良好，胆囊壁光滑；B. 正常餐后胆囊，明显缩小，胆囊壁增厚

（三）正常超声图像特征

1. 胆囊　纵切面呈梨形，横切面呈圆形或椭圆形，囊壁光滑，囊内呈无回声，后方回声增强，正常情况下，胆囊长径≤9 cm，前后径≤4 cm，厚度为 0.1～0.3 cm（≤0.4 cm），胆囊管纤细、短小，常不能显示（图 6-4）。

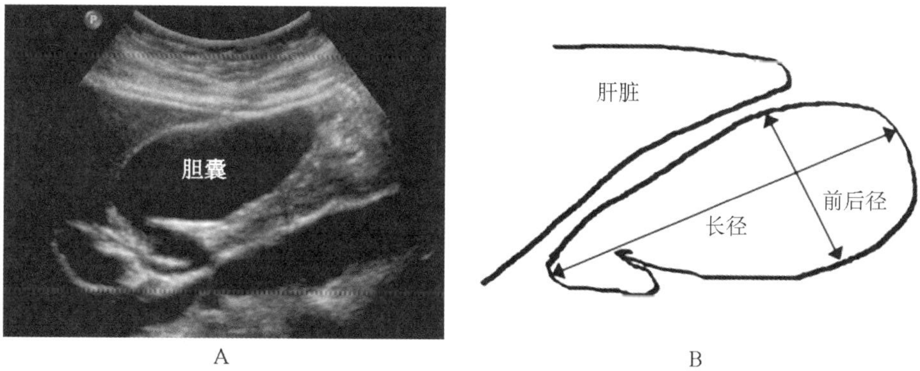

图 6-4　正常胆囊声像图及测量

A. 正常胆囊声像图；B. 胆囊径线测量

2. 胆管　肝内胆管内径多为伴行门静脉内径的 1/3 左右，除左、右肝管外，二级以上的胆管一般不易显示。肝外胆管上段位于门静脉主干的前方，并与之伴行，有肝作声窗易于显示，胆总管直径为 0.6～0.8 cm，长度为 4～8 cm，若长度＞10 cm，可视

为病理状态。肝外胆管内径为门静脉主干的 1/3～1/2。横断面上门静脉主干、肝外胆管、肝动脉三者组成“米老鼠”征，门静脉在后方，肝外胆管在右前，肝动脉在左前，分别组成米老鼠的右耳和左耳（图 6-5）。

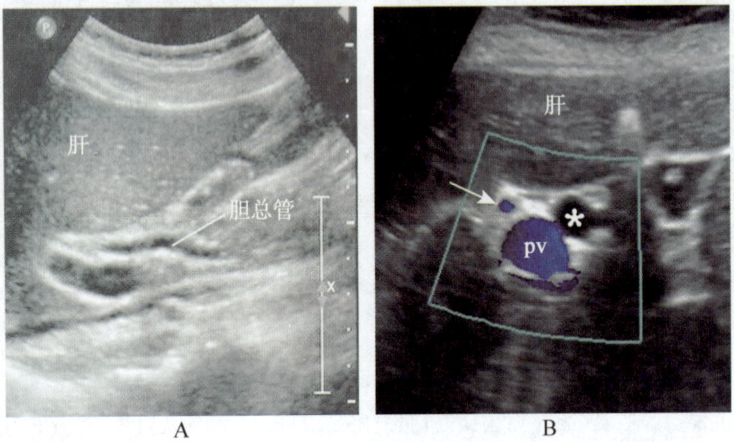

图 6-5　正常肝外胆管声像图

A. 上段肝外胆管，位于门静脉主干的前方，并与之伴行；B. 上段肝外胆管横断面呈“米老鼠”征，箭头所指为肝固有动脉，*. 胆总管；PV. 门静脉

二、典型例题与解析

A1 型题（单选题）

1. 关于正常胆囊径线，正确的是（　）

A. 前后径＜2.5 cm，长径＜5 cm　　B. 前后径＜3 cm，长径＜6 cm

C. 前后径＜3 cm，长径＜7 cm　　D. 前后径＜4 cm，长径＜9 cm

E. 前后径＜4 cm，长径＜12 cm

2. 空腹胆囊囊壁厚度超过多少具有病理意义（　）

A. 2 mm　　B. 3 mm

C. 4 mm　　D. 5 mm

E. 6 mm

3. 关于胆总管的说法，正确的是（　）

A. 由肝总管和胆囊管汇合而成

B. 起始于胆囊颈

C. 下降于胰头的左侧、十二指肠降部的右侧

D. 在肝十二指肠韧带内下行于肝固有动脉的左侧

E. 下段在进入胰头前膨大，形成壶腹部

4. 胆总管和胰管汇合成 Vater 壶腹的部位通常是（　）

A. 十二指肠上段
B. 十二指肠后段
C. 十二指肠肠壁内段
D. 十二指肠和空肠交界处
E. 十二指肠升部

5. 肝外胆道包括：①胆囊、胆囊管；②肝总管；③胆总管；④胰管（　）

A. ①②③
B. ①③
C. ②④
D. ④
E. ①②③④

6. 关于胆道系统解剖，错误的是（　）

A. 肝总管在十二指肠韧带走行，位于肝固有动脉的右侧和门静脉的右前方
B. 胆总管分为十二指肠上段、十二指肠后段、胰腺段和肠壁内段
C. 胆道可分为肝内和肝外两部分
D. 胆囊管多与肝总管汇合成胆总管
E. 胆总管肠壁内段斜穿入十二指肠降部内前侧壁

7. 以下关于胆道系统的描述，错误的是（　）

A. 常采用 3.5～5.0 MHz 凸阵实时探头
B. 左、右肝管紧贴门静脉左、右支前壁，内径一般＜2 mm
C. 胆总管位于肝固有动脉的左侧和门静脉的左前方走行
D. 胆囊管多数与肝总管汇合成胆总管
E. 胆总管依行程可分为 4 段

8. 下列关于胆总管的描述，不正确的是（　）

A. 起于肝总管与胆囊管的汇合处
B. 长径为 4～8 cm，直径为 0.6～0.8 cm
C. 走行于门静脉前右侧和下腔静脉前方
D. 被肝十二指肠韧带包被
E. 与副胰管汇合形成膨大的肝胰壶腹

答案及解析

A1 型题

1. D

解析：超声测量胆囊长径一般≤9 cm，前后径≤4 cm。对于反映胆囊的张力状态，

前后径较长径敏感。

2. B

解析:正常胆囊壁一般呈现在一条较强的回声线带中,胆囊壁增厚在慢性胆囊炎超声诊断上最有意义,超声测值与手术实测值常为一致,一般以>4 mm 为异常。

3. A

解析:胆总管起于肝总管与胆囊管的汇合处。

4. C

解析:十二指肠肠壁内段斜行穿入十二指肠肠壁内,在开口前形成膨大的 Vater 壶腹,胰管常在此与其汇合。

5. A

解析:肝外胆道由肝总管、胆总管及胆囊组成。

6. E

解析:胆总管肠壁内段斜穿入十二指肠降部内后侧壁。

7. C

解析:胆总管位于肝固有动脉的右侧和门静脉的右前方走行。

8. E

解析:胆总管与胰管汇合形成膨大的肝胰壶腹。

第二节 胆囊疾病

一、基本知识

(一)急性胆囊炎

1. 临床诊断要点 急性胆囊炎主要症状是右上腹痛,可放射至右肩背部,有触痛反应即 Murphy 征阳性,穿孔时腹痛加剧,并有腹膜刺激征。

临床上按病因分为急性结石性胆囊炎和急性非结石性胆囊炎两种:①急性结石性胆囊炎的发生率占 90%,多为结石嵌顿于胆囊颈部或胆囊管,如果梗阻得不到缓解,可致坏疽和穿孔。②急性非结石性胆囊炎的发生率仅占 5%,病因不明,通常在严重创伤、烧伤、非胆道大手术、脓毒血症等重症患者中发生,70%的患者伴有动脉粥样硬化。急性非结石性胆囊炎的胆囊病理变化与急性结石性胆囊炎相似,但病情发展更为迅速,更易出现胆囊坏疽与穿孔。

急性胆囊炎视炎症程度不同,临床病理分为以下 3 种类型。①单纯性胆囊炎:胆囊稍肿胀，壁轻度增厚，黏膜充血、水肿，胆汁正常或略浑浊。②化脓性胆囊炎：胆囊肿大，囊壁充血、水肿，明显增厚，胆汁浑浊或呈脓性。胆囊与周围组织粘连或形成胆囊周围脓肿。③坏疽性胆囊炎：胆囊极度肿大，可发生坏死、穿孔而并发局限性或弥漫性腹膜炎。若有产气杆菌感染，胆囊内可积气。

2. 超声图像特征

(1)急性非结石性胆囊炎

1)单纯性胆囊炎阶段(图 6-6A)：缺乏典型声像诊断依据，仅显示胆囊稍大，形态饱满，囊壁轻度增厚或正常。

2)化脓性胆囊炎阶段(图 6-6B)：胆囊明显肿大，前后径可达 4 cm 或以上，壁弥漫增厚达 3 mm 以上，因浆膜下水肿可出现“双边征”，胆囊壁轮廓模糊，胆汁透声差，出现细点状回声，胆囊切面无回声区内出现细小回声点，呈云雾状，为胆囊积脓表现。

3)坏疽性胆囊炎阶段(图 6-6C)：胆囊体积增大，壁明显水肿增厚 5 cm 以上，囊壁厚薄不规则，胆囊周围可见积液分布；气性坏疽时，囊内可见气体回声，囊内回声杂乱。

4)胆囊穿孔(图 6-6D)：胆囊腔不同程度萎陷，胆囊壁连续中断，胆囊周围较多积液，胆囊轮廓模糊不清，回声杂乱不均，可伴有腹腔游离积液，腹痛加剧，并伴有腹膜刺激征。

5)超声 Murphy 征阳性：即探头在胆囊区加压，患者疼痛加重。

6)胆囊收缩功能差或基本丧失。

(2)急性结石性胆囊炎(图 6-7)：除具有上述征象外，尚有胆囊结石，尤其是颈部或胆囊管结石嵌顿。

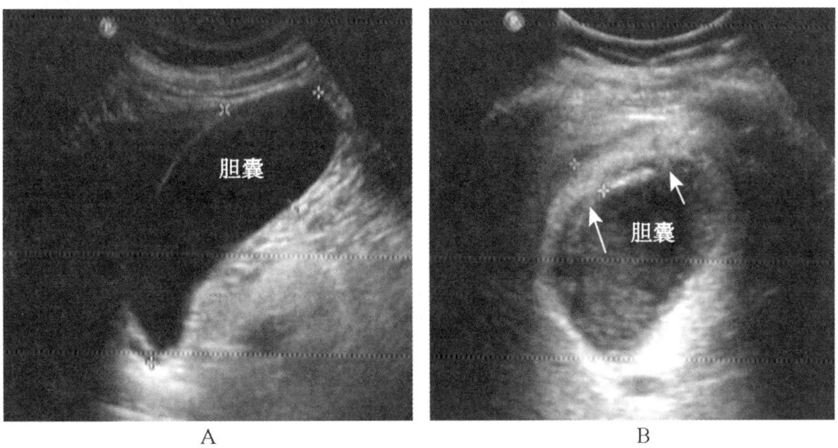

图 6-6　急性非结石性胆囊炎的超声表现

A. 单纯性胆囊炎，仅见胆囊轻度肿大；B. 化脓性胆囊炎，胆囊明显肿大，胆囊壁明显水肿增厚，胆囊内透声差

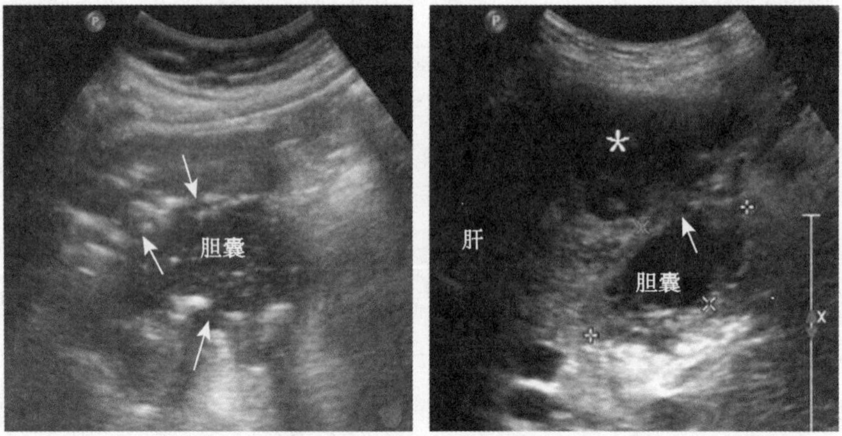

C　　　　　　　　D

图 6-6　急性非结石性胆囊炎的超声表现(续)

C. 坏疽性胆囊炎，胆囊壁厚薄不均(箭头所指)，内部回声杂乱，胆囊周围见渗出；D. 胆囊穿孔，胆囊形态萎陷，胆囊壁连续中断(箭头所指)，内部回声杂乱，*. 液性区为胆汁溢出

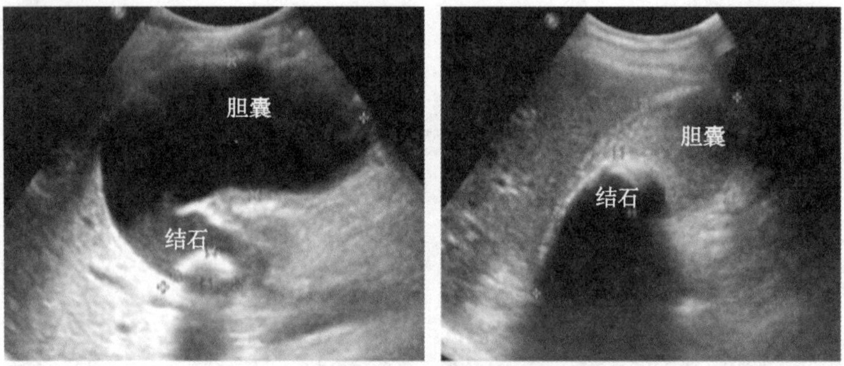

A　　　　　　　　B

图 6-7　急性结石性胆囊炎的超声表现

A. 胆囊结石，胆囊体积增大，内见少量细小碎屑；B. 胆囊结石，胆囊壁模糊，胆囊内较多细小点状回声

3. 鉴别诊断

(1)胆囊体积增大：在胆囊肿大方面判断病情轻重，前后径比长径更有意义，因为胆囊的前后径大小更能代表胆囊张力的高低；急性胆囊炎胆囊增大，前后径增大明显；胆总管梗阻所致胆囊增大，以长径增大为主，常伴有肝内胆管扩张(图 6-8)；长期禁食和静脉营养患者的胆囊增大，也以长径增大为主，但无胆管扩张(图 6-9)。

(2)胆囊内沉积物：急性化脓性胆囊炎的沉积物以化脓性分泌物和坏死组织为主，回声杂乱；禁食及胆总管恶性梗阻所致的稠厚胆汁内沉积物表现为分布均匀的密集细点状回声(图 6-10)。

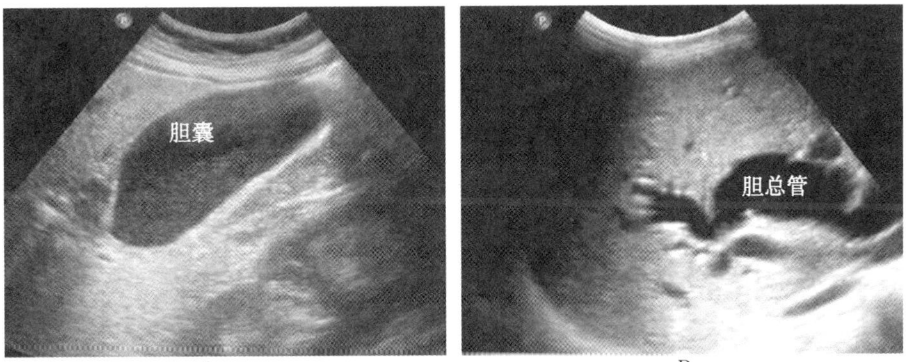

A　　B

图 6-8　胆总管恶性梗阻所致胆囊增大声像表现

A. 胆总管恶性梗阻所致胆囊增大,长径增大为主,内见细点状沉积物;B. 肝内外胆管扩张

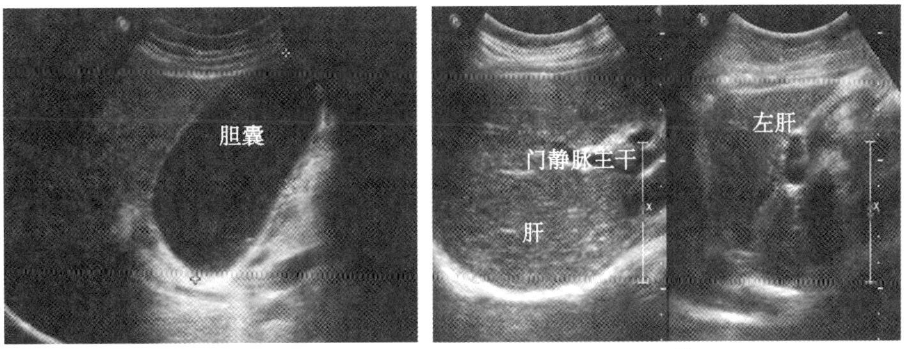

A　　B

图 6-9　禁食所致胆囊增大声像表现

A. 禁食 2 周后胆囊增大,长径增大为主;B. 肝内外胆管无扩张

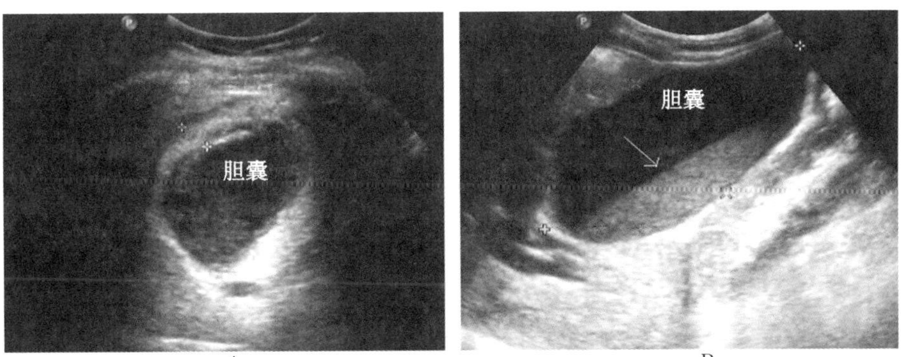

A　　B

图 6-10　胆囊内沉积物的鉴别

A. 急性胆囊炎所致胆囊内沉积物,回声杂乱,以坏死组织为主;B. 禁食患者胆囊内沉积物以密集细点状回声为主,且分布均匀(箭头所指)

(3)胆囊壁增厚:肝硬化、右心衰竭、慢性肾病等都可引起胆囊壁增厚呈"双边征";胆囊腺肌症结合病史可加以鉴别(图 6-11)。

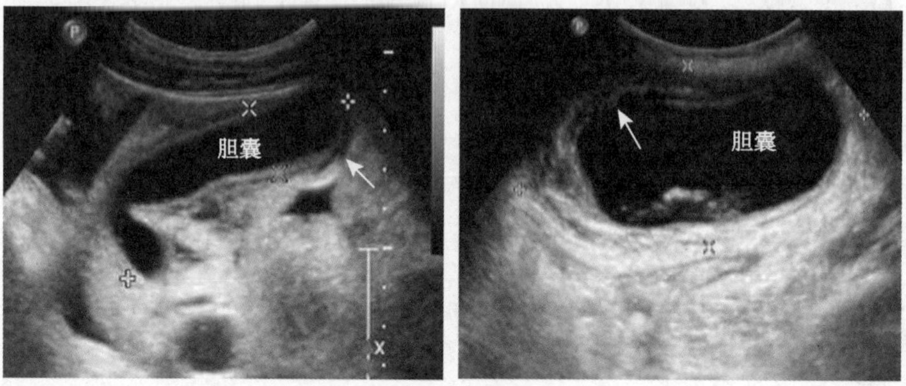

图 6-11 不同病因胆囊壁增厚声像表现

A. 肝硬化、右心衰竭、尿毒症患者胆囊壁增厚呈典型"双边征",边界清楚(箭头所指);B. 急性胆囊炎所致胆囊壁增厚,边界模糊(箭头所指),胆囊周围可见液性渗出

(二)慢性胆囊炎

1. 临床诊断要点 慢性胆囊炎是炎症反复发作的过程,90%以上的患者有胆囊结石。病理改变主要是反复炎症导致胆囊壁增厚、与周围组织粘连、瘢痕化,最终导致胆囊萎缩、失去功能。

临床表现多不典型,腹部检查可无阳性体征,患者在饱餐或进食油腻食物后,可有腹胀、腹痛等症状,多在上腹部,可牵涉至右肩,大多数患者曾有胆绞痛病史。

2. 超声图像特征

(1)胆囊壁稍增厚,厚度>3 mm,欠光滑,囊内多可见结石(图 6-12A)。

(2)当胆囊与周围粘连萎缩时,轮廓及囊腔均变得模糊不清。

(3)部分患者因胆囊内充满结石,在胆囊区呈一弧形强光带,可以出现"囊壁-结石-声影"三联征,即"WES"征(图 6-12B)。

(4)萎缩性胆囊炎以胆囊萎缩为主,囊壁稍增厚,囊腔基本消失,如有血吸虫肝病史,患者右叶缩小变形,超声常难以显示萎缩的胆囊(图 6-12C)。

(5)增生性胆囊炎的胆囊壁显著增厚,可>1.5 cm,呈中等或低回声,黏膜表面较光整(图 6-12D)。

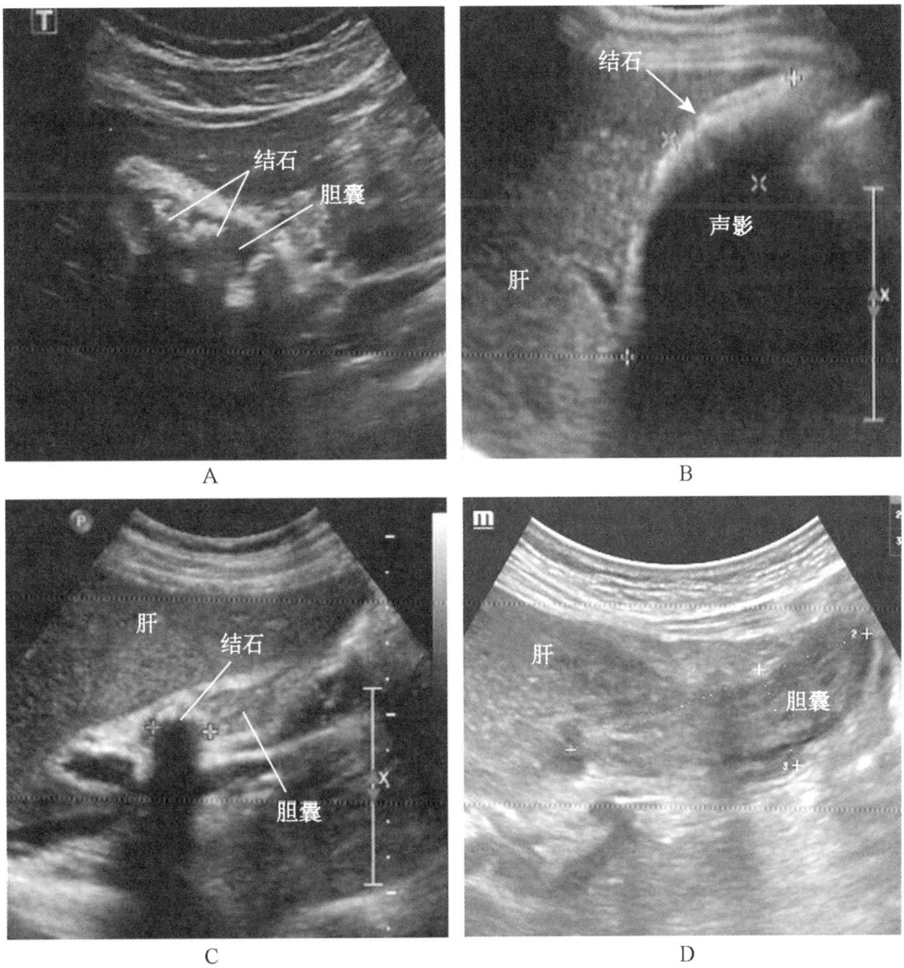

图 6-12　慢性胆囊炎超声图像特征

A. 慢性胆囊炎，囊壁增厚，内见多枚结石；B. 充满型胆囊结石出现“WES”征；C. 萎缩性胆囊炎、胆囊结石；D. 增生性胆囊炎胆囊壁显著增厚

3. 鉴别诊断

(1)慢性胆囊炎须与厚壁型胆囊癌鉴别：厚壁型胆囊癌呈不规则增厚，可致肝胆界面分界不清；而慢性胆囊炎胆囊壁均匀性增厚，肝胆界面分界明显。

(2)胆囊“WES”征须注意与胃十二指肠气体鉴别。

(3)慢性萎缩性胆囊炎须与急性肝炎期胆囊改变鉴别：萎缩性胆囊炎胆囊壁回声较强，多有结石且增厚程度不如急性肝炎；急性肝炎者多有肝、脾大，肝回声增粗改变(图 6-13)。

(4)瓷器样胆囊：也称钙化胆囊，因胆囊壁广泛钙化导致声像图上显示胆囊前壁呈半月状强回声，类似充满型胆囊结石声像图，CT 或 X 线片可显示钙化斑。

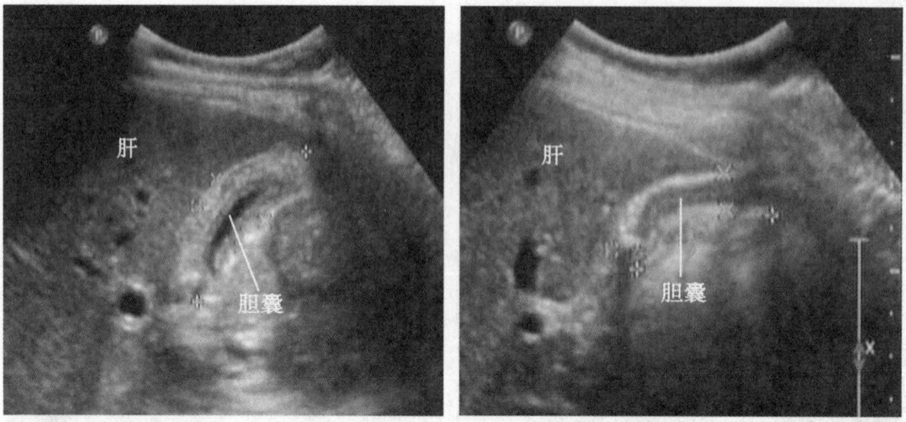

A　　B

图 6-13　急性肝炎胆囊与萎缩性胆囊炎声像表现

A. 急性肝炎期胆囊壁水肿增厚，胆汁充盈不良；B. 萎缩性胆囊炎，胆囊增厚、回声增强

(三)胆囊结石

1. 临床诊断要点　胆囊结石主要为胆固醇结石或以胆固醇为主的混合性结石和黑色素结石。主要见于成年人，40 岁后发病率随年龄增长而增高，女性多于男性。大多数患者无症状，称为无症状胆囊结石；本病的典型症状为胆绞痛，只有少数患者出现其他常表现为急、慢性胆囊炎的相关症状。胆囊结石的诊断首选超声检查，其诊断率接近 100%。

此外，尚有一种特殊类型的胆囊结石——Mirizzi 综合征，临床特点是胆囊炎、胆管炎反复发作伴黄疸。主要是由于胆囊管和肝总管伴行过长或胆囊管与肝总管汇合位置过低，胆囊颈部结石持续嵌顿或较大的胆囊管结石压迫肝总管，引起肝总管狭窄，反复的炎症导致胆囊-肝总管瘘，胆囊管消失，结石部分或完全堵塞肝总管。

2. 超声图像特征

(1)典型胆囊结石声像特点：见图 6-14。

1)胆囊暗区内见强回声团。

2)强回声后方伴有明显的声影。

3)强回声团可随体位改变而移动。

(2)不典型胆囊结石声像特点：见图 6-15。

1)充满型胆囊结石，即胆囊区见弧形强光带，呈“囊壁-结石-声影”三联征，即“WES”征。

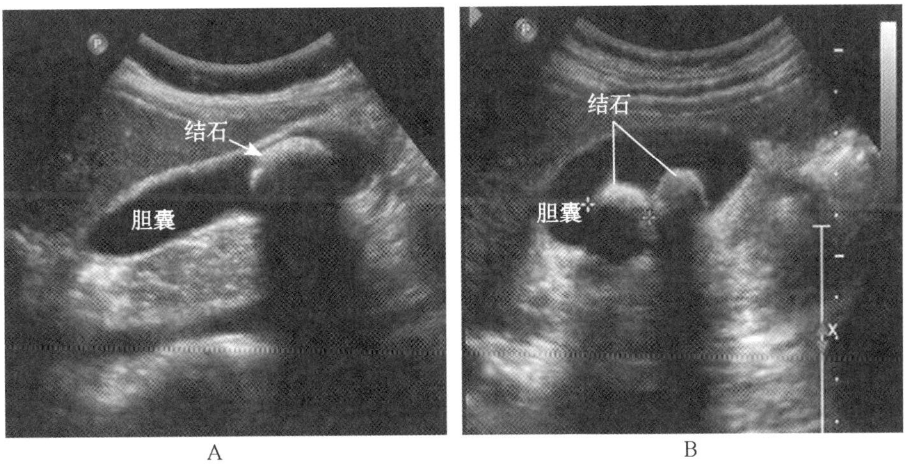

图 6-14　无症状性胆囊结石

A. 无症状性胆囊单发结石；B. 无症状性胆囊多发结石

2)胆囊颈部结石，横断面可呈靶环征，有胆汁暗区衬托更典型；结石嵌顿于颈部，结石不明显，可见颈部声影和胆囊肿大。

3)泥沙样结石，胆囊内见较多细沙样强回声沉积于胆囊后壁，后方见声影，直径≤3 mm，可随体位移动。

4)Mirizzi 综合征，胆囊颈部或胆囊管较大结石嵌顿，因胆囊管开口低，肝总管亦受压梗阻，胆囊肿大，肝总管、左右肝管及肝内胆管增宽，胆管壁毛糙。

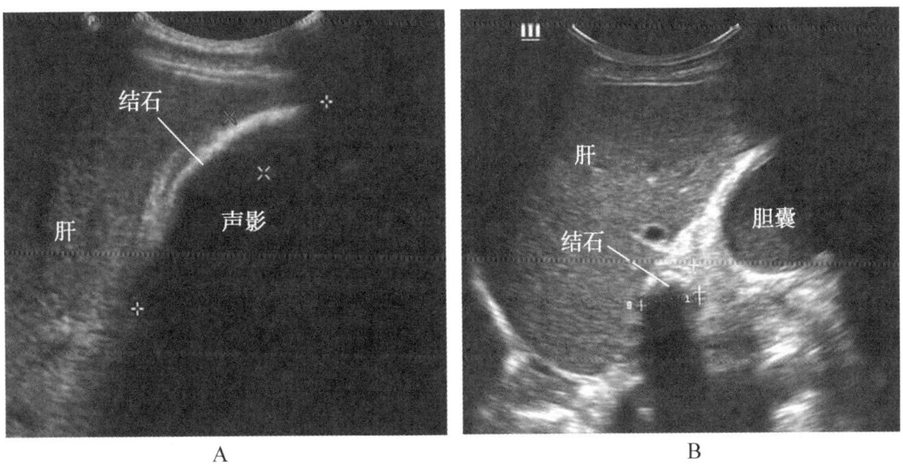

图 6-15　不典型胆囊结石

A. 充满型胆囊结石呈“WES”征；B. 胆囊颈部结石嵌顿

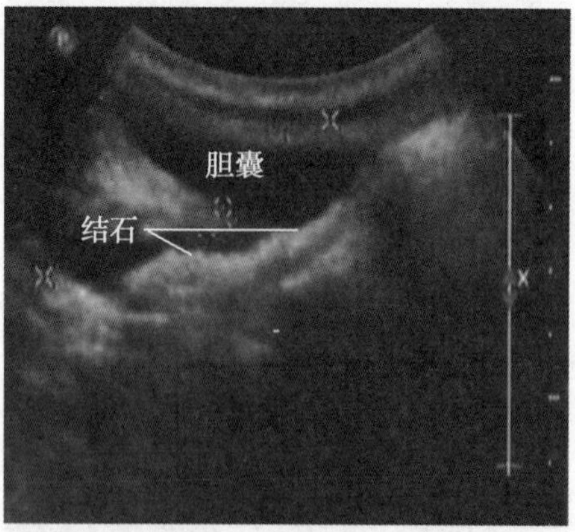

C

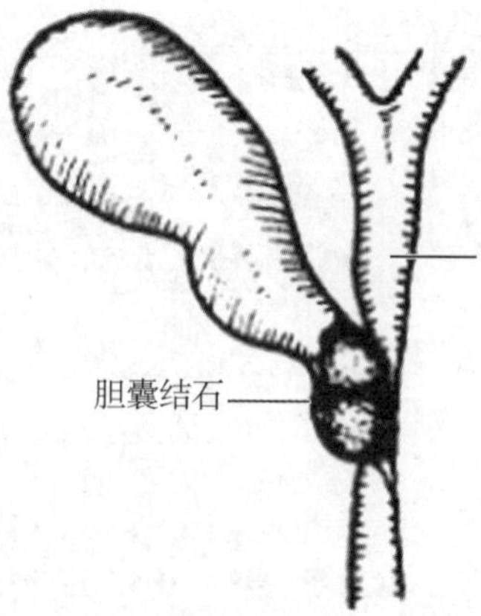

D

图 6-15　不典型胆囊结石(续)

C. 胆囊泥沙样结石;D. Mirizzi 综合征

(四)胆囊息肉样病变

1. 临床诊断要点　胆囊息肉样病变是形态学名称,泛指胆囊壁上向胆囊腔内隆起的小结节样病变,有蒂或无蒂,病理上分为肿瘤性息肉,如腺瘤或腺癌等,以及非肿瘤性息肉,包括胆固醇性息肉、炎性息肉、腺肌增生、胆固醇结晶等。

本病一般无明显症状,常为体检或其他疾病就诊时发现,少数胆囊息肉可能恶变,也有可能是早期胆囊癌,须提高警惕加以鉴别。

2. 超声图像特征　见图 6-16。

(1)单发或多发,自囊壁向囊腔内突起的乳头状或桑葚状结节。

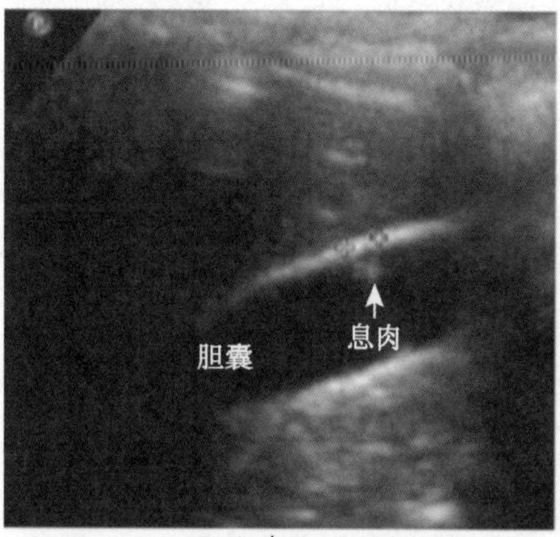

A

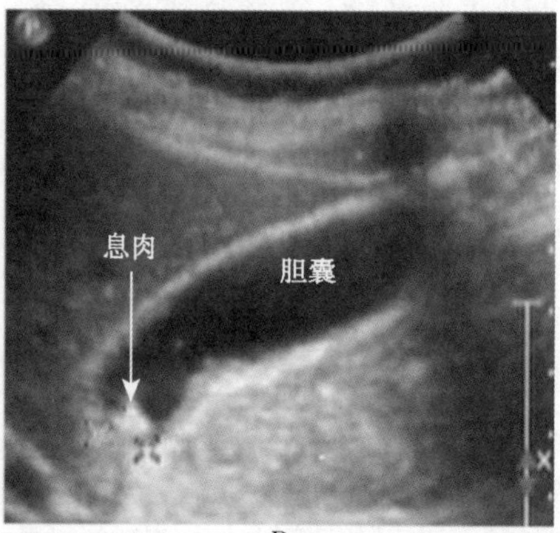

B

图 6-16　胆固醇性息肉声像表现

A. 单发桑葚状等回声结节;B. 强回声乳头状突起

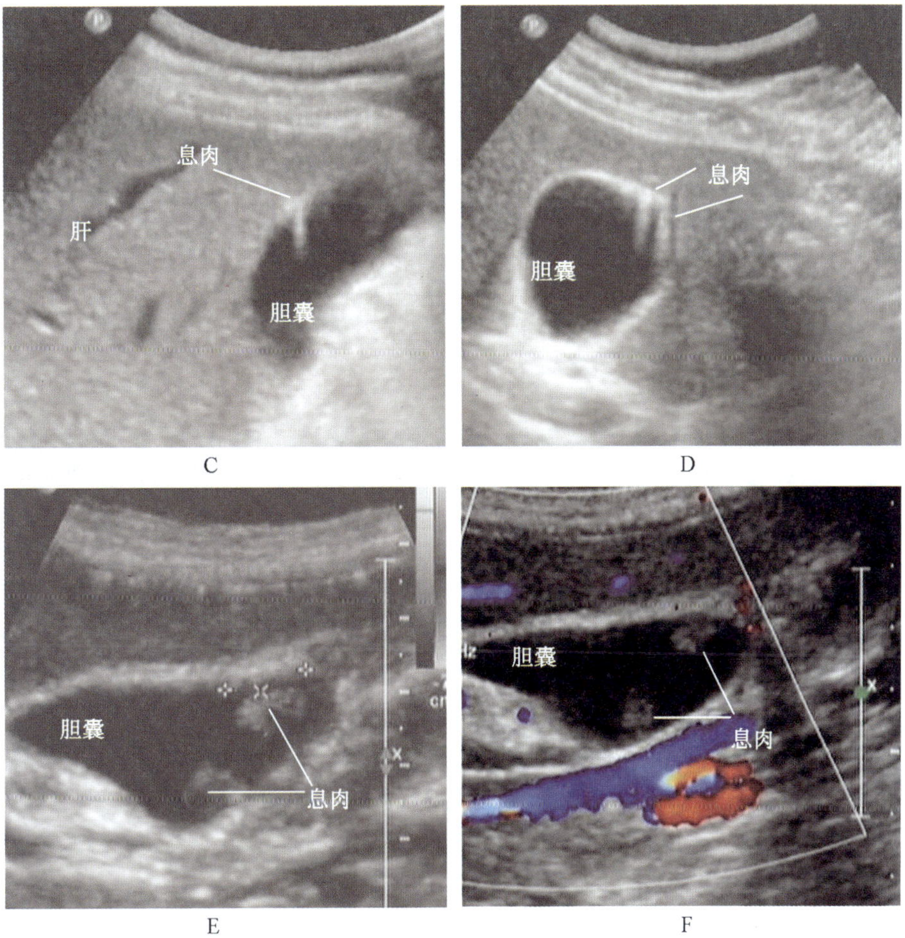

图 6-16　胆固醇性息肉声像表现(续)

C. 单发胆固醇结晶;D. 多发胆固醇结晶;E. 单发桑葚状等回声结节;F. CDFI 显示血流信号不明显

(2)附着于胆囊壁,有蒂,位置固定,不随体位改变移动。

(3)回声强弱不等,可为中等回声、高回声、低回声,后方不伴声影。

(4)体积较小,一般直径<1 cm。

(5)胆固醇性息肉也称胆囊胆固醇沉着症,一般都为高回声,常多发,基底较细,固定、无声影。

(6)胆囊附壁结晶也属胆囊胆固醇沉着症,表现为胆囊壁点状强回声,后方见彗星尾征,可单发也可多发。

(7)胆囊腺瘤(图 6-17)一般为中等回声或稍高回声结节,回声均匀,基底部较宽,平均大小>1 cm,CDFI 可显示血流信号。

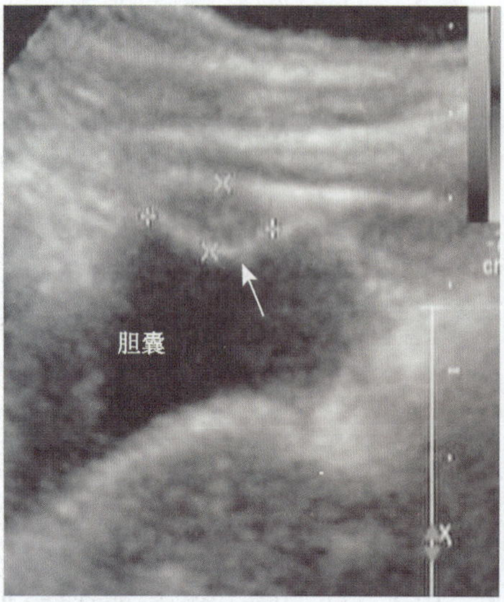

A

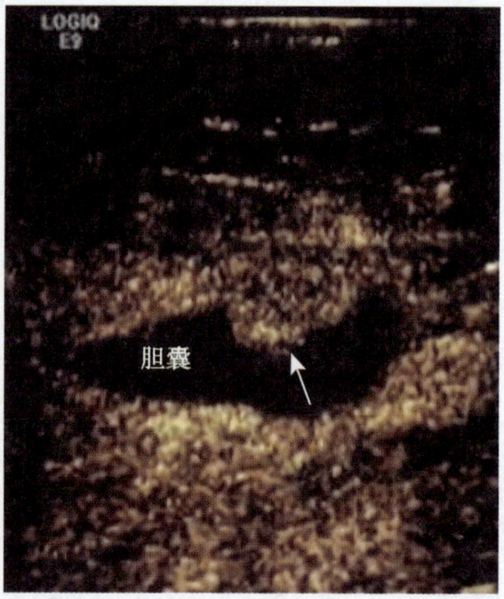

B

图 6-17　胆囊腺瘤

A. 胆囊底前壁隆起样病变(箭头所指),表面光整,回声均匀;B. 超声造影显示底部隆起病灶等增强

3. 鉴别诊断　胆囊息肉须与胆囊癌、胆囊结石鉴别。根据能否移动和后方有无声影,可与结石和沉积物鉴别;根据表面形态,血供、造影增强灌注模式可与胆囊癌鉴别。

(五)胆囊腺肌增生症

1. 临床诊断要点　胆囊腺肌增生症,又称胆囊腺肌症,是一种以腺体和肌层增生为主的良性胆囊疾病,病因不明,本病既不同于因炎症引起的瘢痕组织增生的病变,也不具有肿瘤那种破坏性趋势。临床上以成年女性多见,主要为上腹隐痛、消化不良、厌食油腻等胆囊炎症状。

病理特征为胆囊壁内罗-阿窦增殖(图 6-18),导致胆囊壁局限性或弥漫性增生,初期为黏膜增生扩大呈小囊状,继之向肌层延伸扩大,形成黏膜与肌层增生,胆囊壁增厚;根据大体类型可分为弥漫型、节段型及局限型 3 型。

2. 超声图像特征　胆囊壁增厚,可呈局限性、节段性、弥漫性的增厚隆起,增厚的胆囊壁内有小的圆形液性囊腔;可合并胆囊壁内小结石,显示为强回声斑,其后方有彗星尾征。其特征性表现为脂餐试验胆囊收缩功能亢进。

根据胆囊腺肌增生症的大体病理类型(图 6-19),声像图(图 6-20)也可细分为以下 3 种类型。

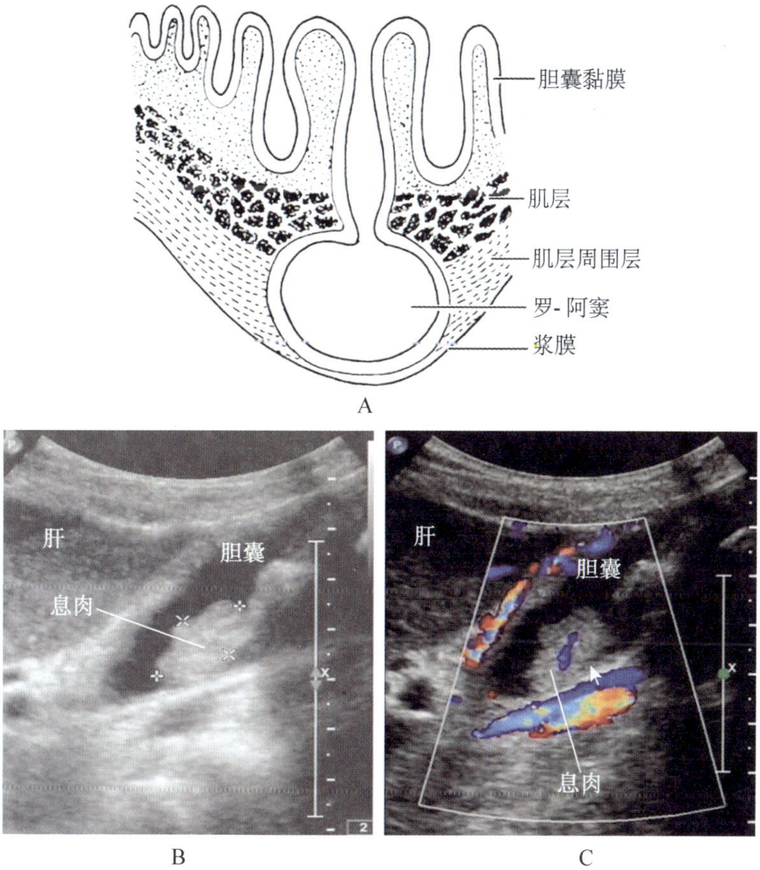

图 6-18　胆囊壁腺肌增生病理改变

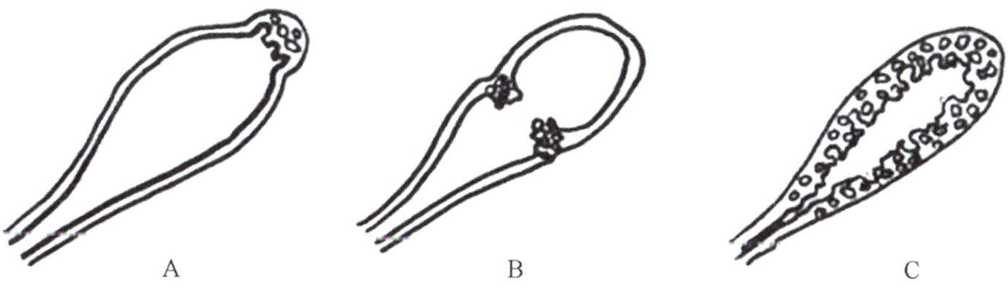

图 6-19　胆囊腺肌增生症病理大体类型示意图

A. 局限型;B. 节段型;C 弥漫型

(1)局限型:胆囊底部呈圆锥帽状增厚,常为单发,易被误为肿瘤。

(2)节段型:胆囊壁的一段发生增生,常造成胆囊环形狭窄,狭窄部壁厚＞2 mm,边缘不规则。

(3)弥漫型:胆囊壁广泛性增厚,胆囊腔明显变小,甚至消失。

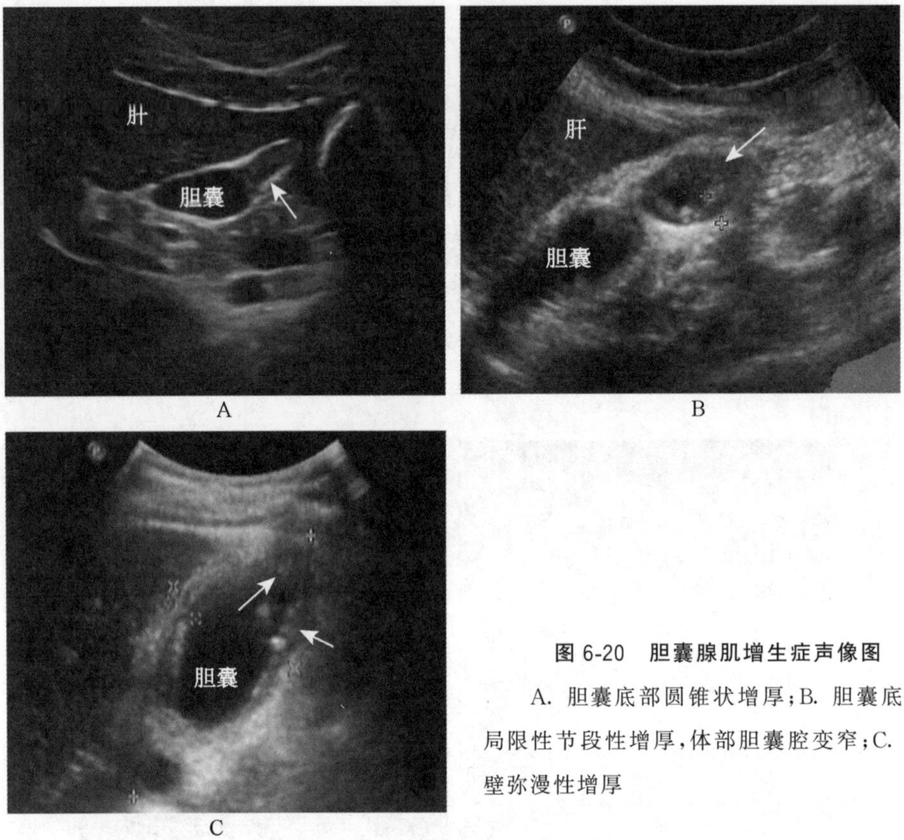

图 6-20　胆囊腺肌增生症声像图

A. 胆囊底部圆锥状增厚；B. 胆囊底体部局限性节段性增厚，体部胆囊腔变窄；C. 胆囊壁弥漫性增厚

3. 鉴别诊断

(1)慢性胆囊炎：胆囊缩小，囊壁弥漫性毛糙不平，肝、胆界面分界清，胆囊内透声差，脂餐试验胆囊收缩功能差。

(2)胆囊癌：胆囊形态不规则，胆囊壁常呈局限性不规则增厚，可侵犯肝实质，致肝、胆界面分界不清。

(3)胆囊腺肌症：增厚胆囊壁内可见小囊泡回声，壁内还可见小结石回声，外壁连续完整，与胆囊癌较易鉴别；脂餐试验显示胆囊收缩功能亢进。

(六)胆囊癌

1. 临床诊断要点　胆囊癌是胆囊恶性肿瘤中最常见的一种，恶性程度较高，发病年龄多在 50 岁以上。由于早期无特殊症状和体征，诊断往往被延误。

胆囊癌根据大体病理(图 6-21)可分为结节型(即蕈伞型)、厚壁型、混合型和肿块型 4 种，多发生在胆囊体部和底部，少数发生在颈部，腺癌最常见，达 82%，肝是最常受胆囊癌直接侵犯的器官。

2. 超声图像特征　根据胆囊癌大体病理类型，声像特点也分为 4 种类型(图 6-22)。

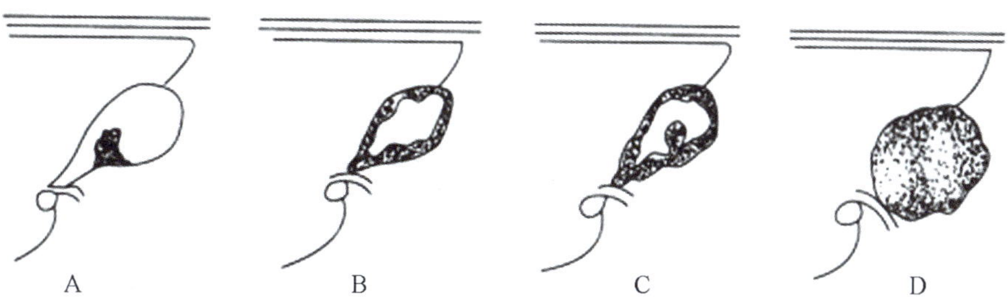

图 6-21　胆囊癌病理大体类型

A. 结节型；B. 厚壁型；C. 混合型；D. 肿块型

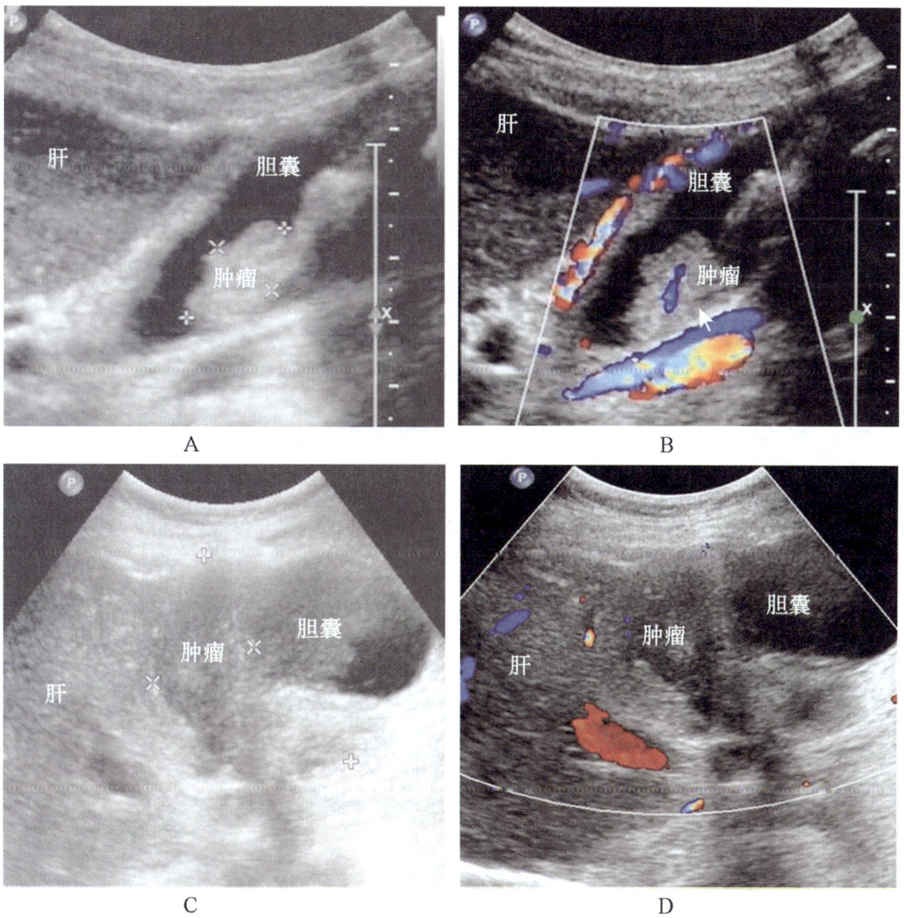

图 6-22　胆囊癌各类型声像表现

A. 结节型胆囊癌，基底宽，表面不规则；B. CDFI 显示结节内条状血流信号；C～F. 厚壁型胆囊癌，胆囊壁局部不规则增厚，可合并结石，CDFI 显示点条状血流；D. 肿块型胆囊癌，胆囊结构及暗区完全消失，胆囊区呈一低回声实质性团块；G、H. 混合型胆囊癌，胆囊壁不规则增厚合并局部结节状团块

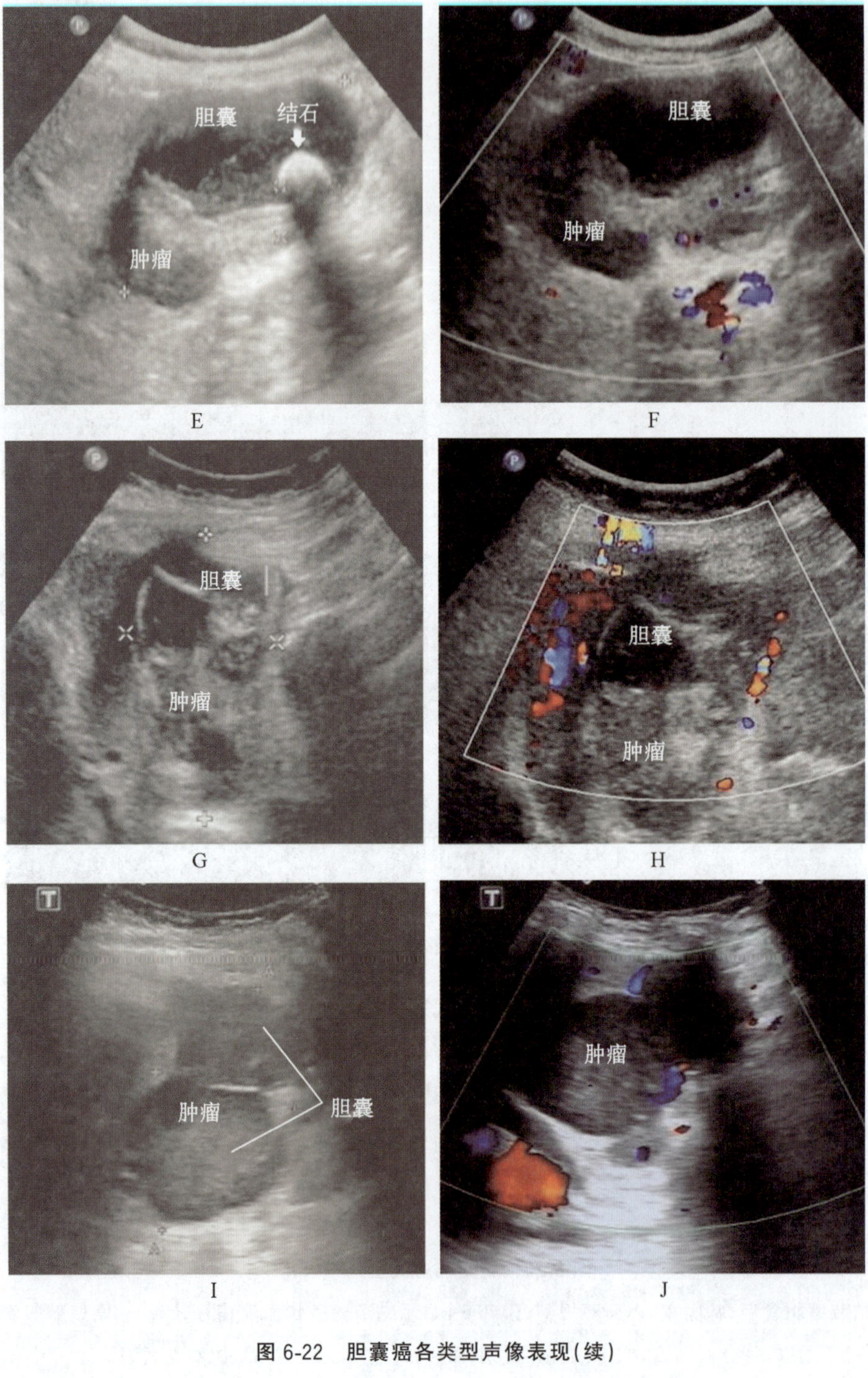

图 6-22　胆囊癌各类型声像表现(续)

(1)结节型：即蕈伞型，病灶呈结节状突入胆囊腔，基底宽，表面欠光整，呈分叶形或蕈伞形，CDFI 可检测到条状高阻血流信号。

(2)厚壁型：胆囊壁呈局限区域或弥漫性不规则增厚，以颈部和体部显著，胆囊腔不均匀狭窄或扩张，外壁不光滑，内壁不规则；CDFI 可检测到高阻血流信号。

(3)混合型：厚壁型和结节型同时存在，以颈部和体部显著，胆囊腔不均匀狭窄或扩张，外壁不光滑，内壁不规则；CDFI 可检测到高阻血流信号。

(4)实块型：胆囊暗区消失，整个胆囊区呈现不规则低回声或杂乱回声团块，与周围组织分界不清；可有结石后伴声影；侵及胆总管时可致肝内胆管扩张；CDFI 常可检测高阻血流信号。

3. 鉴别诊断

(1)胆囊腺瘤：基底较窄，瘤体宽度大于基底部宽度，形态相对规则，而结节型胆囊癌形态不规则，基底部较宽，可侵犯周围组织。

(2)胆囊内胆泥、凝血块、脓团等，可随体位移动，可与胆囊癌鉴别。

(3)胆囊腺肌症，增厚胆囊壁内可见小囊泡回声，壁内还可见小结石回声，外壁连续完整，与胆囊癌较易鉴别。

(4)肝癌：肿块型胆囊癌为晚期胆囊癌，胆囊区呈一不规则低回声实质性团块，酷似肝癌。

二、典型例题与解析

A1 型题(单选题)

1. 关于胆囊结石的描述，错误的是(　)

A. 泥沙样结石呈胆囊后壁沉积的强回声带

B. 可随体位改变，依重力方向移动

C. 后方可无声影

D. 均为强回声，团块后方伴声影

E. 壁内结石形成彗星尾征

2. 化脓性胆囊炎的声像图特点不包括(　)

A. 胆囊肿大，轮廓线模糊

B. 胆囊壁弥漫性增厚，形成双边征

C. 多伴胆囊结石，并可嵌顿于胆囊颈部

D. 胆汁透声良好

E. 探头通过胆囊体表区域时有明显触痛反应

3. 关于慢性胆囊炎的声像图特点的描述，错误的是(　)

A. 胆囊大小、形态未见明显异常，胆囊壁可稍增厚

B. 胆囊肿大，壁增厚，腔内出现沉积性回声团

C. 不会发生穿孔

D. 胆囊壁可明显增厚，内腔变小

E. 萎缩性胆囊炎可仅残留一块瘢痕组织

4. 关于胆囊息肉样病变的描述，错误的是(　)

A. 它包括胆固醇性息肉、腺瘤性息肉和炎性息肉

B. 胆固醇样息肉较小，常≤1 cm

C. 胆囊腺瘤呈乳头状结节，基底较窄

D. 炎性息肉常多发，基底宽

E. 腺瘤一般单发，体积较胆固醇息肉大

5. 关于胆囊癌的声像图特点，错误的是(　)

A. 边缘不整齐　　B. 基底较窄

C. 可单发或多发，以多发常见　　D. 弱回声或中等回声多见

E. 单发病变以乳头状为主

A2 题型(单选题)

6. 胆囊未见液腔回声，可探及 6 cm×5 cm 形态不规则的低回声不均匀实性肿块，内见多发强回声团伴声影，肿块内测得高速动脉样血流信号，肿块与肝床界线不清。最可能的诊断是(　)

A. 蕈伞型胆囊癌　　B. 混合型胆囊癌

C. 实块型胆囊癌　　D. 胆管细胞肝癌

E. 肝细胞肝癌

7. 一患者因黄染 1 周就诊。超声示肝大，回声增强，肝内胆管树枝状扩张，肝外胆管未显示，胆囊未充盈，其梗阻部位最可能为(　)

A. 胆总管十二指肠后段　　B. 胆总管壶腹部

C. 胆总管胰腺段　　D. 肝门部

E. 胆总管十二指肠上段

8. 一患者于常规体检时应用超声发现胆囊壁轻度增厚，自囊壁向腔内突起多个大小为 3～7 mm 乳头状强回声结节，基底较窄，不随体位改变而移动，不伴声影，诊断考虑为(　)

A. 胆囊癌　　B. 胆囊多发附壁结石

C. 胆囊腺肌增生症　　D. 胆囊胆固醇沉着症

E. 胆囊腺瘤

9. 患者女性，32 岁，胆囊壁增厚，胆囊腔内探及一不规则的低回声团块，与囊壁分界欠清，判断肿块性质最有意义的方法是(　)

A. 令患者保持胸膝位，20 分钟后复查

B. 脂餐试验

C. 饮水 500 ml 后观察

D. 利用彩色多普勒和频谱多普勒检测肿块血流信号

E. 换用高频探头

10. 患者男性，49 岁，胆囊颈部侧壁见一个 2.3 cm×1.5 cm 的基底较宽的低回声团块，自囊壁突向腔内，表面不平整，彩色多普勒于其基底部探及少量条状搏动性血流频谱，胆囊浆膜层连续性欠佳。其最可能的诊断是(　)

A. 胆囊胆固醇沉着症　　B. 结节型胆囊癌

C. 胆囊腺瘤　　D. 胆囊炎性息肉

E. 胆囊腺肌增生症局限型

11. 胆囊窝处探及弧形强回声带，后伴干净的宽声影，未显示胆囊的液性暗腔。最可能的诊断是(　)

A. 胆囊壁钙化　　B. 胆囊腺肌增生症

C. 厚壁型胆囊癌　　D. 胆囊充满型结石

E. 胆囊息肉样病变伴钙盐沉积

A3 型题(单选题)

(第 12～14 题共用题干)

患者女性，69 岁，右上腹剧烈疼痛 2 天，Murphy 征阳性，伴发热、白细胞计数增高。超声检查显示：胆囊增大，约 10 cm×4 cm，胆囊壁弥漫性增厚，呈双层结构，轮廓线模糊，胆囊腔内充盈密集、细小的斑点回声。

12. 最可能的诊断是(　)

A. 急性单纯性胆囊炎　　B. 急性化脓性胆囊炎

C. 慢性胆囊炎　　D. 胆道蛔虫病

E. 充满型胆囊结石

13. 该病需要鉴别的疾病是(　)

A. 肝硬化合并低蛋白血症　　B. 急性肝炎导致胆囊受累

C. 肝外低位胆道梗阻导致胆囊增大　　D. 长期不进食或胃切除术后

E. 以上都正确

14. 因患者身体条件不允许手术，非手术治疗 3 天后复查超声，显示胆囊增大，壁增厚、不平整，胆囊底部局部缺损，周围形成局限性积液，胆囊内见大量絮状物回声并可见气体强回声。可能的诊断是（　）

A. 急性胆囊炎穿孔　　B. 胆囊肿瘤

C. 胆汁淤积　　D. 分隔胆囊伴胆囊积脓

E. 瓷器胆囊

答案及解析

A1 型题

1. D

解析：胆囊结石在声像图上呈现为强回声团是因为固体的结石和周围的液性胆汁两者间声阻抗差特别大，即表现为强回声。但若缺少胆汁的对比条件，如胆囊内充满结石或结石嵌顿于胆囊颈部，则结石并非呈现为强回声团，但仍可通过明显且干净的声影来判断结石的存在。

2. D

解析：化脓性胆囊炎时胆囊蓄脓，其内可有细小或粗大的斑点充盈，透声不好。

3. C

解析：胆囊炎反复发作与肝或周围组织广泛粘连，可与邻近胃肠粘连并发生穿孔或内瘘。

4. C

解析：胆囊腺瘤一般体积较大，基底较宽，这是和胆固醇息肉鉴别的主要依据。

5. B

解析：胆囊癌的特点之一是基底部宽。

A2 型题

6. C

解析：这是胆囊窝的较大实性肿块，故 A 皆可除外，主要鉴别点在于是原发性肝癌还是胆囊癌浸润肝。由于肿块内有强回声团伴声影，这是胆囊结石的特征，结石的长期慢性炎性刺激可导致癌变发生，其后胆囊癌生长将结石包裹于其内。另外，胆囊壁和胆囊肿瘤内可检测到高速动脉样血流信号。

7. D

解析：在空腹条件下，超声检查时，正常人的肝外胆管的上段及胆囊均应显示。当肝门部发生梗阻，肝内胆管因胆汁淤积而扩张，而肝外胆管和胆囊因无正常胆汁充盈导致超声难以显示。倘若肿瘤浸润较广泛，破坏了肝外胆管亦难以显示。

8. D

解析：该患者声像图符合胆固醇性息肉即胆囊胆固醇沉着症特点；附壁结石后方有声影；胆囊癌和胆囊腺瘤多为单发；胆囊腺肌增生症增厚胆囊壁内有小囊泡回声，可合并胆囊壁内小结石。

9. D

解析：多普勒超声在胆囊癌和胆泥及血块的鉴别诊断中具有重要意义，胆囊壁和胆囊肿瘤内检测到高速动脉样血流信号，是有价值的诊断指标。

10. B

解析：基底宽、表面不平、搏动性频谱、胆囊浆膜层连续性欠佳提示该团块可能为恶性，故题干描述的是结节型胆囊癌特征。胆囊胆固醇沉着症常多发，以强回声多见，常不超过 1.0 cm，多有蒂；胆囊腺瘤多不超过 1.5 cm，恶变时和胆囊癌不好鉴别；胆囊炎性息肉常伴有胆囊炎、胆囊结石声像表现；胆囊腺肌增生症局限型浆膜层的强回声带连续性完好。

11. D

解析：充满型胆囊结石时，胆囊可萎缩，内腔变小，未见胆汁透声，但形态稳定的强回声团和声影依然存在。

A3 型题

12. B

解析：患者腹痛、发热、白细胞计数升高，胆囊增大，故排除选项 D 和 E，鉴别诊断在 A、B、C 3 项中。慢性胆囊炎时胆囊区触痛不明显，胆囊腔内可有炎性沉积物回声，但并非充盈密集细小的斑点回声，故可除外；A 与 B 的差别是急性化脓性胆囊炎胆囊壁增厚明显，并且胆囊腔充盈密集细小的斑点即胆囊蓄脓，故答案为 B。

13. E

解析：急性胆囊炎需与表现为胆囊肿大和胆囊壁增厚的疾病相鉴别，前 4 项均正确，故正确答案为 E。

14. A

解析：非手术治疗后超声复查显示胆囊底部局部缺损，周围形成局限性积液，腔内见气体回声，考虑伴发穿孔，B、C、D 3 项胆囊周围均不应出现积液，瓷器胆囊是慢性胆囊炎后长期慢性刺激所致，故正确答案为 A。

第三节　胆管疾病

一、基本知识

(一)先天性胆管扩张症

1. 临床诊断要点　先天性胆管扩张症是胆管壁先天发育不良及胆管远端狭窄或闭锁所致,可发生于肝内、外胆管的任何部分,因好发于胆总管,故以前曾称为先天性胆总管囊状扩张,女性多于男性,80%的患者在儿童期即发病。典型的临床表现为腹痛、腹部肿块和黄疸三联征。

根据扩张部位、范围和形态,分为5型(图6-23)。

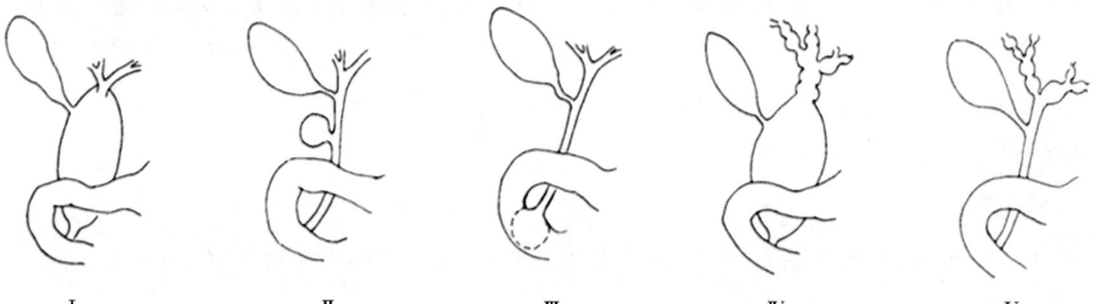

Ⅰ　　Ⅱ　　Ⅲ　　Ⅳ　　Ⅴ

图6-23　先天性胆管扩张症分型

Ⅰ型:肝总管或胆总管全程或部分囊状扩张,最常见,约占90%。

Ⅱ型:憩室样扩张,为胆总管侧壁局限性扩张,呈憩室样膨出。

Ⅲ型:胆总管十二指肠开口处扩张。

Ⅳ型:肝内外胆管扩张。

Ⅴ型:肝内胆管扩张(Caroli病)。

2. 超声图像特征　见图6-24。

(1)肝外胆管囊状扩张症

1)胆总管部位显示局限性无回声区,多呈球形、椭圆形或纺锤形,可延及肝门或胰头。

2)囊壁清晰、较薄,囊腔无回声,后方回声增强。囊肿的大小和张力状态常有改变。

3)囊肿与近端肝管相连是重要的特征性改变。

4)肝内胆管一般正常或轻度扩张。

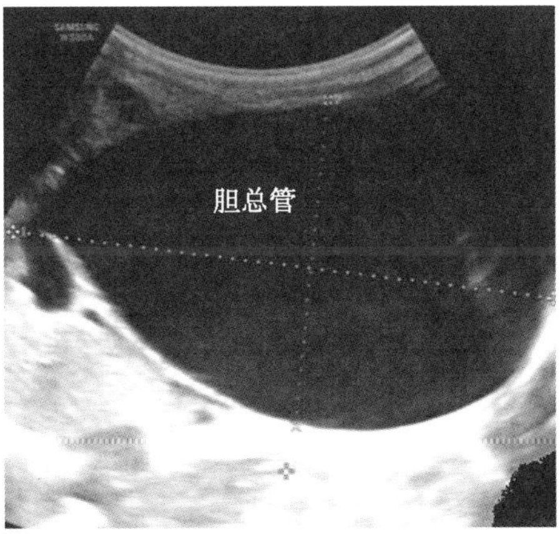

A

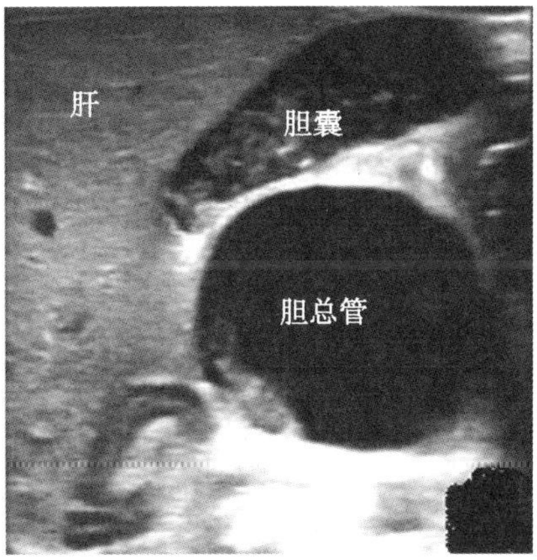

B

图 6-24　先天性胆管扩张症声像表现

A. 胆总管呈巨大囊样改变；B. 胆囊被推移至前腹壁下

5)胆囊往往被推移至腹前壁。

6)囊肿内可有结石。

(2)肝内胆管囊状扩张症

1)囊肿沿左、右肝管分布，并与肝管相通。

2)肝内出现多个圆形或梭形透声暗区，亦可表现节段性或较均匀的扩张。

3)囊壁呈边界清晰的高回声线。

4)有时合并肝外胆管囊状扩张。

3. 鉴别诊断

(1)肝囊肿、多囊肝、胰头囊肿等疾病不与胆管相通，鉴别时仔细观察与胆管的关系，尤其是 Caroli 病，需仔细与多囊肝相鉴别。

(2)胆管梗阻性疾病：肿瘤、结石等，或者有相应病史。

(二)胆管结石

1. 临床诊断要点　胆管结石(图 6-25)根据发病部位可以分为肝外胆管结石和肝内胆管结石两大类。

(1)肝外胆管结石：是指位于左、右肝管汇合处以下的胆管结石，临床症状主要取决于结石大小、梗阻程度和并发感染等，典型症状为腹痛、寒战高热和黄疸三联征，即 Charcot 三联征。急性发作缓解后，转入慢性阶段，可无明显症状或轻度上腹不适。

(2)肝内胆管结石：是指左、右肝管汇合处以上的胆管结石，常呈肝段或肝叶分布，

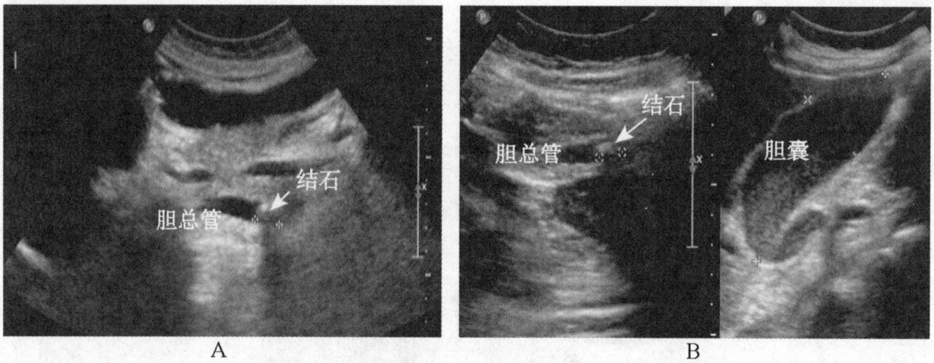

图 6-25　胆总管结石

A. 胆总管增宽，下段见一强回声团，后伴声影；B. 胆总管下段结石，胆囊肿大，内见胆泥形成

好发于左外叶和右后叶，多发为主，结石远端胆管扩张。继发感染时可引起胆管炎、胆管狭窄、梗阻、肝损害、胆汁性肝硬化等。肝内胆管结石还可进入胆总管。急性发作期的主要临床表现为寒战、高热、腹痛，如左、右肝胆管均有结石，可有黄疸。严重者可出现急性梗阻性化脓性胆管炎、全身脓毒血症、感染性休克。反复胆管炎可致肝脓肿。

2. 超声图像特征

(1)肝外胆管结石

1)胆管腔内见形态稳定的强回声团，并且能在 2 个相互垂直的切面中均能见到，后方伴声影。

2)梗阻部位以上肝外胆管扩张，胆囊增大，扩张胆管及胆囊内可有胆泥形成；胆管壁增厚、回声增强。

3)结石强回声团与胆管壁分界清楚，可发生位置变动或直接观察到结石的移动过程，这是可靠的诊断依据。

4)胆总管下段结石的显示易受胃肠道气体干扰，如患者条件允许，可饮水充盈胃腔后提高下段胆管结石的检出率。

(2)肝内胆管结石：见图 6-26。

1)肝内见多发大小不一强回声团或中高回声团，沿胆管走行分布，后方见声影。

2)强回声团远端肝内胆管呈树枝状、囊状扩张。

3)受累胆管反复发炎、胆汁淤积，可致相应部位肝实质回声增粗、甚至出现受累肝叶、段硬化、萎缩，肝硬化时胆管可不扩张。

4)合并肝脓肿时，可出现肝脓肿声像表现。

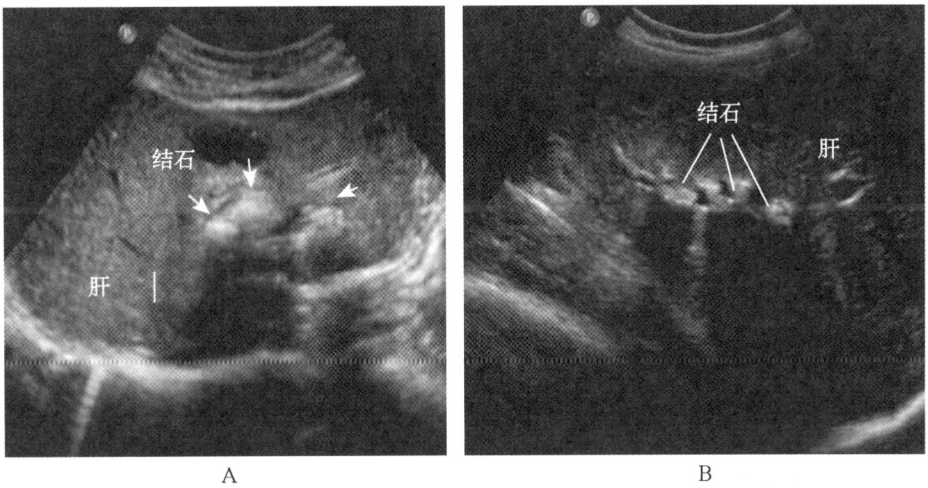

图 6-26　肝内胆管结石(箭头所指)

3. 鉴别诊断

(1)肝外胆管结石:需与以下疾病相鉴别。

1)壶腹部占位:与胆管壁无明显分界,后方无声影,受胃肠气体干扰,病灶显示不清,而仅见扩张胆管,此时与下段结石不易鉴别。

2)胆囊术后胆总管代偿性扩张:一般为轻度,不超过 0.8 cm,少数可达 1 cm 以上,此时肝外胆管全程扩张,可一直追踪到胆总管末端,管腔通畅,无明显团块;可与胆管结石引起胆管扩张相鉴别。

(2)肝内胆管结石:需与以下疾病相鉴别。

1)肝内钙化灶鉴别:肝内胆管结石多为多发,且沿胆管走向分布,周围胆管扩张。肝内钙化灶可为单发或多发,无周围胆管扩张、不沿胆管走向分布。

2)肝内胆管积气:鉴别见胆管积气章节。

(三)胆管炎症

1. 临床诊断要点　临床上胆管炎主要有化脓性胆管炎和硬化性胆管炎 2 类。

(1)化脓性胆管炎:是由于急性胆管梗阻和急性化脓性炎症所致,其中主要病因为胆管结石、胆道蛔虫及赘生物等所引发,常需紧急手术处理。临床典型表现主要为腹痛、寒战和高热、黄疸(Charcot 三联征)。起病急,严重者可出现感染性休克,属外科重症急腹症,不及时处理,死亡率极高。超声引导下的胆管穿刺置管引流术是首选诊治手段。

本病的病理特点为胆道梗阻和化脓性感染,胆管壁充血、水肿、增厚,黏膜破坏,胆管扩张,胆管腔内充满脓性胆汁或脓液,并可合并胆管内气体存在。

(2)硬化性胆管炎:分为原发性硬化性胆管炎和继发性硬化性胆管炎 2 类。原发性硬化性胆管炎的特点为病变胆管壁均匀性增厚、管腔狭窄,严重时完全闭塞。继发性硬化性胆管炎由多种原因所致,如手术损伤、T 形管引流及肝动脉插管化学治疗等,多呈局限性管壁增厚、纤维化、狭窄。

临床表现主要有间歇性发生呈进行性加重的梗阻性黄疸,患者右上腹部疼痛、肝脾大,伴有发热。晚期可发生肝硬化及门静脉高压的相应症状。

2. 超声图像特征

(1)化脓性胆管炎:超声图像特征见图 6-27。

1)胆总管扩张及肝内多个胆管扩张,以胆总管扩张最明显,直径可达 1.7～4.5 cm。

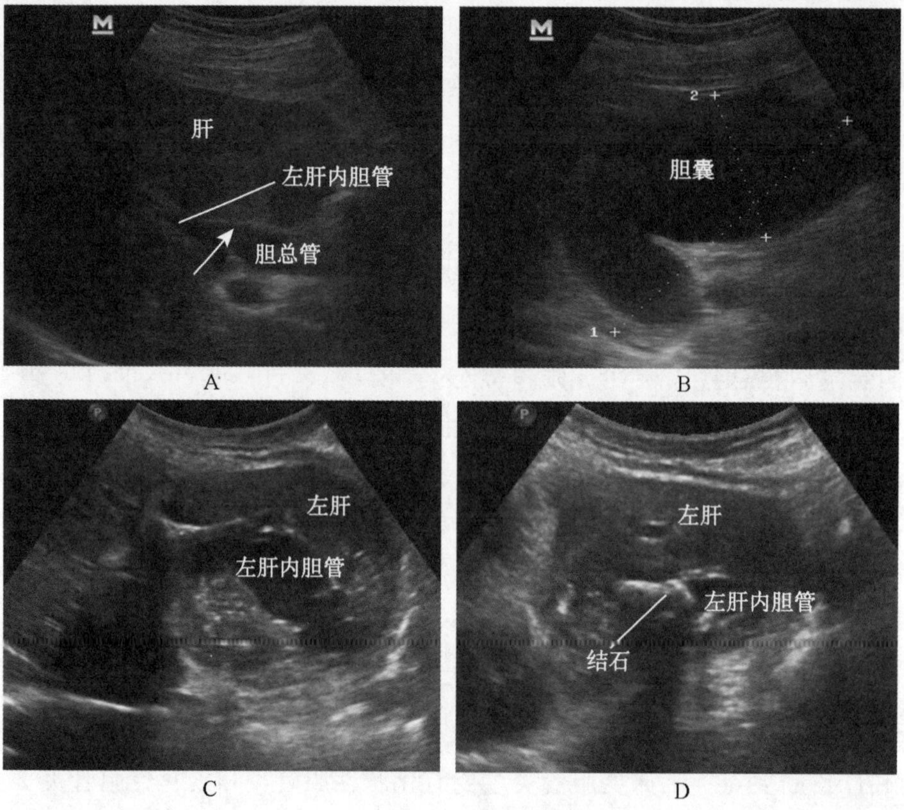

图 6-27 化脓性胆管炎声像表现

A. 胆总管、肝总管、左右肝管扩张,管壁模糊;B. 胆囊明显肿大,壁水肿增厚;C. 肝内胆管明显扩张,管壁增厚;D. 肝内胆管见数枚结石

2)胆总管内出现细点状回声或胆泥沉积,在扩张的胆总管内有局限性强光点或强光斑回声。胆总管的管壁有不同程度的增厚、粗糙。

3)大多数患者可显示胆管梗阻部位的结石或蛔虫回声。

4)胆囊扩张伴有胆泥沉积，胆囊肿大，囊壁呈“双边影”征，囊内除结石外，可探及点状、絮状或团块状回声，后方不伴声影，可随体位改变而缓慢移动。

(2)硬化性胆管炎：超声图像特征见图 6-28。

1)胆管壁明显增厚，可＞5 mm，回声明显增强。

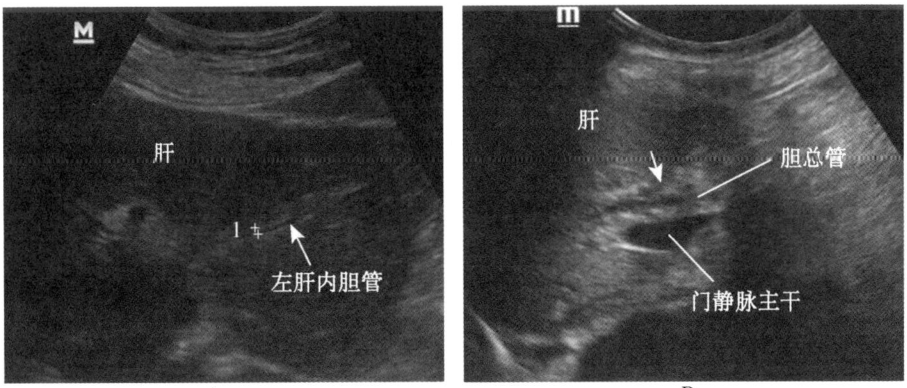

A　　　　B

图 6-28　硬化性胆管炎声像表现

A. 肝内胆管管壁增厚，回声增强，管腔变细；B. 胆管总管壁明显增厚，回声增强，管腔变细

2)管腔内径狭窄，甚至闭塞，呈僵硬的强回声带。

3)肝内小胆管受累者，可见多数“等号”状强回声线。

4)病变累及胆囊者，可见胆囊壁增厚，胆囊收缩功能减弱。

3. 鉴别诊断　急性化脓性胆管炎与硬化性胆管炎鉴别：前者起病急，症状明显，声像图上近端胆管扩张较为明显，胆管壁弥漫性增厚、模糊。后者起病缓慢，常表现为缓慢进行性加重性黄疸，声像图上表现为局部管壁增厚，管壁回声增强，管腔变细，近端胆管扩张较轻，与临床黄疸程度不符。

(四)胆管积气

1. 临床诊断要点　胆管积气是胆道疾病的一种并发症，主要继发于胆道手术、T 管引流术、逆行胰胆管造影术(ERCP)、逆行胰胆管造影取石术后或胆管急性炎症、不明原因 Oddi 括约肌松弛等情况；胆道积气多位于右前叶和左内叶胆管内；临床上可无明显不适症状；如合并反流性胆管炎，可有腹痛、发热等，很少引起胆道梗阻。

2. 超声图像特征　见图 6-29。

(1)肝内、外胆管内见粗条状或串珠状强回声，沿胆管走行分布。

(2)后方可见典型多重反射征象，类似彗星尾征。

(3)随体位改变而变动。

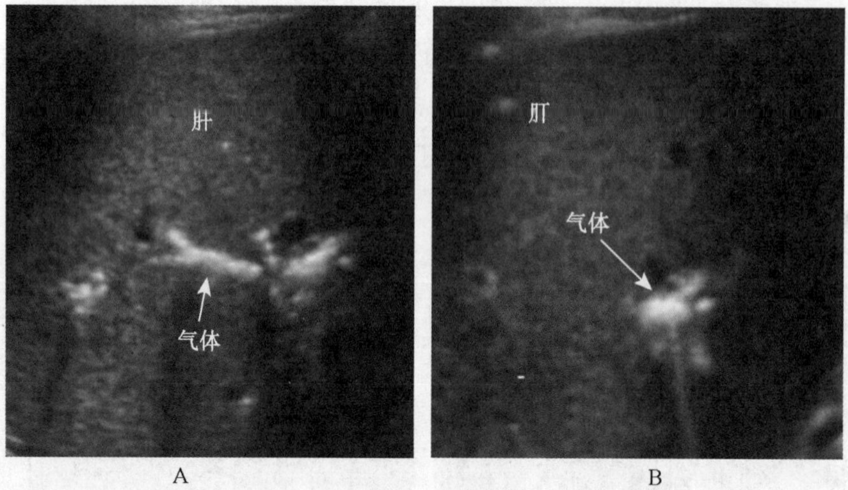

图 6-29　肝内胆管积气声像表现

A. 右前叶肝内胆管积气，可见粗条状或串珠状强回声；B. 肝内胆管积气后方见彗星尾征

(4)多位于右前叶和左内叶胆管内。

3. 鉴别诊断

(1)胆管积气需与胆管结石相鉴别：见表 6-1。

(2)与门静脉积气鉴别：因门静脉与胆管伴行，二维灰阶图二者易混淆。但多切面扫查并结合 CDFI，可鉴别。此外，门静脉积气临床症状危重，多为严重肠道坏疽并合并产气荚膜杆菌感染所致。

表 6-1　胆管结石与胆管积气鉴别要点

	胆管结石	胆管积气
病史特点	多无胆道手术病史，有腹痛、黄疸症状	多有胆道手术病史，无腹痛、黄疸症状
回声特点	形态稳定，与胆管壁分界清晰	形态不稳定，呈条索状，紧贴胆管前壁
声影特点	声影清晰、稳定、干净	呈多重反射，不稳定，易发生变化
周围胆管	多有扩张	多无扩张
改变体位	形态无变化，位置一般不改变	形态位置多改变
肝内分布特点	多位于局部胆管内	多位于左肝内胆管或两侧肝内胆管
CT 特点	胆管内高密度影	胆管内气体密度影

(五)胆道蛔虫病

1. 临床诊断要点　胆道蛔虫病是肠蛔虫的并发症，钻入胆道者 80% 在胆总管。因机械刺激引起括约肌强烈痉挛收缩，出现胆绞痛，但蛔虫所引起的胆道阻塞是不完全的，故极少出现黄疸，但蛔虫将肠道细菌带入了胆道，可引起胆道感染。

临床表现主要为突发的剑下阵发性“钻顶样”剧痛。可发生寒战、发热等胆道感染症状。无腹肌紧张及反跳痛，腹痛剧烈而体征轻微不相称是本病的特点。

2. 超声图像特征　见图 6-30。

(1)肝外胆管呈不同程度的扩张，胆总管常呈明显扩张。

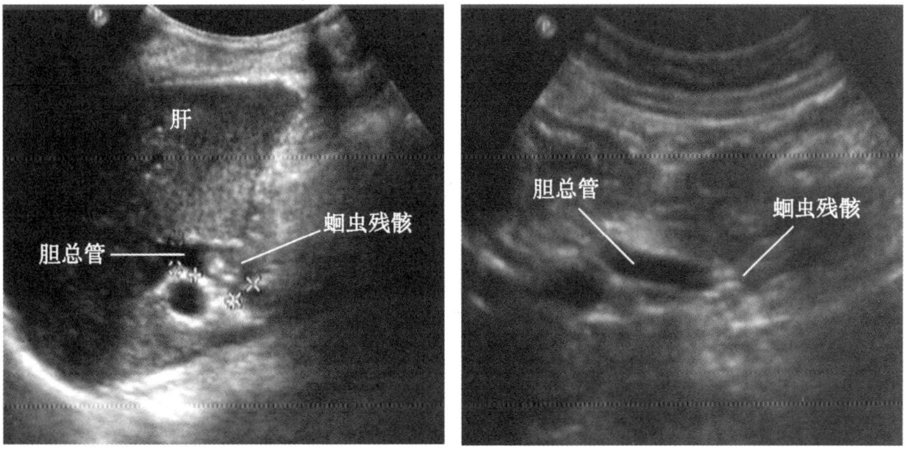

A　　　　B

图 6-30　胆总管蛔虫声像表现

A. 胆道蛔虫病，胆总管扩张；B. 胆总管内双线状长条形平行高回声带

(2)扩张的胆管内有数毫米宽的双线状长条形平行高回声带，前端圆钝，形态自然、边缘清晰、光滑，后方声影不明显。

(3)有多条蛔虫时胆管内可见多条双线状平行高回声带。

(4)超声观察到虫体在胆管内蠕动是具有确诊意义的特异性表现。

(5)肝内胆道蛔虫，肝内胆管的明显扩张内可见平行双线状高回声带。

(6)胆囊蛔虫病，在胆囊内呈现双线状高回声平行光带，多呈弧形或蜷曲状。

(7)如蛔虫死亡则虫体萎缩，渐裂解成段，不易与结石、沉积物识别。

3. 鉴别诊断

(1)胆道内结石、沉积物：胆道内双线状长条形平行高回声带是胆道蛔虫的特征性声像表现，如虫体断裂破碎后，不易鉴别，需结合临床资料综合分析。

(2)胆管内留置引流管、支架：引流管呈平行的四线回声，细而平直；支架形态粗大，回声更强，易识别(图 6-31)。

(六)胆管癌

1. 临床诊断要点　胆管癌是指发生在肝外胆管，根据肿瘤生长部位分为上段胆管癌、中段胆管癌、下段胆管癌。上段胆管癌较为特殊，又称肝门部胆管癌，是左、右肝管至胆囊

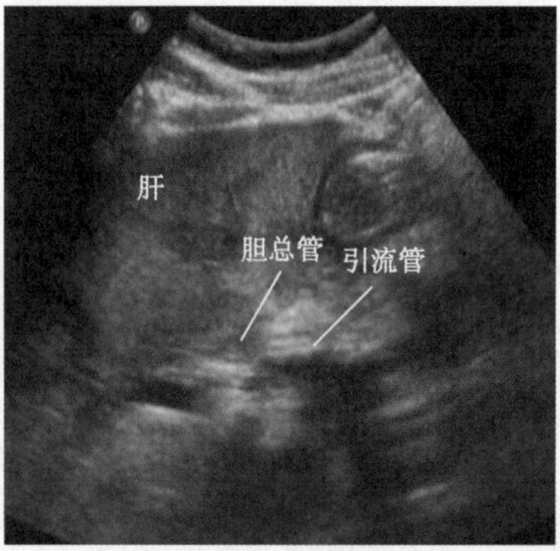

图 6-31　胆管内留置引流管

管开口以上部位，占 50%～75%，Bismuth-Corlett 将其分为 4 型（图 6-32）：Ⅰ型，肿瘤位于肝总管，未侵犯左、右肝管汇合部；Ⅱ型，肿瘤侵犯汇合部，未侵犯左或右肝管；Ⅲa 型，肿瘤已侵犯右肝管；Ⅲb 型，肿瘤已侵犯左肝管；Ⅳ型，同时侵犯左、右肝管。

临床表现主要为伴有上腹不适的无痛性进行性黄疸，食欲缺乏、消瘦、皮肤瘙痒，如合并胆道感染可有典型胆管炎症状。

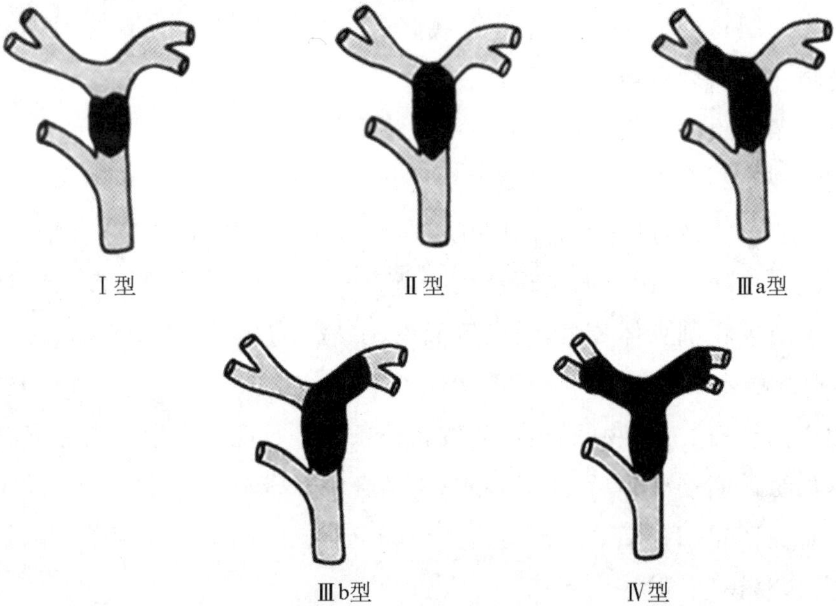

图 6-32　上段胆管癌分型

2. 超声图像特征　见图 6-33。

(1)肝外胆管内出现乳头状低回声或中等偏高回声团,与胆管壁分界不清,后方无声影,CDFI 见团块内血流信号。

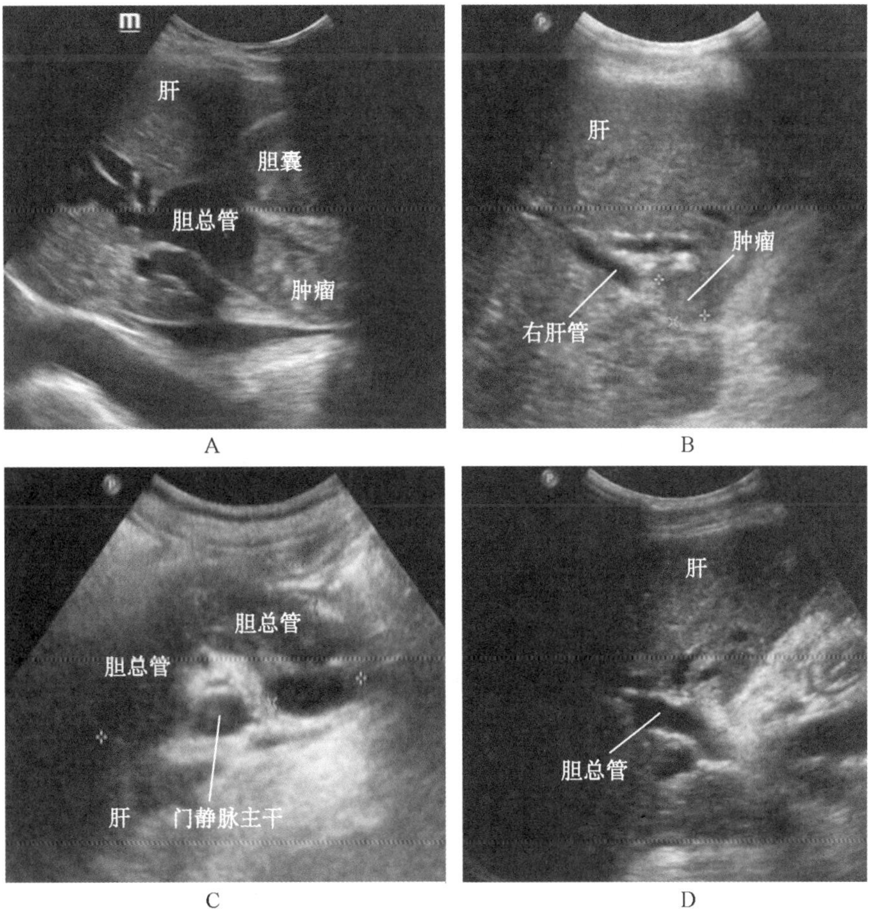

图 6-33　胆管癌声像表现

A. 胆总管下段癌,至胆总管基本闭塞,肝内、外胆管均扩张;B. 肝门部胆管癌(Ⅲa 型),肿瘤侵犯右肝管;C. 胆总管癌累及整段胆总管,管腔基本闭塞;D. 胆总管远端梗阻,肝内、外胆管扩张

(2)肿瘤部位以上胆管扩张,根据梗阻部位不同,胆囊可增大或萎缩。

(3)肝门部胆管肿瘤多表现为肝门部结构紊乱,肝内胆管扩张,左、右肝内胆管截断。

(4)肝门区、胰头周围可见肿大之淋巴结。

(5)肝内可出现转移灶。

3. 鉴别诊断

(1)胆管内低回声结石、胆泥:二维超声可见其常与胆管壁分界清晰,而胆管癌则分界不清，静脉超声造影有助于鉴别。

（2）胰头癌：胰头部可见实质性肿块，多伴有胰管扩张。在早、中期阶段如胆管扩张而胰管不扩张，则多为胆总管下段肿瘤。反之，则为胰头癌可能大。到后期肿瘤广泛浸润，则不易鉴别。

（3）壶腹部癌与胆管下段癌不易鉴别，需借助超声内镜、十二指肠镜鉴别。

（4）梗阻性黄疸梗阻部位判断：①胆总管扩张，提示胆道下端梗阻（包括胰腺上段、胰腺段、壶腹部），如主胰管扩张，则提示壶腹部亦梗阻；②胆总管不扩张或显示不清，而左、右肝管及肝内胆管扩张，则提示肝门部梗阻；③胆总管、胆总管不扩张或显示不清，而左、右肝管及肝内胆管扩张，则提示肝门部梗阻；④一般情况下，胆囊增大，提示下端梗阻；胆囊不大甚至萎陷，提示上端梗阻；⑤如仅有胆囊增大，肝内、外胆管正常者，多为胆囊管阻塞。

二、典型例题与解析

A1 型题

1. 关于肝内胆管结石的描述，错误的是（　）

   A. 肝外胆管可轻度扩张

   B. 肝内出现后伴声影的强回声光团

   C. 强回声光团沿肝管走行分布，其周围见液性区

   D. 阻塞部位以下的小胆管扩张

   E. 合并感染时肝内常可见多发小脓肿

2. 下列关于肝外胆管结石的说法，不正确的是（　）

   A. 胆管腔内见形态稳定的强回声团

   B. 强回声团与管壁分界清楚

   C. 强回声团后方一定伴声影

   D. 胸膝位或脂餐后，结石强回声团位置可变动

   E. 肝外胆管常扩张，管壁增厚

3. 关于化脓性胆管炎的声像图特点，不正确的是（　）

   A. 肝一般未见肿大，实质回声均匀

   B. 肝内、外胆管扩张

   C. 管壁回声增强、增厚

   D. 浓稠的胆汁可干扰对胆管结石的扫查

   E. 胆管内可见细弱光点或脓性胆汁的斑点状回声

4. 肝外胆管癌的直接征象不包括(　)

A. 扩张的胆管的远端显示乳头状软组织肿块

B. 阻塞近端胆管明显扩张

C. 扩张胆管内腔逐渐细窄呈鼠尾状，局部管壁明显增厚

D. 胆管壁不规则增厚、僵硬

E. 胆管突然截断或闭塞

5. 鉴别肝外胆管结石或肿瘤性梗阻，有利于结石诊断的是(　)

A. 肝外胆管扩张，内径＞12 mm

B. 肝外胆管腔内中心部为强回声的低弱回声，与管壁分界欠清

C. 扩张的胆管突然狭窄并截断

D. 胆管腔内形态稳定的强回声团，周围包绕细窄的液性暗环

E. 肝外胆管壁不规则增厚

6. 以下关于胆道系统的解剖，不正确的是(　)

A. 肝外胆管由左右肝管、肝总管、胆囊管和胆总管组成

B. 肝内胆管由毛细胆管、小叶间胆管、左右肝管汇合而成

C. 胆道系统分为胆管系统和胆囊两部分

D. 肝外胆管由肝总管、胆囊管和胆总管组成

E. 胆囊属于肝外胆系

7. 下列关于肝外胆管结石的说法，不正确的是(　)

A. 胆管腔内强回声团与管壁分界清楚　B. 细条状液性区包绕强回声团

C. 胆管均明显扩张达 15 mm 以上　D. 强回声团位置可发生变动

E. 胆色素结石后方声影可不明显

8. 一位胆囊切除患者，超声检查发现沿肝内胆管走行可见形态不稳定的条索状强回声，紧贴胆管前壁，可见多重反射回声带，超声诊断为(　)

A. 肝内胆管钙化　B. 肝内胆管结石

C. 肝内胆管积气　D. 胆系感染

E. 肝吸虫病

9. 一名男童反复发作腹痛 2 年，右上腹部可触及包块，因近来出现黄疸而就医，超声检查见胆囊缩小，肝内胆管未见明显扩张，于胆总管部位可见 8 cm×6 cm 椭圆形囊肿，延至胰头，该囊肿与近端肝管相连，囊壁较厚。最可能的诊断为(　)

A. 多囊肝　B. 右肾上腺囊肿

C. 先天性胆总管囊肿　D. 胆道棘球蚴

E. 胰腺假性囊肿

10. 某患者因黄染1周就诊。超声示肝大、回声增强，肝内胆管树枝状扩张，肝外胆管未显示，胆囊未充盈。其梗阻部位最可能为( )

A. 胆总管十二指肠后段 B. 胆总管壶腹部

C. 胆总管胰腺段 D. 肝门部

E. 胆总管十二指肠上段

11. 某患儿因阵发性腹部剧痛行超声检查，超声示胆总管轻度扩张，内见双线状强回声带，呈弧形。最可能的诊断为( )

A. 胆总管结石 B. 胆道蛔虫

C. 胆道积气 D. 肝炎

E. 急性化脓性胆管炎

12. 患者男性，51岁，持续性黄疸伴皮肤瘙痒30天，近日加重。超声见肝内、外胆管及胆囊均扩张，扩张的胆总管下端呈截断阻塞，局部隐约见一实性结节，主胰管扩张，内径0.6 cm。可能的阻塞病因是( )

A. 壶腹周围癌 B. 胆总管结石

C. 胆总管囊肿 D. 硬化性胆管炎

E. 胰头癌

13. 患者男性，68岁，1个月前无明显诱因出现尿黄、腹胀、腹痛。超声示肝内未见明显占位，肝内胆管扩张，胆囊增大，胆总管内径2.5 cm，末端可见2.2 cm×1.5 cm的低回声，形态不规整，胰腺未见明显异常。下述说法不正确的是( )

A. 该患者为梗阻性黄疸

B. 胆总管下段癌和壶腹癌在声像图上鉴别困难

C. 根据胆管扩张的范围一般可做出梗阻部位的判断

D. 胆囊不一定均增大

E. 胆总管扩张则一定存在梗阻

答案及解析

A1型题

1. D

解析：肝内胆管结石的强回声光团形态稳定，后伴干净声影，具有沿肝管走行分布的特点，是和肝内钙化灶和肝管内积气等区别的特征，它可导致阻塞部位以上的小胆管扩张，其余说法均正确。

2. C

解析:不是所有强回声团后方均可出现声影,许多胆色素结石声影较浅,甚至不明显。

3. A

解析:化脓性胆管炎时,肝内小胆管及肝细胞呈炎性改变,肝大,并可形成多发小脓肿,故肝实质回声粗糙、减低、不均匀。

4. B

解析:病灶以上整个胆道系统明显扩张是肝外胆管癌的间接征象,其余均为直接征象。

5. D

解析:结石的强回声团形态稳定,与胆管壁之间分界清楚,典型者可见围绕液性暗环。

6. A

解析:左、右肝管属于肝内胆道系统。

7. C

解析:有结石的胆管一般都扩张,但扩张程度受结石的大小、形状、梗阻程度等因素的影响而轻重不一,不一定均会发生明显扩张。

8. C

解析:多重反射,沿胆管走行,属于肝内胆管积气典型声像表现。

9. C

解析:因该囊肿和近端肝管相连,故诊断为先天性胆总管囊肿。

10. D

解析:在空腹条件下,超声检查时,正常人的肝外胆管的上段及胆囊均应显示。当肝门部发生梗阻,肝内胆管因胆汁淤积而扩张,而肝外胆管和胆囊因无正常胆汁充盈导致超声难以显示。然而,若肿瘤浸润较广泛,破坏了肝外胆管亦难以显示。

11. B

解析:胆道蛔虫病的典型声像表现为双线状或平行管状强回声,呈弧形,起病急,好发于儿童;结石和化脓性胆管炎儿童发病率极低,胆道积气多见于胆道手术后。

12. A

解析:患者进行性黄疸,肝内、外胆管及胆囊均扩张,扩张的胆总管下端呈截断阻塞,局部隐约见一实性结节,主胰管扩张,确切的阻塞部位应是胆总管下段壶腹部。

13. E

解析：肝内、外胆管扩张是超声判断胆道梗阻的标志，胆管扩张提示有梗阻，而胆管不扩张提示为非梗阻性黄疸。由于胆总管下段癌和壶腹癌在声像图上难以鉴别，故可统称为壶腹部癌。胆囊与胆总管处于矛盾的张力状态，提示胆囊颈部阻塞或胆囊本身存在病变，因此，低位梗阻时胆囊不一定均增大。而胆总管扩张不一定存在梗阻，要排除代偿性因素。

（周晓峰）

第 7 章

胰 腺

第一节 正常胰腺

一、基本知识

(一)正常胰腺解剖

胰腺是一个无真正包膜的腹膜后器官。胰腺位置较深,位于胃后方,于正中线横跨第 1、第 2 腰椎的前方,为形状狭长的腺体。其体表投影:胰腺的上缘相当于脐上 10 cm,下缘相当于脐上 5 cm。胰腺可分为头、颈、体、尾 4 个部分(图 7-1)。

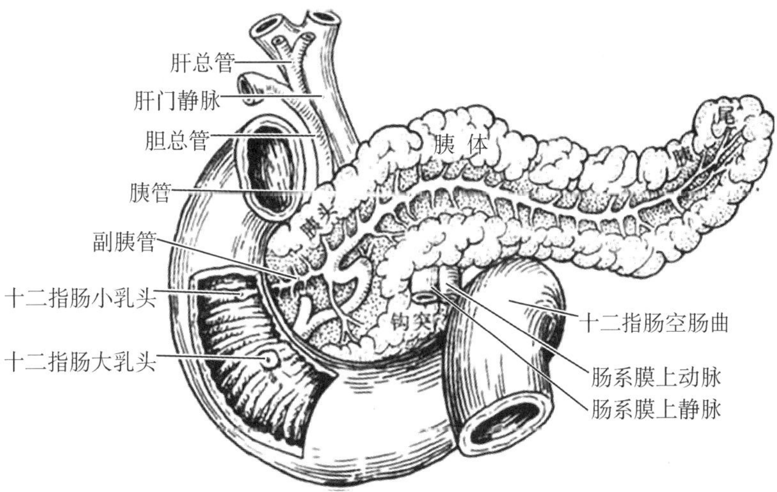

图 7-1 正常胰腺解剖示意图

1. 胰头 为胰右端膨大的部分,以肠系膜上静脉的右侧缘与胰颈部分界。胰头的后下部,向左后下方呈钩状突起,叫作钩突。钩突的前方为肠系膜上静脉,后方为下腔静脉。

2. 胰颈 是胰头与胰体间的狭窄变薄部分,长约 2 cm,以肠系膜上静脉的左侧缘与胰体分界。前面与胃幽门和十二指肠上部相邻，后面脾静脉和肠系膜上静脉汇合成门静脉。

3. 胰体　相当于脊柱的左侧缘与胰尾分界，前方有胃，后方无腹膜，直接接触脾静脉，并与主动脉、肠系膜上动脉相邻。

4. 胰尾　是胰体向左延伸部分，其末端直达脾门，左前方为胃，后方有脾静脉，再往后为左肾及左肾上腺。

5. 胰管　胰管自胰尾向胰头右行并逐渐增粗，进入胰头后与胆总管汇合，共同开口于十二指肠。

(二)超声检查方法

1. 纵切扫查(矢状面)　患者常规取仰卧位，先将探头置于剑突下正中线，然后向右移动 1～2 cm 处，从头侧向足侧做一单次扫查。超声显示，在肝及下腔静脉之间可见到胰头。有时可见胰头钩突部在肠系膜上静脉与下腔静脉之间显示。接着，在正中线偏左约 1 cm 处行纵切面扫查，在肝与主动脉之间，可见到胰体。同法向左或向右每隔 0.5～1.0 cm 做一次纵切扫查，直到胰腺探测不到为止。如此，将胰腺在体表的标志连成一条线，即胰腺在体内的位置及走行。呼吸可影响扫查的清晰度，故采取让患者屏气或深吸气末进行扫查为佳。

2. 横切扫查　根据纵切扫查在体表的标志，做一横切扫查。可见脾静脉呈一管状，位于胰腺体尾部之后方，再往后可见肠系膜上动脉及腹主动脉。向右横切，在肝及下腔静脉之间，可见胰头。由于胰腺常不在一个切面，因此，扫查胰腺时，应向上或向下移动探头进行横切扫查，以便观察胰腺的全貌及周围脏器和血管的关系。

3. 斜切扫查　由于胰腺常处于胰头低而胰尾高的位置，即胰头趋向足侧，而胰尾趋向头侧。故进行胰腺扫查，探头应取右低左高位，故扫查时常呈一定的角度，一般在 15°～30°，最大可达 45°。弥补横切时的不足，以便观察胰腺的全貌。

4. 俯卧位探查　当胰尾显示不清，可采取俯卧位，通过脾及左肾来扫查胰尾。可行背部纵切或斜切扫查，于脾及左肾之间的右侧，相对于脾门处，即胰腺尾的所在。

(三)正常超声图像特征

1. 胰腺正常超声表现　正常胰腺长轴切面呈蝌蚪形、哑铃形和腊肠形 3 种。胰腺无包膜回声，实质内为均一的点状回声，比肝实质回声稍高且较粗糙(图 7-2)，回声可随年龄增长而改变，肥胖者及老年人胰腺回声增高(图 7-3)，可能是脂肪较多或纤维组织影响所致。部分胰腺内可见主胰管，主胰管通常在胰体部显示，正常主胰管的内径≤2 mm，胰头部最宽，超过 2 mm 者为主胰管扩张。

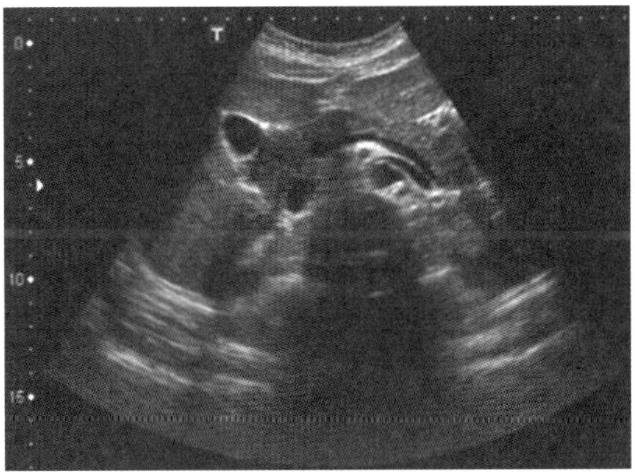

图 7-2 正常胰腺超声表现

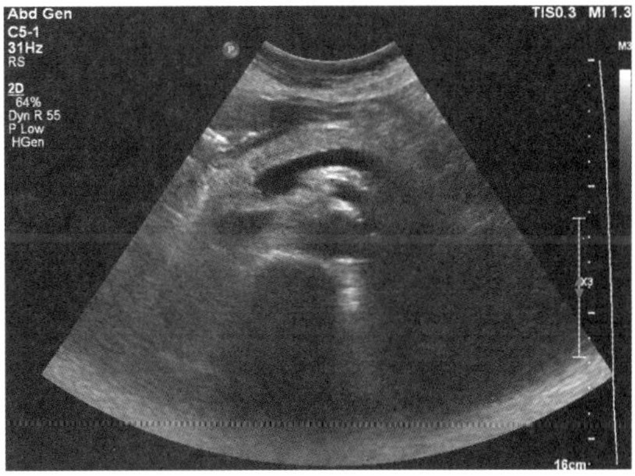

图 7-3 老年人胰腺超声表现

2. 测量方法与正常值 公认的测量方法为切线测量法,以测量胰腺的厚径即前后径为准。测量胰头在下腔静脉前方,不包括钩突,不超过 2.5 cm,胰体在腹主动脉前方,不超过 2 cm,胰尾以脊柱左侧缘为准,不超过 1.5 cm。由于胰腺的形态个体差异较大,胰腺不同部位测值的正常范围变化也较大。此外,不同年龄的胰腺大小也有一定差别,老年人胰腺有不同程度的萎缩。

二、典型例题与解析

A1 型题(单选题)

1. 关于胰腺的比邻,叙述不恰当的是( )

A. 胆总管位于胰头右后方

B. 肠系膜上静脉与脾静脉汇合处位于胰颈后方

C. 正常胰尾终止于脾门

D. 脾静脉位于胰下方

E. 脾动脉及腹腔干位于胰上方

2. 下列说法错误的是( )

A. 胰腺是一个腹膜后器官

B. 胰腺颈部和体部分别位于肠系膜上静脉和肠系膜上动脉前方,右肾静脉在胰头后方

C. 胰腺有真性包膜

D. 主胰管内径正常上限值为 2.0 mm

E. 以上均不正确

3. 以下数值为胰腺厚度正常值的选项是(　)

A. 头 2.5 cm,体尾 2.5 cm

B. 头 4.0 cm,体尾 3.0 cm

C. 头 3.0 cm,体尾 2.0 cm

D. 头 2.0 cm,体尾 1.5 cm

E. 头 1.0 cm,体尾 1.0 cm

4. 正常胰腺长轴断面的形态是(　)

A. 蝌蚪形

B. 哑铃形

C. 腊肠形

D. 以上各项均是

E. 以上各项均不是

5. 主胰管的最大内径是(　)

A. 2.0 mm

B. 2.5 mm

C. 3.0 mm

D. 3.5 mm

E. 4.0 mm

6. 胰腺检查条件是:①患者禁食;②钡剂造影前;③仰卧位;④半坐位(　)

A. ①③④

B. ①②④

C. ①②③④

D. ②③

E. ②④

7. 胰腺扫查要在患者深吸气并屏气时进行,以便:①不受呼吸干扰;②提供一个通过肝的声窗;③扩张门静脉为探查标志(　)

A. ②③

B. ①③

C. ①②

D. ①②③

E. ③

8. 随着年龄的增长,胰腺的声像图改变表现为(　)

A. 回声减低,体积增大

B. 回声无改变,体积缩小

C. 回声增高,体积增大

D. 回声增高,体积缩小

E. 回声减低,体积缩小

答案及解析

A1 型题

1. D

解析:脾静脉位于胰腺后方。

2. C

解析:胰腺位于后腹膜,无真正的包膜。

3. D

解析:胰头不超过 2.5 cm,胰体不超过 2 cm,胰尾不超过 1.5 cm。

4. D

解析:正常胰腺长轴切面呈蝌蚪形、哑铃形和腊肠形 3 种。

5. A

解析:正常主胰管的内径<2 mm,内径>2 mm 者为主胰管扩张。

6. C

解析:超声检查应在当日钡剂、胃镜等检查前先施行,检查体位分为仰卧位、侧卧位、坐位或半卧位及俯卧位。

7. D

解析:胰腺为腹膜后器官,位置较深,检查时受胃肠气体干扰较大,深吸气屏气时能使胰腺位置相对固定,门静脉扩张作为检查标志,并提供肝作为透视窗,以更好地显示胰腺。

8. D

解析:老年人胰腺有不同程度的萎缩,肥胖者及老年人胰腺回声增高。

第二节 胰腺疾病

一、基本知识

(一)急性胰腺炎

1. 临床诊断要点 急性胰腺炎是由多因素引起的胰酶激活,继以胰腺局部炎症反应为主要特征,严重者可伴有多器官损害,是常见的急腹症之一,多由胆道系统疾病、暴饮暴食、酗酒、创伤、ERCP 后诱发。病理上将急性胰腺炎分为水肿型和出血坏死型,临床以前者最多见,约占 90%。

主要临床表现为上腹痛、呕吐、发热、白细胞计数增多、血和(或)尿淀粉酶升高。急性腹痛是急性胰腺炎最突出的症状,也是最先出现的症状。轻症急性胰腺炎即水肿型,以腹痛和消化道症状为主。重症急性胰腺炎即出血坏死型胰腺炎,病情凶险,除上述症状加重外,尚有胰外并发症的表现,如败血症、急性呼吸窘迫综合征(ARDS)、低血钙等,病死率很高。

2. 超声图像特征

(1)水肿型胰腺炎:胰腺呈弥漫性肿大,以前后径增大为主,形态饱满,轮廓线光整、清楚。少数胰腺炎为局限性肿大者,多见于胰头和胰尾肿大,与胰头副胰管或胰尾部胰管梗阻形成的局限性炎症有关。胰腺内部回声减弱，但多为均匀分布的细小回声点。如为慢性胰腺炎急性发作，胰腺内部回声点可分布不均、强弱不等。水肿严重的胰腺可因回声明显减低而似囊性表现，注意此种水肿型胰腺炎易向重症型转化。胰腺因水肿透声性增加，后方回声较清晰或增强，但因肿大胰腺的压迫或渗出，后方脾静脉和门静脉可变细或显示不清（图 7-4）。

（2）出血坏死型胰腺炎：胰腺常重度肿大，严重时可增大达 3～4 倍，边缘模糊不清，形态不规则胰腺与周围组织分界不清。胰腺内部回声因出血、坏死变得不均匀，可出现粗大的强回声斑块或弱回声及无回声相混杂。胰腺邻近组织水肿或炎症渗出，导致胰腺周围出现低回声带，或者脂肪坏死皂化形成高回声皂化斑块。胰管不扩张或轻度扩张，胰管管壁平滑、均匀。胰周积液或脓肿及假性囊肿形成，也可有腹水、胸腔积液、肠腔扩张、积液或积气（图 7-5，动态图 7-1）。彩色多普勒血流成像显示由于急性炎症的渗出和肠气干扰，胰腺内部血流显示更加困难，脓肿坏死区域血流完全消失（图 7-6）。

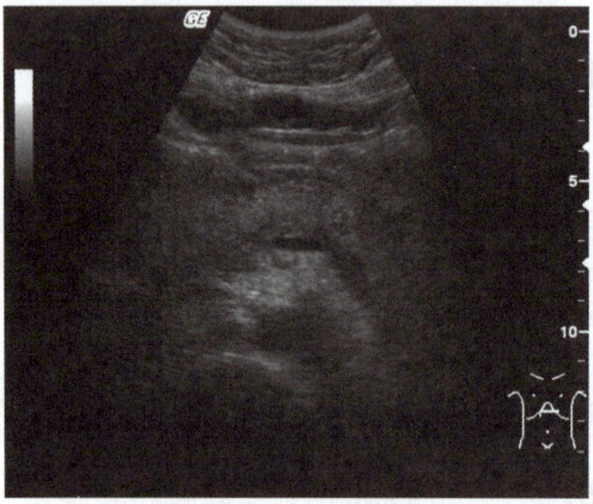

图 7-4　水肿型胰腺炎

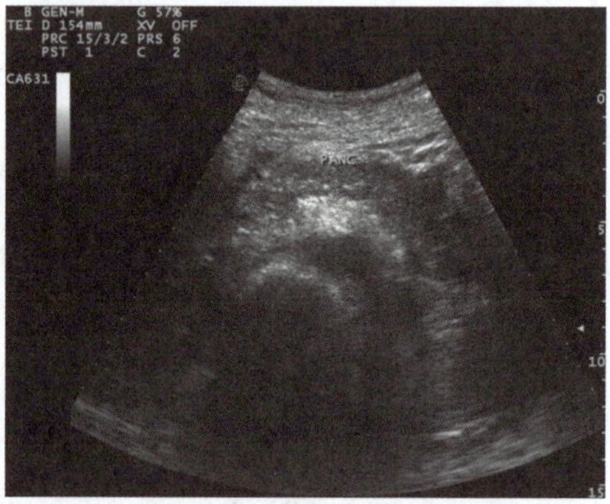

图 7-5　出血坏死型胰腺炎

动态图 7-1　出血坏死型胰腺炎

病史要点：患者，女，43 岁。因中、上腹痛 1 天入院，超声提示胰腺肿大，胰尾部旁局限性积液

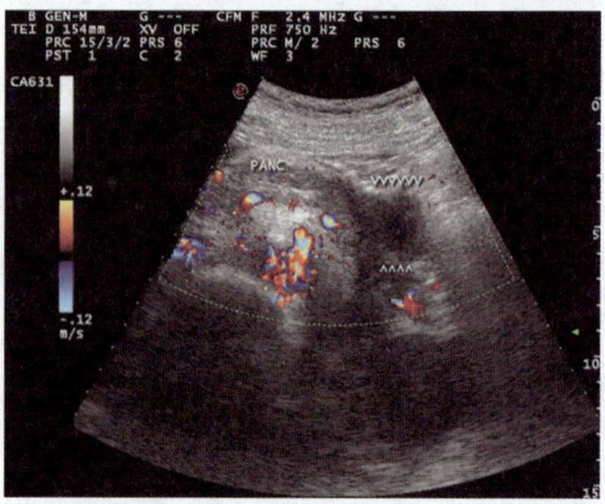

图 7-6　出血坏死型胰腺炎彩色血流

(二)慢性胰腺炎

1. 临床诊断要点　慢性胰腺炎是指胰腺反复发作或持续存在的炎症病变,导致胰腺逐渐广泛的纤维化及钙化,可有大小不等的假性囊肿,胰管扩张、胰管钙化或结石形成,使得胰腺的内分泌及外分泌功能出现不可逆的衰退。发病原因可由急性胰腺炎迁延所致,也可与自身免疫、胆道结石或感染、慢性酒精中毒等因素有关。

腹痛是慢性胰腺炎最突出的症状,75%～90%的患者都有不同程度的腹痛。体重减轻为仅次于腹痛的一种较常见的症状,约75%的患者有此表现。

2. 超声图像特征

(1)病情早期或急性发作期胰腺轻度肿大或局限性肿大,但不如急性炎症明显,其中局限性肿大者称局限性胰腺炎。约50%的患者胰腺大小正常,少数患者至病情后期,胰腺萎缩而较难显示。

(2)胰腺形态僵硬、饱满,轮廓不清,边缘不规整,与周围组织的界线不清,这是慢性胰腺炎的重要超声表现。

(3)胰腺内部回声多数增强,分布不均匀,可见点状、条状高回声带(系纤维化病变所致)。如果胰实质内钙化或小结石,可表现为点状、簇状或斑片状高回声团,可伴有声影(图7-7),常见于钙化型慢性胰腺炎。

(4)主胰管不规则扩张(图7-8),呈囊状、扭曲或串珠状,主胰管内结石,常为多发,呈圆形或弧形强光团伴有声影,对慢性胰腺炎有确诊价值。

(5)胰腺炎症局部或周围出现无回声区,囊壁较厚而不规则,边界模糊,囊内可见弱回声,提示胰腺假性囊肿的形成。

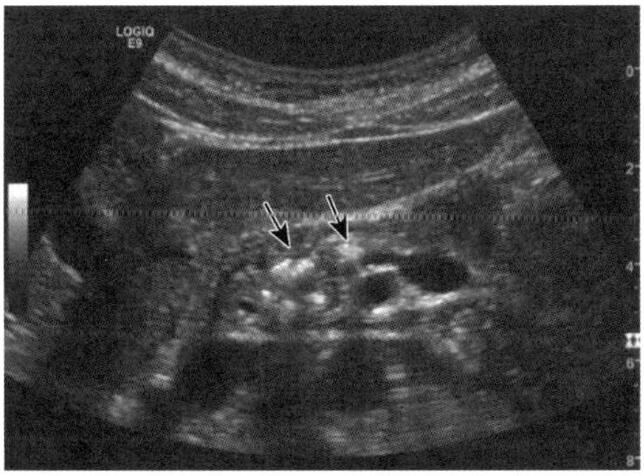

图7-7　胰头及胰体部可见数个钙化灶伴声影

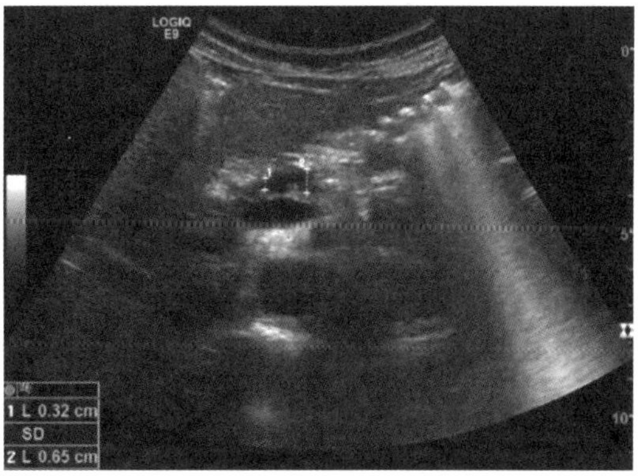

图7-8　胰体部主胰管不规则扩张

(三)胰腺肿瘤

1. 胰腺囊性疾病

(1)临床诊断要点:胰腺囊性疾病是指由胰腺上皮和(或)间质组织形成的肿瘤或非肿瘤性(单发或多发的肿瘤样)含囊腔的病变,主要包括胰腺假性囊肿和胰腺囊性肿瘤(pancreatic cystic neoplasm,PCN)即真性囊肿。假性囊肿是继发于急慢性胰腺炎、胰腺外伤或胰腺手术后,由于胰液、渗出液和血液等的聚积,刺激周围组织,继而纤维组织增生包裹形成,多位于胰腺周围,少数位于胰腺内,一般较真性囊肿体积大。

胰腺囊性病变主要以中、老年女性多见,肿瘤生长缓慢,多数无症状,在健康体检时发现。随着肿瘤的逐渐增大,压迫邻近器官或肿瘤囊内压力增高,患者出现上腹部疼痛不适或腹部肿块,少数患者可有梗阻性黄疸、消化道出血、急性胰腺炎等表现。

(2)超声图像特征

1)胰腺真性囊肿:真性囊肿可以分为先天性和后天性。先天性真性囊肿常伴肝、肾等多囊性病变,后天性真性囊肿多为包虫性、肿瘤性。

超声提示胰腺内探及圆形或类圆形液性暗区,囊壁薄、光滑,后方回声增强。多数为单发,可发生在胰腺各个部位。彩色多普勒显示液性暗区内未见明显血流(图 7-9)。

2)胰腺假性囊肿:胰腺内或胰腺周围探及圆形、类圆形或不规则形液性暗区,一般体积较大,囊壁较厚(图 7-10)。坏死或继发感染者囊内透声差,可探及絮状低回声,为坏死组织,彩色多普勒显示囊内未见明显血流信号。假性囊肿随体积增大可压迫周围器官,引起相应的临床症状。

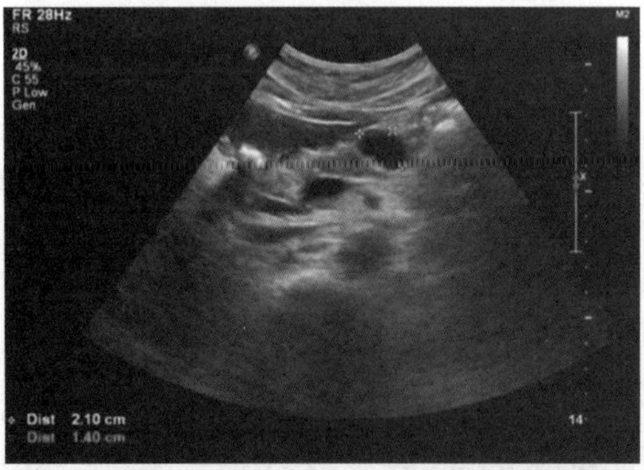

图 7-9　胰腺真性囊肿(患者,男,61 岁。体检时发现胰腺尾部一囊性占位)

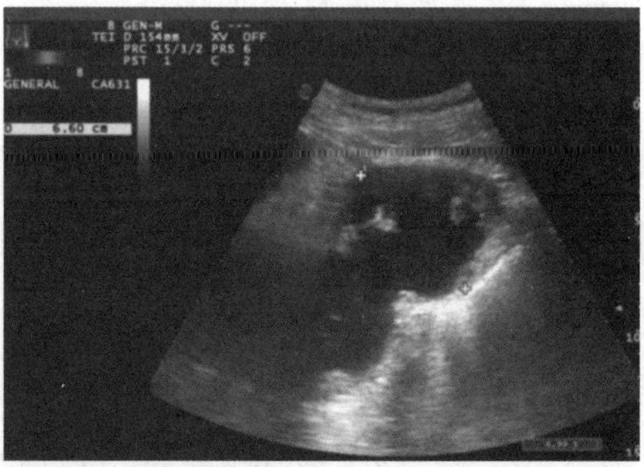

图 7-10　胰腺假性囊肿(患者,男,35 岁。既往有急性胰腺炎病史)

2. 胰腺囊腺瘤

(1)临床诊断要点:胰腺囊腺瘤属于胰腺外分泌肿瘤,较少见,目前起源不明确,多数学者认为其起源于胰腺大导管的上皮细胞。多见于中、老年女性,早期临床症状多不典型,仅有轻微的右上腹痛和消化道症状,易被忽略。肿瘤较大,引起压迫症状或体检时才被发现。

根据病理分型,可分为浆液性囊腺瘤、黏液性囊腺瘤、黏液性囊腺癌。

(2)超声图像特征

1)浆液性囊腺瘤:肿瘤呈圆形,边缘平滑,边界清,多房囊性表现,呈蜂窝状,有时因多数囊肿微小超声表现为类似实质性肿块的高回声或低回声灶,但其后方回声增强。

2)黏液性囊腺瘤:肿瘤呈类圆形或分叶状,包膜完整,边界较清晰。内呈多房囊性结构,囊腔较大,可有较厚的分隔,囊壁较厚,内壁欠平整,可有乳头状突起。超声造影显示乳头状突起和分隔回声带可见造影剂增强(图 7-11,图 7-12,动态图 7-2)。

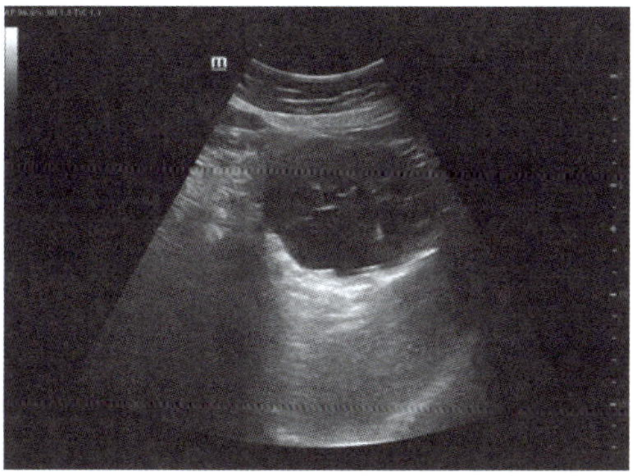

图 7-11 胰腺黏液性囊腺瘤

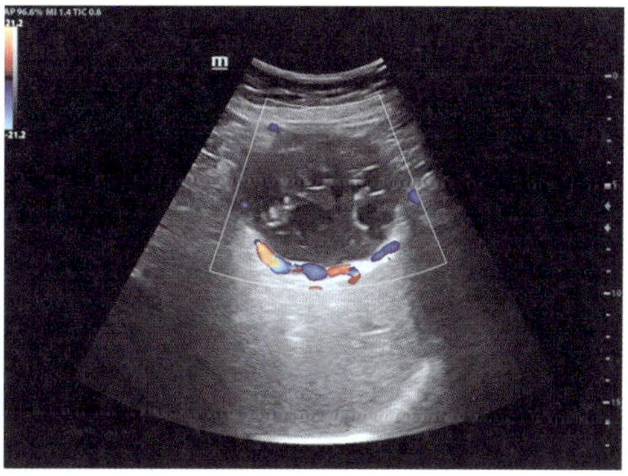

图 7-12 胰腺黏液性囊腺瘤彩色血流

动态图 7-2 胰腺黏液性囊腺瘤造影

病史要点:患者,女,62 岁。因反复左上腹疼痛不适 6 年检查发现胰体尾部囊实性占位

3）黏液性囊腺癌：影像学很难与胰腺囊腺瘤相鉴别，只能根据病理检查而确诊。但可见恶性肿瘤间接征象显示肿块囊壁实性成分较多或小乳头状形态不规则，囊壁有模糊残缺的浸润性特征，肿瘤血供丰富，进一步发现周围淋巴结转移和肝转移征象则有诊断价值（图 7-13～图 7-15，动态图 7-3，动态图 7-4）。

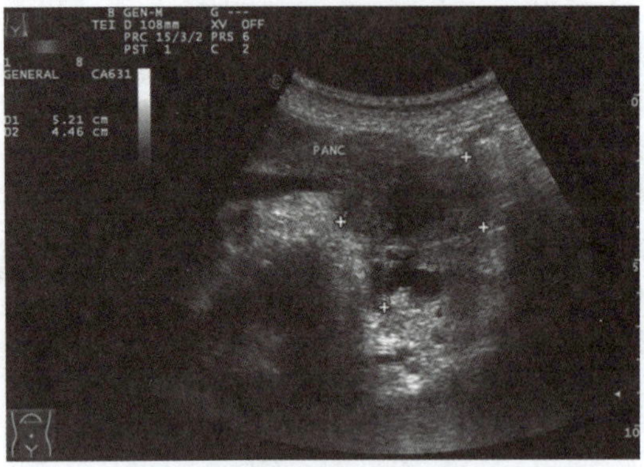

图 7-13　胰腺黏液性囊腺癌

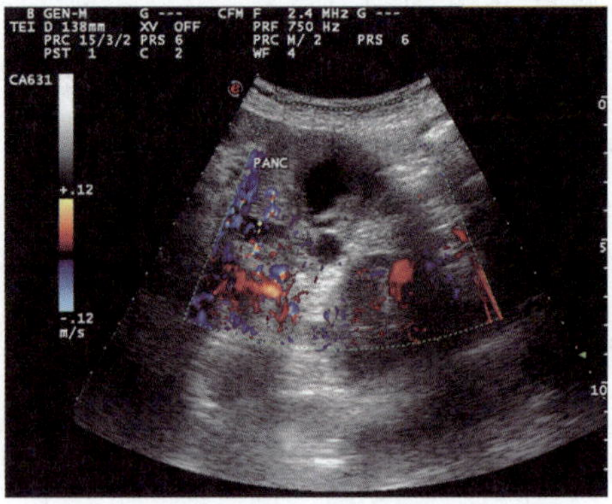

图 7-14　胰腺黏液性囊腺癌彩色血流

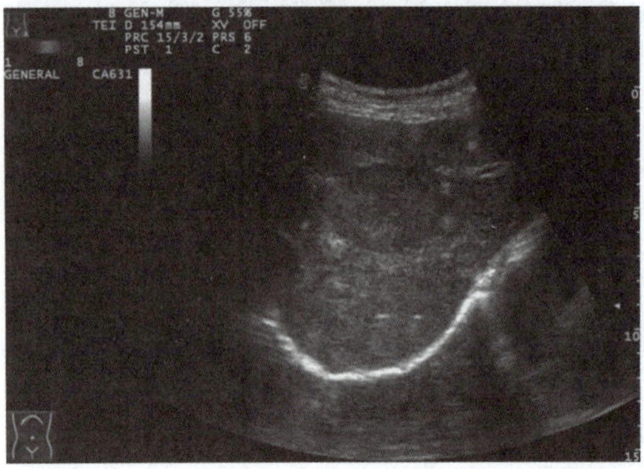

图 7-15　肝内多发转移灶

动态图 7-3　胰腺黏液性囊腺癌

动态图 7-4　胰腺黏液性囊腺癌造影

病史要点：患者，女，71 岁。因腹部不适伴食欲缺乏入院，行超声检查发现胰尾部囊实性占位，肝内多发转移

3. 胰腺神经内分泌肿瘤

(1)临床诊断要点:胰腺神经内分泌肿瘤占胰腺肿瘤的 1%～2%,分为功能性胰腺神经内分泌肿瘤和无功能性胰腺神经内分泌肿瘤。功能性胰腺神经内分泌肿瘤是一组具有内分泌功能的肿瘤,肿瘤细胞可起源于胰岛内的内分泌细胞,亦可起源于胰腺外的内分泌细胞。以胰岛素瘤最多见,占 70%～80%。无功能性胰腺神经内分泌肿瘤由组织学胰岛细胞组成,但无内分泌激素的功能。

胰岛素瘤由于分泌胰岛素过多而引起患者反复发作性低血糖症。典型临床表现为惠普尔三联征(Whipple 三联征),即①禁食后诱发低血糖症状;②血糖<2.78 mmol/L;③口服或静脉注射葡萄糖后症状缓解。95%以上的患者有这些典型表现。无功能性胰腺神经内分泌肿瘤患者常无症状,主要因上腹部发现肿物或体检偶然被发现,肿瘤较大时可压迫周围的组织引起相应的临床症状。

(2)超声图像特征

1)胰岛素瘤:①肿瘤直径较小,绝大部分<3 cm,平均直径在 1～2 cm。90%的肿瘤为单发,10%为多发;②显示胰腺实质内的圆形或卵圆形的肿物,形态多较规整,边界清晰,有时可见包膜回声(图 7-16);③肿物内部多呈均匀的低回声或"无回声",有时易误诊为囊性;④肿瘤内部血流信号丰富,超声造影多为高增强,少数为等增强;⑤恶性胰岛素瘤体积较大,边界不整,有浸润性生长趋势,并有淋巴结和远处器官转移。

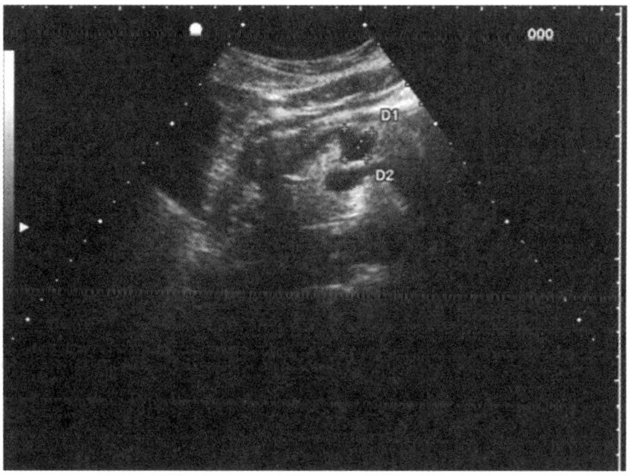

图 7-16　胰岛素瘤

2)无功能性胰腺神经内分泌肿瘤:肿瘤一般体积较大,多位于胰腺体尾部,缓慢生长,有完整包膜,多呈球形或分叶状,可发生不同程度的出血、囊性变或钙化,彩色多普勒可见肿块内血供丰富。恶性无功能性胰腺神经内分泌肿瘤形态多不规则,与胰腺组织分界不清,可向远处转移至肝、淋巴结等器官。

4. 胰腺癌

(1)临床诊断要点:胰腺癌是胰腺最常见的恶性肿瘤,好发于胰头部。胰腺癌多数呈局限性实性肿块,大的常可突出于胰腺表面,小的可完全埋在胰腺组织内。主要转移途径是直接浸润,此外还常伴有淋巴结的转移。血行转移主要经门静脉转移,肝转移的发生率最高,其次为腹膜、肺、肾上腺。

早期临床症状不明显,可表现为轻微上腹痛和消化不良,其后可出现腹痛、体重减轻、黄疸以及顽固性腰背疼痛等症状,发生梗阻时可触及肿大的胆囊,大部分胰腺癌发现时已经到了晚期,出现腹胀、腹水等。胰体、尾癌的症状较胰头癌更为隐蔽。

(2)超声图像特征

1)直接征象:胰腺内不规则或分叶状的肿块,边界不清,呈“蟹足”样向周围浸润。较小肿瘤多为均匀低回声,较大的肿块因伴有坏死、出血等改变,在低回声内出现粗大不均的强回声,多伴后方衰减,有时可见无回声区(图 7-17,图 7-18)。

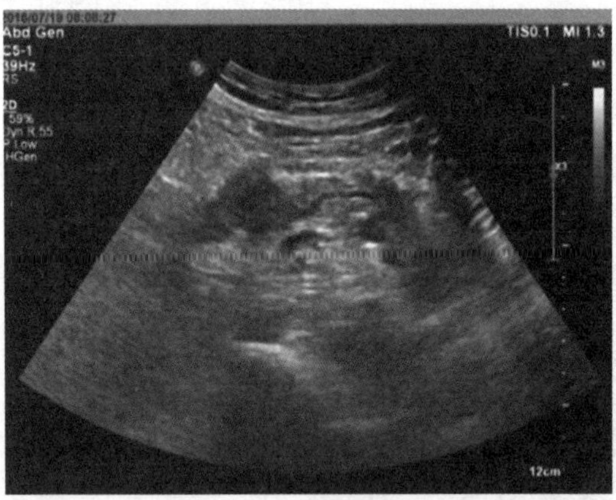

图 7-17 胰腺癌(胰头部)

患者,男性,81 岁。体检发现胰头部实质占位

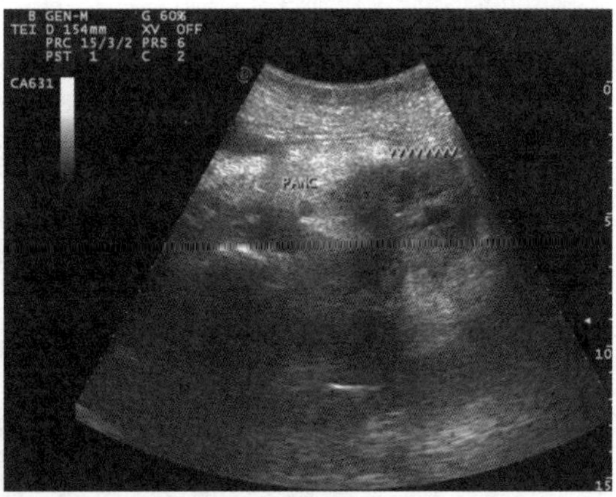

图 7-18 胰腺癌(胰尾部)

2)间接征象:胰管扩张是胰腺癌的重要征象。胰头癌和胰体癌,胰管不同程度均匀扩张;胰尾癌主胰管多不扩张。肿瘤常压迫胆总管,引起梗阻以上的胆管扩张,胆囊肿大。超声可见扩张的胆总管中断于胰腺的低回声肿物内。肿瘤附近的血管被推移、

挤压、变形。

3)周围器官的侵犯:常直接侵犯的器官有十二指肠、胃、脾等。

4)转移:淋巴结或血行转移。胰腺癌淋巴转移较早,表现为胰周圆形或卵圆形的多发结节,直径多在 1～2 cm,呈弱回声或中等回声。肝是胰腺癌血行转移最常见的脏器。

5)造影:典型胰腺癌造影增强模式为动脉期肿块内呈低增强或肿块周边不均匀增强,内部有不规则的无增强区,造影开始增强时间晚于胰腺实质而开始减退时间早于胰腺实质,呈晚进快出特点(动态图 7-5,动态图 7-6)。

动态图 7-5　胰尾部胰腺癌

动态图 7-6　胰腺癌造影

病史要点:患者,女,80 岁。因腹部不适伴食欲缺乏行超声检查发现胰尾部实质占位

5. 壶腹癌

(1)临床诊断要点:壶腹癌又称壶腹周围癌,常发生于十二指肠第 2 段的壶腹区,大多数发生于 40 岁以上的男性。壶腹癌早期即可引起胆道梗阻,黄疸是壶腹癌的早期症状之一,呈进行性加重。常有上腹痛、上消化道出血、发热、贫血、食欲缺乏、恶心、呕吐及胆囊肿大、肝大。

(2)超声图像特征

1)肿瘤一般体积较小,直径都<3 cm,位于胰头及下腔静脉的右侧。

2)肿瘤可呈低回声、中等回声或高回声,边界不清,扩张的胆管在此肿物处中断。

3)胰头正常,有时可见胰头内胆管扩张,管内可见肿瘤回声。

4)肝内、外胆管均匀性扩张,胆管内有时可有胆泥沉积。

5)主胰管全程扩张,内径>3 mm。

6)淋巴结肿大,周围大血管受侵犯(图 7-19,动态图 7-7,动态图 7-8)。

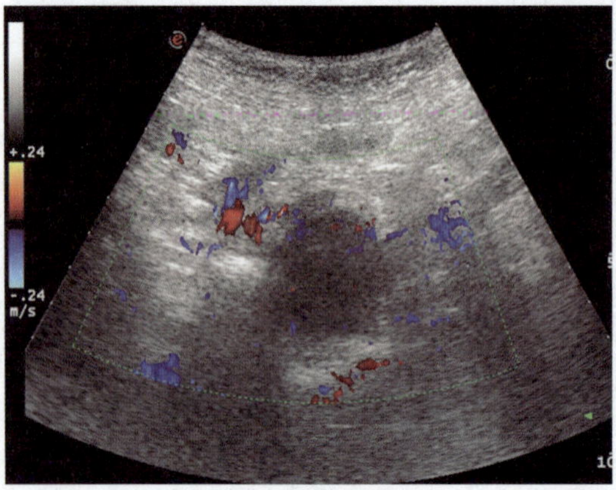

图 7-19　壶腹癌

动态图 7-7　壶腹癌二维超声

动态图 7-8　壶腹癌造影

病史要点：患者，女，78 岁。于胆总管下段见实性低回声团块

二、典型例题与解析

A1 型题(单选题)

1. 急性胰腺炎时胰腺呈无回声，其后方脾静脉和门静脉难以显示，这种超声表现的病理基础为(　)

A. 胰腺间质水肿、充血、炎细胞浸润　B. 胰腺外周组织水肿

C. 胰腺周围的渗出液影响　D. 胰腺组织坏死液化所致

E. 出血及皂化灶形成

2. 急性胰腺炎的超声征象应除外(　)

A. 胰腺弥漫性增大　B. 胰腺周边脂肪增多

C. 胰腺回声减弱　D. 胰腺周围积液

E. 胰腺轮廓模糊

3. 关于慢性胰腺炎和弥漫性胰腺癌的鉴别，不支持前者的是( )

A. 形态可基本正常
B. 可引起胆管和胰管的梗阻
C. 无浸润性生长
D. 淋巴结小而少
E. 不侵犯血管

4. 下列关于胰腺囊肿的描述，错误的是( )

A. 胰腺囊肿分为假性囊肿和真性囊肿两种
B. 假性囊肿由纤维组织增生包裹形成，本身没有上皮细胞
C. 胰腺假性囊肿形成后也可自发消失
D. 胰腺真性囊肿较假性囊肿多见
E. 真性囊肿分为先天性囊肿、潴留性囊肿和寄生虫性囊肿

5. 胰岛素瘤的声像图特点应除外( )

A. 肿瘤常较小，平均直径为 1～2 cm
B. 胰管不扩张或轻度扩张
C. 胰腺体、尾部多见
D. 边界不清，回声不均匀的低回声结节
E. 较大肿块内可见继发性改变，如液化坏死或钙化等

6. 关于胰腺癌的声像图改变，不正确的是( )

A. 以胰头多见
B. 肿瘤向周围组织蟹足样浸润
C. 肿瘤内部呈低回声，出现继发性改变时可见强回声斑点
D. 肿块多数后方回声增强
E. 可引起胆管或胰管的狭窄、梗阻

7. 壶腹癌和胰腺癌鉴别诊断时，壶腹癌一般不会出现的异常是( )

A. 肿瘤体积较小，轮廓较清晰
B. 胆管扩张长度达 8～11 cm
C. 胰头发现实性占位
D. 多向扩张的胆管腔内隆起
E. 胰管轻度扩张

A2 型题(单选题)

8. 一急性腹痛的患者，超声检查发现胆囊内多发结石，胰腺弥漫性肿大，回声减弱，不均匀，脾静脉细窄，胰腺周围可见弱回声带，肠管扩张，腹腔见大量透声不好的积液，最可能的诊断为( )

A. 水肿型胰腺炎
B. 急性胆囊炎
C. 肠梗阻
D. 慢性胰腺炎

E. 出血坏死型胰腺炎

9. 患者反复发作性上腹不适伴脂肪泻，超声显示胰腺体积缩小，边缘不规则，实质回声增强，不均匀，主胰管串珠状扩张并呈断续状，内见强回声结石，超声诊断考虑为（　）

A. 急性胰腺炎　　B. 胰腺囊腺瘤

C. 胰腺结核　　D. 慢性胰腺炎

E. 胰腺癌

10. 成年男性，于急性胰腺炎恢复期做超声检查，于胰腺体尾部探及 11 cm×8 cm 边界清晰、包膜完整、较薄的囊性病变，最可能的诊断是（　）

A. 胰腺假性囊肿　　B. 胰腺潴留

C. 左肾囊肿　　D. 胰腺囊腺瘤

E. 腹膜后淋巴瘤

11. 一女性患者因周期性低血糖行超声检查，于胰腺体部探及 17 mm 边界清晰、包膜规整的卵圆形均匀性低回声结节，其诊断最可能为（　）

A. 胰腺囊腺瘤　　B. 胰腺癌

C. 胰腺真性囊肿　　D. 胰腺腺瘤

E. 胰岛素瘤

12. 患者老年女性，近 1 个月来常感进食后腹胀、腹痛，消瘦，1 周前出现黄疸。超声检查发现胰头区有一不规则低回声团块，直径约 26 mm，边缘不规整，与周围组织分界不清，胰管及胆总管均可见明显扩张，下腔静脉受压移位，少量腹水。最可能的诊断是（　）

A. 急性胰腺炎　　B. 慢性局限性胰腺炎

C. 胰头癌　　D. 胰腺囊腺瘤

E. 胰岛素瘤

13. 患者中年女性，无明显不适，超声见胰腺尾部可见一囊性结构，包膜光整，可见多个分隔，囊壁较厚并伴乳头状结节附着，囊液透声良好。最可能的诊断是（　）

A. 胰腺癌　　B. 胰腺脓肿

C. 胰腺假性囊肿　　D. 胰腺腺瘤

E. 胰腺囊腺瘤

A3 型题(单选题)

（第 14～16 题共用题干）

一成年男性患者，暴饮暴食后突发上腹部剧烈疼痛 1 天，并伴发热、恶心及呕吐，实验室检查白细胞计数明显升高，临床拟诊为急性胰腺炎。

14. 以下最符合急性胰腺炎超声表现的是(　)

A. 胰管串珠状扩张

B. 胰腺弥漫性肿大,回声减弱或强弱不均

C. 胰腺合并囊肿

D. 胰管内结石

E. 小网膜囊积液

15. 为明确诊断,应首选的检查是(　)

A. 红细胞沉降率　　B. 凝血时间

C. 肝功能　　D. 血淀粉酶、尿淀粉酶

E. 血培养

16. 急性胰腺炎的间接征象不包括(　)

A. 胆囊壁增厚　　B. 脾静脉细窄

C. 胰管扩张　　D. 后腹膜皂化灶形成

E. 胰腺腺体变薄

(第 17～19 题共用题干)

某患者因腹痛 1 个月余,近日出现黄疸前来就医,曾有胰腺炎病史,超声示肝内、外胆管轻、中度扩张,胰头区可见 45 mm 边界欠清、形态较规整的低回声实性肿块,内可见斑点状钙化,后方回声增强,其余腺体组织表面不光滑,回声粗糙。

17. 最可能的诊断为(　)

A. 胰头癌　　B. 慢性局限型胰腺炎

C. 胰腺结核　　D. 急性坏死性胰腺炎

E. 肝细胞黄疸

18. 若想进一步鉴别诊断,下列最具诊断意义的是(　)

A. 病灶的边界及大小

B. 病灶内部的回声情况

C. 胰管是否可穿入肿块内部而不被截断

D. 胆管的扩张程度

E. 周围淋巴结肿大情况

19. 下列更具确诊意义的是(　)

A. CT　　B. ERCP

C. 超声引导下多点穿刺活检　　D. 磁共振

E. 血管造影

（第 20～22 题共用题干）

一患者的超声图像显示于胰腺尾部可见包膜光整的多房性囊性结构，囊壁较厚并伴乳头状结节及钙化斑附着，囊腔内透声良好，可见较粗大的高回声光带分隔。

20. 最可能的诊断是（　）

A. 胰腺脓肿　　B. 胰腺腺瘤

C. 胰腺假性囊肿　　D. 胰腺癌

E. 胰腺囊腺瘤

21. 关于该疾病，错误的说法是（　）

A. 是由导管上皮发生的良性肿瘤　　B. 可分为浆液性及黏液性两种

C. 黏液性有恶变倾向　　D. 可以行内引流或外引流进行治疗

E. 发生癌变时，可有肝脏及脾脏的转移

22. 最需要和该病进行鉴别的是（　）

A. 胰腺癌伴液化坏死　　B. 胰腺假性囊肿

C. 胃淋巴瘤　　D. 胰腺周围动脉瘤

E. 左肾上腺囊肿

（第 23～25 题共用题干）

患者中年女性，偶发右上腹痛 3 年，上腹痛伴背部疼痛 1 天。近 3 年来偶有右上腹部疼痛，伴或不伴恶心、呕吐。1 天前发生上腹部疼痛，伴背部疼痛，无明显发热。查体：急性病容，巩膜可疑黄染；腹平软，上腹部偏左有压痛，无腹水，肠鸣音正常。

23. 结合病史，应首先考虑（　）

A. 胆囊结石　　B. 胆管结石

C. 胆石性胰腺炎　　D. 溃疡病穿孔

E. 肾结石

24. 为确诊，必要的检查是（　）

A. 血常规　　B. 肝功能

C. 血、尿淀粉酶　　D. 红细胞沉降率

E. 血胆红素

25. 超声提示胆囊内有多发强回声伴声影，胆总管直径为 8 mm，为确诊胆管结石还应进行的检查是（　）

A. 腹部 X 线片　　B. CT

C. 静脉胆管造影　　D. 内镜逆行胰胆管造影

E. 经皮经肝胆管造影术

答案及解析

A1 型题

1. A

解析：急性胰腺炎时胰腺间质水肿、充血、炎细胞浸润，使胰腺回声减低，后方脾静脉和门静脉难以显示。

2. B

解析：急性胰腺炎的超声征象包括胰腺弥漫性增大、回声减弱、周围积液、胰腺轮廓模糊等，无胰腺周边脂肪增多征象。

3. B

解析：慢性胰腺炎不会引起胆管和胰管的梗阻。

4. D

解析：胰腺假性囊肿较真性囊肿多见。

5. D

解析：胰岛素瘤一般为边界清晰、回声均匀的低回声结节。

6. D

解析：胰腺癌肿块多数后方回声减弱，这是大量纤维结缔组织增生的结果。

7. C

解析：壶腹癌和胰头癌的鉴别要点为解剖部位及胆管、胰管的状态，壶腹癌一般胰头未见明显异常，但肿块发生于临界部位或晚期相互浸润时则无法区别。

A2 型题

8. E

解析：急性胰腺炎最常见的诱因是胆道系统疾病和酗酒、高血脂等，它分为水肿型和出血坏死型，后者由于血管被损害，可导致蜂窝织炎、毗邻组织水肿、脂肪坏死和皂化灶形成，腹腔可见大量血性渗出液。

9. D

解析：该患者临床症状及声像图表现符合慢性胰腺炎改变，这是腺泡和胰岛组织萎缩、纤维化、炎性粘连、胰管分泌物淤滞、钙化等所致，需要鉴别的主要是C项，胰腺结核时，胰腺稍增大，胰管常不扩张，实质回声强弱不均匀，腹膜后可见多发结核病灶。

10. A

解析：胰腺假性囊肿继发于胰腺炎症或外伤，位于胰尾部时常较大；潴留性囊肿为真性囊肿，由胰液潴留形成，体积一般不大，位于实质中；左肾囊肿和左肾在各个切面上均相连接；囊腺瘤时，囊壁较厚，可见较厚的强回声间隔带和乳头状实性肿块；腹膜后淋巴瘤为低回声，有继发改变时内部回声可有变化。

11. E

解析：胰岛素瘤由于分泌胰岛素过多而引起患者反复发作性低血糖症。

12. C

解析：胰头癌的超声表现为胰头内不规则或分叶状的肿块，边界不清，后期随着肿瘤增大，引起胆管及胰管的扩张，可出现黄疸。

13. E

解析：胰腺囊腺瘤的超声表现为肿瘤呈类圆形或分叶状，包膜完整，边界较清晰。内呈多房囊性结构，囊腔较大，可有较厚的分隔，囊壁较厚，内壁欠平整，可有乳头状突起。

A3 型题

14. B

15. D

16. E

解析：急性胰腺炎时，胰腺多弥漫性肿大，水肿型回声减弱，出血坏死型呈强回声或强弱混合不均，故第 14 题选 B。血淀粉酶、尿淀粉酶是急性胰腺炎确诊的首选检查项目，故第 15 题选 D。在超声声像图中，胰腺腺体变薄是胰腺萎缩的直接征象，故第 16 题选 E。

17. B

18. C

19. C

解析：胰腺局部发生炎性水肿、蜂窝织炎、出血坏死或纤维组织增生等，使局部肿块呈结节状，可累及胆管，临床称为“肿瘤”形成型胰腺炎，较典型的声像图表现为胰管穿入肿块内、胆总管轻度或中度扩张及病灶内不均质强回声光斑。超声引导下多点穿刺活检是确诊的最佳方法。

20. E

21. D

22. B

解析：胰腺囊腺瘤是导管上皮发生的良性肿瘤，好发于胰体尾部。其中大房囊腺瘤的囊壁较厚，内壁可见实性乳头状突起。胰腺囊腺瘤与胰腺假性囊肿的鉴别十分关键，这是因为治疗方法完全不同，胰腺假性囊肿可做引流处置，而胰腺囊腺瘤不宜做任何外引流或内引流，因为其有恶变倾向。

23. C

24. C

25. D

解析：急性胰腺炎最常见的诱因是胆道系统疾病和酗酒、高血脂等，该患者既往有右上腹痛 3 年病史，是胆囊结石的典型表现，突发上腹痛 1 天考虑胆源性胰腺炎，故第 23 题选 C，血、尿淀粉酶是急性胰腺炎确诊的首选检查，第 24 题选 C；内镜逆行胰胆管造影检查可明确胆总管结石，故第 25 题选 D。

（朱　正　周　超　徐新艳　张宇航）

第8章

脾　脏

第一节　正常脾脏

一、基本知识

(一)正常脾脏解剖

脾是人体最大的淋巴器官和储血器官,位于左上腹部,脾外侧面紧贴膈肌的光滑凹面,有腹膜包裹,内侧面为脏面,前部较大,与胃底及胃体贴近,后部与肾及肾上腺相接触,下部靠近结肠脾曲,中部有脾门,呈纵形凹陷,有血管及神经出入,组成脾蒂。脾呈楔形或长椭圆形,略似豌豆,位于左季肋部的深面、肋膈窦的下方。前缘有2～3个切迹,位于第9～11肋腋前线至腋后线之间,上极可在脊柱左侧2～4 cm处(图8-1)。

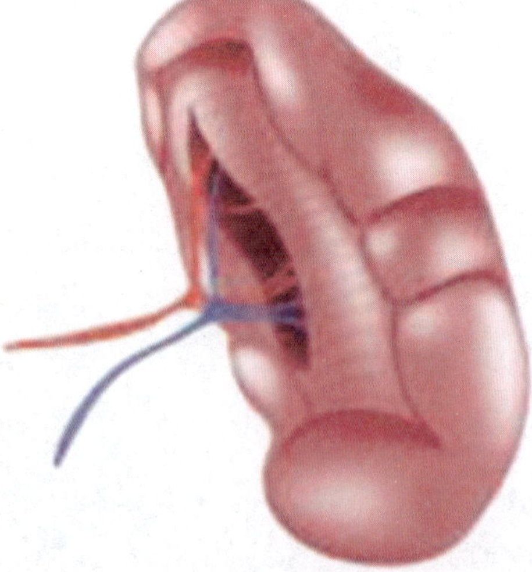

图8-1　脾脏

(二)超声检查方法

1. 右侧卧位　是常规采用的一种体位。患者向右侧卧，左手举起放于头部，使肋间距离增宽，以便于对左侧腋窝前缘至腋后线间的相应肋间逐一进行探查。探头置于腋前线至腋后线间的第 7～11 肋间逐一进行斜切观察比较，常规于经脾门显示脾静脉时留存肋间斜切面图像，需要时测量脾厚度及长径，继之将探头移至左肋缘下，最后将探头长轴垂直于脾长轴放置，观察脾的横切面图像，需要时可测量其横径。

2. 仰卧位　也是常采用的一种体位。将探头置于左侧腋中线至腋后线间的相应肋间进行探查，探头角度应尽量偏向腹侧偏向正中线。显示效果不如右侧卧位清晰、全面；当脾大时，可从肋下进行斜切或从腋中线做冠状切扫查。

3. 俯卧位　不常用的一种体位。探查时，探头上端宜稍倾向患者头部。常在脾较小，右侧卧位或仰卧位显示不满意或找不到脾图像时应用；或在脾显著肿大或腹膜后巨大肿瘤时为鉴别诊断而采用。

(三)正常超声图像特征

1. 脾脏正常超声表现　正常脾脏的肋间斜切面略呈半月形，轮廓清晰，表面光滑、整齐，实质呈等回声，分布均匀，回声一般稍低于正常肝实质。外侧缘呈向外凸的弧形，内侧缘中部向内凹陷，即脾门。脾门可有数条管状无回声区通过，主要为脾静脉，有时尚可见较细小、模糊而搏动的管状回声，即脾动脉。彩色多普勒可显示脾动、静脉的血流及流速。超声探头置于左肋间斜切扫查时脾呈半月形，回声呈等回声(图 8-2)。

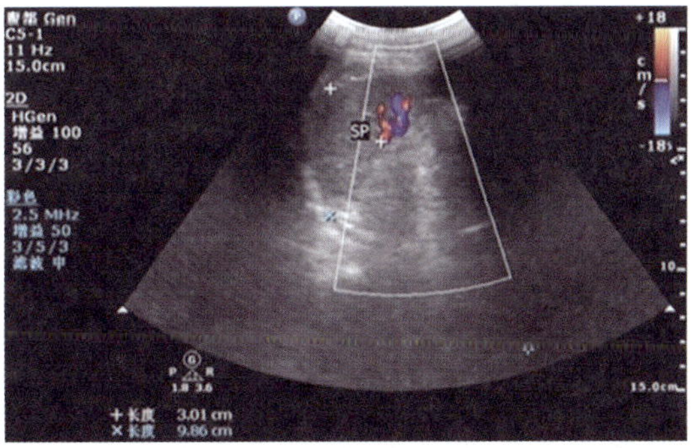

图 8-2　正常脾脏的超声图像

2. 测量方法及正常值　正常脾的大小随年龄及含血量的变化而有所不同，个体差异较大。脾的长度：通过脾肋间斜切面测量，由脾下极最低点至上极最高点间的距离，成年人正常值为 8～12 cm。脾的厚度：通过肋间斜切面显示脾门及脾静脉，测量脾门至脾对侧缘的径线，正常值不超过 4 cm。

二、典型例题与解析

A1 型题(单选题)

1. 关于脾的描述,错误的是(　)
   A. 位于左季肋部稍靠后方的横膈下
   B. 外形似蚕豆或较扁的半球状
   C. 脏面近中央处呈略凹陷状为脾门
   D. 脾长轴自右后向左前斜行
   E. 脾前缘有 2～3 个切迹
2. 过脾门法测量脾,正常的脾长度是(　)
   A. 10 cm
   B. 11 cm
   C. 12 cm
   D. 13 cm
   E. 15 cm
3. 关于脾的毗邻结构,说法正确的是(　)
   A. 脾内下方是左肾
   B. 脾门内后方是胃底及小网膜囊
   C. 在脾外下方、前方是横膈
   D. 胰头指向脾门
   E. 脾内上方是左肾
4. 脾的常规检查方法中,不正确的是(　)
   A. 右侧卧位,左臂置于头侧,于左侧腋前线与腋后线之间的相应肋间探查
   B. 仰卧位,探头置于左肋下探查
   C. 脾较小,可俯卧位探查
   D. 仰卧位左前斜位及右侧卧位为常规采用体位
   E. 脾大时,可于仰卧位从腋中线做冠状扫查
5. 下列有关脾的超声测值,不正确的是(　)
   A. 正常脾长径<11 cm
   B. 正常脾的宽度为 6～8 cm
   C. 正常脾厚度为 3～4 cm
   D. 脾大时,最大长径>13 cm
   E. 脾大时,脾门部厚径成人为 3～4 cm

答案及解析

A1 型题

1. D

解析:脾位于左季肋区后外方肋弓深处,与第 9～11 肋相对,长轴与第 10 肋一致。

2. B

解析:脾长径正常范围为8～12 cm。

3. A

解析:脾的膈面凸起与膈肌相贴,胰尾常达脾门或其附近,脾内下方是左肾。脾下方与结肠脾曲相邻。

4. B

解析:仰卧位检查时,将探头置于左侧腋中线与腋后线间做冠状扫查。

5. D

解析:脾的厚度>4 cm,最大长径>12 cm,提示脾大。

第二节 脾脏疾病

一、基本知识

(一)脾大

1. 临床诊断要点 脾大的病因有很多,可因全身性或系统性疾病、肝病或门静脉阻塞引起。通常无症状。明显增大时可产生腹部症状,如饱胀感、牵拉感及因胃肠受压而出现的消化系统症状。依据脾大程度的不同,可分为以下3种。①轻度肿大:脾形态轮廓未见异常,各径线测值稍大于正常值,但仰卧位检查,深吸气时脾下极不超过肋弓下缘3 cm(图8-3)。②中度肿大:脾明显增大,但下极不超过脐水平线。③重度肿大:脾下极超过脐水平线以下,并可显示脾周围器官受压移位或变形。

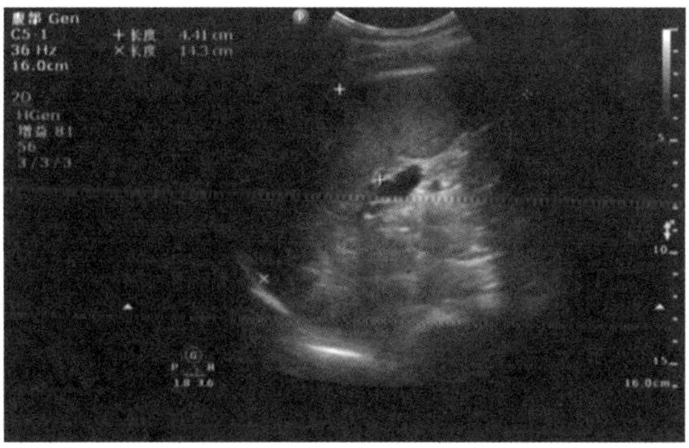

图8-3 脾大超声图像

2. 超声图像特征

(1)正常脾在左肋缘下不能探及,其前缘不超过腋前线,当超声显示脾超过上述范围时,应提示脾大。

(2)脾厚度>4 cm 或脾长度>12 cm 时,应考虑有脾大的可能。

(3)脾内回声改变与病因密切相关,感染性脾大以轻度肿大多见,内部回声均匀;淤血性脾大时脾静脉增宽,脾内静脉扩张,脾内回声随时间的推移由低向高变化;血液病性脾大时,肿大程度多较显著,其内部因细胞浸润表现为回声减低。

(二)副脾

1. 临床诊断要点　副脾是由于胚胎期一些脾组织胚芽未融合而形成的。

2. 超声图像特征

(1)常见位于脾门区、脾缘内侧及胰尾部靠近脾动脉处,偶可见于脾结肠韧带及左肾周围(图 8-4)。

(2)可单发或多发,边缘清晰、包膜完整,与正常脾分界清楚。

(3)结节内多无血流信号。

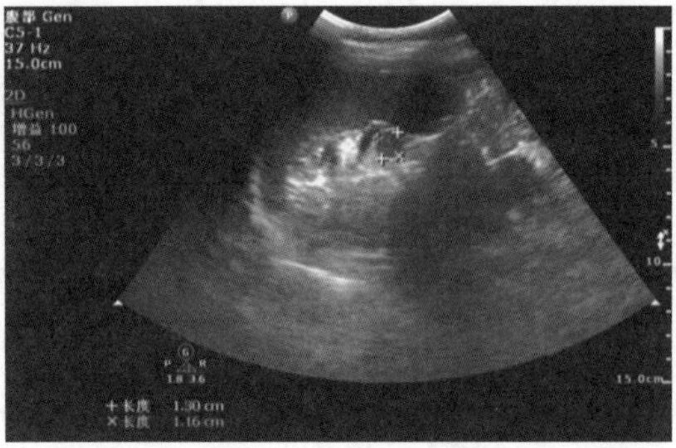

图 8-4　副脾超声图像

(三)脾囊肿

1. 临床诊断要点　脾囊肿是脾内的囊性病变,可分为寄生性囊肿和非寄生性囊肿。非寄生性囊肿分为真性囊肿和假性囊肿,真性囊肿较少见,多数是假性囊肿。脾囊肿临床无症状,多在体检时发现。脾囊肿包括以下 5 种类型。①真性囊肿:一般为单发,多位于包膜下,壁薄,囊内含浆液,偶尔发生囊内出血,囊肿周围出现厚壁纤维组织。②表皮样囊肿:有纤维性厚壁,囊内壁光滑,覆以鳞状上皮,有小梁,囊内为红色或棕色黏稠液体,含胆固醇结晶。③假性囊肿:继发于外伤性血肿,脾梗死吸收后,囊壁为致密性结缔组织,无内衬上皮,囊内容物为浆液性或血性液体。④脾棘球蚴囊肿:由感染性棘球蚴幼虫引起,大多为单发,囊壁分两层,内囊由角质层及生发层组成,外囊壁较厚,由周围被挤压的脾组织及纤维组织构成，囊内多为清亮液体，囊壁内可出现钙化。

2. 超声图像特征

(1)真性囊肿：脾内见类圆形无回声区，囊壁薄而清晰，内透声佳(图 8-5)。

(2)表皮样囊肿：单发，囊壁可见，内部可见弥漫性弱、中等强度的回声，其后壁及后方组织回声增强。

(3)假性囊肿：囊壁厚，病变多位于脾包膜下，若囊壁钙化，可显示斑块状强回声伴声影。

(4)脾棘球蚴囊肿：内有子囊或孙囊形成“囊中囊”，内壁脱落时，囊内出现不规则条带状回声，呈蜂窝状或车轮状。

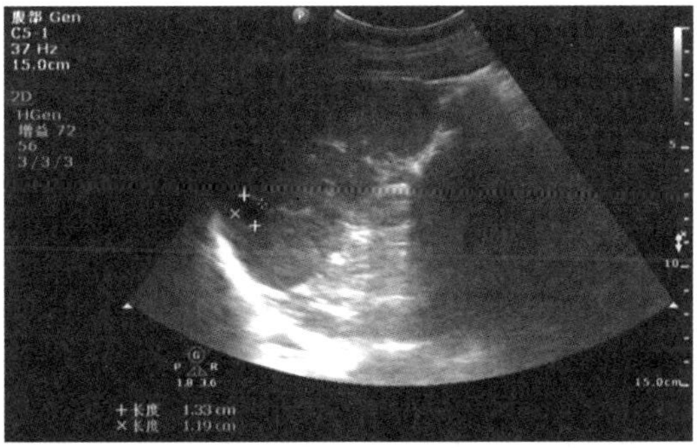

图 8-5 脾囊肿超声图像

(四)脾血管瘤

1. 临床诊断要点　脾血管瘤是最常见的脾良性肿瘤，多为海绵状血管瘤。是脾血管组织的先天性发育异常及出生后先天性发育异常的血管组织不断生长所致。临床无明显症状，多在体检时发现。常分为结节型血管瘤和弥漫型血管瘤。也可分为毛细血管瘤、海绵状血管瘤和混合型血管瘤。

2. 超声图像特征

(1)结节型血管瘤：与肝血管瘤声像图特征相似，可表现为单发或多发，大小不等，大部分表现为边界清晰、边缘不规则的回声增强区，有的可见周围血管进入病灶的边缘裂隙现象。瘤体内回声一致，其间可见回声较低的圆点状或细管状结构。瘤体较大者表现为分布不均匀的低回声、混合回声或瘤体内血窦形成的不规则无回声区。当有纤维化时，回声呈现不均匀性增高(图 8-6)。

(2)弥漫型血管瘤：脾不同程度肿大和外形改变，脾内弥漫多发大小不等结节，边界显示不清，彩色多普勒血流显像(CDFI)显示肿块周边有绕行的动脉和门静脉样血流，内部无血流。超声造影表现——多数病灶增强早期呈均匀或不均匀性增强，晚期消退。

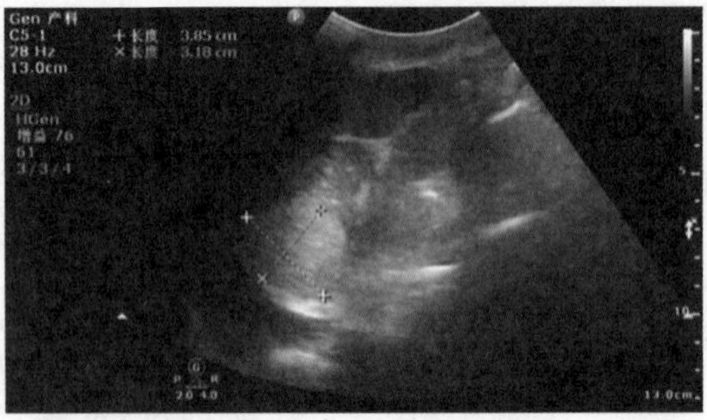

图 8-6　脾血管瘤超声图像

(五)脾转移瘤

1. 临床诊断要点　脾转移瘤的出现是恶性肿瘤血行转移的表现，多部位的恶性肿瘤均能转移到脾。常见的原发肿瘤有胃癌、肺癌、卵巢癌、乳腺癌等(图 8-7)。早期病灶小时可无临床症状，多在复诊超声时发现。转移灶较大时可有左上腹季肋区胀痛。

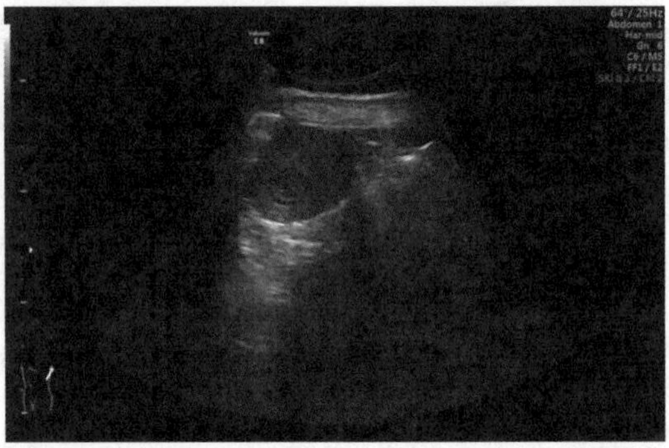

图 8-7　脾转移瘤超声图像(转移瘤来源于肺癌)

2. 超声图像特征

(1)声像图较复杂：共同表现为不同程度的脾大和脾实质内团块状回声，内部回声水平与肿瘤的病理结构相关。

(2)组织界面多的肿瘤呈高回声或混合回声；组织界面少的肿瘤呈弱回声，甚至无回声；肿瘤内部有坏死、液化者，可类似囊肿表现；肿瘤形态可不规则，周围水肿或有较多血管者，可出现低回声晕环。

多结节融合转移灶可呈巨块形。直接浸润的脾转移瘤常于脾脏面开始，与胰尾或胃底肿块相连分界不清，逐渐向脾实质内发展，伴脾门淋巴结肿大。

(六)脾淋巴瘤

1. 临床诊断要点 淋巴瘤分为霍奇金淋巴瘤和非霍奇金淋巴瘤。脾是淋巴瘤最易累及的实质性脏器,原发性脾淋巴瘤较淋巴瘤脾受侵少见,但仍是最常见的脾原发肿瘤之一。临床上常表现为乏力、消瘦、低热、颈部淋巴结肿大或腹膜后淋巴结肿大。

2. 超声图像特征 当恶性淋巴组织弥漫性浸润脾时,脾呈弥漫性肿大,实质回声减低,分布尚均匀;当恶性淋巴组织局限性浸润时,脾内可见单个或多个低回声区,境界清晰;病变进展时,团块可呈弥漫分布或融合成巨块状,血流可轻-中度增多。超声造影对是否累及脾的诊断有一定帮助,化学治疗后病灶可表现为网格样增强或无增强。依据影像学表现可将其分为 4 型。

(1)Ⅰ型:脾正常或增大,内部回声减低,无占位性病变特征。

(2)Ⅱ型:粟粒样病变。脾实质内可见密布的小弱回声区,间以较厚的高回声分隔,呈筛孔样。

(3)Ⅲ型:多灶病变。脾实质内多发低或极低回声病灶,无包膜,内部回声均匀。当肿瘤融合时,可呈分叶状。最大径>10 cm。CDFI 示肿瘤内可见动脉血流信号(图 8-8)。

(4)Ⅳ型:孤立性病变。脾实质内单发低回声肿物,形态不规则,边界清晰,肿瘤内部可发生液化坏死,可见无回声区(图 8-9)。

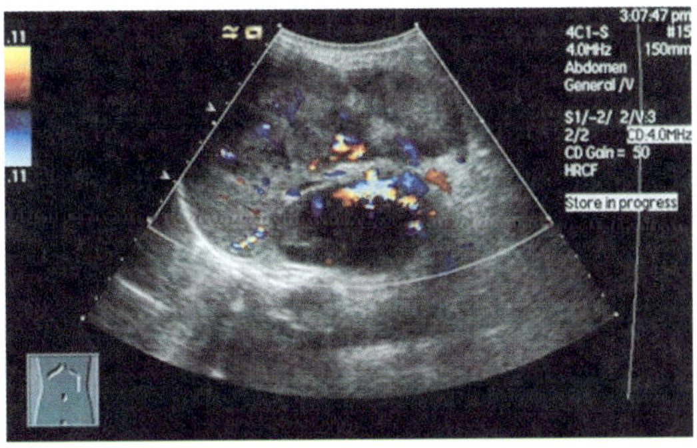

图 8-8 脾淋巴瘤多灶病变超声图像

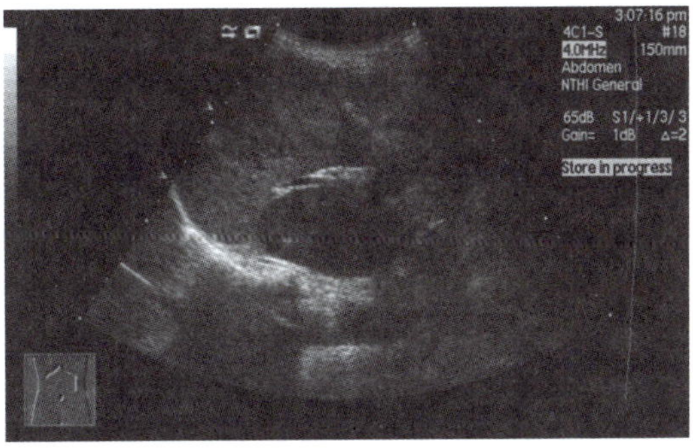

图 8-9 脾淋巴瘤孤立性病变超声图像

二、典型例题与解析

A1 型题(单选题)

1. 脾囊肿的特点有( )

A. 先天性

B. 少见

C. 常见

D. 无临床意义

E. 有特异性

2. 关于脾破裂，描述错误的是(　)

A. 真性脾破裂表现为脾轮廓线中断

B. 脾实质内可见不规则液性暗区

C. 腹腔内可见液体

D. 脾实质内可见形态规则的稍高回声区

E. 脾被膜下可见扁平状或不规则性无回声区

3. 关于脾中央破裂与真性脾破裂的鉴别诊断，更支持后者的是(　)

A. 脾被膜下可见扁平状或不规则性无回声区

B. 脾被膜和实质的不连续及脾周围出现液性无回声区

C. 脾实质内的不规则液性暗区

D. 脾被膜模糊不清而脾内及脾周无异常回声

E. 脾体积增大，被膜及实质均正常

4. 需急诊超声检查的有：①腹膜后肿大淋巴结；②创伤后肝、脾破裂；③胰腺假性囊肿；④消化道大出血；⑤异位妊娠破裂(　)

A. ②⑤　　B. ①④

C. ②④⑤　　D. ③④

E. ①②③⑤

5. 脾破裂的声像图特征有：①脾包膜及边缘不规则、连续性中断；②脾周或腹腔积液；③脾实质回声异常；④脾包膜下无回声或低回声(　)

A. ②④　　B. ①②③④

C. ①②③　　D. ①③

E. ①②③⑤

6. 关于脾大的描述，错误的是(　)

A. 深吸气时，脾下缘不超过脐孔水平为轻度

B. 轻度，在仰卧位深吸气时，脾下缘在肋缘下 2～3 cm

C. 轻度，脾形态正常

D. 重度，脾门切迹消失，脾下缘超过脐孔水平

E. 轻度，脾各径线可稍有增加

7. 常规超声检查脾时，发现脾门区一个圆形小结节，边界清晰，与脾回声相等。最可能的诊断是(　)

A. 外生性脾囊肿　　B. 副脾

C. 脾门肿大淋巴结　　D. 脾转移瘤

E. 脾血管瘤

8. 超声鉴别副脾与脾门区淋巴结肿大的主要依据是( )

A. 两者回声的不同
B. 两者大小、形态的区别
C. 是否有与脾动、静脉连通的血管
D. 两者位置的不同
E. 副脾常单发、淋巴结常多发

9. 脾淋巴瘤超声表现中,以下说法不正确的是( )

A. 强回声区
B. 无回声区
C. 壁薄可有声隔
D. 境界清楚
E. 后壁回声增强

10. 脾的转移癌常见于( )

A. 肝癌
B. 胰腺癌
C. 乳腺癌
D. 结肠癌
E. 多发性骨髓瘤

11. 脾良性肿瘤中最常见的是( )

A. 脾淋巴管瘤
B. 脾海绵状血管瘤
C. 脾炎性假瘤
D. 脾错构瘤
E. 脾棘球蚴病

12. 肿瘤脾脏转移( )

A. 见于肿瘤广泛转移
B. 很常见
C. 通常是肿瘤转移的第一个部位
D. 不常见
E. 无临床意义

A2 型题(单选题)

13. 患者,男,44 岁。1 周前摔倒后左上腹受撞击,随即出现左上腹疼痛不适。超声可见:脾实质近脾门部可见 1.5 cm×2.0 cm 无回声区,形态规则,边界清晰;CDFI:其内未见明显血流信号,周边可见脾血管绕行。超声诊断( )

A. 脾实质血肿
B. 副脾
C. 脾动脉瘤
D. 脾静脉血栓
E. 游走脾

14. 患者,女,66 岁,消瘦,脾增大,回声轻度减低,实质内探及多个圆形低回声及弱回声结节,大小不等,边界清楚,内部回声较均匀。超声提示( )

A. 脾恶性淋巴瘤
B. 脾结核
C. 脾梗死
D. 脾血管瘤

E. 脾转移癌

15. 患者，女，55 岁。左肋部不适，近日加重。既往史：乳腺肉瘤切除术后。超声描述：脾上极可探及 8.0 cm×8.3 cm 不均质回声区，形态不规则，边界清。最可能的诊断为( )

A. 脾大、脾血管瘤
B. 脾大、脾血肿
C. 脾大、转移性脾肿瘤
D. 脾大、脾脓肿
E. 游走脾

A3 型题(单选题)

(第 16～19 题共用题干)

患者，男，55 岁。发生车祸后 2 小时，左侧肋骨骨折，血压正常。

16. 超声检查：腹腔未见明显液性暗区。肝实质回声稍粗糙，胰腺未见明显异常。脾被膜下有少量不规则片状液性暗区，相邻脾实质可见局限性弱回声区，范围约 23 mm×32 mm，最可能的诊断是( )

A. 肝挫裂伤
B. 脾破裂
C. 肺损伤
D. 胃破裂
E. 肠破裂

17. 该患者首选的治疗方案是( )

A. 剖腹探查术
B. 脾修补
C. 脾栓塞
D. 在密切观察下采取非手术治疗
E. 不能采取非手术治疗

18. 患者 2 天后由于用力过度，突然出现左上腹剧烈疼痛。最可能发生( )

A. 迟发性脾破裂
B. 肝破裂
C. 肺损伤
D. 胃破裂
E. 肠破裂

19. 该患者急行超声检查可见：腹腔大量液性暗区，脾周片状液性暗区，肝肾间隙条状液性暗区，盆腔片状液性暗区，脾被膜连续性中断，此时可诊断为( )

A. 真性脾破裂
B. 中央破裂
C. 被膜下血肿
D. 被膜下血肿合并中央破裂
E. 边缘破裂

答案及解析

A1 型题

1. B

解析：脾囊肿较少见，真性囊肿更少见，75％为假性囊肿。

2. D

解析：脾破裂可为形态不规则的无回声区、低回声区或回声增强区。脾的轮廓线中断，腹腔内液性暗区均提示脾破裂。形态规则的稍高回声区多为脾血管瘤的可能。

3. B

解析：真性脾破裂为脾实质和包膜同时破裂，发生腹腔内大出血，轻者为线形裂隙，重者为粉碎性破裂。因此选 B。

4. A

解析：创伤性肝、脾破裂和异位妊娠破裂为危及生命的疾病，需急诊超声检查。急性消化道大出血应采取急诊内镜检查。腹膜后肿大淋巴结和胰腺假性囊肿不是急诊。

5. B

解析：以上①②③④4 项均为脾破裂声像图特征。

6. A

解析：深吸气时，脾下极在肋缘下 2～3 cm 为轻度肿大，脾下极在肋缘下＞3 cm 至脐平面为中度肿大，超过脐平面为重度肿大。

7. B

解析：脾囊肿、脾血管瘤及脾淋巴瘤位于脾实质内。脾门处肿大淋巴结多为低回声，与脾回声相等的结节考虑副脾的可能性大。

8. C

解析：超声鉴别副脾的主要依据是 CDFI 检查结节与脾间是否有与脾动、静脉连通的血管。

9. A

解析：脾淋巴瘤超声表现为单个或多个低回声区，境界清晰。

10. C

解析：脾转移癌可来源于消化道及鼻咽、肺、乳腺、卵巢等器官。胰尾、胃底及腹膜后恶性肿瘤也可直接浸润。

11. B

解析：脾血管瘤多为海绵状血管瘤，偶为毛细血管瘤，海绵状血管瘤是脾最常见的良性肿瘤。

12. A

解析：出现转移瘤是血行转移的表现。恶性肿瘤均能转移到脾。

A2 型题

13. A

解析：因患者有明确外伤史，脾实质内无回声区考虑脾实质血肿的可能性大。

14. A

解析：脾占位性病变均可引起脾大。脾梗死超声表现为尖端朝向脾门部的楔形或不规则形回声异常区。脾转移癌形态多不规则，脾血管瘤回声多增强，该患者的超声表现符合脾恶性淋巴瘤的诊断。

15. C

解析：结合病史首选脾大、脾转移性肿瘤巨块形改变。

A3 型题

16. B　　17. D　　18. A　　19. A

解析：患者有外伤史，脾实质内局限性弱回声区考虑脾破裂的可能。脾被膜下少量不规则片状液性暗区考虑脾破裂所致脾被膜下血肿的可能。由于被膜尚完整，首选治疗方案为在密切观察下采取非手术治疗。2 天后由于用力过度，最可能发生迟发性脾破裂。腹腔大量液性暗区，脾被膜连续性中断，此时可诊断为真性脾破裂。

（张丽娟）

（本章部分图片由戚庭月、陈祖乾、朱德仓、杨光斌提供，在此一并致谢）

第三篇

泌尿生殖超声

第9章

正常泌尿生殖系统

一、基本知识

(一)正常泌尿生殖系统解剖

1. 肾　肾位于腹膜后脊柱两旁的肾窝中，外形似蚕豆，右肾较左肾低1～2 cm。肾的内侧缘凹面为肾门所在，此处有肾动脉、肾静脉、输尿管、淋巴管和神经出入。正面观由前向后分别为肾静脉、肾动脉、肾盂输尿管连接处，自上而下分别为肾动脉、肾静脉、肾盂输尿管连接处，三者合称为肾蒂。

肾分为肾实质和肾窦两部分，而肾实质分为皮质和髓质，其厚度为1.5～2.5 cm。皮质在外层，并有一部分伸入到髓质锥体之间，形成肾柱。髓质在内层，由15～20个锥体组成。肾锥体在肾窦周围呈放射状排列，锥体的尖端即为肾乳头。肾乳头与肾小盏相接，输尿管上端扩大部分组成肾盂，并自肾门进入肾窦。肾包膜是位于肾表面的一层纤维膜，肾周筋膜则呈囊状包裹肾，内含有丰富的脂肪组织，起固定和保护肾的作用(图9-1)。

肾动脉：起源于腹主动脉，在肠系膜上动脉分支下方的两侧分出右肾动脉和左肾动脉，肾动脉入肾在肾门处分成5支，分别是上极支、前上支、前下支、后支和下极支，称段动脉。段动脉再分出叶间动脉进入肾柱，沿锥体周围向肾表面伸展，待达到锥体底部的髓质和皮质交界处时，叶间动脉呈弓状转弯称弓形动脉。自弓形动脉起，小叶间动脉呈直角形向皮质分出入球小动脉进入肾小球。

肾静脉：肾静脉分支在肾门附近汇合成肾静脉。右肾静脉短，沿右肾动脉前方，直接汇入下腔静脉。左肾静脉离开左肾后，沿左肾动脉前方向内侧，绕过腹主动脉前方，穿过肠系膜上动脉与腹主动脉之间向右汇入下腔静脉。

2. 输尿管　输尿管是一对细长肌性的管道状结构，连接肾盂与膀胱，成人输尿管长20～34 cm，内径0.5～0.7 cm。输尿管全程分为3段：肾盂输尿管连接部至髂血管处为上段(腹段)，髂血管至膀胱壁为中段(盆段)，膀胱壁外层至输尿管膀胱开口处为下段(膀胱壁内段)。

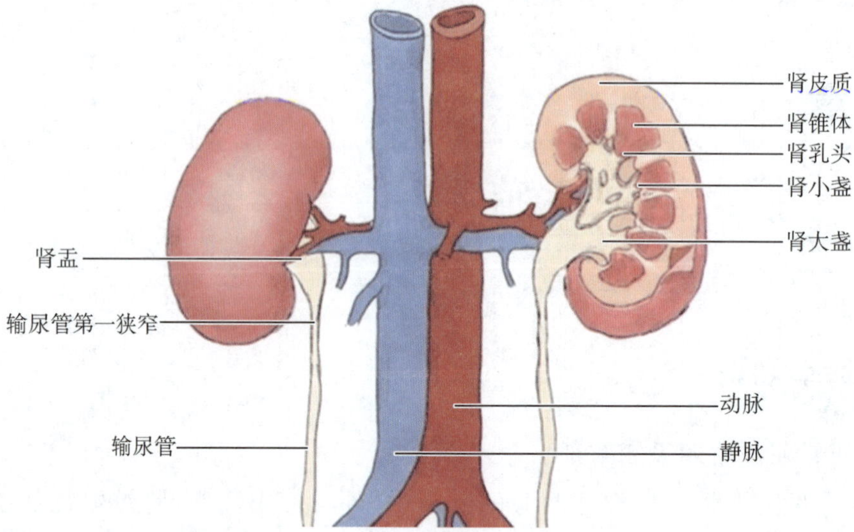

图 9-1　肾的解剖示意图

每侧输尿管有 3 个生理性狭窄处：第一狭窄位于肾盂和输尿管移行处；第二狭窄位于输尿管跨越髂血管处；第三狭窄为输尿管膀胱连接部。这 3 个狭窄处是结石阻塞的常见位置。

3. 膀胱　膀胱位于盆腔，由浆膜、肌层和黏膜组成。正常成年人膀胱容量为 350～500 ml，膀胱分尖、体、底、颈 4 部分，膀胱尖部朝向前上方，膀胱底部朝向后下方，尖部与底部之间为膀胱体部，膀胱颈部位于膀胱的最下方，与男性前列腺及女性盆膈相连。膀胱后方男性有直肠、精囊和输尿管。女性有子宫和阴道上部，上方有肠管。膀胱底部内面有一个三角形区域为膀胱三角区，是肿瘤、结核和炎症的好发部位。膀胱主要功能是储尿和排尿，正常人每次排尿后一般还有少量尿液残留，正常成人残余尿量为 10～15 ml。

4. 前列腺　前列腺是由腺体和纤维肌肉组成的腺肌性器官，外有包膜，其基底向上，尖部朝下，呈倒置的栗形，前列腺位于耻骨联合后，直肠前，尿生殖膈之上，膀胱部下方，前列腺与输精管、精囊紧密相邻，射精管由上部进入前列腺，并开口于前列腺尿道精阜部（图 9-2）。

前列腺传统上分为前叶、中叶、后叶和左、右侧叶。在组织切片上，前列腺可分为两个明显不同的腺区，因此可将前列腺分为内腺区和外腺区，内腺对雌激素、雄激素均敏感，是前列腺增生的好发部位；外腺只对雄激素敏感，是前列腺肿瘤和炎症的好发部位。McNeal 把前列腺的腺体组织划分为中央区、外周区和移行区，临床上周缘区是前列腺癌的好发部位，移行区是前列腺增生的好发部位。

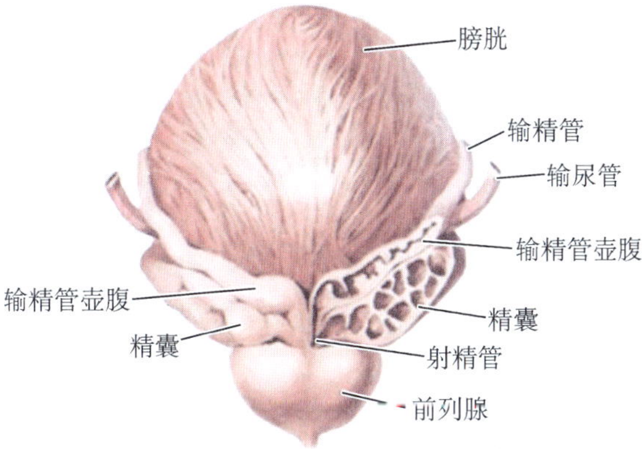

图 9-2　前列腺解剖示意图

5. 肾上腺　肾上腺位于腹膜后脊柱两侧、双侧肾的上方，右侧肾上腺多呈三角形或锥形，位于肝、右肾及下腔静脉形成的三角形区域中；左侧肾上腺多为扁平半月形，位于脾、左肾及腹主动脉形成的三角形区域中。肾上腺表面外被一层薄的包膜，周围为脂肪组织。

肾上腺是人体重要的内分泌器官，皮质较厚，位于表层，约占成人肾上腺的 90%，由外向内分为球状带、束状带和网状带。髓质由交感神经细胞和嗜铬细胞组成。

（二）超声检查方法

1. 肾的超声检查方法

（1）仰卧位：将超声探头置于受检者腋后线第 11 肋间下缘，声束指向内侧偏前方，通过肝、脾作为透声窗扫查右肾和左肾，纵切面测量长径（肾上极顶端至下极顶端），观察肾内结构包括皮质、锥体、集合系统和血管。必要时可采用侧卧位扫查，可使肠管移向对侧，有利于肠道气体较多者肾的显示，同时有助于输尿管的显示。

（2）仰卧位：将超声探头声束垂直于受检者身体长轴或稍向上倾斜，获得肾横断面和肾门部血管长轴断面，测量宽径（肾门至对侧外侧缘）及厚径（前缘至后缘），同时了解肾门部血管以及是否有肾门部淋巴结肿大（动态图 9-1）。

（3）必要时受检者取俯卧位扫查，将探头放置于受检者脊柱旁，对肾进行纵切面及横切面扫查，有时肾上极因肺气体影响显示不佳，可嘱患者深呼气后屏气检查，这样有利于避开肋骨影响，容易获得整个肾的声像图。

（4）需根据被检者的实际情况，取不同体位做不同切面的扫查，将肾和周围结构显示清楚，注意观察肾的位置、形态、大小、包膜、肾周情况，肾实质、集合系统、肾盂输尿管连接处和输尿管上段以及肾内血管等。

动态图 9-1　仰卧位超声纵切面及横切面扫查肾

2. 输尿管超声检查方法

(1)经侧腰部显示肾窦或积水的肾盂,沿着肾盂及输尿管探测到输尿管腹段或部分盆段输尿管。

(2)俯卧位经背部显示肾窦或积水的肾盂,沿着肾盂及输尿管探测到髂嵴以上的腹段输尿管。

(3)仰卧位经腹壁先找到髂动脉,在髂动脉前方旋转探头,找到扩张的输尿管,以充盈的膀胱为声窗,探测膀胱后方及膀胱壁内段输尿管。

3. 膀胱超声检查方法　经腹壁扫查,受检者取仰卧位,将探头置于耻骨联合上方,将探头纵向置于受检者腹正中线处左右侧动,进行纵向扫查,之后探头旋转 90°,横向扫查膀胱。此外,也可做斜向扫查以防止遗漏(动态图 9-2)。

4. 前列腺超声检查方法

(1)经腹部探查:受检者取仰卧位,将探头横置于受检者耻骨上区,侧动探头,使声束逐渐从膀胱三角区移向前列腺,可观察到一系列的前列腺和精囊横切面声像图;然后将探头旋转 90°,做矢状扫查,即可得到膀胱底部和前列腺及精囊的纵切面声像图。对于肥胖患者,要用力按压,否则无法清晰显示前列腺膜尖部(动态图 9-3)。

动态图 9-2　超声常规扫查膀胱

动态图 9-3　超声常规经腹部扫查前列腺

(2)经直肠探查:受检者取截石位、左侧卧位、膝胸位或坐位。以左侧卧位最常用,截石位用于前列腺穿刺时。将直肠探头涂上耦合剂后套上一次性避孕套,避孕套外再涂一层耦合剂,置入受检者肛门内,上下滑动探头获取前列腺和精囊的横切面图像,左右转动探头获取前列腺和精囊的纵切面图像,经直肠探测法是前列腺探测的最佳方法。

5. 肾上腺超声检查方法

(1)右侧肾上腺的超声扫查:右侧肾上腺有肝作为透声窗,超声扫查较为容易,可将探头斜行置于右季肋部肋间隙或肋下,寻找右肾上极横断面。找到右肾上极横断面后,探头与腹壁的接触位置不动,将声束向右肾上极上方连续侧动扫查,找到右肝后叶下段后方的三角形间隙,即右肝后缘、下腔静脉右侧缘、右侧膈肌脚三者围成的间隙,于该间隙内可见横行的“人”字形或“Y”字形的右侧肾上腺,一般为等回声,与肾上腺周围的脂肪组织相比,其回声明显低于周围脂肪组织回声(动态图 9-4)。

(2)左侧肾上腺的超声扫查:左侧肾上腺超声扫查难度较大,冠状切面扫查法是最常用的超声扫查方法,将探头纵行置于被检者左季肋部或肋下、腋前线或腋中线处,在找到脾和肾冠状切面与腹主动脉长轴切面后,探头与腹壁接触的位置保持不动,将声束继续向腹侧扫查至肾上极刚刚消失,即可显示弧形或“Y”字形的左侧肾上腺。矢状切面扫查法要求将探头纵行置于被检者腋后线、肋下区,找到肾与腹主动脉的长轴切面,利用左肾上极作为透声窗,于左肾上极与腹主动脉之间、毗邻左肾上极腹侧可显示弧形或“Y”字形的左侧肾上腺(动态图 9-5)。

动态图 9-4　超声常规扫查右侧肾上腺

动态图 9-5　超声常规扫查左侧肾上腺

(三)正常超声图像特征

1. 肾的正常超声表现　肾外脂肪层较厚呈强回声,肾包膜为包绕在肾皮质外层较薄的强回声,肾实质为低回声,略低于肝、脾回声。肾实质内呈放射状的圆锥形,为肾锥体,肾锥体回声较肾皮质回声低,呈弱回声。肾窦回声强,其内包含有肾盏、肾盂、血管和脂肪等组织回声(图 9-3)。大量饮水或膀胱过度充盈时肾窦中间可出现无回声暗区,但前后径<1.0cm,排尿后此现象可消失。

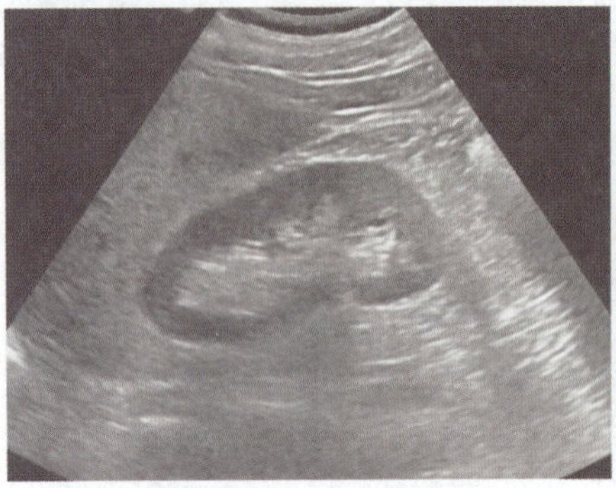

A

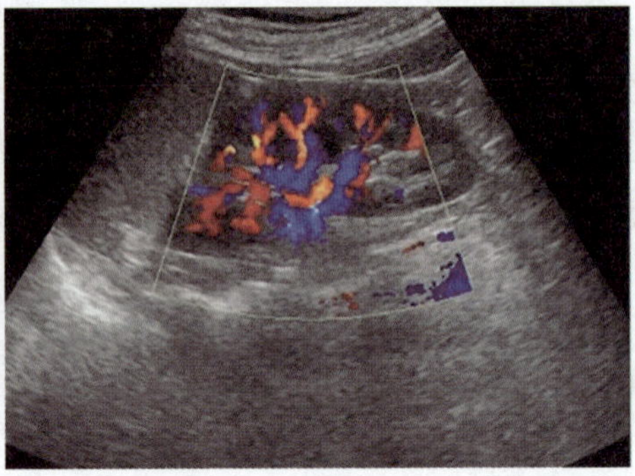

B

图 9-3　肾的正常超声图像

A. 肾的正常长轴切面图像；B. 肾的正常彩色血流图

(1)正常肾的大小：成年男性正常肾超声测量值，长径 10～12 cm；宽径 4.5～5.5 cm；厚径 4～5 cm。女性正常肾超声测量值略小于男性。

(2)正常肾动、静脉内径及肾动脉血流速度测量值：肾主动脉内径 0.5～0.6 cm，左肾静脉内径 1.0～1.2 cm，右肾静脉内径 0.8～1.1 cm。肾动脉主干及分支收缩期峰值血流速度(PSV)50～150 cm/s；阻力指数(RI)0.56～0.70，搏动指数(PI)0.70～1.40；加速度＞3m/s^2；加速时间＜0.07 s。

2. 输尿管正常超声表现　正常输尿管由于管径细、位置深，超声一般不能显示。大量饮水使膀胱充盈时输尿管才能显示，表现为中央呈无回声的两条平行明亮带状回声，正常输尿管回声分离一般为 0.1～0.3 cm，彩色多普勒可显示输尿管开口处向膀胱内喷尿的彩色信号(图 9-4)。

3. 膀胱正常超声表现　膀胱适度充盈后，经腹扫查横切时呈类球形，加压后形态可变，纵切时似三角形，膀胱壁呈光滑带状回声，厚度为 0.1～0.3 cm，膀胱内尿液呈无回声，黏膜面光滑，无回声暗区近场可出现“雾状”多次反射(图 9-5)。

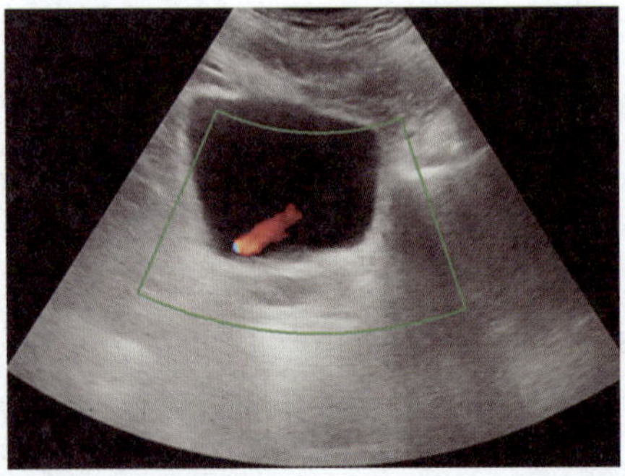

图 9-4　输尿管膀胱开口处“喷尿”超声图像

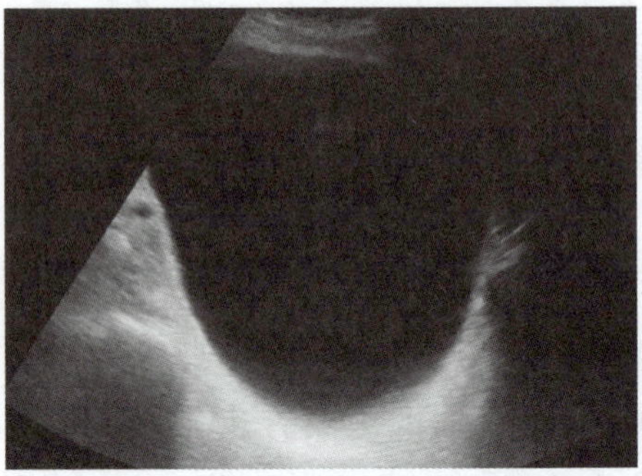

图 9-5　正常膀胱超声图像

4. 前列腺正常超声表现

(1)经腹部扫查：正常前列腺横切面呈边缘圆钝的三角形或椭圆形，内腺呈低回声，外腺呈中强回声，包膜完整，回声较强(图 9-6)。纵切面前列腺呈锥形或慈菇形。在前列腺的后上方两侧可见对称的长条状低回声，为精囊。

(2)经直肠检查：中央区呈高回声，周缘区呈等回声，移行区、尿道近段周围腺组织、尿道内括约肌呈低回声，精囊位于前列腺的底部上方，呈不规则形，其内隐约可见纤细、扭曲的条状回声。

正常前列腺的宽径、长径、厚径分别约为 4 cm、3 cm、2 cm。

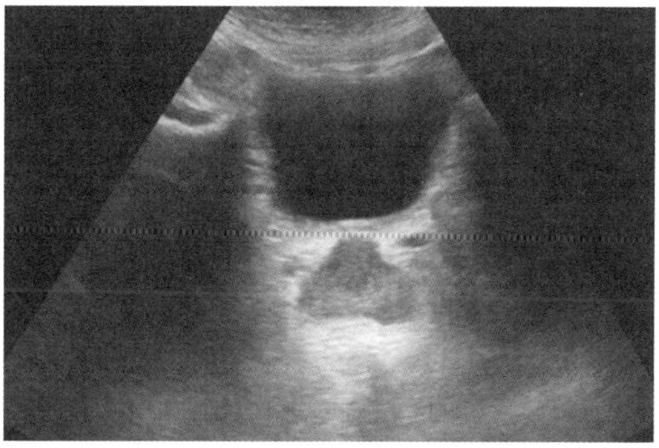

图 9-6　正常前列腺超声图像

5. 肾上腺正常超声表现　右侧肾上腺通常以肝作为透声窗，左侧肾上腺由于胃肠积气等原因相对较难显示，肾上腺声像图多呈三角形或带状低回声，外周部呈较低的皮质回声，中央为较强的髓质回声(图 9-7)。但通常超声所显示的“肾上腺”多为肾上腺区域的结构，即包括肾上腺、肾上腺和肾的被膜、肝或脾的被膜等的综合结构。

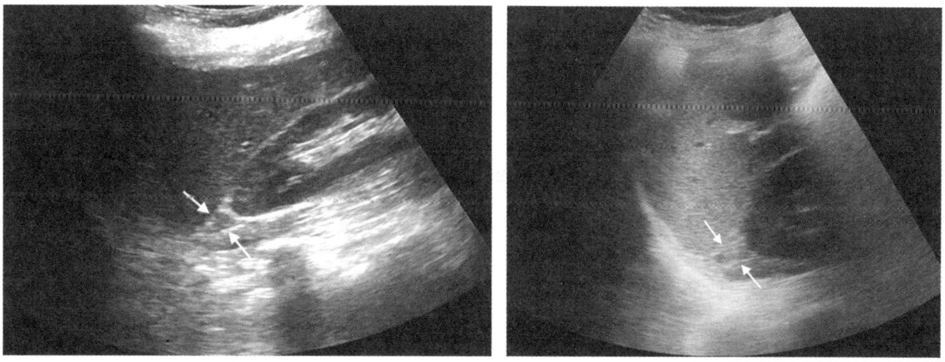

A　　B

图 9-7　正常肾上腺超声图像

A. 右侧肾上腺超声图像(箭头)；B. 左侧肾上腺超声图像(箭头)

二、典型例题与解析

A1 型题(单选题)

1. 以下不属于肾蒂结构的是( )

A. 肾动脉　　B. 肾静脉

C. 肾盂输尿管连接部　　D. 肾淋巴管

E. 肾乳头

2. 有关正常肾的超声图像,叙述错误的是( )

A. 肾实质回声低于肝和脾的回声

B. 青少年和婴儿的肾锥体回声更低,可近似无回声

C. 肾皮质和肾锥体之间有时可见短线状或点状高回声代表肾叶间动脉

D. 在膀胱高度充盈状态下,肾盂的无回声区可宽达 1～2 cm

E. 肾窦呈高回声,与腹膜后大血管周围的脂肪组织回声一致

3. 有关肾的构造的叙述,错误的是( )

A. 肾乳头开口于肾盂　　B. 可分为皮质和髓质两部分

C. 肾髓质有许多小的管道组成　　D. 肾锥体之间的皮质为肾柱

E. 肾锥体基底朝向皮质,尖端指向肾窦

4. 输尿管全程的狭窄部位有( )

A. 1 处　　B. 2 处

C. 3 处　　D. 4 处

E. 5 处

5. 正常膀胱的描述中,错误的是( )

A. 膀胱输尿管开口处有轻微隆起,向膀胱内凸入

B. 正常成人膀胱容量为 300～500 ml

C. 膀胱容量是指膀胱充盈状态下急于排尿时,膀胱所容纳的尿量

D. 残余尿是指排尿后未能排尽而存留在膀胱内的尿量

E. 膀胱三角的尖向后下,续接尿道内口,底部两端有左、右输尿管的开口

6. 有关前列腺的描述,不正确的是( )

A. 前列腺位于耻骨联合后,膀胱与尿生殖膈之间

B. 前列腺是由腺体和纤维肌肉组成的腺肌性器官

C. 前列腺内腺区分布于尿道周围、精阜以上水平

D. 前列腺内腺区是前列腺肿瘤的好发部位

E. 前列腺的扫查途径有经腹壁、经会阴、经直肠和经尿道 4 种

7. 正常前列腺的大小(长径、宽径、厚径)为(　)

A. 3.0 cm×2.0 cm×1.0 cm　　B. 3.0 cm×4.0 cm×2.0 cm

C. 4.0 cm×4.0 cm×2.0 cm　　D. 3.0 cm×5.0 cm×5.0 cm

E. 4.0 cm×3.0 cm×2.0 cm

8. 正常右侧肾上腺位于(　)

A. 右肾和肝的内侧

B. 下腔静脉前方

C. 右肾内侧、结肠肝区下方

D. 右肾上极、肝和下腔静脉构成的三角形间隙中

E. 右肾和肝的外侧

9. 有关肾上腺的描述,不正确的是(　)

A. 肾上腺属于后腹膜器官

B. 肾上腺位于脊柱两旁,相当于第 11 胸椎平面

C. 肾上腺声像图多呈三角形、"人"字形或"Y"字形

D. 侧卧位是检查肾上腺最常用的体位

E. 正常肾上腺呈高回声

10. 超声对肾上腺的观察,其局限性为(　)

A. 对肥胖患者肾上腺显示率较低

B. 左侧肾上腺肿块显示不如右侧容易,其检出率低于右侧

C. 肝硬化、脂肪肝等病变影响右侧肾上腺肿块的检出

D. 对肾上腺皮质增生的检出率较低

E. 以上均正确

答案及解析

A1 型题

1. E

解析:出入肾门的结构有肾动脉、肾静脉、神经、淋巴管及肾盂输尿管连接部,它们为结缔组织包裹,称为肾蒂,肾蒂不包括肾乳头。

2. C

解析:肾皮质和肾锥体之间有时可见短线状或点状高回声代表弓形动脉,不是叶间动脉。

3. A

解析:肾锥体在肾窦周围呈放射状排列,锥体的尖端即为肾乳头。肾乳头与肾小盏相接。

4. C

解析:每侧输尿管有3个生理性狭窄处。第1狭窄位于肾盂和输尿管移行处;第2狭窄位于输尿管跨越髂血管处;第3狭窄为输尿管膀胱连接部。

5. E

解析:E选项错误,膀胱三角的尖向前下,续接尿道内口,底部两端有左右输尿管的开口。

6. D

解析:前列腺内腺区是前列腺增生及炎症的好发部位,前列腺外腺区是前列腺肿瘤的好发部位,D选项是不正确的。

7. B

解析:正常前列腺的宽径、长径、厚径分别约4 cm、3 cm、2 cm。

8. D

解析:正常右侧肾上腺位于右肾上极、肝和下腔静脉构成的三角形间隙中。

9. E

解析:正常肾上腺切面可呈三角形、新月形、“人”字形或“Y”字形的较低回声区。

10. E

解析:超声对肾上腺的检查有一定的局限性,首先对肥胖患者肾上腺显示率较低;左侧肾上腺由于胃肠积气等原因相对较难显示,其肾上腺肿块检出率低于右侧,而肝脏的病变如肝硬化、脂肪肝等则影响右侧肾上腺肿块的检出。另外,超声对肾上腺皮质增生的检出率较低,所以以上答案均正确。

(魏淑萍)

第10章

肾脏疾病

一、基本知识

(一)肾先天性异常

1. 重复肾

(1)临床诊断要点:重复肾是指肾分为上、下两部分,两部分各自存在肾盂和输尿管,发生率为0.4%~4%。重复肾的形成源自胚胎时期,输尿管芽自中肾管下端凸出而上升,其近端形成输尿管,顶端被原始生肾组织包围,分为两支,此两支为肾大盏的前驱,而输尿管芽形成肾盂。若输尿管芽上端分支多于两支,则形成重复肾盂,若分支过早,则形成重复输尿管。一般上位肾体积较小,功能较差,引流不畅,较易并发感染、积水和结石。

男性输尿管开口在尿道外括约肌之内,故无任何临床症状,女性开口于括约肌之外,可伴有尿失禁,由于重复输尿管之间可有交叉,绕向后方的重复输尿管因受压或异位,输尿管开口多有狭窄,因此多伴有输尿管积水或继发感染。

(2)超声图像特征

1)肾的长径大于正常,肾长轴切面可显示上、下两组肾窦,其中高位肾窦回声轮廓明显较小,低位肾窦轮廓正常。

2)高位肾窦的肾小盏发育较差,多有轻度分离扩张。

3)在上、下两组肾窦中部横切面扫查,可显示两个肾门,且上位肾与下位肾均有一组管状结构分别出入各自肾门(图10-1)。

2. 异位肾

(1)临床诊断要点:异位肾是由于在胚胎发育过程中,肾血管发育不良而导致肾位置发生异常。通常以盆腔异位最常见;其次是交叉异位肾和胸腔异位肾。盆腔异位肾常伴有肾旋转不良,输尿管短而细,于同侧进入膀胱。交叉异位肾是指一侧同时有两个肾,胸腔异位肾是指一侧或两侧肾全部或部分通过横膈进入胸腔纵隔内。

异位肾临床多无明显症状,常因腹盆部触及肿块就诊,但易并发感染、结石和肾积水。

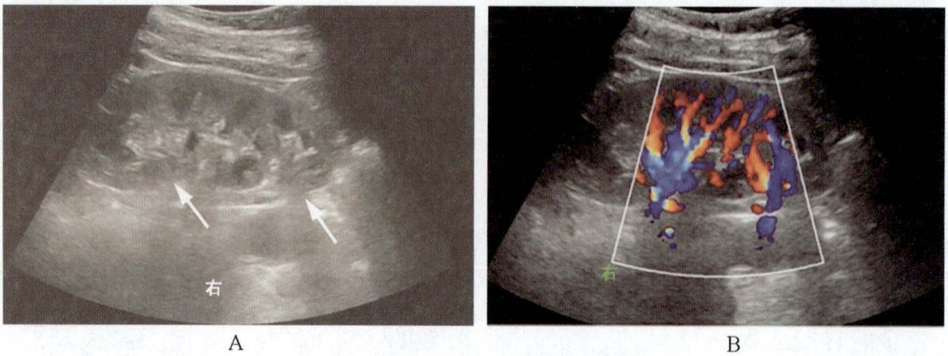

图 10-1 重复肾超声图像

A. 肾长轴切面可显示上、下两组肾窦(箭头);B. 重复肾彩色血流图

(2)超声图像特征

1)一侧肾区无肾回声,在下腹部、盆腔或对侧肾下方或其他部位发现较小的肾回声。

2)因异位肾多伴有不同程度的发育不良,健侧肾则呈代偿性增大。

3)异位肾体积一般相对较小,但形态基本正常,其肾内血流也无异常,而彩色多普勒血流成像(CDFI)常可发现肾主动脉起源于髂动脉或腹主动脉下部的动脉分支(图 10-2)。

3. 融合肾

(1)临床诊断要点:胎儿胚胎发育初期,两侧肾胚基被两侧脐动脉紧挤并相互融合而形成融合肾,融合部位 90%发生在两肾下极,融合处称为峡部,由肾实质和结缔组织构成,

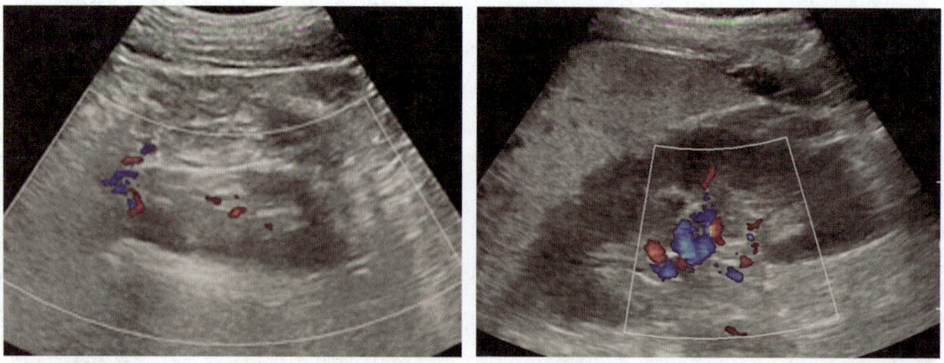

图 10-2 异位肾超声图像

A. 左肾区未见肾回声,盆腔可见较小的肾回声;B. 右肾区可见肾回声

位于腹主动脉和下腔静脉前方、腹主动脉分叉上方；少数为一侧肾下极和另一侧肾上极融合及两侧肾上极和肾下极均融合在一起。两肾下极或上极在中线附近融合者，形成马蹄肾，是最常见的融合肾。

临床症状常有腰部或脐周围持续性钝痛、腹胀、便秘、中下腹部肿块，可并发肾盂积水、结石、肾盂肾炎。

(2)超声图像特征

1)二维声像图显示肾长径和宽径缩小，当肾下极或上极融合时，肾下极或肾上极弯曲变窄，双侧肾窦、肾轴均向融合部位靠拢。

2)腹主动脉与下腔静脉前方见融合的肾实质回声。

3)彩色多普勒血流图可以发现融合肾实质内的树枝样血流，这是肾的特征性血流(图 10-3)。

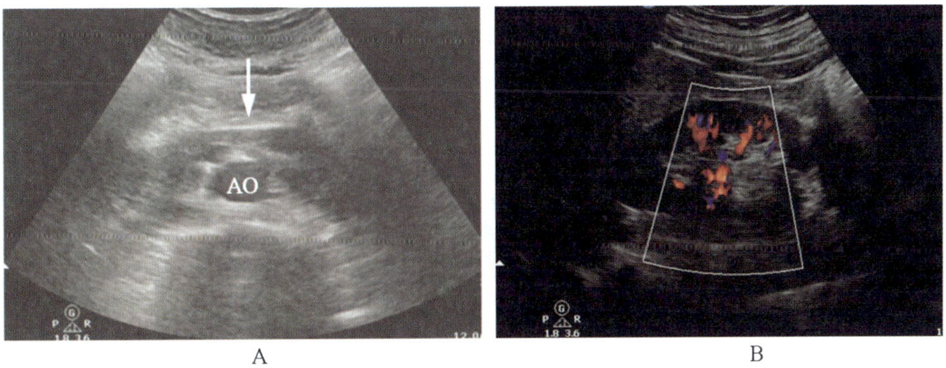

图 10-3　马蹄肾超声图像

A. 腹主动脉前方见融合的肾实质回声(箭头)；B. 彩色多普勒超声显示肾内血流树，同时显示肾下极弯曲，向融合部位靠拢。AO. 腹主动脉

4. 先天性肾缺如

(1)临床诊断要点　若孤立肾功能正常时，常无明显临床症状。常在体检时发现一侧肾缺如，仅剩一个健侧肾。因一侧输尿管芽未形成，该侧生肾索尾端失去输尿管芽的诱导作用，即不能诱导后肾原基分化为后肾，从而导致该侧无肾。先天性肾缺如约占单侧肾先天性畸形的 0.1%，男性多于女性，右侧多于左侧，可合并同侧输尿管缺如及膀胱三角区发育不良，约 30%的患者伴有生殖器和其他脏器畸形。

(2)超声图像特征

1)一侧肾缺如，于同侧在腹腔和盆腔未发现另一个肾。

2)未缺如的肾径线增大，肾内部整体结构正常。

3)要注意鉴别先天性单侧肾发育不全，对侧肾代偿性增大(图 10-4)。

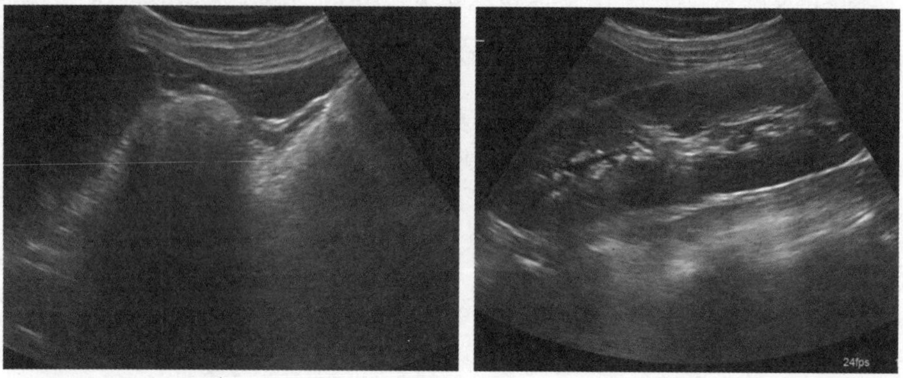

A　　　　　　　　　　　　B

图 10-4 先天性肾缺如超声图像

A. 左肾区未见肾回声；B. 右肾径线增大，肾内部整体结构正常

(二)肾功能不全及移植肾

1. 肾功能不全

(1)临床诊断要点　由于各种病因引起肾小球严重破坏，使身体在排泄代谢废物和调节水、电解质、酸碱平衡等方面出现紊乱的临床综合征，分为急性肾功能不全和慢性肾功能不全。急性肾功能不全根据致病原因不同，通常分为肾前性、肾性和肾后性3种。慢性肾功能不全可分为肾功能不全代偿期、肾功能不全期(氮质血症期)、肾衰竭期(尿毒症前期)和肾功能不全终末期(尿毒症期)。

肾功能不全的病因不同，临床表现也各异，但患者均有不同程度的蛋白尿、血尿和管型尿。

(2)超声图像特征

1)急性肾功能不全：肾前性急性肾功能不全的双肾无明显异常改变；肾性急性肾功能不全表现为双肾体积增大，皮质增厚，回声增强，也可表现为锥体回声减低、增大，可出现肾周积液或腹水；肾后性急性肾功能不全除结石、肿瘤等病因的声像图改变外，还可有双肾肾盂积水。

2)慢性肾功能不全：终末期表现为双肾体积缩小，肾皮质变薄、回声增强，肾实质回声减弱，肾皮质、肾髓质回声分界不清，直至双肾结构显示不清，肾实质内血流信号减少，肾内动脉血流速度下降，阻力指数(RI)增高(图 10-5)。

2. 移植肾

(1)临床诊断要点：通常将供体肾放于右髂窝内的腹膜外髂肌及腰大肌前。血管吻合有两种方式：端-侧吻合和端-端吻合。端-侧吻合为肾血管与髂外血管吻合，这是

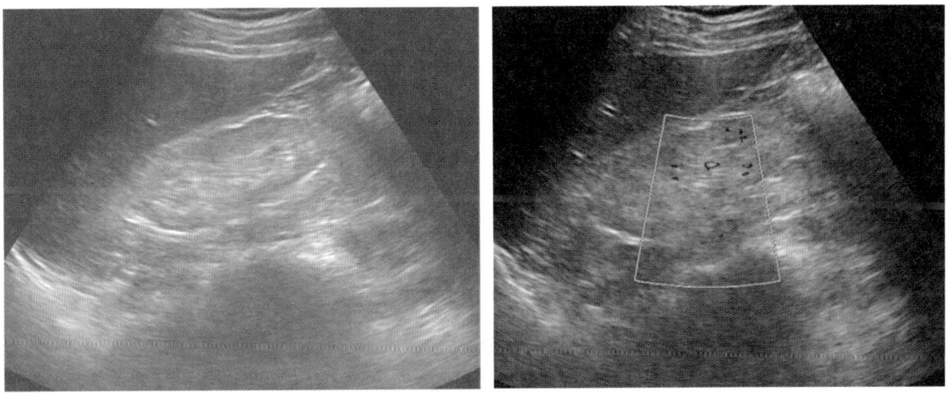

A　　　　B

图 10-5　慢性肾功能不全超声图像

A. 肾体积缩小，肾皮质变薄、回声增强；B. 彩色多普勒超声显示肾实质内血流信号减少

目前最常用的方法；而端-端吻合是肾血管与髂内血管吻合。

肾移植主要的并发症是排斥反应，排斥反应又分为血管排斥和细胞排斥；此外，其并发症还包括肾周血肿、肾旁脓肿及吻合口动脉瘤等。

(2)超声图像特征

1)急性排斥反应表现为肾体积迅速增大，肾实质回声增强。

2)慢性排斥反应表现为肾体积逐渐增大，然后逐渐缩小，肾实质变薄，回声增强，最终肾萎缩。

3)无排斥时彩色多普勒超声表现为肾动、静脉及其分支血流通畅，肾内血管树丰富、完整。

4)发生排斥时肾内血流减少，肾内动脉 RI＞0.7，更严重时呈单峰，即舒张期无血流，超声造影后增强缓慢，达峰时间延迟，达峰强度减低(图 10-6，动态图 10-1)。

动态图 10-1　移植肾慢性排斥反应超声造影图像

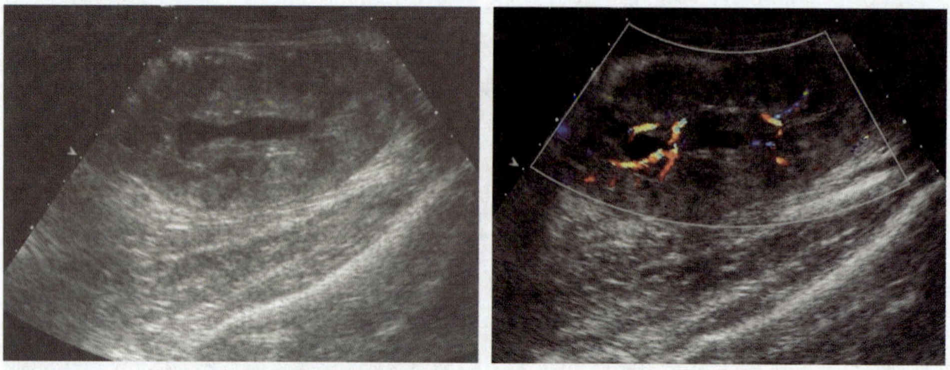

A　　B

图 10-6　移植肾慢性排斥反应常规超声图像

病史要点：患者，男，27 岁。肾移植术后 2 年余，血肌酐升高，肾穿刺病理提示符合慢性排斥反应。A. 移植肾体积缩小，肾实质回声增强；B. 彩色多普勒超声显示肾内血流信号减少

（三）肾囊性病变

1. 临床诊断要点　单纯性肾囊肿是临床最常见的肾囊肿，好发于中、老年人，其发生机制不明，可能与退行性变有关，好发部位在肾皮质。肾盂旁囊肿又称肾盂周围囊肿，一般是指肾窦内或位于肾盂旁向肾窦内扩展的肾囊肿。肾盂源性囊肿是指位于肾实质内与肾盂或肾盏相通的囊肿，其内有结石形成时称为肾钙乳症。多囊肾是先天性遗传疾病，成人型为常染色体显性遗传，在胚胎发育过程中，由于肾小管与集合管之间的连接发生障碍，导致尿液生成后自肾小管排出受阻，形成多个大小不等的潴留性囊肿。

肾囊肿较小时，多无症状。较大的肾囊肿，多引起压迫症状，表现为患侧腰部或上腹部不适和胀痛。成人多囊肾主要临床表现有腰痛、血尿、高血压和肾功能不全。多数病变可累及双侧肾、肝、脾、胰、甲状腺或脑等。婴儿多囊肾少见，在出生后或婴儿期即死亡。

2. 超声图像特征

（1）单纯性肾囊肿：根据囊肿的数量分为孤立性肾囊肿和多发性肾囊肿。肾内可见圆形或椭圆形无回声区，壁薄、光滑，有侧边声影及后壁回声增强（图 10-7）。若见 2 个及以上囊肿，则称多发性肾囊肿。有时囊内有出血或感染，可见点状回声。

（2）肾盂旁囊肿：位于肾窦或紧贴肾窦的囊性无回声区，超声表现同肾囊肿（图 10-8），囊肿因位于肾窦回声内，容易压迫肾盂、肾盏，造成肾积水。

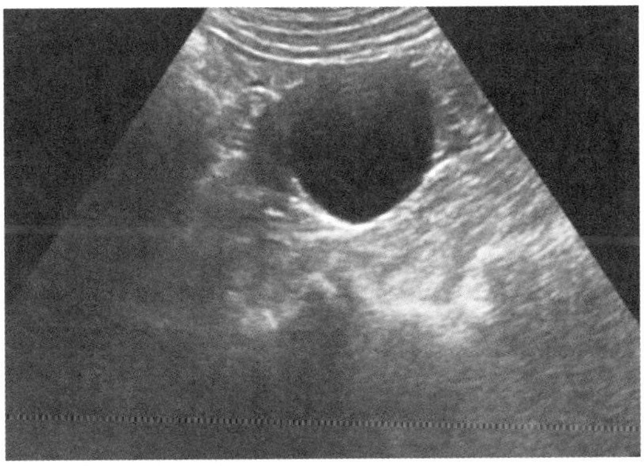

图 10-7　肾囊肿超声图像

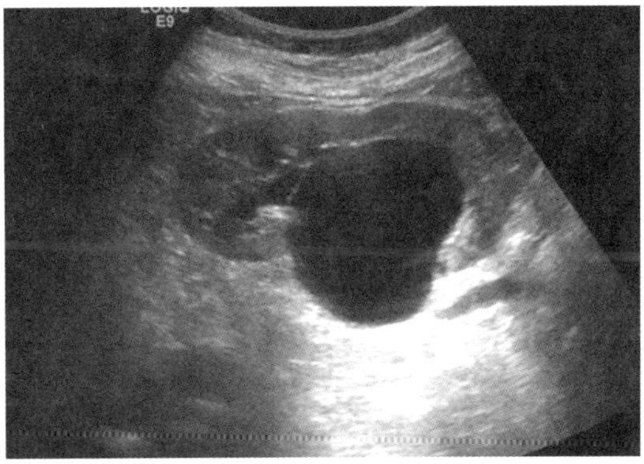

图 10-8　肾盂旁囊肿超声图像

(3)肾盂源性囊肿：囊壁光滑的无回声区，位于肾实质内与肾盂或肾盏相通。肾钙乳症表现为囊性无回声区内伴强回声和声影(图 10-9)，随着受检者体位改变，强回声朝重力方向移动；微小的肾钙乳症也可表现为肾实质内小的无回声区，伴有彗星尾征。

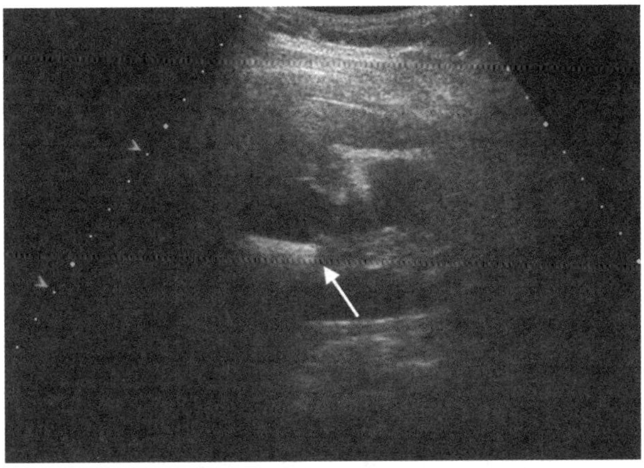

图 10-9　肾钙乳症超声图像(箭头)

(4)多囊肾：早期时双肾增大不明显，双肾结构无明显变化，仅在肾实质内见多个小囊肿；中、晚期多囊肾，双肾明显增大，双肾结构紊乱，布满大小不等的囊肿，肾实质与肾窦回声分界不清，可伴发多囊肝、多囊脾、多囊胰等病变，囊内合并感染或出血时，囊肿无回声区透声较差(图 10-10)。

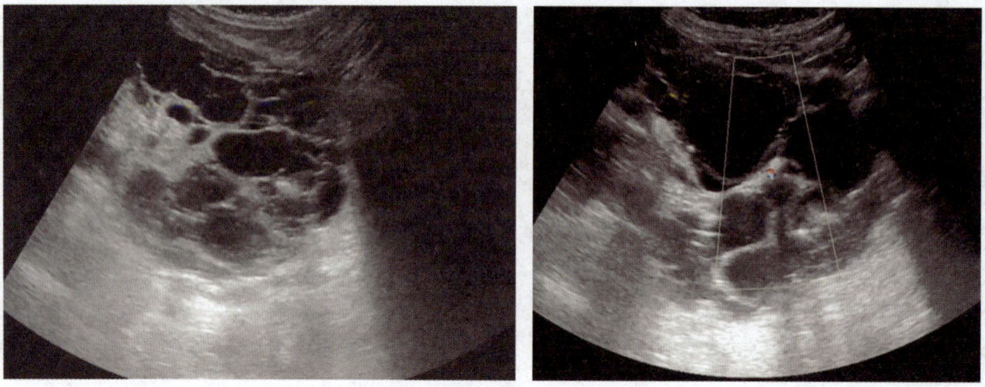

A B

图 10-10 多囊肾超声图像

A. 肾结构紊乱，肾内布满大小不等的囊肿；B. 彩色多普勒超声显示肾内血流信号稀疏

（四）肾结石

1. 临床诊断要点 肾结石为泌尿外科常见病，结石成分主要为草酸钙和磷酸钙，约占所有成分的 80%，其次是磷酸镁铵和尿酸，胱氨酸较少见。草酸钙和磷酸钙结石 X 线显影较佳，尿酸结石和胱氨酸结石透声好，超声显示声影多不明显。

结石较小且无尿路梗阻时，临床可无明显症状，结石嵌顿时可引发腰痛及血尿，腰痛多为钝痛和绞痛，合并感染时可有尿痛、尿急、尿频等。

2. 超声图像特征

（1）肾窦内强回声团块，后方伴有声影。

（2）较小的结石及一些结构疏松的结石后方可无声影或有较淡声影，CDFI 可产生“快闪”伪像（图 10-11）。

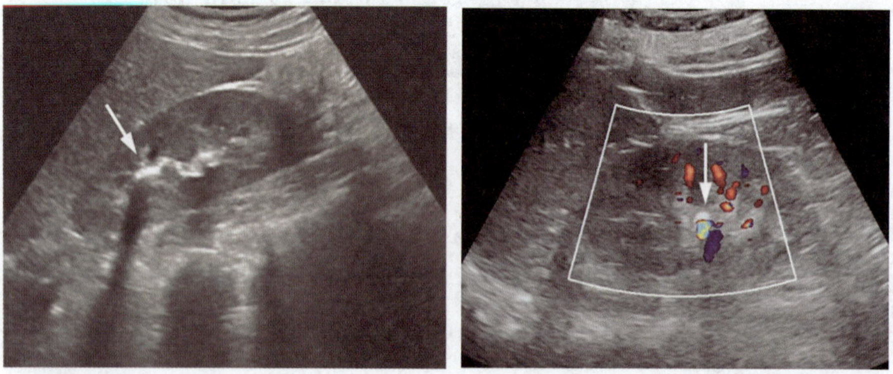

A B

图 10-11 肾结石超声图像

A. 肾窦内结石显示为强回声团块（箭头）；B. 彩色多普勒超声显示结石后方的“快闪”伪像（箭头）

(3)若结石引起梗阻则会出现肾盏或肾盂积水的声像图改变。

(五)肾积水

1. 临床诊断要点　肾积水是指因尿路梗阻使肾内尿液不能正常排出,引起肾盂、肾盏尿液滞留,肾盂内压力增高,从而导致肾盂、肾盏扩张及肾萎缩的病理改变。其可分为原发性肾积水和继发性肾积水两大类,原发性肾积水又称先天性肾积水,多见于小儿患者,主要原因为上尿路先天性梗阻,如输尿管节段性无功能或输尿管狭窄、扭曲、粘连等;继发性肾积水是由于上尿路或下尿路任何部位出现梗阻所致。

早期轻度肾积水临床多无症状,偶有腰部胀痛,泌尿系结石引起的肾积水表现为剧烈的肾绞痛,泌尿系肿瘤引起的肾积水往往是逐渐出现的隐痛,有时没有任何症状。如果泌尿系梗阻的部位在膀胱以下,可出现排尿困难等症状。

2. 超声图像特征　肾积水依据积水量的多少常分为轻度、中度、重度 3 种。

(1)轻度肾积水:声像图上出现肾窦分离,肾盂、肾盏均轻度扩张,肾实质厚度无改变,肾的大小、形态在正常范围,肾内彩色血流基本不受影响。

(2)中度肾积水:肾体积不同程度增大,肾盂扩张明显,肾皮质轻度受压。肾盂积水的冠状切面呈手套状、烟斗或莲头状,肾实质回声正常。

(3)重度肾积水:肾的各径线显著增大,形态改变,肾皮质明显变薄或菲薄呈线状,肾盂、肾盏明显扩张,肾冠状切面呈调色板状或囊状,肾实质内彩色血流明显减少或消失(图 10-12)。

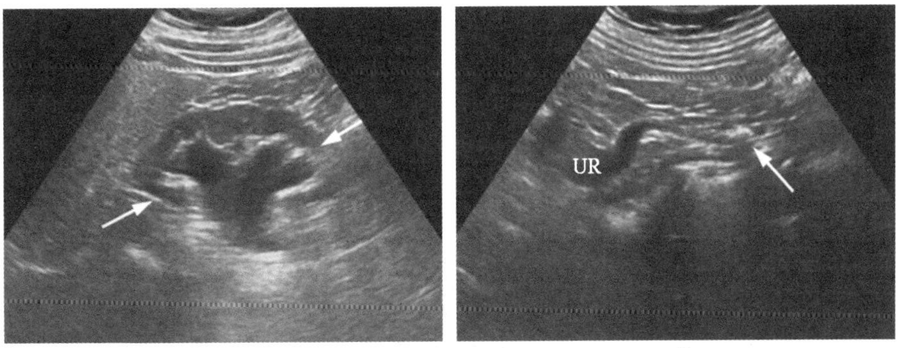

A　　　　B

图 10-12　肾积水超声图像

A. 肾盂内积水,呈无回声(箭头);B. 输尿管上段扩张,内可见结石(箭头)。UR. 输尿管

(六)肾肿瘤

肾实质性占位包括肾实质肿瘤和肾盂肿瘤,按病理类型可分为良性和恶性两种,以恶性肿瘤居多。肾恶性肿瘤包括肾细胞癌、肾盂癌、肾母细胞瘤等,其中以肾细胞癌

最多见，而肾良性肿瘤常见的是肾血管平滑肌脂肪瘤。

1. 肾细胞癌

(1)临床诊断要点：肾细胞癌是成人肾最常见的恶性肿瘤，男性多于女性，多发生于50～70岁男性，单侧多见。病理类型主要包括透明细胞癌、乳头状细胞癌和嫌色细胞癌。

早期可无任何临床症状，仅在日常体检时发现，也可出现血尿、腰痛和腹部肿块等。肾细胞癌可血行转移至肺和骨骼。

(2)超声图像特征

1)常规超声：肾实质内实质性肿块，呈圆形或椭圆形，少数肿块也可呈不规则形。肿块多呈低回声，较小的肿块可呈高回声或等回声。较小的肿块内部回声较均匀，较大的瘤体内，常能检出无回声的出血坏死区。如晚期向周围广泛浸润时，肾与周围组织分界不清，侵及肾静脉和下腔静脉时，内径增宽，内有不规则的低、中等强度的团块状回声，出现远处转移时，可在相应脏器中见肿瘤的声像图表现。

2)彩声多普勒超声：多数肿块有较丰富的血供，阻力较高，有少部分的肾细胞癌是少血供或乏血供的，仅见点状血流甚至未见血流信号。

3)超声造影：大部分肾细胞癌如肾透明细胞癌，超声造影特征为高增强、强化不均匀、延迟期强化减退以及瘤周环形高强化包绕，即假包膜(图10-13，动态图10-2)。而乏血供的肾细胞癌如肾乳头状细胞癌，造影特征为皮质期增强晚于自身肾皮质，呈低增强，延迟期强化减退(图10-14，动态图10-3)。造影也同时突出了瘤体内出血和坏死区的显示，表现为不均匀增强，但对于较小的瘤体，瘤内出血坏死较少，因此强化多呈均匀强化。

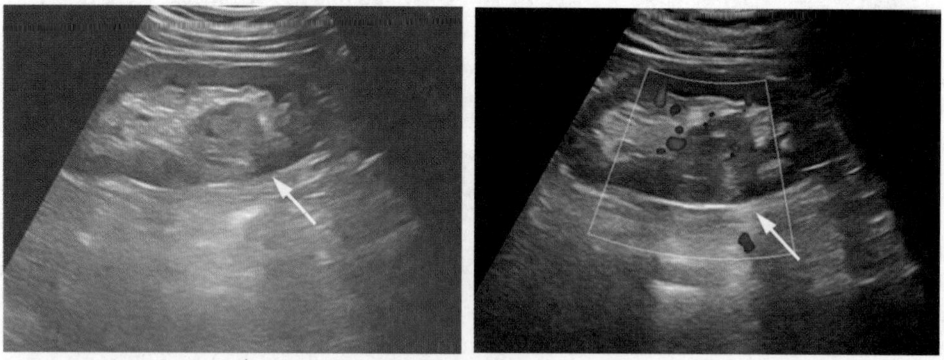

A　　　　B

图10-13　肾透明细胞癌常规超声图像

病史要点：患者，男，68岁。左侧腰部酸痛1个月余，手术病理提示左肾透明细胞癌。A. 超声显示左肾下极内低回声团块(箭头)；B. 彩色多普勒超声显示病灶内可见血流信号(箭头)

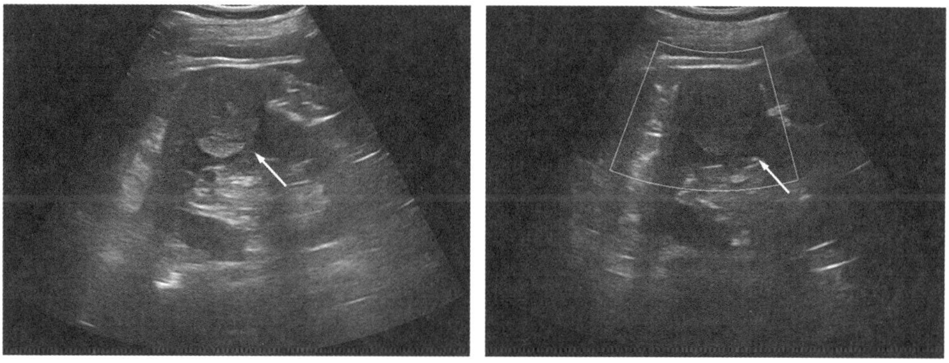

图 10-14　肾乳头状细胞癌常规超声图像

病史要点：患者，男，46 岁。体检发现左肾占位，手术病理提示左肾乳头状细胞癌。A. 超声显示左肾上极内等回声团块（箭头）；B. 彩色多普勒超声显示病灶内未见血流信号（箭头）

动态图 10-2　肾透明细胞癌超声造影图像

动态图 10-3　肾乳头状细胞癌超声造影图像

2. 肾母细胞瘤

（1）临床诊断要点：肾母细胞瘤又称 Wilms 瘤，是儿童最常见的肾实质性肿瘤。大多数肾母细胞瘤为单发，肾母细胞瘤最常见肾门淋巴结、肺和肝转移，其他部位的转移少见。

肾母细胞瘤很少侵犯肾盏或肾盂，因此临床表现多无明显血尿，最早出现的临床症状为腹部肿块，随着肿瘤增大，可有腹痛、发热、恶心、呕吐、贫血等症状。

（2）超声图像特征

1）患肾轮廓显著增大，肾实质内圆形或类圆形肿块，肿瘤较大，通常呈混合回声，多可见坏死、出血的无回声区。

2）较大的肿块压迫肾窦引起肾积水，向周围延伸会引起肾被膜及周围结构破坏。

3）彩色多普勒血流显示肿块血流较丰富，粗大的血管伸入瘤体内或包绕瘤体周围。

4）肾母细胞瘤可侵犯血管，发生肾静脉或下腔静脉瘤栓。

3. 肾血管平滑肌脂肪瘤

（1）临床诊断要点：肾血管平滑肌脂肪瘤，又称肾错构瘤，是一种良性间叶性肿瘤，肿瘤内有多少不等的脂肪组织、梭形和上皮样平滑肌细胞以及异常的厚壁血管，本病女性多于男性。

瘤体较小时，常无任何临床症状。若瘤体较大、挤压肾门或瘤体出血，常有腰痛、腰酸、肾积水甚至血尿等临床表现。

(2)超声图像特征

1)常规超声：肾实质内高回声或强回声团块，无声影，形态规则，边界清晰，内回声均匀；肿块较大且发生出血时，表现为高回声与低回声层层交错，呈洋葱样改变。

2)彩色多普勒超声：瘤体周边和内部呈十分稀疏的点状供血。也有少部分较大的瘤体和少脂肪型的肾血管平滑肌脂肪瘤瘤，血流较丰富。

3)超声造影：肾血管平滑肌脂肪瘤瘤超声造影通常表现为中等强化、均匀强化和缓慢消退；增强方式为首先出现边缘环形增强，逐渐向中央填充或仅局部增强，肾血管平滑肌脂肪瘤瘤无假包膜征，强化均匀，同时强化时间显著延长，消退缓慢(图 10-15，动态图 10-4)。

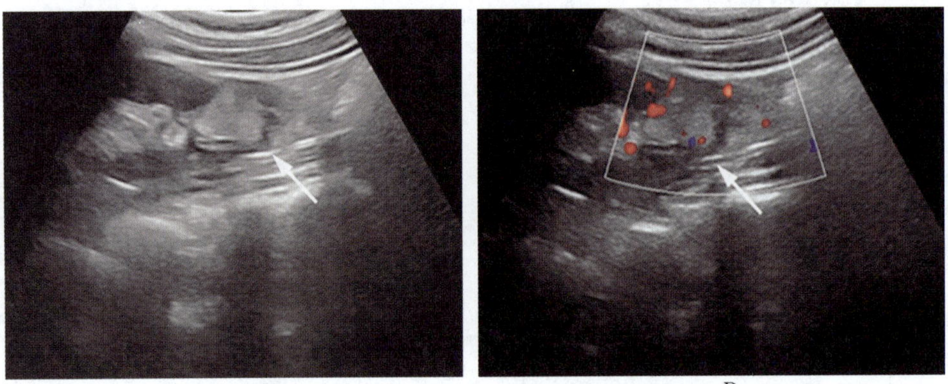

A　　　　B

图 10-15　肾血管平滑肌脂肪瘤常规超声图像

病史要点：患者，女，25 岁。体检发现左肾占位，手术病理提示左肾血管平滑肌脂肪瘤。

A. 超声显示左肾下极高回声团块(箭头)；B. 彩色多普勒超声显示病灶内可见血流信号(箭头)

动态图 10-4　肾血管平滑肌脂肪瘤超声造影图像

4. 肾盂肿瘤

(1)临床诊断要点:肾盂癌属于泌尿生殖系统肿瘤,约占所有肾肿瘤的 10%,多发生于 40～60 岁,尿路上皮癌是泌尿系统最常见及最重要的肿瘤类型,肾盂癌最常见的是移行细胞癌,其次为鳞状细胞癌、腺癌。

临床症状常表现为无痛性、间歇性肉眼血尿,绝大多数患者首发症状均有镜下血尿,少数患者因肿瘤阻塞肾盂输尿管连接处而引起腰部不适、隐痛及胀痛。

(2)超声图像特征

1)常规超声:肾盂或肾盏内低回声肿块,通常向肾窦内或肾实质凸出,肾盏壁不光滑、僵直,伴有积水时易被发现,若无肾盂积水、肿瘤较小或肿瘤沿着肾盂"地毯"状浸润性生长时,则难以被发现。

2)彩色多普勒超声:肿块内血流信号较稀少。

3)超声造影:肾盂内肿块可见造影剂增强,较大的肿瘤内出血或液化时,造影剂分布不均匀,肿瘤周围的血凝块内无增强(图 10-16,动态图 10-5)。

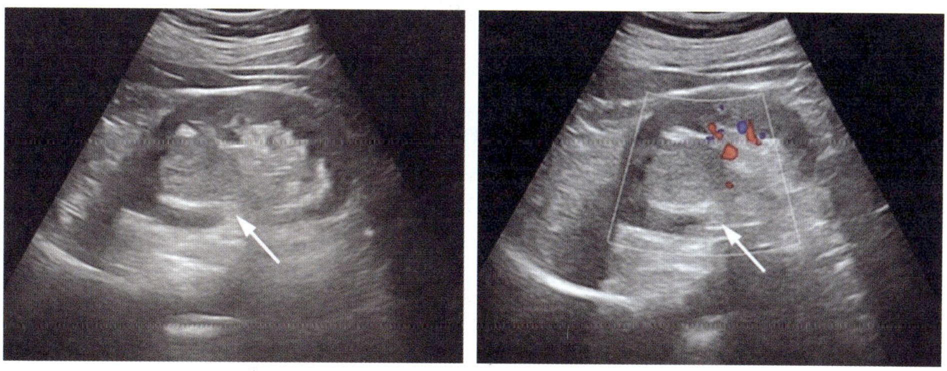

A　　　　B

图 10-16　肾盂肿瘤常规超声图像

病史要点:患者,男,61 岁。间断肉眼血尿 3 年余,手术病理提示左肾盂尿路上皮癌。A. 超声显示左肾盂实质性占位(箭头);B. 彩色多普勒超声显示病灶内未见血流信号(箭头)

动态图 10-5　肾盂肿瘤超声造影图像

二、典型例题与解析

A1 型题(单选题)

1. 有关肾肿瘤的描述中,正确的是( )
   A. 肾细胞癌多发生于 50～60 岁,儿童少见,常出现血尿
   B. 肾母细胞瘤多发生于小儿,2～4 岁最多见,腹部肿块常为早期症状
   C. 肾血管平滑肌瘤为良性间叶瘤,属一种良性肿瘤
   D. 肾盂肿瘤中最常见的是移行上皮乳头状癌,以淋巴转移为主
   E. 以上均正确

2. 下列有关肾细胞癌的说法,不正确的是( )
   A. 少血供肿瘤即可除外肾癌　　B. 无痛性血尿
   C. 可伴肾静脉癌栓　　D. 椭球形肿块
   E. 肾门淋巴结肿大

3. 肾透明细胞癌最可能出现的超声表现有( )
   A. 肾皮质内薄壁无回声,边界清,CDFI 未见血流
   B. 肾皮质内强回声结节,边界清,CDFI 未见血流
   C. 肾皮质内中低回声结节,边界清,向外凸,CDFI 内见不规则条形血流,肾包膜连续性中断
   D. 肾形态正常,上极实质回声减低,CDFI 示其内动脉血流信号消失
   E. 肾盂由低回声占据,边界不清,CDFI 内见稀疏血流信号

4. 肾积水的典型声像图特点为( )
   A. 肾增大　　B. 肾皮质变薄
   C. 肾盂、肾盏、集合系统充满无回声区　　D. 肾盂、肾盏、集合系统回声增强
   E. 肾周围出现环绕状无回声区

5. 肾结石最典型的声像图表现为( )
   A. 肾窦区点状或团块状强回声,后方伴有声影
   B. 肾盂、肾盏、输尿管扩张
   C. 肾锥体内点状或团块状强回声,后方伴有声影
   D. 肾盂、肾盏扩张
   E. 肾实质内点状或团块状强回声,后方伴有声影

A2 型题(单选题)

6. 患者,男,57 岁。自觉腰腹部胀痛、乏力,有高血压。超声结果显示,双肾增大,

形态失常，被膜凹凸不平，肾实质基本消失，为大小不等类圆形囊腔占据，肾窦受压变形。最可能的诊断为(　)

A. 肾脓肿　　B. 肾结核

C. 多囊肾　　D. 肾囊肿

E. 肾癌

7. 患儿，男，3 岁。因腹部包块就诊，超声检查示左上腹巨大实性肿块，边界尚清，回声不均，其内见不规则的透声区，与肾关系密切，肾内残存肾积水，最可能的诊断为(　)

A. 肾上腺肿瘤　　B. 肾母细胞瘤

C. 腹膜后肿瘤　　D. 肾盂癌

E. 肾癌

8. 患者，女，45 岁。无明显自觉症状。体检时超声发现肾柱前方实质性低回声肿块，并与双肾下极相连，肾内结构未见异常。最可能的诊断为(　)

A. 海绵肾　　B. 肾发育不全

C. 马蹄肾　　D. 异位肾

E. 重复肾

9. 患者，男，28 岁。发热 3 天后出现腰痛，尿量明显减少。超声特征为双侧肾明显增大，肾实质增厚，回声增高，肾锥体肿大，回声极低，肾窦受压面积缩小，最可能的诊断为(　)

A. 肾结核　　B. 肾脓肿

C. 慢性肾衰竭　　D. 急性肾衰竭

E. 肾血肿

10. 患者，男，30 岁。突发右腰部绞痛，肉眼血尿，呕吐。超声表现为右肾大小、形态正常，实质回声均匀，肾窦内出现扁卵圆形无回声区，右肾盂输尿管交界处可见一强光团回声，最可能的诊断是(　)

A. 肾囊肿　　B. 肾脓肿

C. 多囊肾　　D. 输尿管结石伴肾积水

E. 肾盂癌

A3 型题(单选题)

(第 11～14 题共用题干)

患者，女，50 岁。尿频 4 年，尿量减少 1 年有余，头晕、呕吐 1 个月就诊，血压 160/110 mmHg；尿常规：红细胞(＋＋＋)，尿蛋白(＋＋＋＋)；申请腹部超声检查。

超声检查所见：左肾 7.6 cm×2.0 cm，右肾 7.2 cm×2.6 cm，包膜不光滑，实质回声明显增高、变薄，与肾窦分界欠清，膀胱充盈欠佳。

11. 根据病史及超声声像图表现，正确的诊断为（　）

A. 双肾缩小　　B. 双肾增大

C. 急性肾衰竭　　D. 慢性肾衰竭

E. 先天性肾发育不全

12. 通常超声检查用以判断肾回声增强的标准为（　）

A. 高于自身正常肝实质回声　　B. 低于自身正常肝实质回声

C. 高于自身正常胰腺实质回声　　D. 低于自身正常脾实质回声

E. 高于自身正常脾实质回声

13. 以下说法不正确的是（　）

A. 轻度的弥漫性肾病多数无明显的声像图改变

B. 若无尿化验异常时，超声诊断弥漫性肾病应十分谨慎或不做诊断

C. 肾弥漫性病变的诊断需与肾淤血和先天性肾发育不全相鉴别

D. 肾穿刺活组织检查是诊断弥漫性肾病最可靠的方法

E. 肾衰竭的严重程度与肾的声像图异常平行

14. 引起慢性肾衰竭最常见的病因为（　）

A. 慢性肾盂肾炎　　B. 双侧肾结核

C. 慢性肾小球肾炎　　D. 多囊肾

E. 双侧尿路梗阻

答案及解析

A1 型题

1. E

解析：肾细胞癌多发生于 50～60 岁，儿童少见，常出现血尿；肾母细胞瘤多发生于小儿，2～4 岁最多见，腹部肿块常为早期症状；肾血管平滑肌瘤为良性间叶瘤，属一种良性肿瘤；肾盂肿瘤中最常见的是移行上皮乳头状癌，以淋巴转移为主。

2. A

解析：少血供肾肿瘤不能除外肾癌，有一部分肾癌为少血供型的，如肾乳头状细胞癌、肾嫌色细胞癌等。

3. C

解析：肾透明细胞癌为肾皮质内实性肿块，多呈中低回声，边界清，向外凸，为富血

供肿瘤，CDFI 内见不规则条形血流，可向周围浸润，引起肾包膜连续性中断。

4. C

解析：肾积水的典型声像图特点为肾盂、肾盏、集合系统充满无回声区。

5. A

解析：肾结石最典型的声像图表现为肾窦区点状或团块状强回声，后方伴有声影。

A2 型题（单选题）

6. C

解析：双肾增大，形态失常，被膜凹凸不平，肾实质基本消失，为大小不等类圆形囊腔占据，肾窦受压变形是多囊肾的典型超声表现。

7. B

解析：肾母细胞瘤是儿童最常见的肾实质性肿瘤。表现为患肾轮廓显著增大，肾实质圆形或类圆形肿块，肿瘤较大，通常呈混合回声，多见有坏死、出血的无回声区，较大的肿块压迫肾窦引起肾积水，向周围延伸会引起肾被膜及周围结构破坏。

8. C

解析：两肾下极或上极在中线附近融合，形成马蹄肾，是最常见的融合肾。

9. D

解析：急性肾功能不全表现为双肾体积增大，皮质增厚，回声增强，也可表现为锥体回声减低、增大，可出现肾周积液或腹水。

10. D

解析：结石嵌顿时可引发腰痛及血尿，腰痛多为钝痛和绞痛，超声表现为肾盏或肾盂积水的声像图改变，沿输尿管走行区探查，可发现结石回声。

A3 型题

11. D　12. E　13. E　14. C

解析：患者临床表现有尿量减少、头晕、呕吐、血压升高，出现血尿和蛋白尿，超声表现为双肾体积缩小，实质回声明显增高，变薄，与肾窦分界欠清，符合慢性肾功能不全的超声表现。通常超声检查用以判断肾回声增强的标准为高于自身正常脾实质回声。肾衰竭的严重程度与肾的声像图异常不平行，最准确的方法仍是肾穿刺活组织检查。引起慢性肾衰竭最常见的病因为慢性肾小球肾炎。

（魏淑萍）

第11章

输尿管疾病

一、基本知识

(一)输尿管结石

1. 临床诊断要点　输尿管结石90%以上是由于肾内结石排入输尿管引起的。最常见于中、青年男性,男、女比例为4∶1。结石容易停留或嵌顿在输尿管3个生理狭窄部。输尿管结石多为单侧发生。结石直径多为4～10 mm,小结石可随输尿管蠕动经尿道排出体外。

输尿管结石可引起尿路梗阻,导致肾和输尿管扩张积水。输尿管结石的位置越高,发生肾积水的程度越重,肾功能损害也随之加重。输尿管内的结石移动,可引起输尿管黏膜损伤,发生充血、水肿和出血。因结石刺激而使输尿管发生痉挛性收缩,可引起腰腹部钝痛或阵发性绞痛,并可伴有镜下血尿或肉眼血尿。合并尿路感染时,可引起尿频、尿急和尿痛等症状。输尿管梗阻严重者,可发生重度肾积水并于腰腹部触及肿块。

2. 超声图像特征　首先显示肾轮廓不同程度增大,同时可见肾窦分离扩张,内为透声较好的液性暗区。在此基础上,沿扩张的输尿管向下移行扫查,在输尿管中段的位置可见强回声团与管壁分界清楚,后伴明显声影(图11-1～图11-5)。

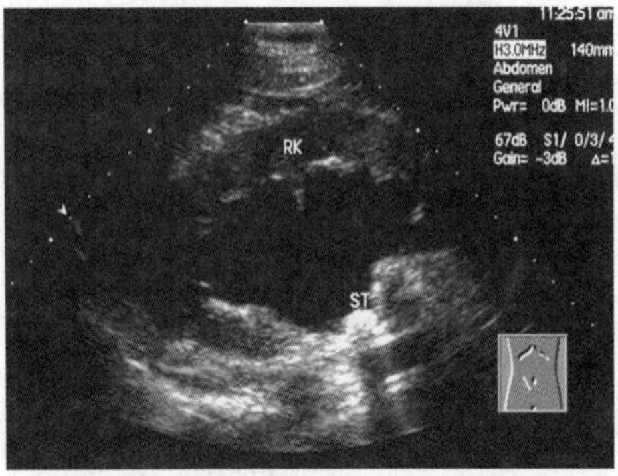

图11-1　肾盂输尿管移行处结石伴肾中度积水(第一狭窄处结石)

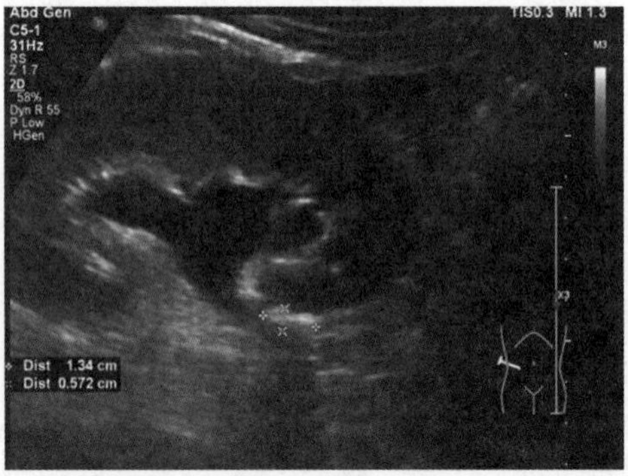

图11-2　输尿管上段结石

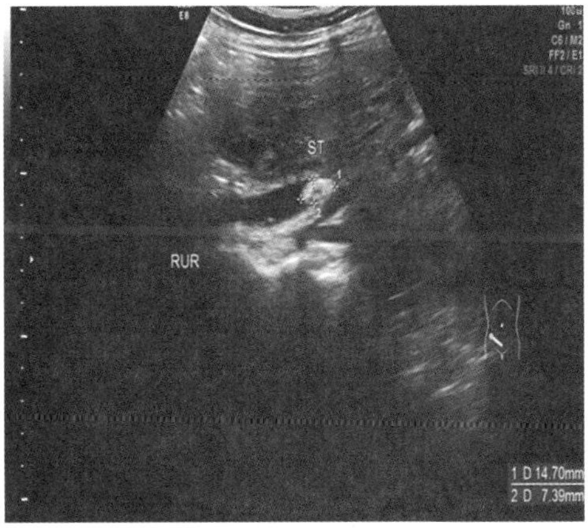

图 11-3　输尿管第二狭窄处结石，结石后方管状结构为髂血管

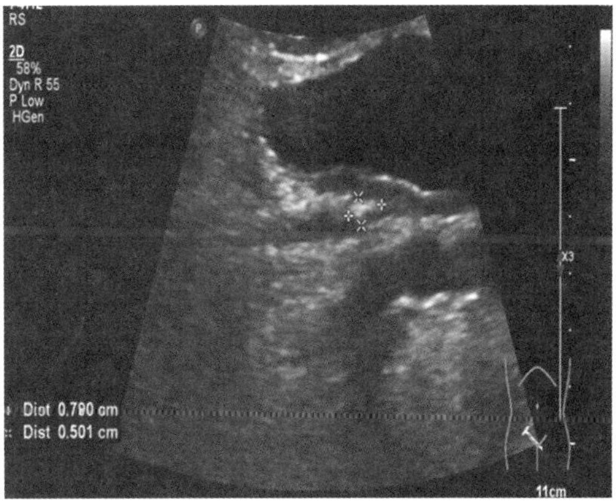

图 11-4　输尿管膀胱壁内段结石

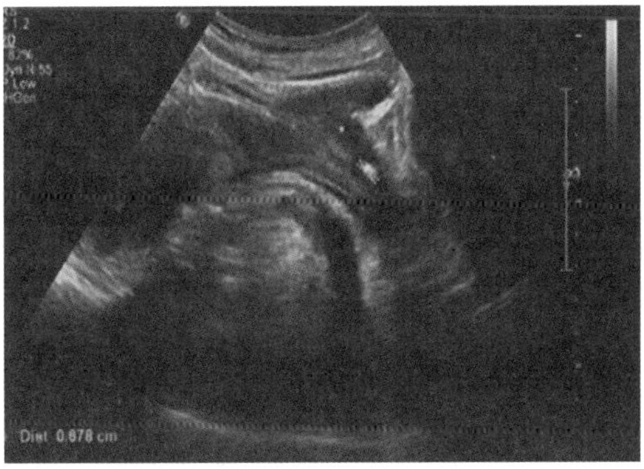

图 11-5　女性尿道段结石（肾绞痛病史明确，两次排尿后结石消失）

（二）输尿管囊肿

1. 临床诊断要点　输尿管开口囊肿是一种常见的先天性畸形，是由于胚胎期输尿管与生殖窦之间的一层隔膜吸收不全或持续存在，导致输尿管口狭窄，尿液引流不畅，引起膀胱壁内段输尿管囊状扩张，并凸入膀胱腔所致。

本病多见于小儿，尤其是女童，男、女比例为 1∶3。多为单侧病变，左、右侧发病均等，双侧者约占 10%。囊肿可通过一窄小出口与膀胱相通，但无膀胱内尿液输尿管反流。囊肿出口存在明显狭窄者，囊肿轮廓较大，其近段输尿管扩张，发生肾积水的程度较严重。成人囊肿的出口多无明显狭窄，近段输尿管仅为轻度扩张，而且可无明显肾积水。后天性因素所致输尿管囊肿罕见，如输尿管口周围炎症、水肿、黏膜膨胀，造成输尿管口狭窄，并引起不同程度的梗阻而形成囊肿。输尿管囊肿可随输尿管蠕动及尿液出入囊肿，而呈现周期性增大与缩小的变化规律。输尿管囊肿较小时，可无明显临床症状。囊肿继发感染或因囊肿出口部狭窄较重，导致输尿管扩张和肾积水时，可出现尿路感染、腰腹部胀痛、排尿不畅、尿流中断、尿失禁和血尿等症状。女性患儿较大的输尿管囊肿，有时在排尿时可见囊肿随尿流脱出尿道外口，并不同程度地阻断尿流。

2. 超声图像特征　膀胱三角区的一侧或两侧显示圆形或椭圆形囊性回声，囊壁薄而光滑，其内尿液呈透声较好的无回声区。实时观察可见此囊状结构有逐渐增大而后又迅速缩小的周期性变化。囊肿膨大时，直径多为 2～4 cm，囊肿缩小时，直径多为 0.5～1.5 cm。纵切面图上，可显示囊肿与扩张的输尿管膀胱壁内段相连通。囊肿轮廓较大的患儿，当嘱其排尿时实时观察，可见到囊壁随尿流向后尿道口移动，并可不同程度地阻断尿流，甚至脱出尿道外口。囊肿上端输尿管均有不同程度的扩张，并多伴有轻度或中度肾积水，尤其是病程较长或囊肿较大者，输尿管多呈显著扩张，同时肾积水的程度也比较重。输尿管囊肿常合并尿路感染，甚者可并发慢性膀胱炎和囊肿内结石，可在囊肿内显示点状或团状强回声，后伴声影，有时可见结石往返于囊肿与盆段输尿管之间(图 11-6～图 11-8)。

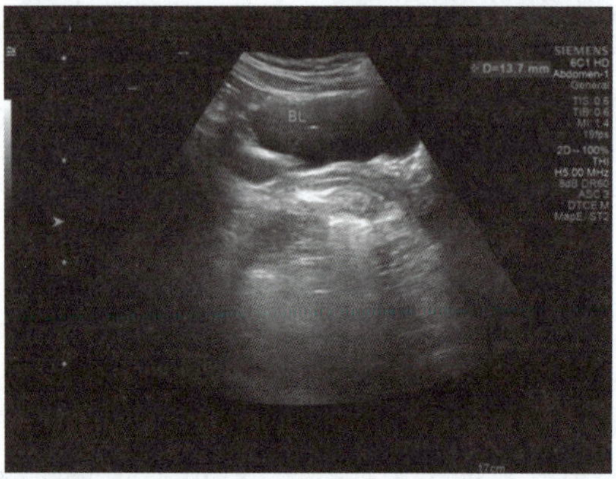

图 11-6　膀胱三角区见一类圆形无回声，与扩张的输尿管膀胱壁内段相连

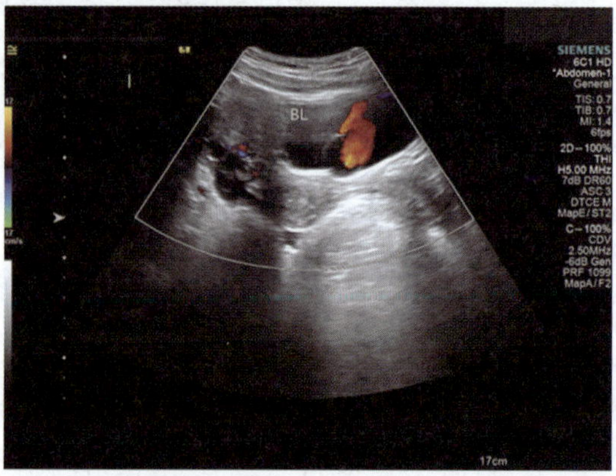

图 11-7　与图 11-6 为同一位患者，CDFI 可显示输尿管囊肿的“喷尿”现象

(三)输尿管肿瘤

1. 临床诊断要点　输尿管恶性肿瘤多为移行细胞乳头状癌，占所有病理类型的 80%以上，鳞状细胞癌约占 6%，腺癌更少见。输尿管良性肿瘤临床较少见，其中多为输尿管息肉、乳头状瘤、平滑肌瘤等。输尿管息肉为良性间质性肿瘤，有蒂固定，悬于

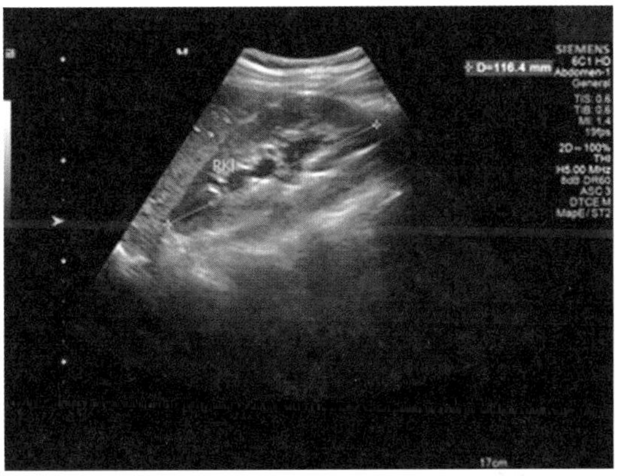

图 11-8　同侧肾积水，提示输尿管囊肿开口处存在狭窄

输尿管腔内。乳头状腺瘤更少见，容易恶变。输尿管癌多发生于中、下段，仅少数发生于上段。肿瘤可源于肾盂移行细胞癌的浸润、播散与种植，也可因尿路上皮性肿瘤经由淋巴和血行扩散所致。肿瘤多呈浸润性生长，也可呈乳头状改变。

输尿管肿瘤多见于 40～70 岁的中、老年人，男、女比例 3∶1。主要临床表现为无痛性肉眼血尿或镜下血尿，少数患者因尿路梗阻而引起腰、腹部疼痛。当有血块通过输尿管狭窄部时，可发生肾绞痛等。

2. 超声图像特征　直接征象是于扩张的输尿管管腔内或管壁显示乳头状或结节样回声凸入输尿管管腔内，局部管壁增厚，输尿管连续性中断。间接征象是患侧肾轮廓不同程度增大，肾盂、肾盏扩张，病变段以上输尿管扩张。发生在输尿管下段的肿瘤，可浸润输尿管口或凸入膀胱腔内。

二、典型例题与解析

A1 型题(单选题)

1. 输尿管全程狭窄的部位有(　)

A. 1 处　　B. 2 处
C. 3 处　　D. 4 处
E. 5 处

2. 下列不是引起输尿管梗阻的常见病因是(　)

A. 输尿管结石　　B. 输尿管狭窄
C. 输尿管结核　　D. 输尿管肿瘤
E. 下腔静脉后输尿管

3. 引起输尿管扩张最常见的原因是(　)

A. 输尿管肿瘤　　B. 输尿管结核
C. 输尿管结石　　D. 腹膜后肿瘤
E. 输尿管畸形

4. 下列不是输尿管结石的超声表现是(　)

A. 管腔内见强回声团,后伴声影　　B. 强回声团大小多为 4～10 mm
C. 强回声团与管壁有分界　　D. 形态多呈枣核形
E. 管腔内异常实性低回声

A3 型题(不定项选择题)

(第 5～9 题共用题干)

患者,女,37 岁。平素身体健康,突发右下腹痛 1 小时,伴恶心、呕吐,体温 36.8 ℃,右下腹压痛明显,申请腹部超声检查。

5. 作为超声接诊医师,根据患者临床症状,你认为应该特别注意检查的脏器是(　)

A. 肝　　B. 胆囊
C. 肾及输尿管　　D. 子宫及双侧附件
E. 膀胱　　F. 阑尾

6. 腹部超声检查发现右肾肾盂分离约 16 mm,右侧输尿管上段扩张,上段以下因腹腔气体干扰显示不清,膀胱充盈良好,子宫及双侧附件未见明显异常。血常规检查结果:白细胞计数 7.6×10^9/L;尿常规检查结果:红细胞(＋＋＋＋),白细胞(－)。作为超声医师,你认为最可能的疾病是

A. 输尿管肿瘤　　B. 先天性输尿管狭窄
C. 先天性巨输尿管　　D. 输尿管结石
E. 输尿管结核　　F. 阑尾炎

7. 为明确诊断,你认为可以选择的检查项目为(　)

A. 超声引导下经皮肾穿刺顺行性造影　　B. 腹部立位 X 线片
C. X 线静脉尿路造影　　D. 膀胱镜
E. 膀胱造影　　F. CT 检查

8. 输尿管肿瘤的声像图特点有(　)

A. 输尿管肿瘤也可呈强回声　　B. 局部管腔不规则或中断
C. 管壁僵硬　　D. 肿瘤边缘不规则,且管壁无分界
E. 浸润性肿瘤以管壁不均匀增厚为主
F. 肿瘤阻塞输尿管时可以发生病变以上尿路梗阻的相应声像图改变

9. 输尿管超声检查的适应证有( )

A. 血尿
B. 输尿管结石
C. 输尿管肿瘤
D. 输尿管先天性发育异常
E. 无功能肾的病因诊断
F. 经静脉和(或)逆行上尿路造影诊断为上尿路梗阻,不能明确病因者

答案及解析

A1 型题

1. C

解析:输尿管的生理性狭窄处有 3 处,故答案为 C。

2. E

解析:下腔静脉后输尿管罕见,故答案为 E。

3. C

解析:引起输尿管扩张最常见的原因为输尿管结石。

4. E

解析:实性低回声多为输尿管内肿物。

A3 型题

5. CDEF

解析:肝、胆囊引起的问题疼痛多位于右上腹。

6. D

解析:超声表现及实验室检查均支持输尿管结石的诊断。

7. BF

解析:B、F 选项临床常用,简便可行,其他检查方式均为侵入性有创检查。

8. ABCDEF

解析:输尿管肿瘤的超声表现以上选项均可出现。

9. ABCDEF

解析:输尿管在出现选项中的疾病时,超声检查均可提供诊断线索。

(叶新华 袁 涛)

第12章

膀胱疾病

一、基本知识

(一)膀胱结石

1. 临床诊断要点　原发性膀胱结石的发生率在我国已明显下降,多见于男性,与营养不良和低蛋白饮食有关。继发性膀胱结石见于膀胱出口的梗阻、膀胱憩室、神经性膀胱炎、异物及长期置留导尿管的患者,肾结石排到膀胱亦为其原因之一。

典型症状为排尿突然中断,并感疼痛,疼痛放射至阴茎头及远端尿道,伴有排尿困难和膀胱刺激症状。

2. 超声图像特征　膀胱腔内单个或多个强回声团,后方伴声影,随体位的改变而移动(图 12-1)。结石的大小从粟粒状至占据整个膀胱。较大、致密的结石后方形成较宽的、明显的声影,会影响结石深处的膀胱壁观察,需变动体位观察。较小的结石或密度较低的结石,结石伴随的声影可能不明显或较弱。有时结石可发生于膀胱憩室内或输尿管囊肿内。膀胱壁残留缝合线头可能形成结石,偶尔结石处膀胱壁合并感染,会使结石不可移动,称为"悬吊"膀胱结石。膀胱内大结石或输尿管末端结石可引起输尿管开口增厚、水肿,易于观察。彩色多普勒超声可显示结石伴随的"闪烁"伪像,这对确定小结石有一定的帮助。

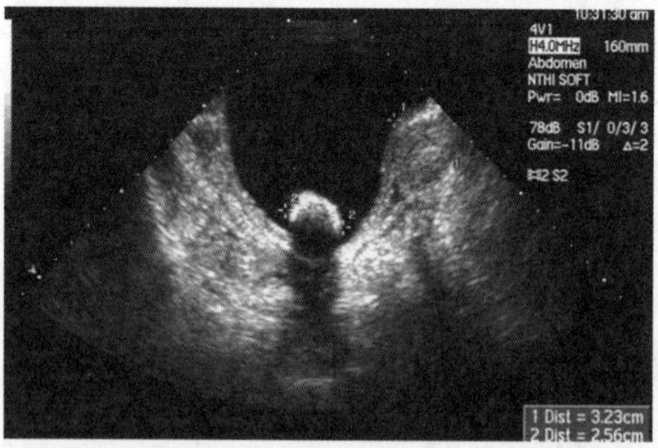

图 12-1　膀胱内强回声团,后伴声影(诊断膀胱结石的要点:改变体位后强回声团可移动)

(二)膀胱憩室

1. 临床诊断要点　膀胱憩室可分为先天性膀胱憩室和获得性膀胱憩室两种。先天性膀胱憩室是一种先天性发育异常,多为单发,以输尿管口附近多见。先天性膀胱憩室曾被认为少见,诊断方法改进后有明显增多。获得性膀胱憩室源于下尿路的梗阻,膀胱黏膜在膀胱壁薄弱处疝出,形成憩室,多发于近输尿管开口处的侧后壁。憩室颈部宽窄不等。

狭窄的憩室颈部引起尿液淤滞,继而会引起感染、结石、肿瘤等并发症。憩室壁由黏膜层和黏膜下层组成,缺乏肌层。发生于憩室的肿瘤易于侵犯膀胱周围的脂肪,因此比发生于正常膀胱壁的肿瘤预后差。

2. 超声图像特征　憩室表现为凸出于膀胱之外的囊性结构,呈圆形或椭圆形,通过宽度不等的憩室颈与膀胱壁相通,排尿后憩室可缩小(图 12-2,图 12-3)。憩室内部回声依其内合并的并发症的不同而异。合并感染时,其内可见点样回声浮动或有沉淀出现而形成分界平面。合并结石时,憩室内可见强回声,后方伴声影。合并肿瘤时,憩室内可见实质样回声,与憩室壁相通。

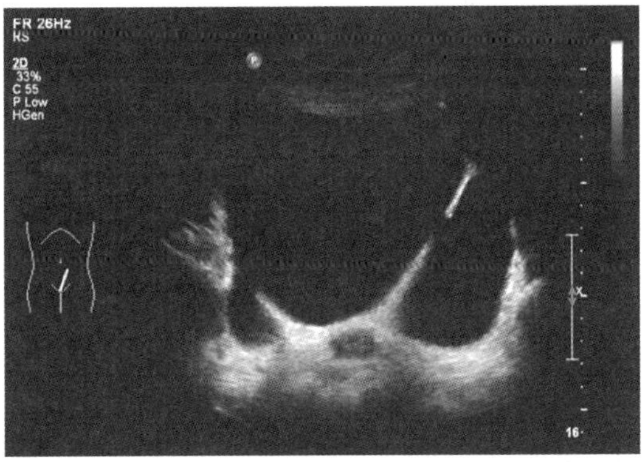

图 12-2　膀胱左、右侧后壁均可见一囊性结构,与膀胱相通

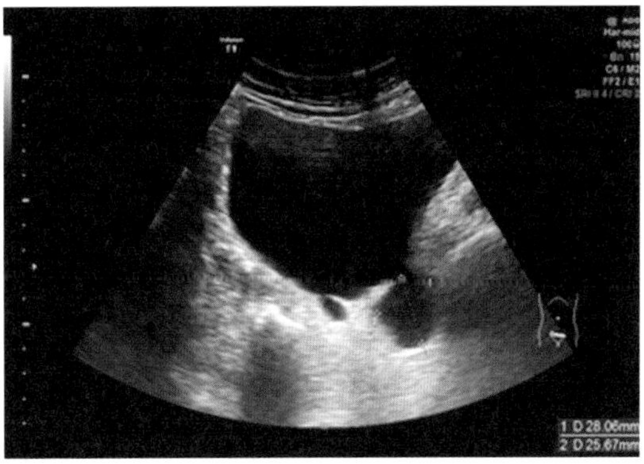

图 12-3　膀胱左侧后壁见两处囊性结构,与膀胱相通

(三)膀胱肿瘤

1. 临床诊断要点　膀胱肿瘤是全身比较常见的肿瘤之一,是泌尿系统最常见的肿瘤。组织类型:上皮性肿瘤占 95%以上,其中多数为移行细胞乳头状肿瘤,鳞癌和腺癌各占 2%～3%;非上皮性肿瘤罕见,由间质组织发生,多数为肉瘤,如横纹肌肉瘤,好发于婴幼儿。膀胱移行细胞癌的好发部位为膀胱侧壁和膀胱三角区近输尿管开口处。70%的膀胱肿瘤为表浅型,30%的膀胱肿瘤为浸润型。肿瘤可单发或多发,大

小不等。分化较好者多呈乳头状，也可呈息肉状，有蒂与膀胱黏膜相连；分化较差者常呈扁平状突起，基底宽，无蒂，并向深层浸润。

膀胱肿瘤高发年龄为 50～70 岁，男、女比例为 4∶1，以表浅的乳头状肿瘤最为常见。分化不良的浸润性膀胱癌常发生于高龄患者。绝大多数患者以无痛性肉眼血尿就医。血尿间歇出现，可自行停止或减轻。膀胱肿瘤患者有以尿频、尿痛、排尿困难、尿潴留和下腹部肿块为起始症状而就医者，多数属晚期症状。

2. 超声图像特征　超声检查膀胱肿瘤的检出率＞95%，直径＜0.5 cm 的肿瘤容易漏诊。膀胱腔内可见菜花样、乳头状或结节样回声，通过细窄的蒂或广基底与膀胱壁相连(图 12-4)。乳头状瘤和Ⅰ期膀胱癌，多由窄蒂连于膀胱黏膜，并凸入膀胱腔。膀胱壁回声连续性好，肌层回声清晰，未受破坏。用探头振动膀胱时，肿瘤在膀胱腔内摆动。分化不良的乳头状癌基底宽广，瘤体的一部分凸向膀胱腔，基底部浸润膀胱壁，甚至向膀胱周围组织浸润。局部膀胱壁的回声模糊，连续性中断。膀胱腺癌和鳞状上皮癌的基底一般较宽，呈浸润性生长，晚期肿瘤膀胱壁显著增厚，膀胱腔明显减少甚至接近闭塞。部分乳头状膀胱肿瘤可见局灶性钙化。膀胱肿瘤有时发生于膀胱憩室。由于膀胱憩室有狭细的颈，使膀胱镜检查不易检测到发生于膀胱憩室内的肿瘤，这时超声检查对憩室内的肿瘤观察较有利。彩色多普勒可在肿瘤基底部探及肿瘤血管，为动脉血管，脉冲多普勒可探及肿瘤血管的流速及 RI 等(图 12-5，图 12-6)。超声造影可显示肿瘤的供血血管，敏感性明显高于彩色多普勒超声，造影剂由肿块基底部逐渐填充至整个肿块，延迟期肿块内造影剂逐渐廓清。

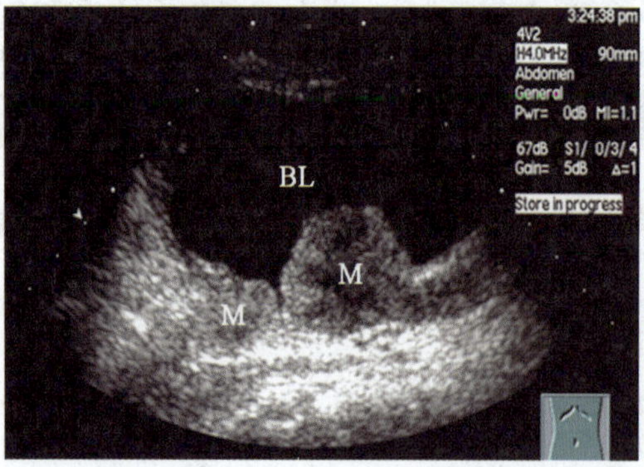

图 12-4　膀胱三角区见 2 枚肿块，宽基底，膀胱壁受侵犯，增厚(病理：移行细胞癌)

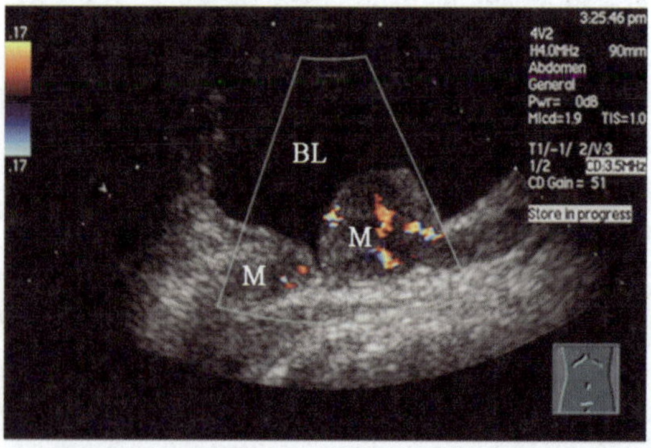

图 12-5　与图 12-4 为同一患者，彩色多普勒膀胱肿块内探及丰富的血流信号

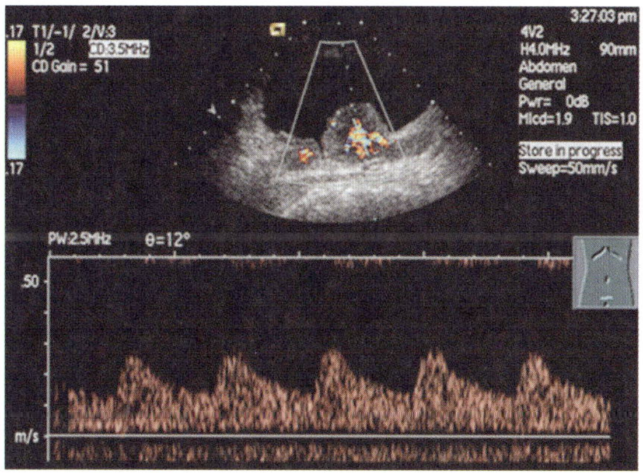

图 12-6　与图 12-4 为同一患者,脉冲多普勒可探及动脉频谱

二、典型例题与解析

A1 型题(单选题)

1. 膀胱肿瘤分期的标准是根据(　)

A. 肿瘤的大小　　B. 临床症状
C. 有无肾积水　　D. 肿瘤侵犯膀胱壁的深度
E. 肿瘤的部位

2. 患者,男,血尿时伴尿中断,最可能的诊断为(　)

A. 膀胱内血凝块　　B. 膀胱结石
C. 膀胱肿瘤　　D. 膀胱憩室
E. 膀胱壁钙化

3. 声像图上与膀胱肿瘤类似而又容易鉴别的疾病是(　)

A. 腺性膀胱炎　　B. 膀胱内血凝块
C. 前列腺肥大　　D. 膀胱结核
E. 子宫内膜异位症

4. 患者无痛性血尿,声像图显示膀胱顶部乳头状病灶,大小为 15 mm×20 mm,基底部较窄,不随体位移动。首选诊断是(　)

A. 膀胱内异物　　B. 膀胱内血凝块
C. 膀胱结石　　D. 膀胱乳头状瘤
E. 膀胱平滑肌瘤

5. 关于正常膀胱的描述，下列错误的是(　)

A. 成年人的膀胱位于盆腔内

B. 婴幼儿的膀胱位置偏高，可位于下腹部

C. 膀胱壁大致可分为浆膜层、肌层、黏膜下层、黏膜层

D. 膀胱三角区由左、右侧输尿管开口及膀胱内口构成

E. 膀胱黏膜层均是借助黏膜下层与肌层连接的

6. 膀胱肿瘤的好发部位是(　)

A. 前后壁　　B. 左、右侧壁

C. 三角区　　D. 颈部

E. 底部

A2 型题(单选题)

7. 患者，男，28 岁。突然出现腰、背部疼痛且向会阴部放射，伴有血尿，可能的诊断是(　)

A. 膀胱肿瘤　　B. 膀胱憩室

C. 输尿管结石　　D. 输尿管囊肿

E. 膀胱异物

8. 患者，男，70 岁。间歇性无痛性肉眼血尿 3 个月。超声检查发现膀胱左侧后壁有实性强回声结节，大小约为 12 mm×16 mm，向膀胱凸出，基底部与膀胱壁无明显分界，改变体位后不活动。下列诊断正确的是(　)

A. 膀胱结石　　B. 膀胱癌

C. 膀胱憩室　　D. 膀胱附壁血凝块

E. 腺性膀胱炎

9. 一中年女性，身体健康，无高血压家族史，但在排尿时血压升高，伴有头晕、心悸。超声检查：膀胱内壁见一直径约 20 mm 实性中等回声结节，呈椭圆形，并向膀胱腔凸出，可能的诊断是(　)

A. 膀胱乳头状瘤　　B. 一过性低血压

C. 腺性膀胱炎　　D. 膀胱嗜铬细胞瘤

E. 外压性肿块

答案及解析

A1 型题

1. D

解析:膀胱肿瘤分期的标准是根据肿瘤侵犯膀胱壁的深度。

2. B

解析:膀胱结石会伴血尿,排尿突然中断是特征性的临床表现。

3. B

解析:膀胱内血凝块内无血流信号,改变体位后可移动。

4. D

解析:题干所述为膀胱内乳头状瘤的典型表现。

5. E

解析:膀胱三角区缺乏黏膜下层组织。

6. C

解析:膀胱肿瘤的好发部位为膀胱三角区。

A2 型题

7. C

解析:题干所述为输尿管结石的典型临床表现。

8. B

解析:题干所述为典型膀胱癌的超声表现。

9. D

解析:排尿相关的血压波动,只有膀胱嗜铬细胞瘤可引起。

（叶新华　袁　涛）

第13章

前列腺疾病

一、基本知识

(一)前列腺增生

1. 临床诊断要点　良性前列腺增生(benign prostatic hyperplasia,BPH)是由于老年男性性激素代谢障碍致前列腺腺体或纤维以及肌肉组织增生,导致前列腺体积增大和正常腺体结构破坏,最终引发一系列功能障碍的疾病。BPH 不仅是一种老年性疾病,也是老年男性下尿路梗阻性疾病最常见的因素,占下尿路梗阻患者的 80%以上。BPH 早期可无明显症状,随着 BPH 持续加重膀胱出口梗阻症状也进一步加重,此时患者会出现相应的临床症状。BPH 的临床症状主要是膀胱刺激症状和梗阻症状。膀胱刺激症状主要表现为尿频、尿急、夜尿增加和急迫性尿失禁。梗阻性症状包括排尿困难、费力、尿线变细、尿流无力、排尿时间延长等,梗阻严重者,还可出现充溢性尿失禁和尿潴留。BPH 的并发症主要有血尿、泌尿系感染、膀胱结石、双肾和双侧输尿管积水。严重者可出现肾功能不全,继而出现消化不良、恶心、腹胀、便秘、消瘦等胃肠道症状;甚至出现血压升高、嗜睡和意识障碍等肾衰竭表现。

2. 超声图像特征

(1)前列腺各径线测值增大,体积增大。前列腺形态饱满,呈圆形或椭圆形,左、右前列腺形态对称或基本对称,部分患者前列腺中叶凸向膀胱呈僧帽状(图 13-1)。前列腺边界整齐。前列腺周缘区和移行区比例改变,其中移行区体积明显增大,推压其周围的周缘区使其变薄,由于这种受压的过程相对较长,因而在周缘区和移行区之间出现前列腺增生的假包膜,也称外科包膜,呈弧形低回声晕(图 13-2)。

(2)前列腺内的增生结节是 BPH 的特征性回声结构,增生结节多位于移行区,以等回声或中等偏低回声为主,其周边血流信号丰富,呈环状血流(图 13-3)。增生结节位于周缘区的相对较少,且该部位的增生结节多为境界清晰的低回声,但也有部分为等回声。增生结节的血流信号都分布于周边,呈“抱球”样血流信号,结节内部血流信号稀疏(图 13-4)。

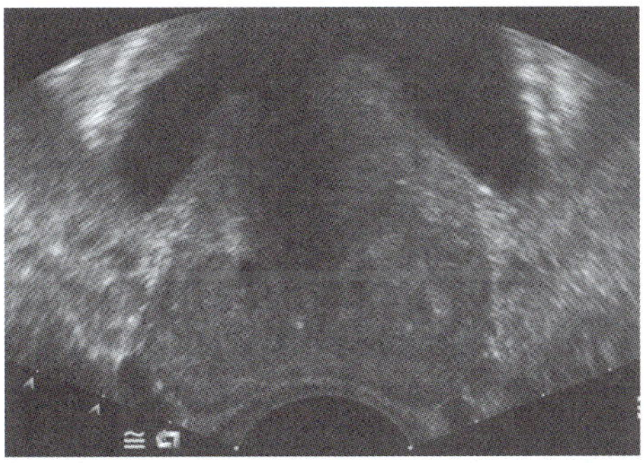

图 13-1　BPH 中叶凸向膀胱呈僧帽状改变

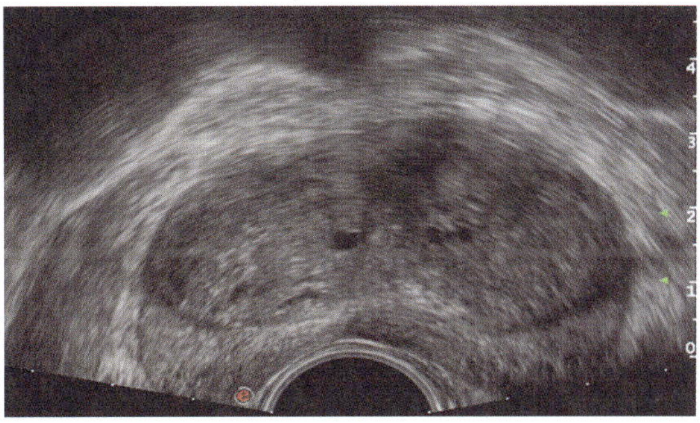

图 13-2　BPH 假包膜

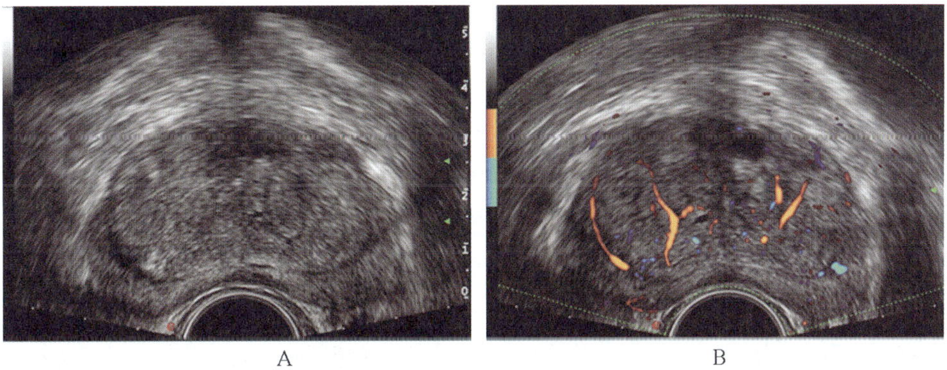

图 13-3　前列腺移行区增生结节彩色血流显像特征

A. 灰阶超声；B. 彩色多普勒血流显像

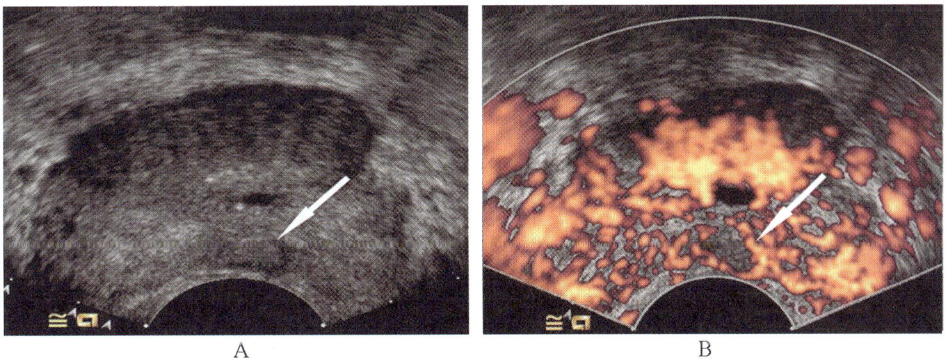

图 13-4　前列腺周缘区增生结节彩色血流显像特征（箭头示）

A. 灰阶超声；B. 能量多普勒血流显像

（3）BPH 常伴有前列腺囊肿和前列腺结石，前者的声像图表现为无回声区，且位于移行区（图 13-5）；后者为点状增强回声，后方声影不明显，多呈弧形排列，以前列腺周缘区与移行区之间以及前列腺尖端部多见（图 13-6）。

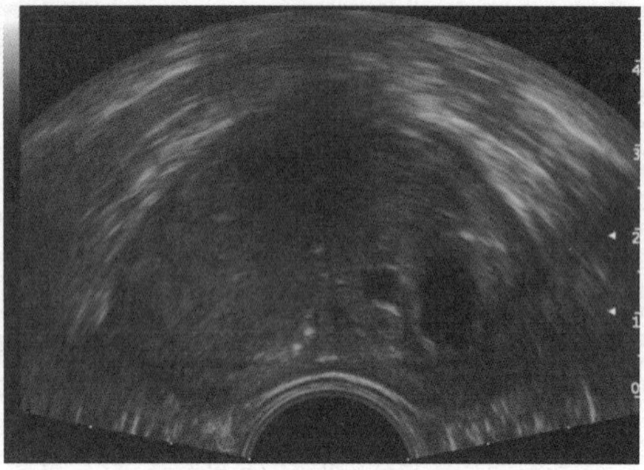

图 13-5　BPH 伴囊肿形成

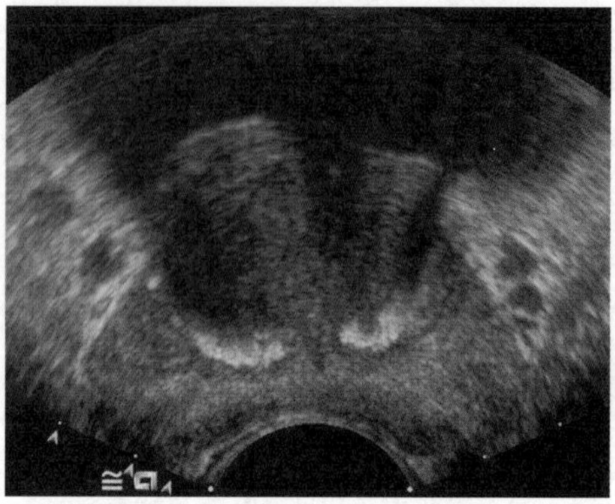

图 13-6　BPH 伴结石形成

（4）BPH 并发下尿路梗阻时的超声表现有膀胱壁增厚、毛糙，有小梁、小房形成时膀胱壁呈高低不平，其中高出的部分为小梁，呈高回声，凹陷部分为小房，为无回声（图 13-7）。如小房增大可形成膀胱憩室，此时，在膀胱的一边有向外凸的无回声，并与膀胱相通（图 13-8）。长期下尿路梗阻患者可出现输尿管及肾积水（图 13-9）。BPH 如并发膀胱结石时，则在膀胱内出现弧形强回声，后方伴声影，强回声随体位改变沿重力方向移动。

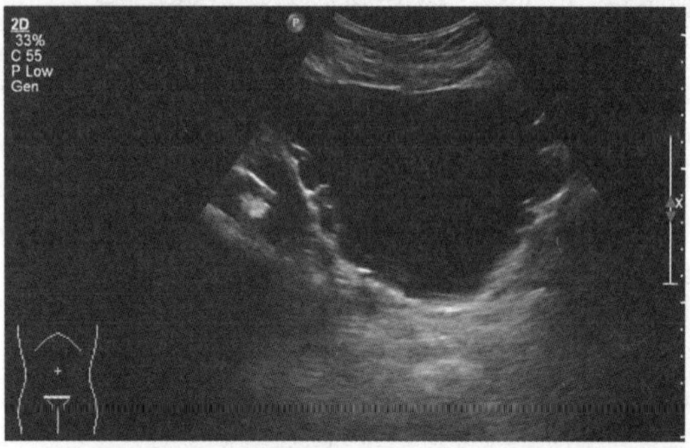

图 13-7　BPH 并发下尿路梗阻时膀胱壁改变

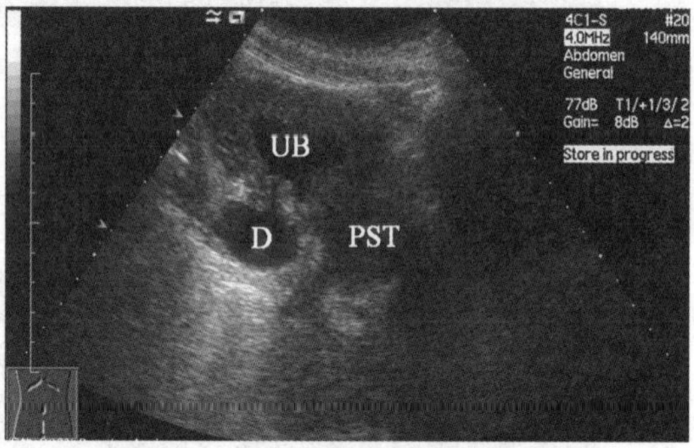

图 13-8　膀胱憩室声像图

PST. 前列腺；UB. 膀胱；D. 憩室

（二）前列腺癌

1. 临床诊断要点　前列腺肿瘤类型中最常见的是前列腺癌（prostate cancer），占所有类型的 90%，为发生在前列腺的上皮性恶性肿瘤，其中前列腺腺癌占 95% 以上，是男性生殖系统最常见的恶性肿瘤。前列腺癌的病因及发病机制目前尚不明确，基因、遗传、性激素、营养和环境、吸烟、肥胖以及病毒感染等因素可能与前列腺癌的发病存在一定相关性。

前列腺癌分为临床癌、隐匿癌、潜伏癌和偶发癌 4 型。各型有其各自的临床表现。

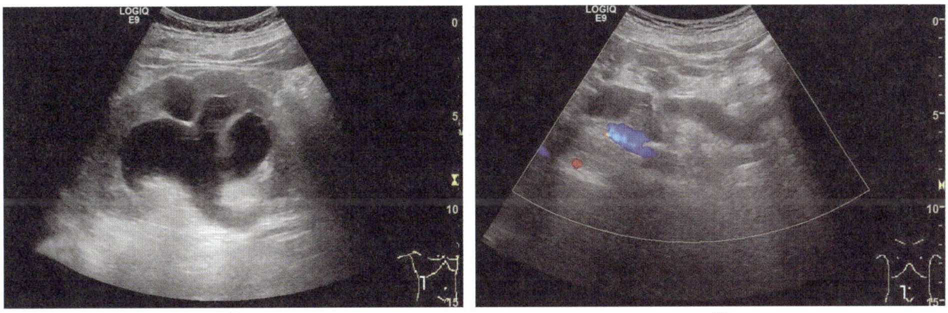

A　　　　　　　　　　　　B

图 13-9　BPH 并发下尿路梗阻时肾积水

A. 右肾积水；B. 右侧输尿管腹段扩张

前列腺癌早期患者可无任何症状，随着病程的进展，可相继出现尿频、尿流变细、排出缓慢、排尿困难、尿末滴沥，甚至尿潴留、血尿等类似前列腺增生的症状，并无明显特异性。晚期患者除上述症状外，还可同时出现转移灶症状，如有骨骼转移者出现腰背部或骨盆等处疼痛，并可有病理性骨折；肺转移者出现顽固性咳嗽等。如病情进一步恶化则可表现为消瘦、无力、食欲缺乏、贫血等晚期恶性肿瘤恶病质症状。

此外，隐匿癌以转移灶为主要临床表现，如淋巴结肿大、病理性骨折等，即该类型前列腺癌的特点是先发现转移灶，且病理证实为前列腺癌来源，然后才发现前列腺内隐匿的腺癌，此型前列腺癌的预后较差。潜伏癌一般于尸检时才发现，因而该类型前列腺癌生前无任何临床症状。同样，偶发癌是因前列腺增生等原因在切除的前列腺标本中，意外发现的 PCa，所以一般也无明显症状。

2. 超声图像特征　经直肠超声是最常用的前列腺癌影像学诊断方法。前列腺癌灰阶超声特征及临床诊断价值与其分期有关。

(1)对临床分期为 T_3 期和 T_4 期的晚期患者，通常有典型的前列腺癌声像图表现，即前列腺形态不规则，包膜不平整，内部回声尤其是周缘区回声分布不均匀，呈结节状或片状低回声，周缘区和移行区分界不清(图 13-10)。

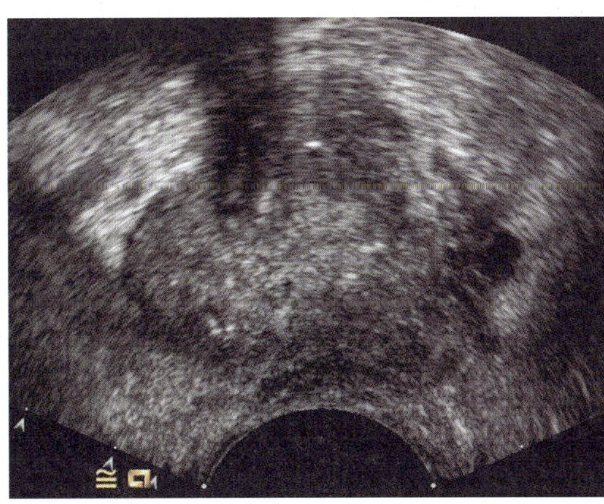

图 13-10　典型前列腺癌声像图

(2)T_1 期和 T_2 期的早期前列腺癌声像图则有多种表现，典型的前列腺癌病灶是周缘区均匀等回声中出现低回声、等回声或高回声结节，以低回声最多见，占 60%～70%（图 13-11）。

（3）前列腺癌病灶的彩色多普勒及能量多普勒声像图特征是前列腺内出现异常丰富的血流区域、不对称血流分布以及粗大扭曲的血管（图 13-12）。

（4）超声造影前列腺癌增强模式多样，典型前列腺癌表现为局限性高增强和快速增强（动态图 13-1）。

（5）前列腺癌组织质地较硬，在应变弹性成像上典型癌组织呈蓝色或蓝绿色，其弹性评分为 4～5 分（图 13-13）。

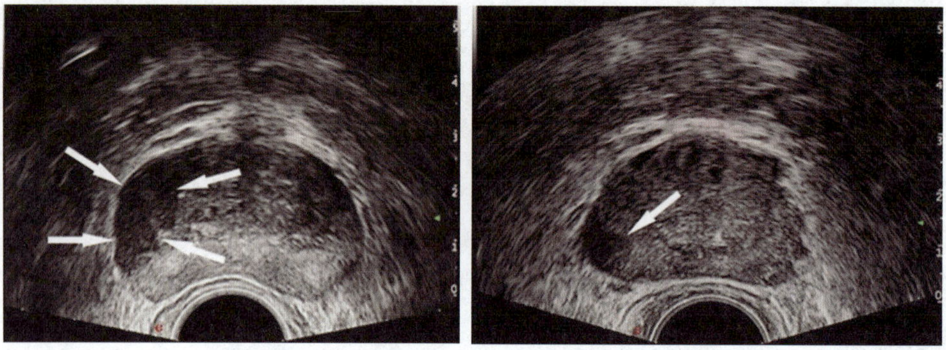

A　　　　　　　　B

图 13-11　低回声型前列腺癌声像图（箭头）

A. 前列腺中部层面；B. 前列腺尖端部层面

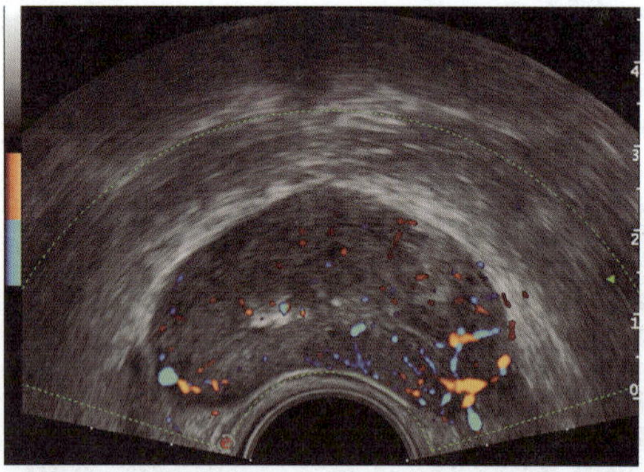

图 13-12　前列腺癌彩色多普勒血流显像示左侧前列腺周缘区血流信号异常丰富

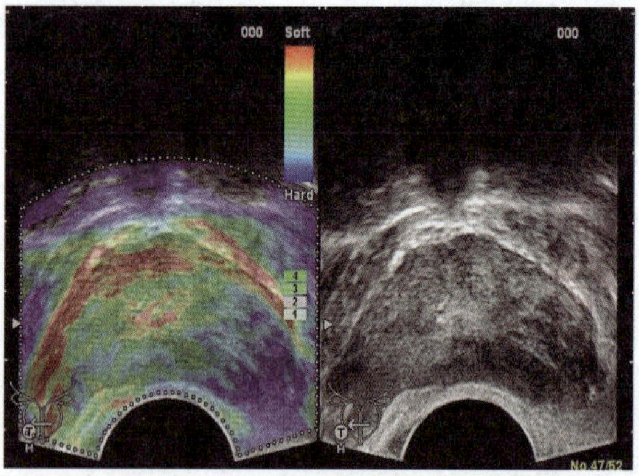

图 13-13　前列腺癌应变弹性成像中左侧前列腺周缘区蓝色区域为癌灶，腺癌，Gleason 4+3

动态图 13-1　典型前列腺癌超声造影表现

此外，超声通过观察前列腺包膜是否有缺失来推测有无侵犯邻近脏器如膀胱、直肠等；超声扫查还能检测盆腔、腹膜后、锁骨上有无淋巴结肿大，并通过观察淋巴结的形态结构来判断是否为转移性淋巴结肿大。这些信息对确定前列腺癌的临床分期有重要意义。

二、典型例题与解析

A1 型题（单选题）

1. 关于前列腺增生的声像图表现中，不正确的是（　）

A. 前列腺增生好发于移行区

B. 前列腺增生周缘区和移行区之间可出现假包膜

C. 前列腺增生结节可位于周缘区

D. 前列腺增生结节血流不丰富

E. 下尿路梗阻与前列腺增生程度不成正比

2. 前列腺增生继发的疾病声像图，可表现为（　）

A. 膀胱小梁、小房形成　　B. 肾积水

C. 膀胱结石　　D. 输尿管尿液逆流

E. 以上均是

3. 以下不是前列腺癌的声像图特征的是（　）

A. 低回声多见　　B. 边界不清晰

C. 局灶性血流增多　　D. 超声造影低增强多见

E. 内、外腺结构不清

A2 型题（单选题）

4. 患者，男，78 岁。前列腺特异性抗原（PSA）22 μg/L，经直肠超声所见：前列腺左侧周缘区低回声，大小 8 mm×6 mm，边缘不清晰，CDFI 局部血流信号丰富。最可能的诊断是（　）

A. 前列腺增生　　B. 慢性前列腺炎

C. 前列腺癌　　D. 前列腺腺管扩张

E. 前列腺结石

5. 患者,男,65 岁。PSA 1.22 μg/L,经直肠超声所见:前列腺大小为 55 mm×60 mm×45 mm,中叶向膀胱凸出 15 mm,周缘区回声均匀,内、外腺之间见弧形低回声,移行区见大小不等结节,CDFI 结节周边见环状血流信号,膀胱可见小梁、小房形成。最可能的诊断是(　)

A. 慢性前列腺炎　　B. 前列腺增生

C. 前列腺癌　　D. 前列腺脓肿

E. 前列腺结石

A3 型题(单选题)

(第 6～8 题共用题干)

患者,男,56 岁。排尿困难、夜尿增多、尿频、排尿无力。直肠指检前列腺质地中等,Ⅰ度肿大。

6. 对该患者而言,首选的辅助检查是(　)

A. 磁共振　　B. CT

C. 经直肠超声　　D. 心电图

E. 超声心动图

7. 经直肠超声检查发现前列腺左侧周缘区尖端部等回声结节,大小为 6 mm×5 mm,结节周边可见低回声晕,CDFI 结节周边可见环状血流信号。该结节最可能是(　)

A. 慢性前列腺炎　　B. 前列腺增生结节

C. 前列腺癌　　D. 前列腺肉瘤

E. 前列腺结石

8. 患者拟于经直肠超声引导下进行前列腺穿刺活检以明确诊断,术前应进行的检查有(　)

A. 血清 PSA 检查　　B. 前列腺多参数磁共振

C. 血常规　　D. 尿常规

E. 以上均需要

(第 9～11 题共用题干)

患者,男,56 岁。体检发现 PSA 6.08 μg/L,游离 PSA 0.6 μg/L。无排尿困难、夜尿增多、尿频、排尿无力症状。

9. 该患者最有价值的进一步影像学检查方法是(　)

A. 腹部 X 线片　　B. CT

C. 经直肠超声　　D. 经腹超声

E. 多参数磁共振

10. 该患者经直肠超声检查阴性，多参数磁共振弥散加权成像左侧移行区见 10 mm×8 mm 高信号区，靶向穿刺证实为 Gleason 3+4 前列腺腺癌。关于 2 种影像学特点的说法中不正确的是(　)

A. 多参数磁共振对移行区癌灶敏感，对周缘区癌灶不敏感

B. 经直肠超声对周缘区癌灶敏感，对移行区癌灶不敏感

C. 经直肠超声对等回声病灶易漏诊

D. 多参数磁共振对前列腺癌诊断效能优于经直肠超声

E. 经直肠超声是目前前列腺穿刺活检最常用的引导方法

11. 临床检查该患者无远处转移证据，穿刺病理仅靶向穿刺点阳性。该患者最积极有效的治疗方案为(　)

A. 局部粒子置入短距离放射治疗　　B. 前列腺根治手术

C. 内分泌治疗　　D. 前列腺电切手术

E. 局部消融治疗

答案及解析

A1 型题

1. D

解析：前列腺增生结节血流丰富。

2. E

解析：前列腺增生引起下尿路梗阻，可继发膀胱小梁小房形成、肾积水、膀胱结石及输尿管尿液逆流，故选 E。

3. D

解析：前列腺癌超声造影多表现为局灶性高增强。

A2 型题

4. C

解析：患者 PSA 升高，左侧周缘区低回声，最可能为前列腺癌。

5. B

解析：前列腺增生主要表现为前列腺体积增大，移行区增生结节，内、外腺之间可见假包膜，膀胱可见小梁、小房形成。

A3 型题

6. C

解析：患者临床表现为前列腺增生症状，应进行前列腺检查，经直肠超声是前列腺首选的辅助检查方法。

7. B

解析：前列腺增生结节主要位于移行区，少数可位于周缘区，该结节呈等回声，结节周边可见低回声晕，CDFI 结节周边可见环状血流信号，首先考虑为增生结节，故选 B。

8. E

解析：前列腺穿刺术前应常规行血清 PSA、血常规、尿常规、凝血功能等检查，有条件还需行多参数磁共振检查。

9. E

解析：患者 PSA 升高，应排除前列腺癌，多参数磁共振是目前前列腺癌最有价值的影像学检查方法，故选 E。

10. A

解析：经直肠超声对周缘区低回声型前列腺癌敏感度高，对等回声型和位于移行区的癌灶敏感度低，而多参数磁共振，特别是弥散加权成像是检测组织中水分子的运动，癌组织中水分子运动受限，故表现为高信号，无论病灶位于周缘区还是移行区都能检测，故 A 表述错误。

11. B

解析：该患者经穿刺确诊为局灶性前列腺癌，预测生存期超过 5 年，因此最积极有效的治疗方案为前列腺根治手术。

（戚庭月）

第 14 章

肾上腺疾病

一、基本知识

(一)肾上腺囊肿

1. 临床诊断要点　肾上腺囊肿较少见，可分为多种类型，如寄生虫性、淋巴管内皮性、上皮细胞性及血肿液化引起的假性囊肿，临床上最多见内皮性囊肿和假性囊肿，占肾上腺囊肿的 80%以上。

肾上腺囊肿一般无临床症状，常于体检时偶然发现，囊肿体积较大者可引起患侧腰部酸胀。

2. 超声图像特征　肾上腺区出现边界清楚、圆形或椭圆形的无回声区，囊肿壁光滑，后方回声增强，声像图与其他部位的囊肿回声特征相同，与肾分界清楚(图 14-1)，较大的囊肿可使患侧肾受压变形或向前下方移位，同侧的肝或脾也可形成弧形压迹或移位的征象。

(二)肾上腺皮质腺瘤

1. 临床诊断要点　肾上腺皮质腺瘤可分为功能性肾上腺皮质腺瘤和无功能性肾

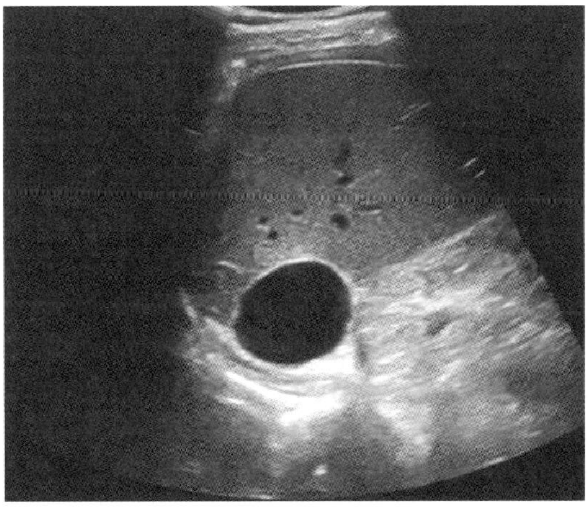

图 14-1　肾上腺囊肿超声图像

上腺皮质腺瘤两大类，其中功能性肾上腺皮质腺瘤占 20%，无功能性肾上腺皮质腺瘤占 80%。

功能性肾上腺皮质腺瘤具有内分泌功能，可引起醛固酮增多，继而水、电解质代谢紊乱，导致高血压、低血钾等异常表现，或者引起皮质醇增多，表现为库欣综合征等；无功能性肾上腺皮质腺瘤无明显临床表现。

2. 超声图像特征　肾上腺皮质腺瘤常为单侧病变，呈圆形或椭圆形低回声团块，边界清晰，有完整包膜，内回声较均匀，直径多<3 cm，无功能性肾上腺皮质腺瘤声像图与功能性肾上腺皮质腺瘤无明显差别，前者肿瘤体积多较大（图 14-2）。

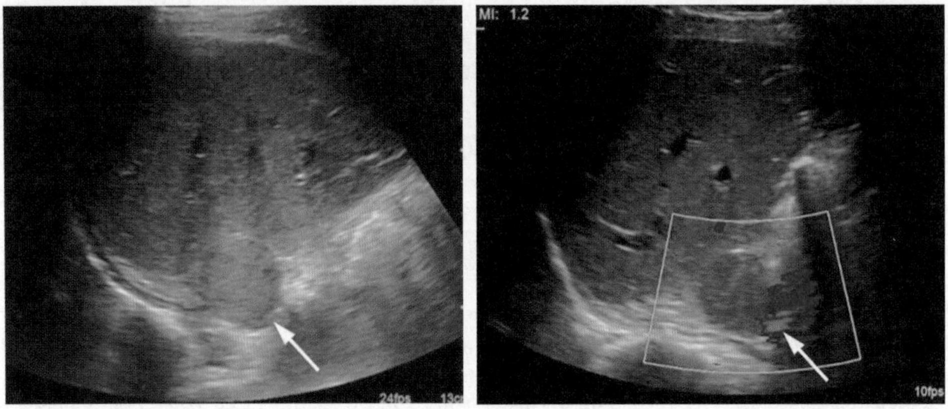

A　　　　B

图 14-2　肾上腺皮质腺瘤超声图像

A. 超声显示右侧肾上腺区低回声团块（箭头）；B. 彩色多普勒超声显示病灶内未见血流信号（箭头）

（三）肾上腺嗜铬细胞瘤

1. 临床诊断要点　肿瘤多起源于肾上腺髓质、交感神经节或副交感神经节及其他部位的嗜铬组织，80%～90%位于肾上腺的髓质，异位嗜铬细胞瘤可分布在腹膜后、腹主动脉及脊柱旁、膀胱及其周围等部位。嗜铬细胞瘤约 90%为良性，肿瘤大小差异较大，以瘤体直径 3～5 cm 较多见，恶性嗜铬细胞瘤少见，形态不规则，无完整包膜，常浸润邻近脏器，形成下腔静脉癌栓并发生远处转移。

肿瘤组织可阵发性或持续性分泌多量去甲肾上腺素和肾上腺素，引起阵发性或持续性高血压及头痛、多汗、心悸等症状。发作时血糖升高，尿液中儿茶酚胺及其代谢产物明显增高。

2. 超声图像特征

（1）一侧肾上腺区圆形或椭圆形肿块，边界清楚，有明显包膜，球体感明显。

（2）肿块内部多呈中等回声，部分肿瘤回声较强，当肿瘤出血或囊性变时内部可出现无回声区。

(3)肿瘤多为中等大小，直径 3～5 cm，CDFI 有时可见肿瘤内有点状血流信号（图 14-3）。

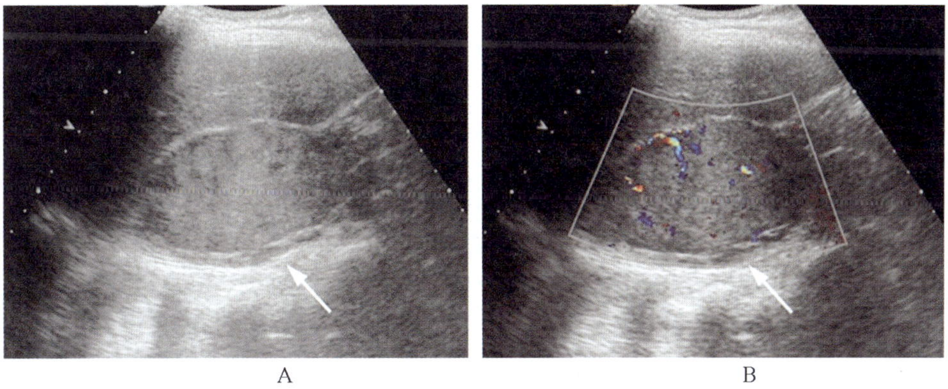

图 14-3　肾上腺嗜铬细胞瘤超声图像

A. 超声显示肾上腺区低回声团块（箭头）；B. 彩色多普勒超声显示病灶内可见血流信号（箭头）

(4)肿瘤为恶性时，其形态不规则，包膜不完整，瘤体较大，多呈分叶状，内部回声不均匀，与周围组织分界不清，侵犯下腔静脉和肾包膜，或向邻近器官（如肝）转移。

(四)肾上腺髓样脂肪瘤

1. 临床诊断要点　肾上腺髓样脂肪瘤是一种少见的无功能性良性肿瘤，较罕见，发生在肾上腺皮质或髓质，由不同比例的脂肪和骨髓造血组织构成。肾上腺髓样脂肪瘤很少有症状，发现时瘤体较大，常因腹部包块就诊。

2. 超声图像特征　髓样脂肪瘤体积较大，边界清晰，有包膜回声，呈圆形或椭圆形，内部回声取决于瘤内成熟脂肪组织的含量和分布，如脂肪组织分布均一，则声像图表现为均匀高回声型，如肿瘤内部脂肪分布不均，存在以造血组织为主的区域，则表现为高回声和低回声相间的不均匀回声型（图 14-4）。

(五)肾上腺转移瘤

1. 临床诊断要点　肾上腺转移瘤较常见，占所有恶性上皮细胞肿瘤的 27%，多来源于肺癌、乳腺癌、黑色素瘤、肾癌、甲状腺癌、结肠癌等。转移瘤多为双侧性，少数为单侧发生。肾上腺转移瘤无内分泌功能，无特异临床表现。

2. 超声图像特征　瘤体较小者多呈圆形、椭圆形，大者可呈分叶状或不规则形，边界欠清晰，可呈低回声或等回声肿块，或呈不均质低弱回声或混合性回声（图 14-5）。

较小的转移癌可表现为边界清晰的圆形或椭圆形均匀低回声肿块，与腺瘤难以区分，鉴别时需结合患者临床病史及其他影像学检查结果。

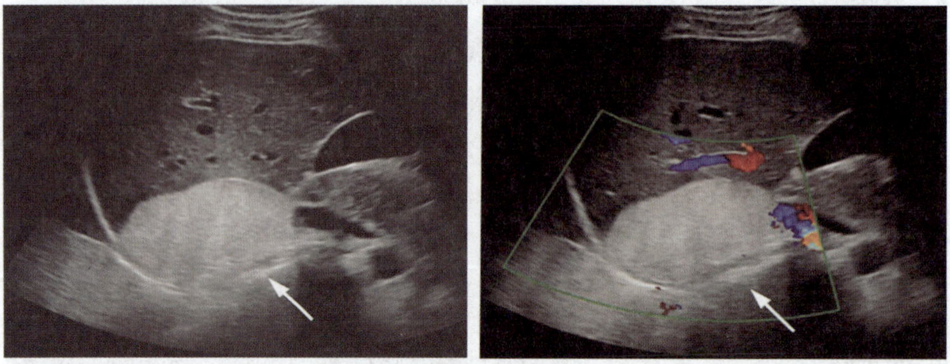

A B

图 14-4 肾上腺髓样脂肪瘤超声图像

A. 超声显示肾上腺区高回声团块（箭头）；B. 彩色多普勒超声显示病灶内未见血流信号（箭头）

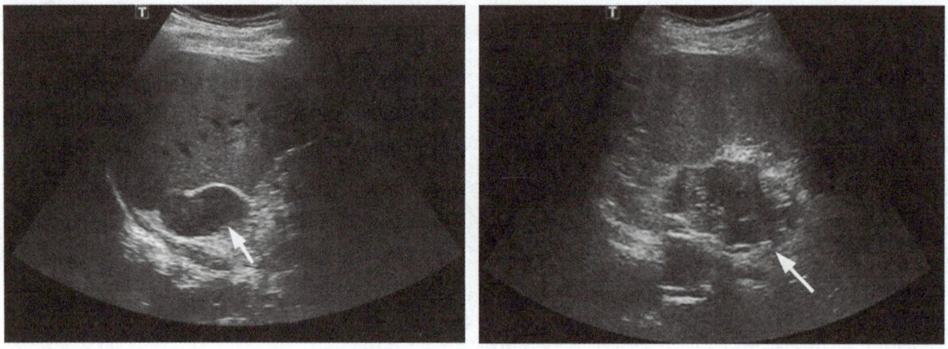

A B

图 14-5 肾上腺转移瘤超声图像

病史要点：患者，男，62 岁。直肠中分化腺癌术后 10 个月。A. 超声显示右侧肾上腺区低回声团块（箭头）；B. 超声显示左侧肾上腺区低回声团块（箭头）

二、典型例题与解析

A1 型题（单选题）

1. 下列肾上腺疾病超声检查最易诊断的是（ ）

A. Cushing 腺瘤　　B. 非功能性腺瘤

C. 肾上腺转移癌　　D. 肾上腺囊肿

E. 嗜铬细胞瘤

2. 有关嗜铬细胞瘤的描述，正确的是（ ）

A. 肿瘤体积较小，一般直径<3 cm

B. 肿瘤内多呈高回声，有时肿瘤内可见液化坏死区及钙化灶

C. 边界回声呈低回声，呈晕环征

D. 肿瘤多呈圆形或椭圆形

E. 肾外嗜铬细胞瘤常位于盆腔

3. 肾上腺外嗜铬细胞瘤多见于(　)

A. 肾门

B. 上腔静脉旁

C. 颈动脉旁

D. 肠系膜下动脉附近

E. 输尿管旁

A2 型题(单选题)

4. 患者，女，32 岁。因突然头痛、心悸、呕吐、视物模糊就诊，血压 21.3/16.0 kPa (160/120mmHg)。超声特征：右肾上腺区可见一直径 3 cm、边界清楚的低回声实性肿块。本病最有可能的诊断为(　)

A. 肾上腺神经母细胞瘤

B. 肾上腺皮质腺瘤

C. 肾上腺嗜铬细胞瘤

D. 肾上腺血肿

E. 肾上腺结核

答案及解析

A1 型题

1. D

解析：肾上腺囊肿表现为肾上腺区出现边界清楚、圆形或椭圆形的无回声区，囊肿壁光滑，后方回声增强，声像图与其他部位的囊肿回声特征相同，与肾分界清楚，肾上腺囊肿超声表现较典型，与其他肾上腺实质性占位相比，超声检查最易诊断的肾上腺疾病是肾上腺囊肿。

2. D

解析：嗜铬细胞瘤多呈圆形或椭圆形，边界清楚，一般直径为 3～5 cm，内部为均匀的中等或弱回声，可出现囊性变。异位嗜铬细胞瘤常位于腹主动脉旁、肾门、颈动脉体等交感神经节及嗜铬组织内。

3. A

解析：肾上腺外嗜铬细胞瘤多见于腹主动脉旁、肾门、颈动脉体等交感神经节及嗜铬组织内。

A2 型题

4. C

解析：肾上腺嗜铬细胞瘤的肿瘤组织可阵发性或持续性分泌多量去甲肾上腺素和

肾上腺素，引起阵发性或持续性高血压及头痛、多汗、心悸等症状。超声表现为一侧肾上腺区圆形或椭圆形肿块，边界清楚，肿瘤多为中等大小，直径 3～5 cm。肾上腺神经母细胞瘤好发于儿童。肾上腺皮质腺瘤分为功能性肾上腺皮质腺瘤和无功能性肾上腺皮质腺瘤，功能性肾上腺皮质腺瘤具有内分泌功能，可引起醛固酮增多，继而水、电解质代谢紊乱，导致高血压、低血钾等异常表现，或引起皮质醇增多，表现为库欣综合征等；无功能性肾上腺皮质腺瘤无明显临床表现。肾上腺血肿多由创伤引起，无明显诱因出现的肾上腺自发性出血比较少见，表现为肾上腺区混合回声包块，可因出血时间长短而表现不同。肾上腺结核的临床表现为肾上腺功能减退，如消瘦、食欲缺乏、皮肤色素沉着、乏力及血压降低，以及其他全身结核症状，超声常表现为肾上腺增粗并钙化。本题中患者有突然头痛、心悸、呕吐、视物模糊及血压升高的症状，超声表现为右肾上腺区可见一直径 3 cm、边界清楚的低回声实性肿块。因此本病最有可能的诊断为肾上腺嗜铬细胞瘤。

（魏淑萍）

参考文献

[1]　郭万学．超声医学．6 版．北京：人民军医出版社，2011．

[2]　王正滨，唐杰，杨斌，等．泌尿生殖系统疾病超声诊断与鉴别诊断学．北京：人民卫生出版社，2010．

[3]　刘学明，蒋天安．实用腹部超声诊断图解．北京：人民卫生出版社，2019．

第四篇

妇产超声

第15章

正常子宫

一、基本知识

(一)女性内生殖器官正常解剖

女性内生殖器包括卵巢、输卵管、子宫和阴道。临床上常将卵巢和输卵管称为子宫附件。

1. 卵巢　卵巢为女性生殖腺，具有产生卵细胞和分泌女性性激素的功能。卵巢位于小骨盆侧壁，髂内动脉和髂外动脉之间的夹角内，呈扁卵圆形，其大小、形状随年龄增长而有差异。

2. 输卵管　输卵管位于阔韧带上缘内，全长10～12 cm，连于子宫底的两侧。自外侧向内侧可分为4部。①输卵管漏斗部：输卵管末端膨大成漏斗状的部分；②输卵管壶腹部：续于漏斗部内侧，管径较粗大，为卵子受精的场所；③输卵管峡部：在壶腹部的内侧，连于子宫底，细而短；④输卵管子宫部(间质部)，位于子宫壁内，内侧端开口于子宫体腔，称为输卵管子宫口。

3. 子宫　子宫呈前后略扁的倒置梨形，可分为底、体、颈3部。在输卵管入口平面上方、向上隆凸的部分称为子宫底，下端变细呈圆筒状称为子宫颈，底和颈之间的部分为子宫体。子宫颈又可分为子宫颈阴道部和阴道上部。子宫颈和子宫体交界处稍细的部位称为子宫峡部，在非妊娠期不明显，长约1.0 cm。在妊娠期子宫峡部逐渐伸长、变薄，形成子宫下段。子宫腔前后扁窄，呈倒置三角形，底在上，两侧角连接输卵管子宫口，下角经子宫内口与子宫颈管相续。

4. 阴道　阴道是位于膀胱、尿道和直肠之间的肌性管道，全长8～10 cm。其前、后壁相互贴近，向上接子宫颈，下端以阴道口开于会阴部的阴道前庭。处女的阴道口围以黏膜襞称为处女膜，处女膜呈环状、半月状或伞状等。由于子宫颈阴道部突入阴道内，子宫颈与阴道壁之间形成环状的间隙称为阴道穹，以阴道后穹最深，直接与直肠子宫陷凹相贴。

(二)超声检查方法

1. 经腹部探测　患者取仰卧位，使用频率为3～5 MHz的腹部探头，在患者盆腹壁表面涂耦合剂后，需膀胱适当充盈，要求患者在检查前适当饮水使膀胱充盈，从而将位于盆腔内的含气肠管推开，形成观察女性内生殖器官的声窗。将探头置于腹壁表面以纵、横、斜等切面对子宫、附件及其相邻盆腔结构进行扫查。

2. 经阴道、直肠探测　被检者脱下右侧裤腿，取膀胱截石位，双腿分开外展。检查者手戴一次性手套，清洁消毒阴道探头后套上避孕套，涂抹耦合剂，右手将探头轻柔置于阴道内或直肠内进行各个切面的扫查。此操作需排空膀胱。

(三)育龄期正常超声图像特征

1. 育龄期子宫正常超声表现

(1)子宫的形态：子宫形态为典型的“梨形”，子宫颈与子宫体长度比例接近 1∶2(图 15-1)。

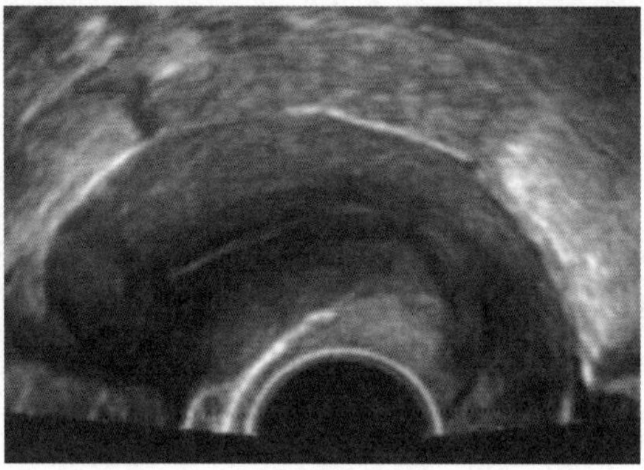

图 15-1　正常子宫

(2)正常子宫大小：长径为子宫底部至宫颈内口的距离，为 5.0～7.5 cm；前后径为与子宫体长径相垂直的最大前后距离，为 3.0～4.5 cm；横径测量取近子宫底部的横切面，显示宫腔线最宽处，沿两侧子宫角处稍下方测量子宫体两侧的最大横径，为 4.5～6.0 cm，一般子宫体的 3 条径线之和＜15 cm。子宫颈长径测量在子宫体长径、前后径测量的同一平面，子宫颈长径为子宫颈内口至外口的距离，前后径为垂直子宫颈管纵轴的最大前后距离，横径为子宫颈横切面最大宽径。子宫颈长度变异较大，非妊娠期一般在 20 mm 左右。

(3)子宫的位置：根据子宫腔线与子宫颈管线之间形成的角度分为前位、中位、后位。

2. 子宫内膜的周期性变化　子宫内膜随月经周期发生坏死脱落、增生修复、腺体分泌，超声检查出现内膜脱落消失后逐渐增厚，回声由低逐渐增强的周期性变化。

(1)月经期：月经周期第 1～4 天，内膜由回声不均匀变为均匀整齐的带状中、高回声，宫腔闭合线呈线状高回声。

(2)增殖期：月经周期第 5～14 天，内膜为一薄线状回声；排卵前后，内膜呈“三线征”，由宫腔线和内膜基底层与子宫前后壁间的界限构成，内膜呈均匀低回声。

(3)分泌期：月经周期第 15～28 天，分泌中、晚期，内膜更厚，回声增强，“三线征”消失，呈中、高回声。

3. 育龄期卵巢、输卵管正常超声表现

(1)卵巢的周期性变化

1)月经期：双卵巢内可见数个窦卵泡，卵泡直径在 3～7 mm。

2)增生期：一侧卵巢内可见优势卵泡发育，直径可达 18～24 mm，另一侧卵巢可无明显改变。

3)排卵期：一侧卵巢内优势卵泡因排卵转变为黄体，形成不规则环状低回声，其内透声差，壁厚。排卵前在优势卵泡壁上可见彩色血流信号，频谱多普勒可测到低阻血流。排卵后优势卵泡塌陷，转变为黄体，其周围可见环状血流信号，频谱多普勒为低阻血流频谱。根据黄体囊内出血量不同和检查时间不同，黄体内回声可为无回声、网状低回声或云雾状不均回声等。

(2)卵巢的测值：卵巢一般长径＜3.0 cm，宽＜2.0 cm，厚度＜1.5 cm(图 15-2)。

(3)输卵管：输卵管位于卵巢上方，超声一般不能显示，当盆腔内有较多积液时，超声有可能显示正常的输卵管。当输卵管积水、积脓、内有占位病变时，超声可以显示。

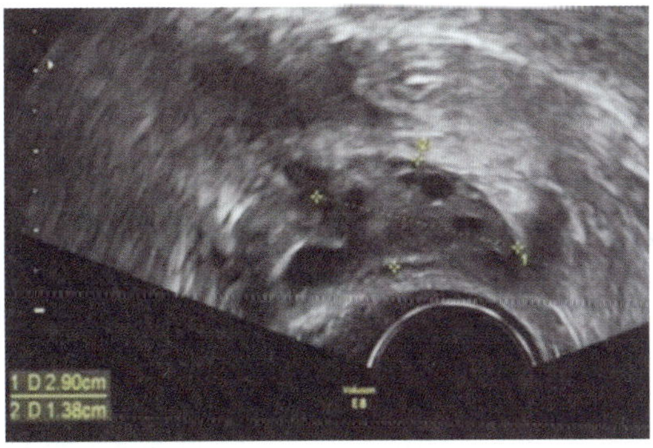

图 15-2　正常卵巢

(四)青春期正常超声图像特征

1. 青春期子宫正常超声表现

(1)子宫的形态：青春期前子宫体积小，呈狭长形，内膜极薄，子宫颈与子宫体长度比例接近1∶1。

(2)子宫的测值：青春期前(<9岁)主要超声测值的范围(图15-3)，子宫体长径<2.0 cm，宽径<1.5 cm，厚度<1.0 cm，子宫体容积<1.5 ml；内膜线多不能显示或显示欠清，测值<0.12 cm；子宫颈<2.0 cm。

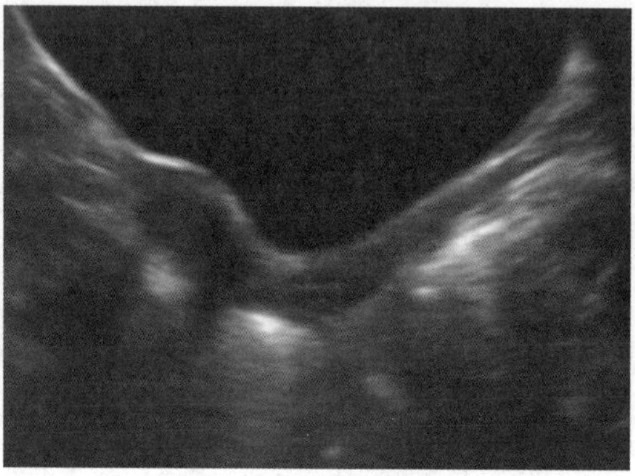

图15-3　青春期前子宫

2. 青春期卵巢正常超声表现

(1)卵巢的变化：卵巢和卵泡随青春期发育不断增长。6岁前卵泡体积仅0.4 cm^3，但都有≤0.4 mm^3的小卵泡。6岁后卵巢开始发育，体积逐渐增大，青春期发育开始后，卵巢内出现4个以上≥4 mm^3的卵泡(图15-4)。

(2)卵巢的测值：正常女童平均在9岁后出现卵巢容积的明显增长，卵巢容积<1.2 ml，卵泡最大径<0.7 cm。

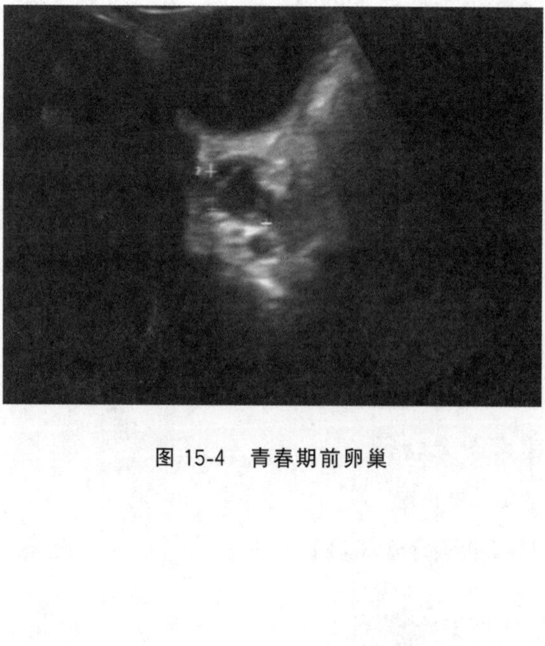

图15-4　青春期前卵巢

(五)绝经期正常超声图像特征

1. 绝经期子宫正常超声表现

(1)子宫的体积:绝经后子宫逐渐缩小,以子宫体变化明显,子宫颈与子宫体长度逐渐变为接近 1∶1,正常萎缩子宫三径之和应<11 cm(图 15-5)。

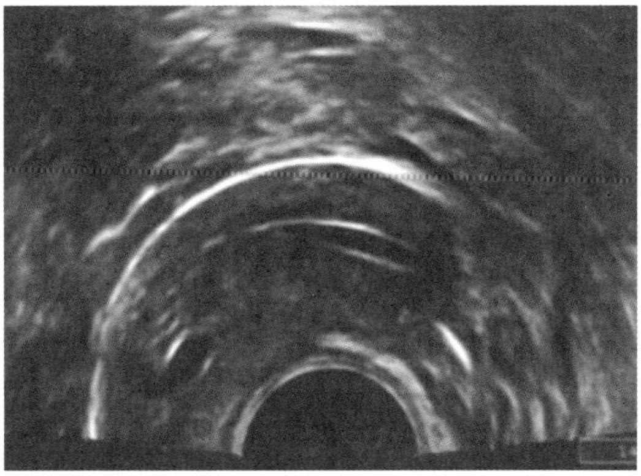

图 15-5　绝经期妇女子宫

(2)子宫内膜的厚径:两层子宫内膜变薄,紧贴在一起形成细线状或双线状,周围有一层低回声晕,正常内膜厚度≤0.5cm。

(3)宫腔积液:绝经后宫腔内常可见积液,只要子宫内膜无增厚,积液内透声好,一般无临床意义。

2. 绝经期卵巢正常超声表现　绝经后卵巢体积随绝经年限的延长逐渐缩小,可缩小至原体积的 1/2,形态正常,边界光滑,其内是实性低回声无卵泡,绝经后卵巢内也可有 1～3 个卵泡,卵泡直径通常<0.5 cm,若>0.5 cm、<1.0 cm,定期随访无明显变化也可视为正常(图 15-6)。

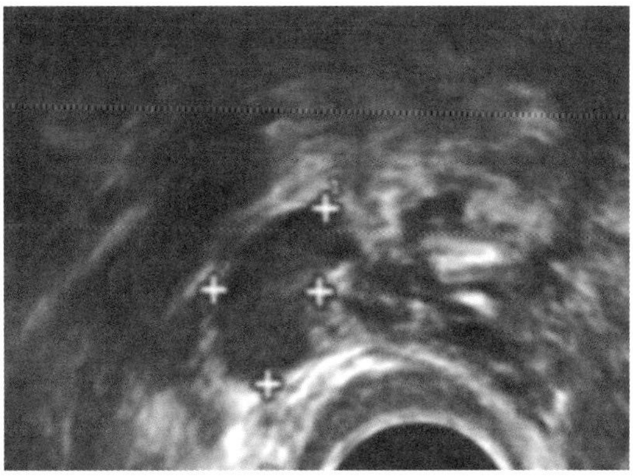

图 15-6　绝经后卵巢

二、典型例题与解析

A1 型题(单选题)

1. 正常育龄女性的卵巢大小为(　)

A. 1.0 cm×1.5 cm×3.0 cm　　B. 1.5 cm×2.0 cm×3.0 cm

C. 1.5 cm×2.5 cm×3.0 cm　　D. 1.5 cm×2.5 cm×3.5 cm

2. 正常子宫的形状为(　)

A. 圆形　　B. 方形

C. 倒置的梨形　　D. 椭圆形

3. 绝经期妇女的子宫内膜不应该超过(　)

A. 3 mm　　B. 5 mm

C. 10 mm　　D. 15 mm

4. 青春期少女的子宫体和子宫颈的比值是(　)

A. 1∶1　　B. 1∶2

C. 2∶1　　D. 1∶3

5. 卵子受精的场所是(　)

A. 输卵管漏斗部　　B. 输卵管壶腹部

C. 输卵管峡部　　D. 输卵管间质部

6. 育龄子宫的宫体与宫颈的比值是(　)

A. 2∶1　　B. 1∶1

C. 3∶1　　D. 1∶2

A3 型题(多选题)

7. 排卵后的超声表现是(　)

A. 成熟卵泡消失

B. 卵巢体积缩小

C. 直肠子宫陷凹见游离液体

D. 卵巢皮质内无回声的卵泡位置由充满点状回声的囊性结构所代替。

答案及解析

A1 型题

1. A

解析：正常育龄女性的卵巢大小为 1.0 cm×1.5 cm×3.0 cm。

2. C

解析:正常子宫的形状为倒置的梨形。

3. B

解析:绝经期妇女的子宫内膜不应该超过 5mm。

4. A

解析:青春期少女的子宫体和子宫颈的比值是 1∶1。

5. B

解析:卵子受精的场所是输卵管壶腹部。

6. A

解析:育龄子宫的宫体与宫颈的比值是 2∶1。

A3 型题

7. ABCD

解析:排卵后的超声表现有成熟卵泡消失、卵巢体积缩小、直肠子宫陷凹见游离液体、卵巢皮质内无回声的卵泡位置由充满点状回声的囊性结构所代替。

(胡　涛　余晶晶　曹　荔)

第16章

子宫疾病

一、基本知识

(一)子宫畸形

子宫畸形的临床表现多样,本章主要介绍美国生育学会(American Fertility Socialty,AFS)分类。

1. 子宫发育不全或缺失　子宫发育不全或缺失为AFS分类中的第Ⅰ类,包括子宫未发育、始基子宫及幼稚子宫。

(1)子宫未发育

1)临床诊断要点:双侧副中肾管缺如,或双侧副中肾管在中线横行延伸并汇合时,中途停止发育,则无子宫、输卵管的形成。患者可无任何临床症状,也可有第二性征的异常表现,常因原发性闭经就诊。

2)超声图像特征:盆腔纵切面及横切面扫查时均见不到子宫结构,可见发育正常的卵巢。因先天性无子宫常合并先天性无阴道,故观察不到阴道气线(图16-1)。

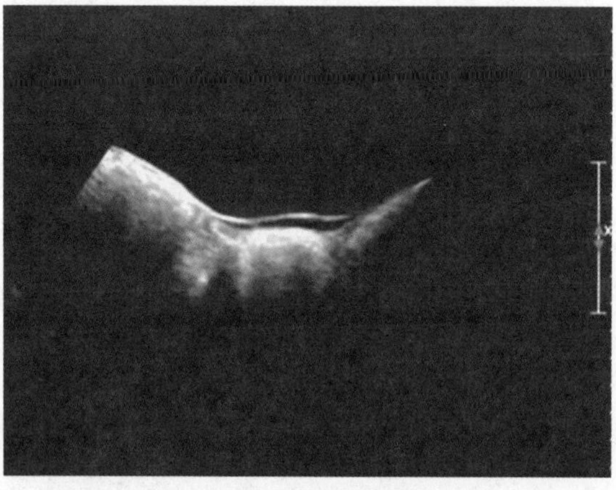

图16-1　子宫未发育

(2)始基子宫

1)临床诊断要点:双侧副中肾管融合后不久即停止发育,子宫极小,多数患者无子宫腔或为一实体肌性子宫;无子宫内膜。肛诊子宫极小,有时仅如蚕豆大,患者无月经。

2)超声图像特征:超声扫查显示子宫很小,多无子宫腔及内膜回声,可见卵巢回声(图 16-2)。

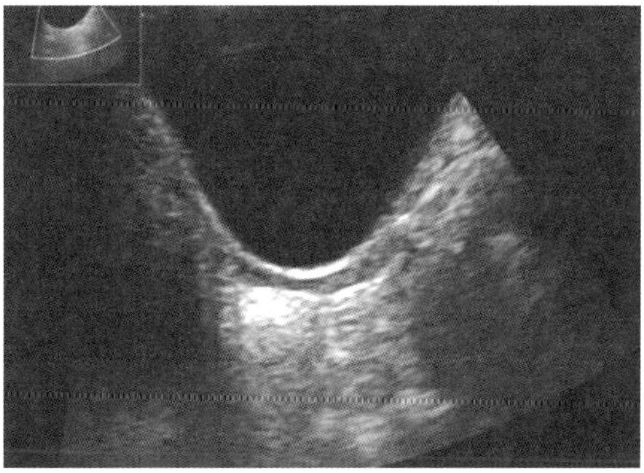

图 16-2　始基子宫

(3)幼稚子宫

1)临床诊断要点:青春期前任何时期的子宫停止发育都可形成幼稚子宫,内膜发育不良。其子宫腔形态狭窄,但两侧子宫壁无增厚。内诊子宫体小。患者常表现为月经少、痛经、闭经与不孕。

2)超声图像特征:子宫各径线均小于正常,子宫颈相对较长,子宫体与子宫颈之比为 1∶1或 2∶3(图 16-3)。

2. 单角子宫及残角子宫　为 AFS 分类中的第Ⅱ类。一侧副中肾管完全或不完全发育停滞,形成单角子宫或残角子宫。残角子宫与单角子宫并存时,可分为 3 型:①残角子宫与发育侧单角子宫相通;②残角子宫与发育侧单角子宫腔不相通;③残角子宫无宫腔,一侧副中肾管发育良好,且偏向一侧形成单角子宫,有一侧输卵管、卵巢与韧带;而另一侧子宫未发育或不完全发育,此侧的卵巢、输卵管以及肾往往也缺如。

(1)临床诊断要点

1)残角子宫与发育侧单角子宫相通:可受孕,若未明确诊断继续妊娠,可持续到 16 周,甚至 20 周时自然破裂,其症状与体征极似异位妊娠破裂。

2)残角子宫与发育侧单角子宫腔不相通:痛经为主要症状,甚至可以发展为子宫

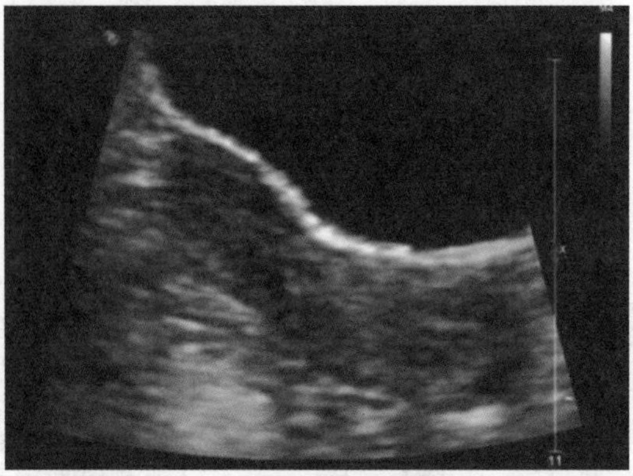

图 16-3　幼稚子宫

内膜异位症。

3)残角子宫无宫腔:与单角子宫临床表现相同。

4)单角子宫:可妊娠,但易流产与早产。临床多以不孕或习惯性流产为主诉而就诊,常被忽略而造成漏诊。

(2)超声图像特征

1)残角子宫:二维超声显示子宫体积略小或正常,三维超声可以显示宫腔内膜全貌,呈"管状"或"香蕉形",略偏向一侧。宫角另一侧可见残角。①残角子宫与发育侧单角子宫相通,在单角子宫的一侧可见向外突出的实性包块,有内膜回声(图 16-4)。②残角子宫与发育侧单角子宫腔不相通,单角子宫一侧外突实性包块内可见经血积存的无回声,类似子宫内膜异位包块。需与附件区囊性包块相鉴别。③残角子宫无宫腔,单角子宫一侧外突,呈低回声肌性实质包块,内无子宫内膜回声。需与浆膜下子宫肌瘤相鉴别(图 16-5)。

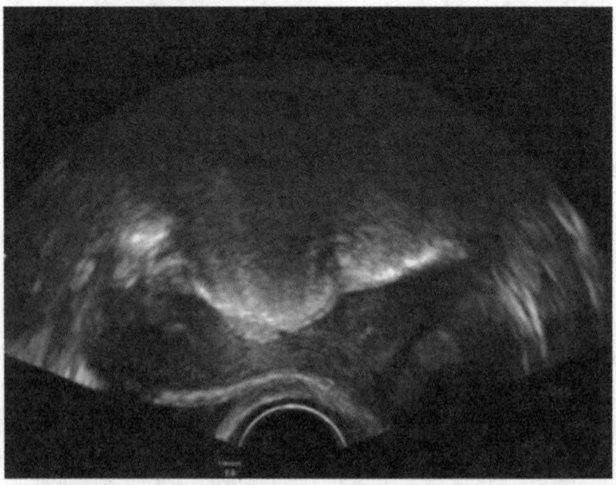

图 16-4　残角子宫与发育侧单角子宫相通

2)单角子宫:二维超声显示子宫体积略小或正常,三维超声可以显示子宫腔内膜全貌,呈“管状”或“香蕉形”,略偏向一侧(图 16-6)。

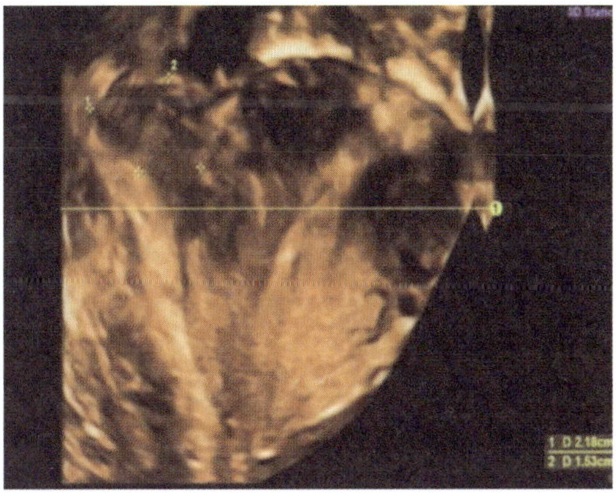

图 16-5　残角子宫无宫腔,单角子宫一侧外突

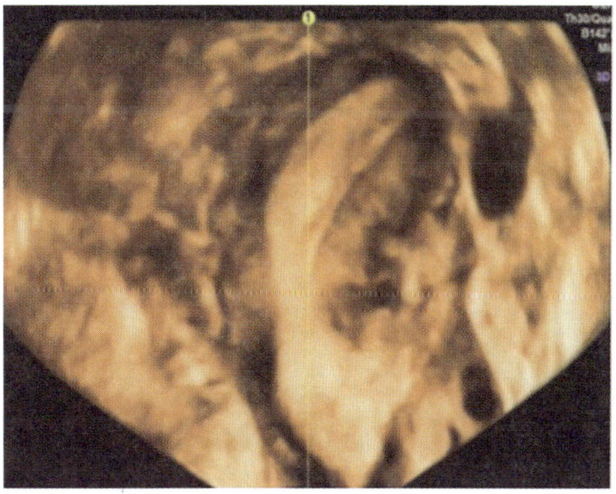

图 16-6　单角子宫

3. 双子宫　为 AFS 分类中的第Ⅲ类。

(1)临床诊断要点:两侧副中肾管发育后完全没有汇合,各自发育成子宫和阴道,各具输卵管、子宫、子宫颈及阴道,形成双子宫、双阴道。患者多无临床症状。多于人工流产、产前检查及分娩时发现。

(2)超声图像特征:纵切面可见两个子宫、子宫颈和阴道回声。冠状切面显示子宫体呈蝴蝶翅膀样,各有子宫腔回声;子宫体横切面显示两个子宫体分离;子宫颈部横断面扫查可显示 2 个子宫颈管回声(图 16-7)。

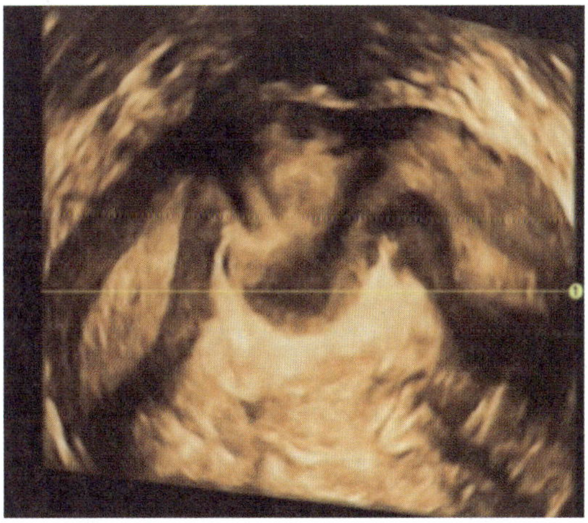

图 16-7　双子宫

4. 双角子宫　为 AFS 分类中的第Ⅳ类，双角子宫包括完全双角子宫和不全双角子宫。

(1)临床诊断要点　双侧副中肾管尾端大部分汇合，子宫底水平融合不全，形成左、右各一角，称为双角子宫。双侧子宫角分离在子宫颈内口处为完全双角子宫，双侧子宫角在子宫颈内口上任何部位分离为不全双角子宫。可有反复流产史，妊娠后可有胎位异常，以臀位居多。

(2)超声图像特征

1)完全双角子宫：纵切面扫查，在子宫底和子宫体移行探头时如双子宫图像，但仅有一个子宫颈及阴道。横切面扫查见子宫体部分开，连接部成角呈"V"字形，其凹陷的深度达子宫颈内口水平，含有分叶状子宫腔回声，子宫体宽，子宫颈多表现为正常形态；三维超声可直接显示完全双角子宫的形态及宫腔结构(图 16-8)。

2)不全双角子宫：纵切面扫查，在子宫体上部移行探头时如双子宫图像，横切面扫查见子宫底部成角呈"V"字形，冠状面显示子宫腔全貌，子宫底浆膜面凹陷的深度＞1 cm，子宫体上段子宫腔回声分离，子宫体下段子宫腔回声汇合，子宫颈多表现为正常形态(图 16-9)。

5. 纵隔子宫　为 AFS 分类中的第Ⅴ类，包括完全纵隔子宫和不全纵隔子宫。

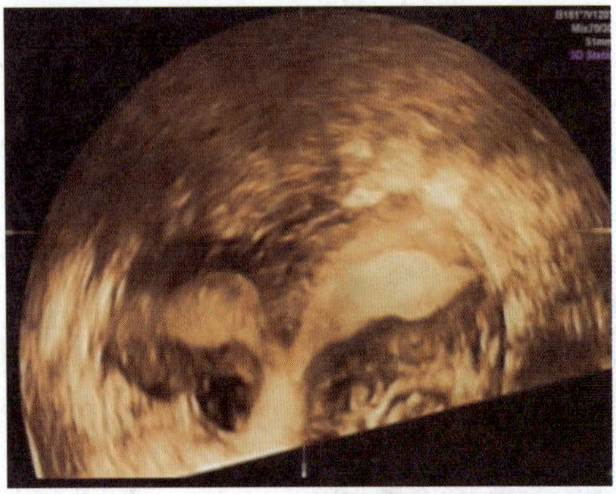

图 16-8　完全双角子宫

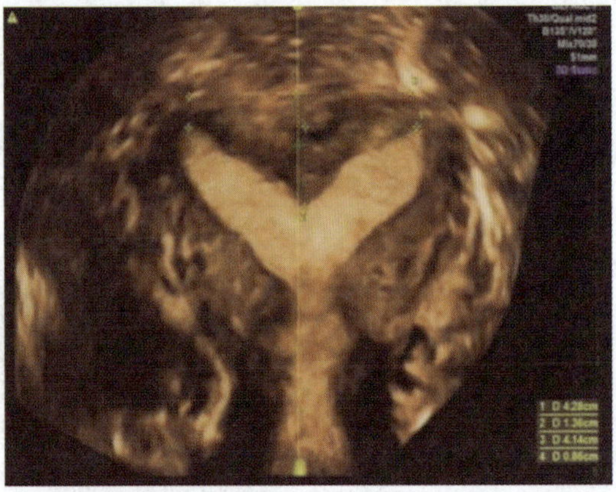

图 16-9　不全双角子宫

(1)临床诊断要点：两侧副中肾管会合后吸收过程出现异常形成纵隔子宫。如纵隔部分吸收，终止在子宫颈内口上的任何部位，将子宫腔部分分开称为不全纵隔子宫；如纵隔完全未吸收、达到甚至超过子宫颈内口水平，将子宫腔完全分开，称为完全纵隔子宫。患者易发生流产、早产或胎位不正；产后可发生胎盘粘连或胎盘滞留等。

（2）超声图像特征

1）完全纵隔子宫：二维纵切面扫查，将探头从子宫一侧移至对侧，先见到一个子宫腔回声，然后消失，再出现另一个子宫腔回声。子宫底部横切面扫查可似正常子宫底，也可略微凹陷或较平滑。子宫颈部至子宫体部横切面示宫体较宽；子宫颈至子宫体中央可见与肌层组织回声基本一致的纵隔组织，子宫腔被分为对称或不对称的两部分，声像图上可见两侧各自的子宫腔回声；三维超声可显示纵隔全貌，子宫底浆膜面凹陷的深度＜1 cm（图 16-10）。

2）不全纵隔子宫：二维超声主要为横切面扫查，子宫体较宽，在子宫上段有纵隔的部位，其横切面与完全纵隔子宫的声像图一致，呈“猫眼征”；在纵隔消失的部位，子宫腔回声与正常子宫一致；三维超声可显示纵隔终止的部位，子宫宫底内膜面夹角＜90°，凹陷深度＞1 cm，子宫底浆膜面基本正常或轻微凹陷，但凹陷深度＜1.0 cm（图 16-11）。

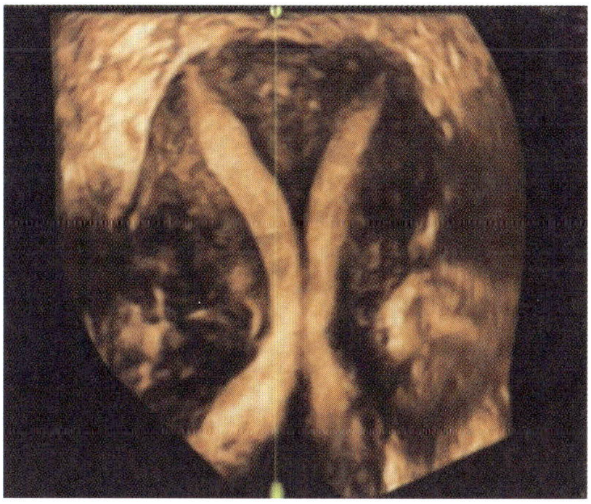

图 16-10　完全纵隔子宫

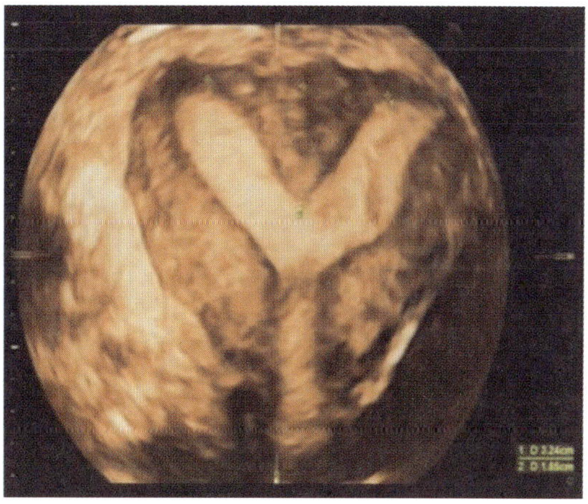

图 16-11　不全纵隔子宫

6. 弓形子宫　为 AFS 分类中的第Ⅵ类。

（1）临床诊断要点：弓形子宫被认为是程度轻微的纵隔子宫或正常子宫变异，目前还没有统一认识，其应该归入其他类型或是单独分类还有待商榷。可能出现与纵隔子宫相似的临床表现，也可能没有任何表现。

（2）超声图像特征：二维超声一般没有特征性表现。三维超声显示子宫底部外缘轻度凹陷呈弧形，子宫底部中央肌层增厚向子宫腔隆突。子宫底部内膜面夹角＞90°并呈弧形凹陷，深度＞0.5 cm、＜1.0 cm（图 16-12）。

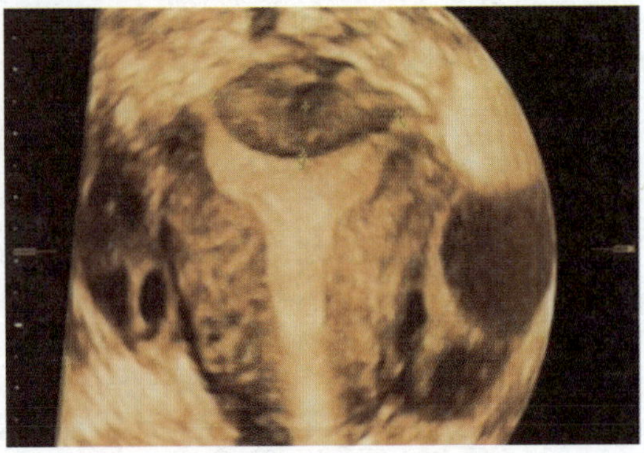

图 16-12 弓形子宫

7. “T”形子宫 为 AFS 分类中的第Ⅶ类，是与己烯雌酚有关的子宫发育不良。

(1)临床诊断要点：女性胎儿在子宫内受己烯雌酚暴露，可引起子宫肌层形成收缩带样发育异常，子宫腔为“T”形，内有收缩条索，X 线示子宫腔有充盈缺损，其下 2/3 增宽。近年来发现，各种原因导致的子宫内膜及部分肌层损伤也可导致子宫腔形态改变，致子宫腔呈“T”形，也称缩窄型子宫腔形态异常。不孕、不育、妊娠后自然流产率高，足月妊娠率低。

(2)超声图像特征：因子宫内膜及部分肌层损伤导致的子宫腔缩窄，二维声像图多显示子宫腔回声薄，形态僵硬，缺少周期性变化或周期性变化小；三维超声显示子宫腔呈“T”形。

(二)子宫肌瘤

子宫肌瘤是女性生殖器官中最常见的良性肿瘤。由子宫平滑肌细胞增生形成，其间有少量纤维结缔组织。发病原因尚不清楚。子宫肌瘤按所在部位分为子宫体肌瘤及子宫颈肌瘤。根据与子宫肌壁的关系，子宫体肌瘤分为肌壁间肌瘤、浆膜下肌瘤、黏膜下肌瘤。

1. 肌壁间子宫肌瘤

(1)临床诊断要点：肌瘤位于肌层内，四周均被肌层包裹，占 60%～70%。临床上多无明显症状，常于体检时发现。肌瘤较大时压迫相应器官可导致尿频、尿急、排尿困难及便秘等。

(2)超声图像特征

1)肌壁间子宫肌瘤常多发，子宫体积增大，轮廓不规则，肌层内部回声不均匀，较大的肌壁间肌瘤可导致内膜线变形(图 16-13)。

2)肌瘤内部多呈低回声，也可表现为中等回声，且与肌壁分界清晰。

3)肌瘤变性时内部回声较复杂，肌瘤钙化时回声显著增强，后方可伴声影。

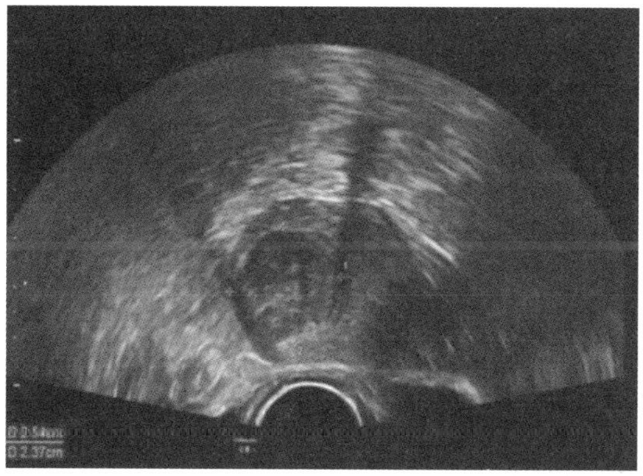

图 16-13　肌壁间子宫肌瘤

4)彩色多普勒血流成像于肌瘤边缘可见环状血流信号,实质内可见点状或短线状血流信号。

2. 浆膜下肌瘤

(1)临床诊断要点:肌瘤大部分突出于子宫浆膜面,表面仅为浆膜层覆盖,约占20%。多无临床表现,患者多在肌瘤较大时于腹壁触及质硬的球状肿物。较大的肌瘤尤其是带蒂的浆膜下肌瘤,由于供血不足可造成缺血、坏死产生变性,若肌瘤发生扭转可出现急性腹痛。

(2)超声图像特征

1)子宫形态失常,浆膜向外呈圆形或半圆形突出(图 16-14)。

2)内部呈低回声或中等回声。

3)彩色多普勒血流成像周边可见环状血流信号。

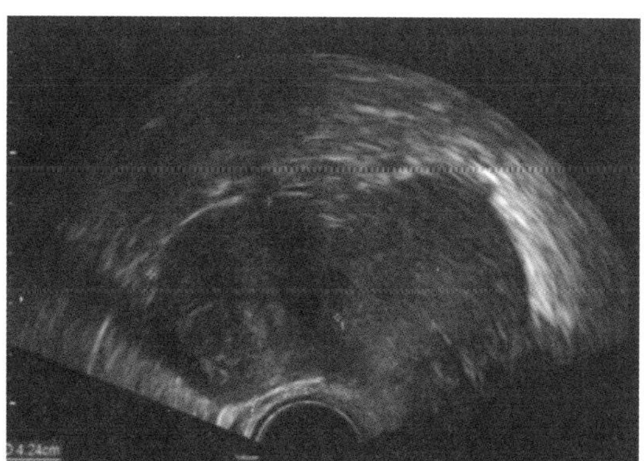

图 16-14　浆膜下肌瘤

3. 黏膜下肌瘤

(1)临床诊断要点:肌瘤位于子宫腔内,表面覆盖子宫内膜,占 10%～15%。可引起月经量增多,经期延长,长期可导致贫血、乏力、气短等症状。

(2)超声图像特征

1)子宫内膜变形或缺损,内膜下肌层可见低回声结节突向子宫腔,肌瘤完全突入子宫腔时,子宫腔显示实性占位,但肌瘤与子宫腔内膜间有间隙,呈现子宫腔分离征(图 16-15)。

2)瘤体内部呈低回声或中等回声。

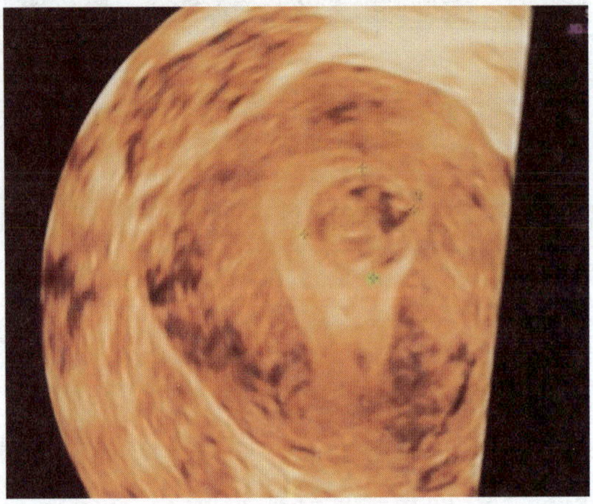

图 16-15　黏膜下肌瘤

3)彩色多普勒血流成像瘤体周边可见环状血流信号,或可见条状血流信号自肌壁延伸至瘤体内部。

4. 阔韧带肌瘤

(1)临床诊断要点:阔韧带肌瘤属于浆膜下肌瘤,肌瘤位于子宫旁两侧阔韧带内。阔韧带肌瘤一般体积较大,常表现为腹胀、尿频、尿急、排便不畅、月经量增多等,肌瘤发生扭转时可有急性腹痛的症状。

(2)超声图像特征

1)子宫两侧探及低回声或等回声团块,周边可有完整的包膜回声(图 16-16)。

2)与子宫关系密切,活动度一致。

3)由于其发生位置与卵巢相近,需仔细与卵巢肿瘤相鉴别。

5. 子宫肌瘤变性　超声图像特征有如下 5 点。

(1)玻璃样变:肌瘤内呈均匀的低回声或无回声。

(2)肌瘤囊性变:为不规则或规则的无回声区。

(3)肌瘤钙化:肌瘤内见强光带或光团,后方有声影。

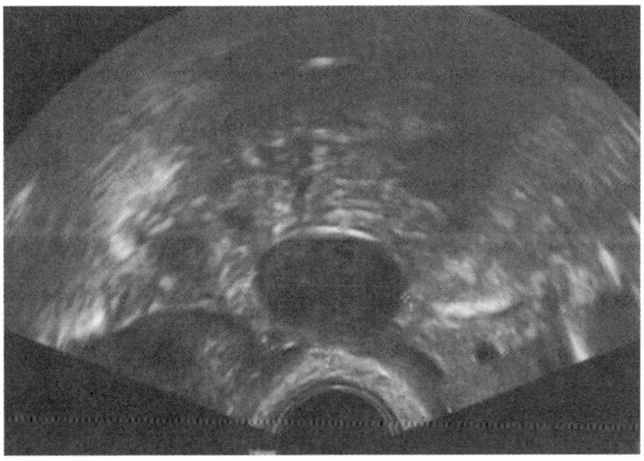

图 16-16　阔韧带肌瘤

(4)肌瘤红色样变:在妊娠中、晚期,肌瘤内见不规则的无回声区。

(5)肌瘤恶性变:肌瘤增长快,内部回声杂乱。

(三)子宫腺肌病

1. 临床诊断要点　当子宫内膜腺体及间质侵入子宫肌层时,称子宫腺肌病。多发生于 20～50 岁经产妇,约 15%的患者合并子宫内膜异位症,约 50%的患者合并子宫肌瘤。典型症状是继发性、进行性痛经,疼痛可发生在经前、经期、经后,可伴有经量过多、经期延长,其临床症状与疾病的严重程度不相关。

2. 超声图像特征

(1)子宫增大:一般不超过妊娠 3 个月子宫大小,形态以饱满、粗短、球样增大为特征。

(2)子宫肌层回声不均:子宫腺肌病了宫肌壁呈中等回声偏强、不均匀,有腺肌瘤存在时,其回声比子宫肌瘤回声强,与子宫壁之间无明显界限(即无包膜),此为与子宫肌瘤的鉴别要点;子宫后壁增厚,无假包膜,宫腔线前移,呈弓形(图 16-17)。

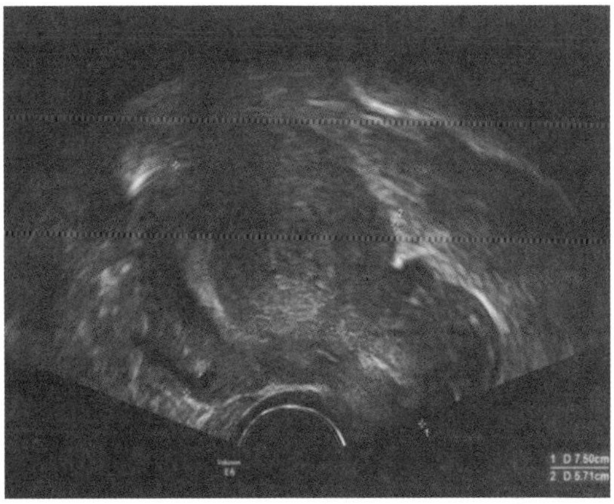

图 16-17　子宫腺肌病

(3)出血小囊:部分患者在子宫肌壁间可见到黄豆粒大小的衰减小囊,称“出血小囊”,是子宫腺肌病或腺肌瘤超声特征性标志。痛经严重时在肌壁内可见多个细小弥漫的略衰减区域,也为细小“出血小囊”所致。

(4)子宫肌层增厚:异位的子宫内膜多侵犯子宫后壁,故绝大多数患者的后壁比前壁厚,宫腔线前移,常呈弓形。当病变位于前壁时,子宫前壁局部突出,很像子宫肌瘤,但无包膜,宫腔线后移。

(5)彩色多普勒血流成像:病灶内散在动、静脉血流,子宫动脉阻力指数下降,病灶内可见散在的血流信号(图 16-18)。

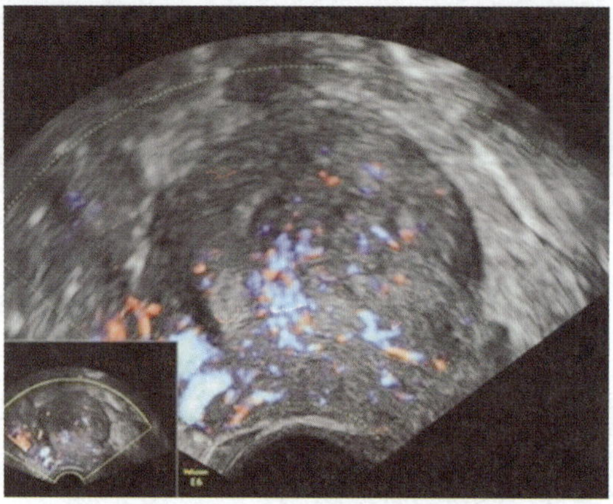

图 16-18　子宫腺肌病的彩色多普勒血流成像

(四)子宫内膜病变

1. 临床诊断要点　子宫内膜癌是发生于子宫内膜的一组上皮性恶性肿瘤,以来源于子宫内膜腺体的腺癌最常见,大体可分为弥散型和局灶型。

(1)弥散型:侵及全部内膜,呈息肉状或菜花状,质软、脆,有出血及坏死。

(2)局灶型:常位于子宫底及子宫角,呈局限性息肉样生长,易较早发生肌层侵犯。子宫内膜癌主要的症状是异常阴道出血。绝经后出血是本病的特征,绝经前表现为月经量多,经期延长,劳累用力后有少量阴道出血。其次为阴道排液量增多,呈水样或血水样。病程晚期可有贫血、消瘦、下腹及腰骶部疼痛等。

2. 超声图像特征　经阴道超声检查子宫内膜癌优于经腹超声。

(1)子宫内膜厚度及形态:子宫内膜癌的典型超声特征是子宫内膜增厚。绝经后妇女子宫内膜厚度(双层)<5 mm 作为正常标准,当内膜厚度>5 mm 时,应列入高危人群,需连续进行监测和随访。

内膜呈非均匀性增厚,与子宫肌层分界不清。局限型时,子宫腔内病灶呈回声稍强区域，形态欠规则；弥漫型时，病灶充满子宫腔，如有肌层浸润，内膜与子宫肌层间的低回声晕环消失，肌层内也可有低回声区域，形态不规则。经阴道超声可较为准确地判断子宫内膜癌的肌层浸润程度（图 16-19）。

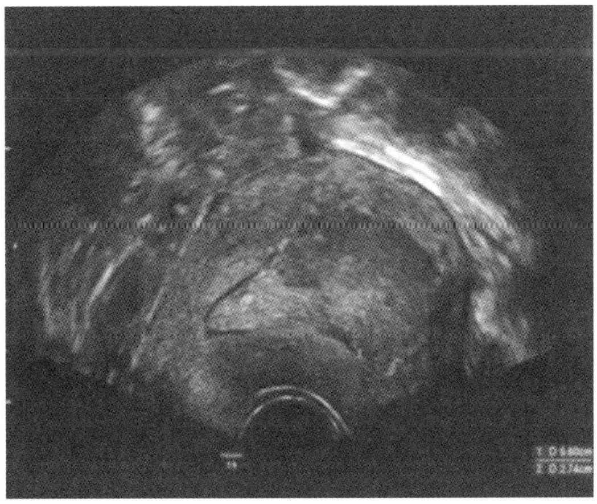

图 16-19　子宫内膜癌的二维超声表现

（2）超声分期

I_A 期：肿瘤仅限于内膜层，超声表现为内膜与肌层之间的低回声分界清晰，完整无中断。

I_B 期：内膜边界欠清晰，周围低回声晕中断或内膜呈锯齿状侵入肌层，其浸润程度＜1/2。

I_C 期：内膜周围低回声晕环模糊不清甚至消失，与肌层界线不清，其病灶边缘距浆膜的厚度不到肌层最厚处的 1/2。

（3）其他表现：子宫腔有积液、积脓时，可见无回声区或低回声区，内有点状回声。如伴子宫旁浸润，超声表现为子宫旁混合性团块，内部回声不均，与子宫分界不清。

（4）彩色多普勒血流成像：内膜基底部彩色血流信号增多，增厚的内膜处可见多条异常增粗的血管，走行紊乱且血流丰富，呈低阻型动脉频谱（图 16-20）。

（五）子宫颈癌

1. 临床诊断要点　子宫颈癌又称宫颈浸润癌，是女性最常见的生殖道恶性肿瘤。是由于子宫颈上皮内瘤样变（CIN）持续发展，突破上皮下基底层，浸润间质，形成宫颈浸润癌。子宫颈的移行带是子宫颈癌的好发部位。早期子宫颈癌常无明显症状和体征。随病变发展，可出现以下表现。

（1）阴道出血：常表现为接触性出血，即性生活或妇科检查后阴道出血。也可表现

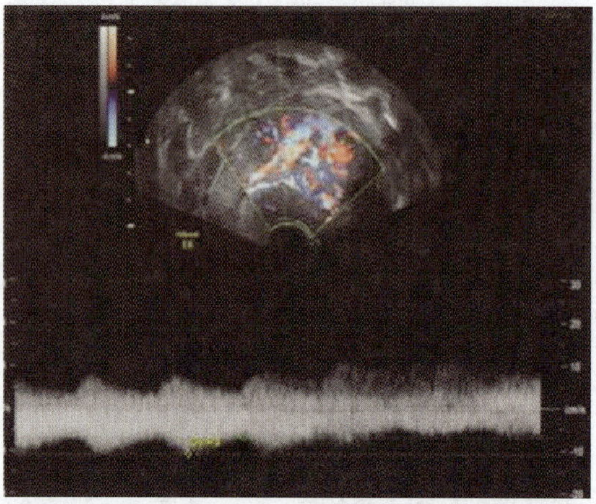

图 16-20 子宫内膜癌的频谱多普勒表现

为不规则阴道出血，或经期延长、经量增多。老年患者常为绝经后不规则阴道出血。若侵蚀大血管可引起大出血。一般外生型癌出血较早，量多；内生型癌出血较晚。

(2)阴道排液：多数患者有白色或血性、稀薄如水样或米泔状、有腥臭味的阴道排液。晚期患者因癌组织坏死伴感染，可有大量米泔样或脓性恶臭白带。

(3)继发症状：根据癌灶累及范围出现不同的继发性症状。如尿频、尿急、便秘、下肢肿痛等；癌肿压迫或累及输尿管时，可引起输尿管梗阻、肾盂积水及尿毒症；晚期可有贫血、恶病质等全身衰竭症状。

2. 超声图像特征 早期子宫颈癌病灶较小，超声检查诊断的意义不大。随着病变的进展，癌灶增大引起子宫颈形态学改变，超声表现主要如下。

(1)子宫颈呈对称性或不对称性增大，形态不规则，部分整个子宫颈增大呈桶状。因子宫体相对无明显改变，故子宫体小而子宫颈大，子宫形态失常似烧瓶状。

(2)子宫颈回声不均，常以低回声为主，其内见散在性的强回声光点或光斑。可见不规则的实质性团块，肿块边界不清，无包膜，形态不规则。肿块向子宫颈管深部浸润，子宫颈正常结构肌层、强回声的子宫颈管黏膜常受癌灶浸润破坏而消失(图 16-21)。

(3)其他征象：子宫颈癌灶向上侵犯宫体，表现为子宫体体积增大，局部回声不均与子宫颈肿块相连续，子宫体的正常结构消失，内膜增厚回声不均。子宫旁侵犯时子宫颈的浆膜层局部连续性中断，子宫颈肿块向外凸起，子宫旁可出现不规则的低回声结节。膀胱受侵犯时膀胱后壁正常的连续性光带中断，子宫颈肿块凸向膀胱内。

当肿块压迫输尿管时可出现输尿管扩张及肾积水的声像图改变。阴道受侵犯时子宫颈与阴道前后壁穹窿间的强回声界面消失，回声不均。直肠受侵犯时子宫颈肿块与直肠分界不清，局部直肠壁增厚。

(4) 彩色多普勒血流成像：早期患者子宫颈癌灶内血流信号稍增多，呈星点状或短棒状分布。中、晚期患者的癌灶内可见丰富的彩色血流信号，呈团状、树枝状或丛状分布。多为低阻力的动脉频谱(图 16-22)。

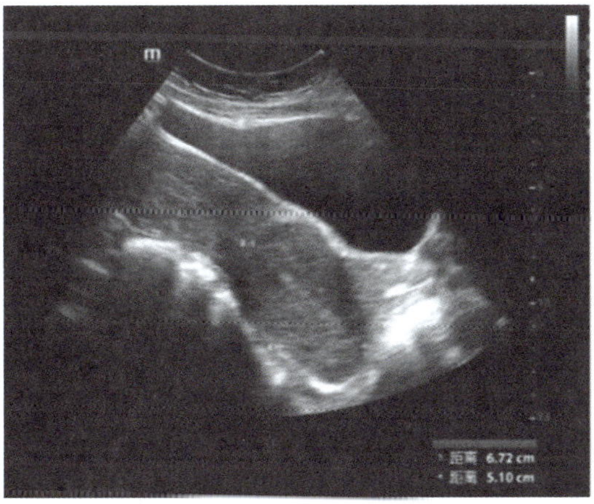

图 16-21　子宫颈癌

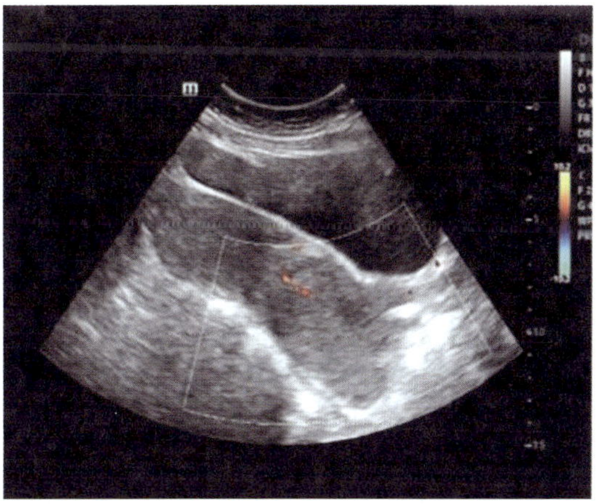

图 16-22　子宫颈癌的彩色多普勒血流成像

二、典型例题与解析

A1 型题(单选题)

1. 超声检查诊断为：子宫形态异常，符合纵隔子宫声像图改变。其声像图最不可能出现的特征是(　)

A. 纵切面上内膜呈“Y”字形　　B. 纵切面上内膜呈“V”字形

C. 横切面上宫底增宽，浆膜平整　　D. 横切面上宫底增宽，中间见切迹

2. 先天性无子宫是因为(　)

A. 两侧副中肾管完全融合后短时间内停止发育

B. 两侧副中肾管完全融合后即停止发育

C. 两侧副中肾管的中段及尾端未发育和汇合所致

D. 两侧副中肾管未完全融合

3. 超声显示子宫外形正常，三维成像子宫腔底部内膜面凹陷＞1 cm，可能的子宫畸形是(　)

A. 完全纵隔子宫　　B. 弓形子宫

C. 双角子宫　　D. 不全纵隔子宫

4. 关于子宫发育畸形说法中，不正确的是(　)

A. 一侧或双侧副中肾管发育异常，导致各种子宫畸形

B. 超声检查发现两个完全分离的子宫腔回声，可诊断为完全纵隔子宫

C. 子宫畸形可能出现不孕、流产及早产等临床表现

D. 幼稚子宫体与子宫颈之比为 1∶1或 2∶3。

5. 根据肌瘤与子宫肌壁的关系，子宫肌瘤可分为（　）

A. 子宫体肌瘤与子宫颈肌瘤

B. 肌壁间肌瘤、浆膜下肌瘤与黏膜下肌瘤

C. 有蒂肌瘤与无蒂肌瘤

D. 游离性肌瘤与阔韧带肌瘤

6. 黏膜下子宫肌瘤最常见的临床表现（　）

A. 月经过多或经期延长　　B. 痛经

C. 阴道排液　　D. 下腹部包块

7. 与阔韧带肌瘤应主要相鉴别的疾病是

A. 卵巢肿瘤　　B. 子宫平滑肌瘤

C. 肠道肿瘤　　D. 畸形子宫

8. 关于子宫肌瘤的声像图表现，错误的是（　）

A. 子宫大，轮廓可正常

B. 子宫肌瘤内部回声复杂，多数为低回声，少数为等回声或高回声

C. 子宫肌瘤发生玻璃样变时，变性区漩涡状结构消失，呈边界模糊的高回声区

D. 较大的肌壁间肌瘤可压迫或推挤子宫腔，使内膜移位或显示不清

E. 阔韧带肌瘤易误诊为卵巢肿瘤、子宫畸形等

9. 下列子宫肌瘤声像图表现应除外（　）

A. 子宫增大或出现局限性隆起　　B. 肌瘤结节一般呈圆形低回声区

C. 子宫内膜移位与变形　　D. 子宫腔内见无回声区

E. 膀胱产生压迹与变形

10. 下列不属于子宫肌瘤变性的是（　）

A. 玻璃样变　　B. 囊性变

C. 纤维化　　D. 钙化

E. 红色样变　　F. 恶性变

11. 关于子宫腺肌病的声像图表现中，不正确的是（　）

A. 子宫内膜由功能层向肌层生长，局限于子宫肌层内

B. 约有 50%的患者合并子宫肌瘤，15%的患者合并子宫内膜异位症

C. 子宫肌腺病属于内在性子宫内膜异位

D. 多发生在 30～50 岁的经产妇

E. 临床主要表现为月经量增多、经期延长及渐进性痛经

12. 关于子宫内膜癌的声像图表现，不正确的是(　)

A. 早期多无异常表现

B. 内膜增厚，绝经妇女子宫内膜厚度＞0.4 cm

C. 子宫内膜呈局灶性或弥漫性均匀增厚

D. 病变累及肌层时，局部内膜与肌层界线不清

E. 可合并子宫腔积血、积脓

13. 关于子宫内膜癌的彩色多普勒及频谱多普勒超声表现，不正确的是(　)

A. 子宫内膜血流信号较丰富

B. 有肌层侵犯时，受累肌层局部血流信号增多

C. 病灶区可检测到异常低阻性血流频谱

D. 动脉频谱舒张期成分丰富

E. 病灶周边血流信号丰富，呈环状

14. 关于宫颈癌的声像图表现中，不正确的是(　)

A. 子宫颈增大，子宫颈管回声线中断　B. 子宫颈见不均质低回声区

C. 子宫颈管回声弥漫性增强　D. 肿块内血流信号丰富

E. 肿块内见点状、条状血流信号，可见高阻型动脉频谱

A2 型题(单选题)

15. 患者，女，16 岁。因无月经来潮来院就诊，妇科超声显示盆腔探及极小低回声，双侧卵巢可显示，可能的诊断是(　)

A. 先天性无子宫　B. 始基子宫

C. 幼稚子宫　D. 单角子宫

16. 患者，女性，22 岁。因不孕就诊，妇科超声声像图纵切面显示正常子宫，横切面子宫腔内膜呈团状，子宫右侧可见低回声包块，与子宫关系密切，低回声内部可见细长中回声，类似内膜回声，可能的诊断为(　)

A. 浆膜下子宫肌瘤　B. 单角子宫合并残角子宫

C. 卵巢肿瘤　D. 单角子宫

17. 患者，女，29 岁。经期延长且经量增多，经尽 3 天后行妇科超声检查，声像图显示子宫腔可见低回声占位，彩色多普勒血流成像：可见星点状血流信号，最可能的诊断是(　)

A. 子宫内膜息肉　B. 黏膜下子宫肌瘤

C. 子宫内膜癌　D. 不全流产

18. 患者，女，34岁。近日右侧下腹部可触及硬块，来院就诊，妇科超声显示子宫轮廓不规则，子宫右侧壁见 5.3 cm×4.2 cm 低回声突起，低回声内部呈漩涡样，包膜清晰，最可能的诊断是（ ）

A. 子宫发育异常，残角子宫　　B. 浆膜下子宫肌瘤

C. 卵巢肿瘤　　D. 阔韧带肌瘤

19. 患者，女，41岁。因尿频、尿急来院就诊，排除泌尿系统疾病后行妇科超声检查，声像图显示子宫体积增大，肌层内见多个大小不等的低回声区，较大者位于前壁肌层内，大小约 5.6 cm×5.0 cm，包膜清晰，彩色多普勒血流成像：低回声周边可见环状血流信号。子宫腔未见异常，最可能的诊断是（ ）

A. 多发子宫肌壁间肌瘤　　B. 子宫平滑肌肉瘤

C. 浆膜下子宫肌瘤　　D. 子宫体癌

20. 患者，女，34岁。剖宫产术后2年，痛经明显加重，且经期延长。超声检查：子宫大小 7.1 cm×5.3 cm×6.2 cm，前壁肌层厚度为 1.8 cm，后壁肌层厚度为 2.9 cm，肌层光点粗糙，回声减低，欠均匀，以后壁为著。双侧附件未见明显异常。可能的诊断是（ ）

A. 子宫肥大症　　B. 子宫复旧不良

C. 子宫腺肌病　　D. 子宫肌瘤

E. 功能失调性子宫出血

21. 患者，女，61岁。绝经7年，近3个月阴道不规则出血4次。超声检查：子宫饱满，子宫腔内可见梭状、边界不规整，高低回声不均匀区，内探及动、静脉血流信号，动脉收缩期峰值血流速度 27 cm/s，阻力指数 0.39。可能的诊断是（ ）

A. 子宫内膜息肉　　B. 子宫内膜增生过长

C. 子宫腔粘连带　　D. 子宫腔内凝血块

E. 子宫内膜癌

22. 患者，女，65岁。自述绝经10年，不规则阴道出血15天，二维超声检查可见子宫腔分离，子宫内膜增厚。可提示为（ ）

A. 子宫内膜癌　　B. 子宫颈癌

C. 子宫腔积液　　D. 子宫内膜息肉

E. 子宫内膜积血

23. 患者，女，43岁。平素月经正常，近2年有不规则接触性出血，逐渐加重。超声所见：子宫大小正常，回声尚均匀，子宫腔内可见节育器，子宫颈增大，回声不均，边界不清，彩色多普勒血流成像病变区可见丰富的血流信号。最可能的诊断是（ ）

A. 子宫颈肌瘤　　B. 子宫颈癌

C. 子宫颈纳氏囊肿　　D. 子宫浆膜下肌瘤

E. 子宫颈炎

A3 型题(不定项选择题)

(第 24～26 题共用题干)

患者,女,36 岁。平素月经正常,近 1 年月经量增多、经期延长,超声检查发现该患者子宫大小正常,轮廓尚规整,子宫腔内膜回声不均匀,腔内可见低回声实质性占位,大小 1.3 cm×1.0 cm,内部可见少许血流信号。

24. 根据以上超声表现,应该诊断的疾病为(　)

A. 子宫内膜息肉　　B. 子宫黏膜下肌瘤

C. 子宫内膜癌　　D. 子宫腔妊娠物残留

25. 为明确诊断,患者应进一步进行的检查是(　)

A. 检测血人绒毛膜促性腺激素水平　　B. 肿瘤标志物

C. 子宫腔镜　　D. CT/MRI

26. 子宫黏膜下肌瘤的声像图特点是(　)

A. 子宫内膜变形或缺损

B. 肌瘤与子宫腔内膜间有间隙,呈现宫腔分离征

C. 彩色多普勒血流成像瘤体周边可见环状血流信号,或可见条状血流信号自肌壁延伸至瘤体内部

D. 内膜下肌层可见低回声结节突向子宫腔

(第 27～31 题共用题干)

患者,女,42 岁。平素月经正常,近 1 年月经量增多,经期延长,申请超声检查。

27. 根据病史,引起上述症状的常见疾病有(　)

A. 子宫肌瘤　　B. 子宫腺肌病

C. 功能失调性子宫出血　　D. 异位妊娠

E. 子宫内膜息肉　　F. 子宫颈癌

G. 子宫腔内放置节育器　　H. 葡萄胎

28. 超声检查发现该患者子宫增大,轮廓尚规整,宫腔线前移,后壁壁间可见一 5.3 cm×4.7 cm 边界清楚的低回声实质性占位,其周边可见环状血流信号,内部可见点、条状血流信号。其余肌层光点粗大,回声稍增高。该患者应诊断的疾病为(　)

A. 子宫腺肌病　　B. 子宫腺肌瘤

C. 子宫壁间肌瘤　　D. 子宫浆膜下肌瘤

E. 子宫腺肌病合并子宫腺肌瘤

F. 子宫体癌

29. 若该患者子宫后壁的实质性占位诊断为腺肌瘤，其声像图特点是(　)

A. 呈圆形或椭圆形　　B. 边界清楚，无明显包膜

C. 病灶内呈不均质高回声　　D. 边界不清楚，无明显包膜

E. 边界模糊，有假包膜

F. 病灶后方伴少许声衰减或呈栅栏状衰减回声

G. 病灶内部呈点状、条状散在分布的血流信号

30. 子宫腺肌病的声像图特点是(　)

A. 子宫增大、饱满、圆钝　　B. 子宫内膜增厚

C. 子宫肌层光点回声粗糙　　D. 增厚之后壁回声衰减而不均匀

E. 子宫肌壁间可见斑点状无回声区

F. 宫腔线前移也可后移

31. 该患者手术后，病理诊断为子宫腺肌病合并子宫肌壁间肌瘤，应与子宫肌瘤相鉴别的疾病是(　)

A. 子宫肥大症　　B. 卵巢肿瘤

C. 盆腔炎性包块　　D. 子宫畸形

E. 子宫腺肌病

F. 子宫内膜增生症

(第32～34题共用题干)

患者，女，54岁。月经不规律。妇科检查：子宫大小、形态正常，子宫及双侧附件未触及明显肿块，临床考虑子宫内膜病变。

32. 首选的检查方法是(　)

A. 经腹超声检查　　B. 经阴道超声检查

C. 盆腔CT检查　　D. 宫腔镜检查

E. 诊断性刮宫

33. 超声检查示：子宫大小、形态正常，子宫腔内可见1.7 cm×1.2 cm边界欠清、稍高回声不均质实质性占位，与子宫内膜关系密切。其余子宫内膜回声尚均匀，厚度0.4 cm。彩色多普勒超声显示：病变内部及周边血流较丰富，阻力指数=0.49。根据以上声像图表现，该患者最可能的诊断为(　)

A. 子宫内膜息肉　　B. 子宫肌瘤

C. 子宫内膜癌　　D. 子宫绒毛膜癌

E. 子宫内膜腺瘤样增生

34. 为进一步明确诊断，应首选的检查是(　)

A. 血清 CA125 测定　　B. 血清 AFP 测定

C. 盆腔 CT 检查　　D. 盆腔 MRI

E. 宫腔内膜活检

答案及解析

A1 型题

1. D

2. C

3. D

解析：不全纵隔子宫的外形大致正常，但子宫腔内陷深度＞1 cm。

4. B

解析：超声检查发现 2 个完全分离的子宫腔回声，可能的诊断有完全纵隔子宫、双角子宫、双子宫。

5. B

6. A

7. A

解析：阔韧带肌瘤位于子宫旁两侧阔韧带内，其位置与卵巢相近，所以需与卵巢肿瘤相鉴别。

8. C

解析：子宫肌瘤变性是肌瘤失去了原有的典型结构，最常见的是玻璃样变呈边界模糊的低回声区。

9. D

解析：黏膜下肌瘤在子宫腔内显示为低回声区。

10. C

解析：子宫肌瘤变性包括玻璃样变、囊性变、钙化、红色样变、恶性变。

11. A

解析：子宫内膜分为内膜表面的功能层和靠近肌层的基底层，目前多数学者认为子宫腺肌病为基底层的内膜细胞增生，侵入到肌层组织的结果。

12. C

解析：子宫内膜癌的内膜呈局灶性或弥漫性不均匀增厚，病灶区呈低回声或不均杂乱回声，当癌组织有坏死、出血时，可见不规则的无回声区。当癌组织阻塞子宫颈管时，可表现为宫腔积液。

13. E

解析：子宫内膜癌的彩色多普勒及频谱多普勒超声表现为子宫内膜内或内膜基底部可显示一至数个条状、短棒状血流信号，血供丰富，呈低阻力动脉血流频谱，舒张期成分丰富，RI＜0.4。而病灶周边血流信号丰富，呈环状，是子宫肌瘤的彩色血流表现。

14. E

解析：子宫颈肿块内见丰富血流信号，呈散在点状、条状或不规则状，可见低阻型动脉频谱，阻力指数＜0.40。

A2 型题

15. B

解析：始基子宫的声像图显示子宫极小，多无子宫腔及内膜回声，可见卵巢回声。

16. B

解析：单角子宫常合并不同程度的残角子宫，无内膜型残角子宫须与浆膜下子宫肌瘤相鉴别。

17. B

解析：子宫腔内见低回声占位，并有月经多的临床表现为黏膜下肌瘤的特点。

18. B

解析：子宫形态失常，浆膜向外呈圆形或半圆形突出，包膜面清晰，为浆膜下子宫肌瘤的特点。

19. A

解析：子宫体积增大，肌层内见多个大小不等的低回声区，包膜面清晰，可见环状血流信号为肌壁间肌瘤的特点。

20. C

解析：根据子宫腺肌病声像图特点诊断。

21. E

解析：绝经后妇女出现阴道出血，子宫腔占位病变，彩色多普勒血流成像为低阻的血流频谱是子宫内膜癌的特点。

22. A

解析：绝经后妇女出现阴道出血，子宫腔占位病变要考虑子宫内膜癌的超声诊断。

23. B

解析：子宫颈癌的超声声像特征。

A3 型题

24. B

25. ABC

26. ABCD

解析：育龄期妇女子宫腔内可见低回声实质性占位，内部可见少许血流信号，伴有月经增多，多考虑黏膜下肌瘤。为排除其他相关因素，应进行妊娠试验和肿瘤标志物检查，子宫腔镜检查可为诊断提供直接依据。黏膜下肌瘤的超声声像表现。

27. ABCEG

解析：子宫内膜癌常为绝经后阴道出血，一般出血量较少，可持续不尽或反复出血。子宫颈癌常为接触性出血，即于性交后或阴道检查后立即出现阴道出血，色鲜红，量可多可少。葡萄胎表现为停经后阴道出血，停经 8～12 周开始有不规则阴道出血，量多少不定，时出时停，反复发作，逐渐增多。

28. AC

解析：子宫腺肌病患者约 50％合并子宫肌瘤，根据子宫肌层回声特点及后壁实质性占位的二维和彩色多普勒超声显示诊断。

29. ACDEG

解析：子宫内膜在子宫肌层中呈局限性生长，形成结节或团块，类似子宫肌壁间肌瘤，称子宫腺肌瘤，周围无包膜，与周围肌层无明显分界。

30. ACDEF

31. ABCDEF

32. B

解析：超声检查是妇产科的首选检查方法，尤其是经阴道超声检查，因探头频率高（常用 5.0～7.5 MHz），且探头与盆腔器官接近，因此能够更好地显示子宫、卵巢及盆腔肿块的细微结构，尤其是对于子宫内膜的显示，远远优于经腹超声检查。

33. C

解析：根据子宫内膜息肉及子宫内膜癌的声像图特点，故考虑答案 C。

34. E

解析：子宫腔内膜活检可以对病变进行病理学诊断，因此选 E。

（胡　涛　余晶晶　杨　玲　叶夏慧　曹　荔）

第17章

卵巢疾病

一、基本知识

(一)卵巢非赘生性囊肿

卵巢的非赘生性囊肿属于卵巢功能性囊肿，而并非真正的卵巢肿瘤，可发生于女性任何年龄阶段，但以育龄期女性最为常见，多数能自行消退，无须手术切除，一般直径在 5 cm 左右，有时亦可增大。卵巢的非赘生性囊肿常见类型有卵泡囊肿、黄体囊肿、卵巢血肿(黄体血肿、卵泡血肿)、黄素化囊肿、卵巢冠囊肿、多囊卵巢综合征。

1. 卵泡囊肿

(1)临床诊断要点：由于生长的卵泡成熟后不破裂或闭锁的卵泡持续增长，卵泡腔内液体潴留而形成。持续性过度成熟的卵泡具有活跃的功能，可产生大量类固醇激素，由于体内激素水平失衡，可引起月经异常，也可无任何症状和体征。

(2)超声图像特征：卵泡囊肿演变为附件区囊性肿物，单发多见，亦可多发，呈圆形或椭圆形，壁薄、内为无回声，直径一般在 2～5 cm，偶见增大，直径可＞5 cm，彩色多普勒血流成像多未见明显血流信号或仅囊壁上见少许血流信号(图 17-1)。

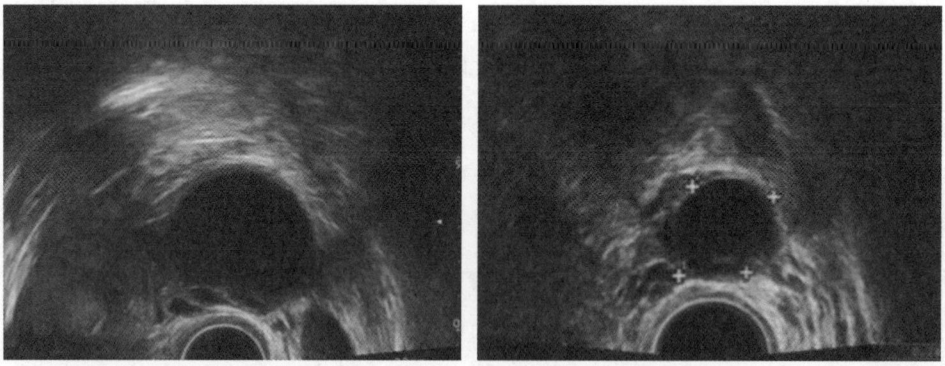

A　　B

图 17-1　卵泡囊肿

2. 黄体囊肿

(1)临床诊断要点:囊性黄体持续存在或增长,或黄体血肿被吸收后,形成黄体囊肿。黄体囊肿可发生在月经中期、后期和妊娠期,月经期黄体囊肿持续分泌孕激素,可使月经延迟,妊娠期黄体可以存在较长时间至妊娠中期。

(2)超声图像特征:黄体囊肿表现为子宫旁附件区囊性包块,壁薄,内为无回声,直径一般在 3 cm 左右,偶可>5 cm。囊肿较小时其周边可见正常卵巢组织(图 17-2)。

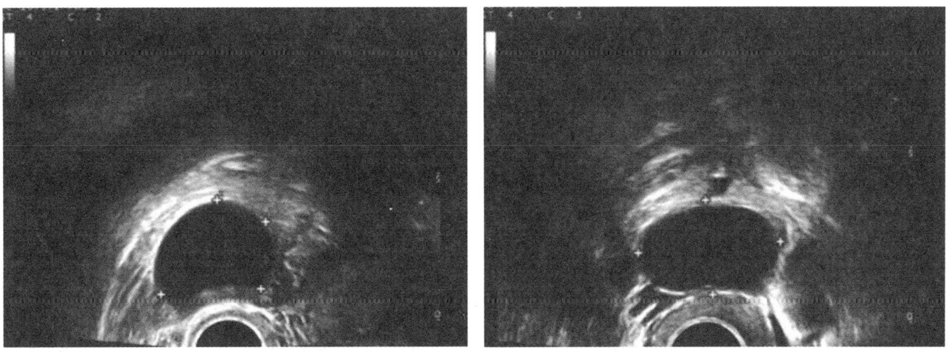

A　　　B

图 17-2　黄体囊肿

3. 卵巢冠囊肿

(1)临床诊断要点:卵巢冠囊肿是位于输卵管及卵巢门的两叶阔韧带之间的输卵管系膜内的囊肿,是单层管壁囊肿,内为单纯性液性暗区。一般无明显临床症状及体征。

(2)超声图像特征:卵巢冠囊肿表现为子宫旁或卵巢旁囊性无回声区,常位于卵巢一极,与卵巢有明确分界。囊肿一般单侧发生,双侧少,直径较小。常与单纯卵巢囊肿不易区别(图 17-3)。

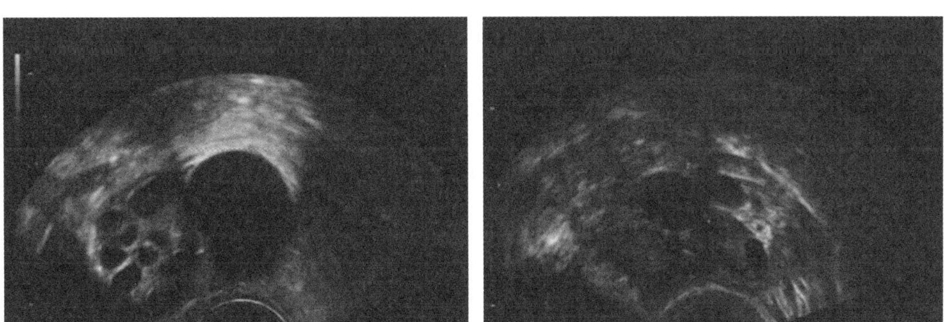

A　　　B

图 17-3　卵巢冠囊肿

4. 卵巢血肿　卵巢血肿可分为卵泡血肿和黄体血肿。前者为成熟卵泡膜破裂出血，后者为排卵时血管破裂出血。下文主要讲黄体血肿。

(1)临床诊断要点：排卵后，卵泡腔内压力下降，卵泡壁塌陷，卵泡壁的卵泡颗粒细胞和卵泡内膜细胞侵入，周围由结缔组织卵泡外膜包围，从而形成黄体。正常黄体直径约为 1.5 cm，之后转变为白体并在下一个周期的卵泡期自行消退。黄体因某种外力或自发因素，卵泡膜内壁破裂，引起出血，血液积聚在内，大小一般为 4～5 cm，出血较多时，其直径可达 10 cm，则称为黄体血肿。黄体血肿被吸收后，形成黄体囊肿。出血多时可造成急腹症。在月经周期及妊娠期均可见到。

(2)超声图像特征：根据出血量和时间的不同，超声表现多样化。

1)黄体早期：卵巢内囊性、类圆形肿物，壁较厚，内壁粗糙，囊内杂乱不均质中、低回声。超声图像有时与巧克力囊肿极为相似，超声鉴别极为困难，注意患者病史及动态观察囊肿声像图变化(图 17-4)。

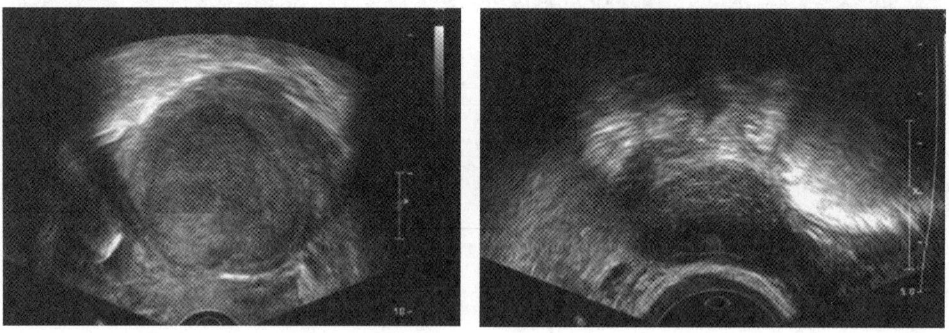

A　　B

图 17-4　黄体血肿(黄体早期)

2)黄体中期：此时黄体囊肿内血液凝固，部分吸收，囊肿内可出现实性部分，以中、高回声为主，亦可见囊性部分，呈现囊实性为主的包块声像，内壁较薄而规则，囊内回声减低，呈细网状结构，此时期主要与巧克力囊肿、畸胎瘤相鉴别，鉴别要点同黄体早期(图 17-5)。

3)黄体晚期：此时血肿吸收，囊内实性部分回声逐渐减弱，形成等回声或低回声，与周围卵巢组织分界不清，血凝块完全吸收也可形成内部无回声的囊性肿块(黄体囊肿)，此时囊肿壁薄而光滑(图 17-6)。

黄体血肿彩色多普勒表现为囊肿周边见一条环状或半环状血流信号。

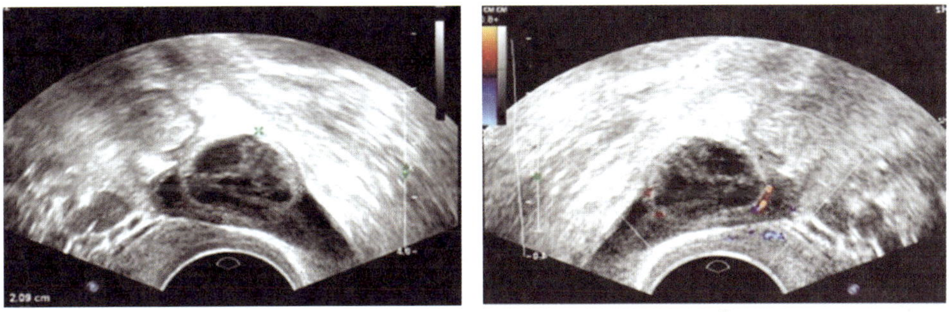

A　　B

图 17-5　黄体血肿(黄体中期)

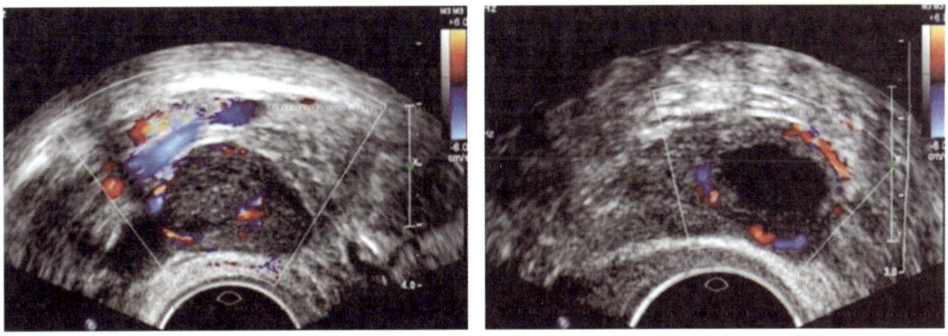

A　　B

图 17-6　黄体血肿(黄体晚期)

5. 黄素化囊肿

(1)临床诊断要点:黄素化囊肿是一种综合性名称,包括黄体囊肿、白体囊肿及卵泡膜黄素化囊肿。在此重点介绍卵泡膜黄素化囊肿。卵泡膜黄素化囊肿常发生于滋养细胞疾病,也可发生于正常妊娠,由于大量绒毛膜促性腺激素刺激而形成。一般无须特殊处理,可严密随诊观察,多于病变消除后或正常妊娠结束后,病变自行消退。

(2)超声图像特征:表现为附件区囊性、多房包块,常为双侧,囊壁较薄,囊肿直径较大,可达 10 cm 左右(图 17-7)。

6. 多囊卵巢综合征

(1)临床诊断要点:多囊卵巢综合征是一种常见的妇科内分泌疾病之一,呈雄激素过高的临床或生化表现,以持续无排卵、卵巢多囊样改变为特征,常伴有胰岛素抵抗和肥胖。患者常具有月经稀发或闭经、不孕、多毛等症状。

(2)超声图像特征:患者子宫稍小或正常,内膜较薄,与正常月经周期内膜改变不符。双侧卵巢均匀增大,一个切面上可见大小相近、呈轮状排列的卵泡,腹部超声可见

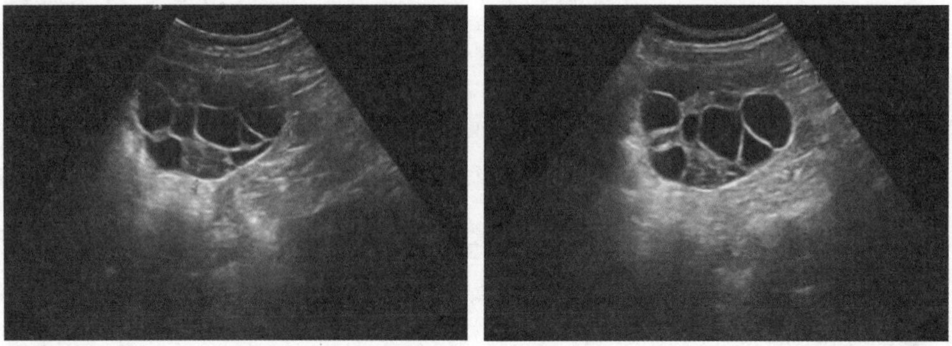

A　　　　B

图 17-7　卵巢黄素化囊肿

数量达 10 枚以上的、直径不超过 1 cm 的小卵泡，经阴道超声下可见数量达 12 枚以上且直径不超过 1 cm 的小卵泡。卵巢中央髓质成分增多，回声增强(图 17-8)。

(二)卵巢子宫内膜异位囊肿

1. 临床诊断要点　具有周期性生长功能的子宫内膜出现在子宫正常位置以外的位置，称为子宫内膜异位症，其中子宫内膜最常异位于盆腔器官，卵巢占子宫内膜异位

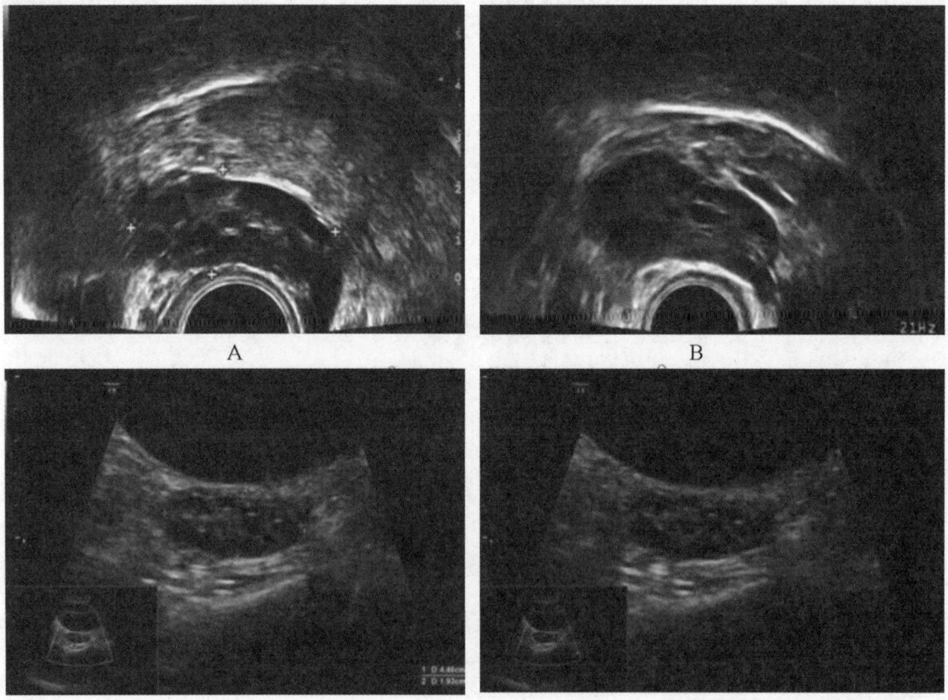

A　　　　B

C　　　　D

图 17-8　卵巢多囊样改变

的 80%，称为卵巢巧克力囊肿。卵巢巧克力囊肿患者多数表现为经期下腹部或腰骶部疼痛，轻重不一，疼痛程度与病灶大小无线性关系，小部分患者可无明显症状。部分卵巢巧克力囊肿患者还可出现排卵功能障碍，严重者发生不孕。当合并子宫腺肌病或子宫腺肌瘤时可出现月经量增多，月经周期延长。当卵巢巧克力囊肿出现感染破裂时，可出现急性腹痛、腹膜刺激症状。

2. 超声图像特征　卵巢巧克力囊肿表现为附件区单侧或双侧、单发或多发的圆形或类圆形囊性包块，包膜清晰，内壁光整或毛糙，囊内回声可根据月经周期、病程的长短而不同。可表现为：①囊内均匀稀疏低回声或无回声，囊壁薄、光滑，囊内回声稀疏，均匀分布，与单纯性囊肿不易区分（图 17-9A）。②囊内均匀云雾状低回声，囊壁薄，尚光滑，囊内回声增多，呈云雾状，此时卵巢巧克力囊肿最为典型（图 17-9B）。③混合云雾状回声，囊壁厚薄不均，内壁不光整，囊内光点增多，致密，可见不均匀高回声区，可形成不规则团块（图 17-9C）。④实性为主不均回声，囊壁厚且毛糙，囊内可见片状、团块状不均质致密高回声区黏附于侧壁，有时可见分隔。卵巢巧克力囊肿彩色多普勒表现为囊壁及分隔上见星点状血流信号（图 17-9D）。

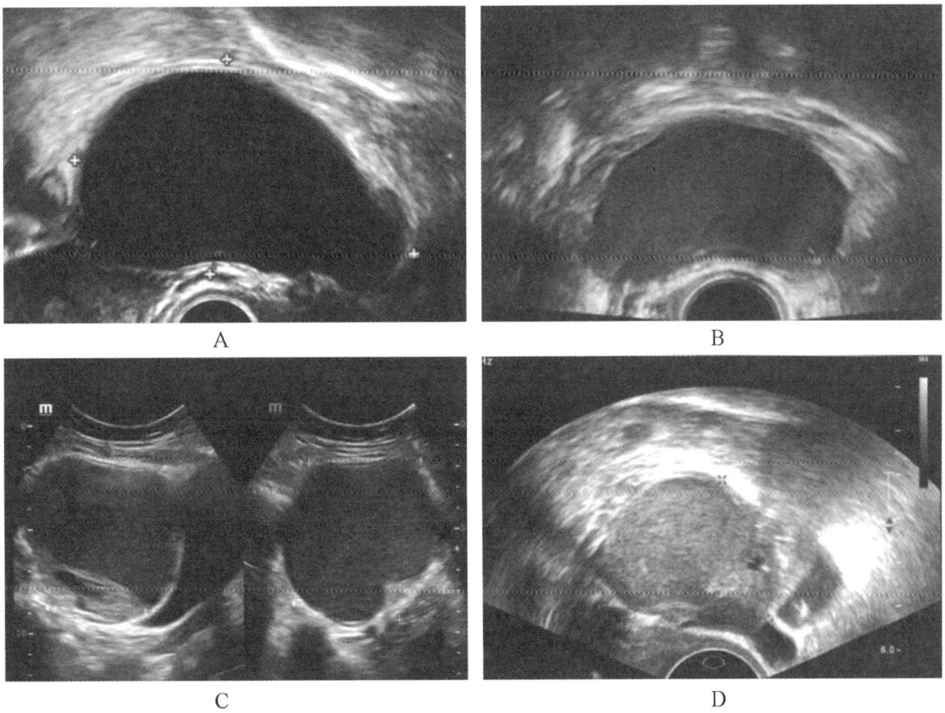

图 17-9　卵巢巧克力囊肿

(三)卵巢畸胎瘤

卵巢畸胎瘤为最常见的生殖细胞肿瘤，可分为成熟性畸胎瘤和未成熟性畸胎瘤。

1. 成熟性畸胎瘤

(1)临床诊断要点：为良性肿瘤，可发生在任何年龄，肿瘤以外胚层来源的皮肤附件成分构成为多，又称皮样囊肿。多为单侧，双侧占 10%～17%。成熟性畸胎瘤中等大小，呈圆形或卵圆形，壁光滑、质韧，多为单房，腔内充满油脂和毛发，有时可见牙齿或骨骼。良性畸胎瘤早期缺乏特异性的症状和体征，常在妇科检查时偶尔发现，可出现腹胀、下腹不适及压迫症状，因发生扭转、出血、感染等因素而出现不同程度的腹痛。

(2)超声图像特征：成熟性畸胎瘤病理组织的多样性使其声像图表现多样复杂，其声像图类型可分为囊性型、混合型和实性型，较具特异性的征象如下。

1)壁立结节征：囊肿内壁上可见隆起的强回声结节，可为单个或多个，其后可伴有声影，结节的组织结构可为牙齿或骨组织(图 17-10)。

2)脂液分层征：肿块内高回声区和低回声区之间有一水平分界线，在线的一侧常为含脂质成分均质密集点状高回声，线的另一侧为液性无回声，含脂肪液因比重小而浮在表层，含毛发、上皮等碎屑因比重大沉于底层(图 17-11)。

3)面团征：肿块无回声区内含高回声团，呈圆形或椭圆形，边缘清晰，浮于囊肿内或附于囊壁，肿瘤也可只表现为高回声团，高回声团多为脂质和毛发形成(图 17-12)。

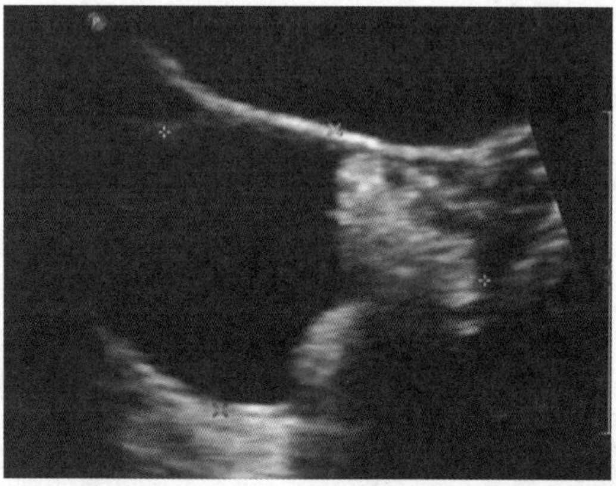

图 17-10　卵巢成熟畸胎瘤(壁立结节征)

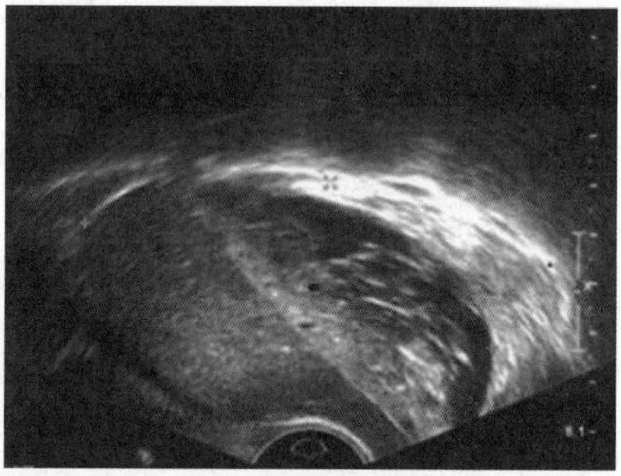

图 17-11　卵巢成熟畸胎瘤(脂液分层征)

4)瀑布征：肿块内含实性强回声团，后方回声明显衰减，似瀑布状或垂柳状，其组织结构上常为大量皮肤组织或骨组织聚集。

5)其他征象：除以上相对特征性的图像表现外，在囊肿内部还可有散在星花点状高回声、平行短线状回声或多种回声特征混杂等。

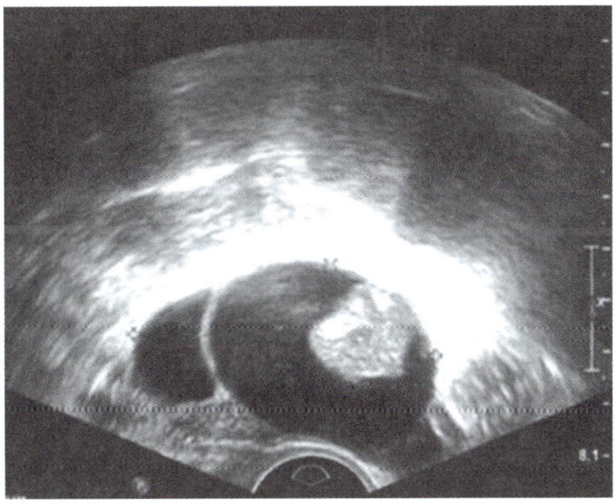

图 17-12　卵巢成熟畸胎瘤(面团征)

绝大多数成熟性畸胎瘤彩色多普勒血流成像表现为少血流或无血流信号。

2. 未成熟性畸胎瘤

(1)临床诊断要点：为恶性畸胎瘤，多见于年轻患者。肿瘤多为实性，可有囊性区域。肿瘤恶性程度根据未成熟组织所占比例、分化程度及神经上皮含量而定。病理上以神经外胚层多见，如脑和神经组织，毛发、皮脂、牙齿和骨骼少见。恶性畸胎瘤早期也无症状，迅速增长的恶性畸胎瘤可向周围组织浸润，粘连压迫神经时可出现腹痛、腰痛或坐骨神经痛，因腹腔种植率高，60%的患者有腹腔积液，血清甲胎蛋白可升高。

(2)超声图像特征：声像图表现可无特异性。常为囊实性包块，无回声区内可见呈"云雾样"或"破絮状"实性中等回声，有时可见伴声影的团状强回声。彩色多普勒血流成像：肿瘤实质区域可显示血流信号，可见低阻力血流，阻力指数≤0.4(图 17-13)。

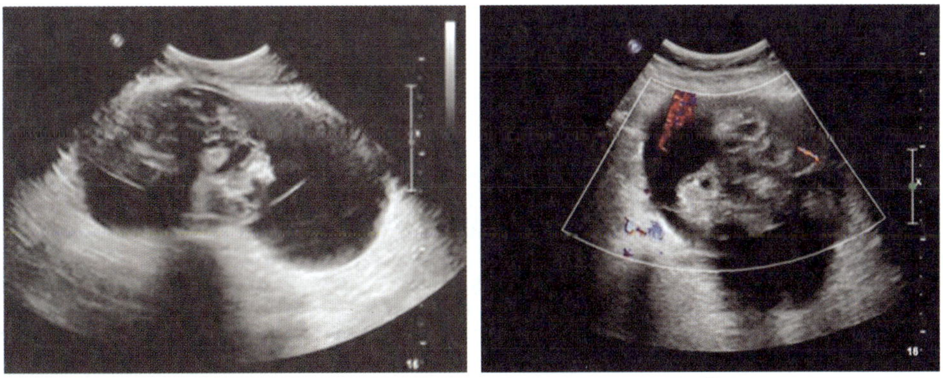

A　　　　B

图 17-13　未成熟性畸胎瘤

（四）卵巢浆液性肿瘤

卵巢浆液性肿瘤属于卵巢上皮性肿瘤，依据其组织学类型可分为浆液性囊腺瘤、交界性浆液性肿瘤、浆液性囊腺癌。

1. 浆液性囊腺瘤

(1)临床诊断要点：占卵巢良性肿瘤的25%。多为单侧，囊性，直径>1 cm，表面光滑，壁薄，囊内充满黄色清亮液体。肿瘤较小时多无症状，常在妇科检查时偶然发现。肿瘤增大时，有腹胀表现或腹部扪及肿块。肿瘤占满盆、腹腔时，可出现尿频、便秘、气急、心悸等症状。

(2)超声图像特征

1)单纯性浆液性囊腺瘤：呈圆形或椭圆形无回声区，边界清晰，单房多见，囊壁薄而完整，内壁光滑，囊内含清亮透明浆液或略浑浊囊液(图17-14)。

2)浆液性乳头状囊腺瘤：单房或多房囊性肿物，边界清楚，囊内见单个或多个内生性和(或)外生性乳头突起。囊内液体多为完全性无回声区，当囊内为浑浊囊液时，无回声区内可见充满点状回声。彩色多普勒血流成像显示乳头上可见少许血流信号(图17-15)。

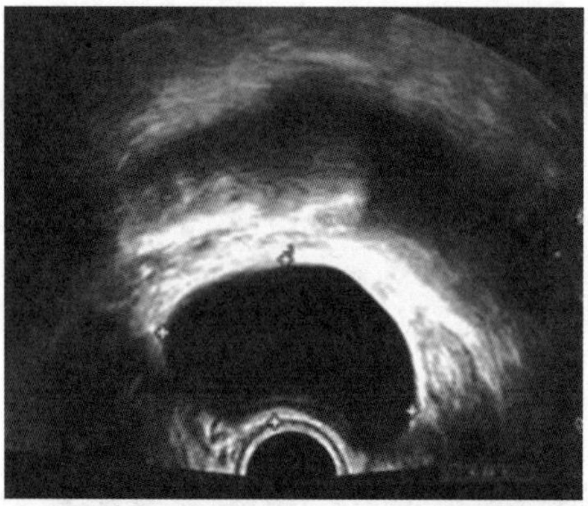

图17-14　卵巢单纯性浆液性囊腺瘤

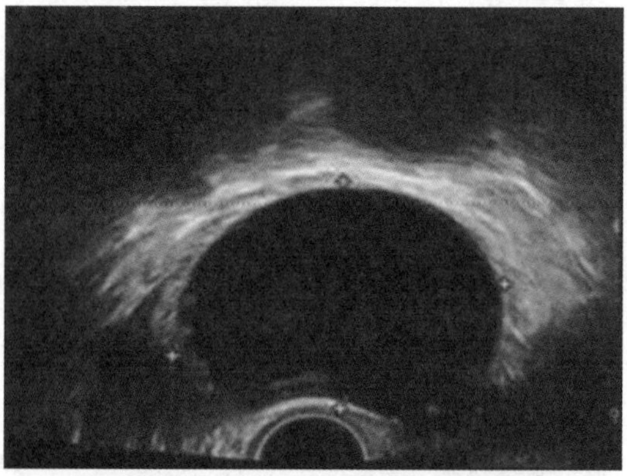

图17-15　卵巢浆液性乳头状囊腺瘤

2. 交界性浆液性肿瘤

(1)临床诊断要点：双侧多见，多为囊性，直径>1 cm，囊内壁局部呈乳头状生长，少数患者可为卵巢表面乳头。

(2)超声图像特征：交界性浆液性乳头状囊腺瘤超声表现与浆液性乳头状囊腺瘤相似，但前者乳头可能更多、更大，彩色多普勒血流成像可能显示乳头上较丰富的血流信号(图17-16)。

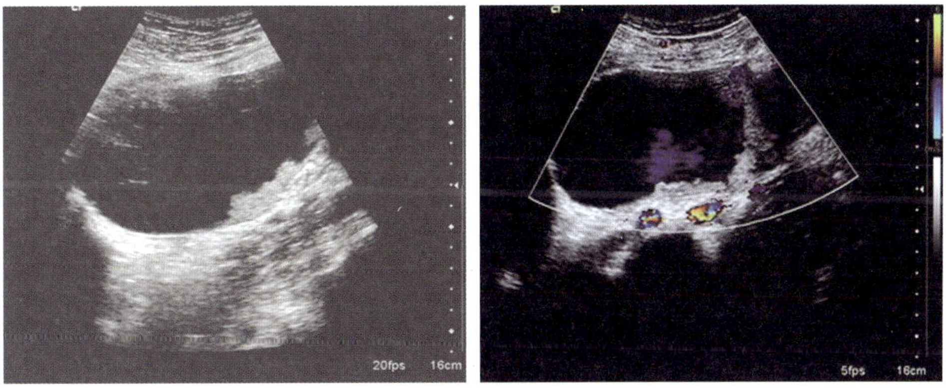

A　　　　B

图 17-16　交界性浆液性乳头状囊腺瘤

3. 浆液性囊腺癌

(1)临床诊断要点：约占卵巢癌的 50%。多为双侧，体积常较大，可为囊性、多房、囊实性或实性。实性区切面呈灰白色，质脆，多有出血、坏死。囊内充满质脆乳头，内液清亮、浑浊或血性液体。妇科检查可扪及肿块多为双侧，实性或囊实性，表面凹凸不平，活动差，常伴有腹腔积液，晚期患者可有消瘦、贫血等恶病质表现。

(2)超声图像特征：常为多房性囊实性混合回声肿块，囊壁及分隔较厚且不规则及厚薄不均，内部回声呈多样性，实性回声不均质、不规则，囊内壁或隔上可见较大乳头状或不规则状实性回声团块向无回声区内突起。常合并腹腔积液。彩色多普勒血流成像于囊壁、分隔及肿瘤实性部分均可探及丰富的低阻血流信号，阻力指数值常<0.5。

(五)卵巢黏液性肿瘤

卵巢黏液性肿瘤亦是卵巢常见的上皮性肿瘤，良性黏液性囊腺瘤约占卵巢良性肿瘤的 20%，恶性黏液性囊腺瘤约占卵巢癌的 15%。

1. 良性黏液性囊腺瘤

(1)临床诊断要点：大体病理上，肿瘤为囊性，圆形，体积可巨大，表面光滑，切面常为多房性，囊壁薄而光滑，有时因房过密而呈实性，囊腔内充满胶冻样黏稠的黏液，乳头少，但少数囊内积液为浆液性。

(2)超声图像特征：常为单侧，囊肿较大，直径 15～30 cm，多数为多房性，且分隔较多，囊壁及分隔光滑而均匀，囊内无回声区中充满较密或稀疏点状回声，少数可见乳头状突起(图 17-17)。

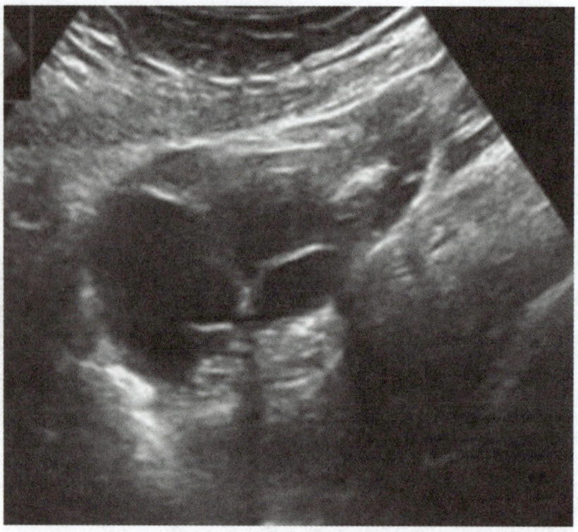

图 17-17　卵巢黏液性囊腺瘤

2．交界性黏液性囊腺瘤

（1）临床诊断要点：较交界性浆液性肿瘤少见，大体病理与黏液性囊腺瘤或黏液性囊腺癌很难区别。一般体积较大，切面呈多房性，有时囊壁较厚，有囊内乳头。

（2）超声图像特征：超声表现与良性黏液性囊腺瘤相似，囊壁分隔较厚，囊内可见乳头状突起。

3．卵巢黏液性囊腺癌

（1）临床诊断要点：大体病理上肿瘤切面是多房性，囊腔多而密集，囊内壁可见乳头，囊内见实性区及实性壁内结节。囊液为黏稠黏液及血液，但有约 1/4 囊内含浆液性液。临床症状、表现与浆液性癌相似，一般表现为腹部肿物、腹胀、腹痛或压迫症状，晚期出现恶病质、消瘦等。

（2）超声图像特征：超声表现与浆液性囊腺癌相似，不同的是黏液性囊腺癌的无回声区内可充满密集或稀疏点状回声。部分黏液性囊腺瘤包膜穿透或破裂后，发生腹膜种植，形成腹腔内巨大囊肿，又称腹膜假性黏液瘤。超声表现为腹腔积液，腹腔积液内有特征性点状回声和无数小分隔，充满盆、腹腔，这种情况也可发生在阑尾和结肠的黏液瘤（图 17-18）。

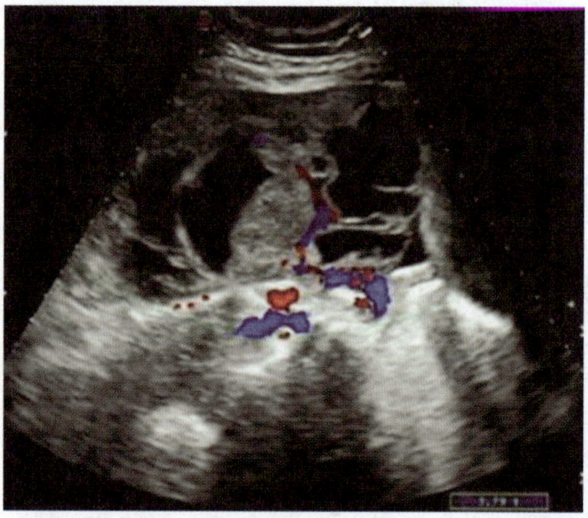

图 17-18　卵巢黏液性囊腺癌

二、典型例题与解析

A1 型题(单选题)

1. 关于黄体囊肿的描述，下列错误的是(　)
   A. 黄体形成过程中，黄体血肿液化所致
   B. 囊肿直径一般为 3 cm 左右
   C. 妊娠黄体囊肿产后才消失
   D. 较大的黄体囊肿可自发破裂，发生急腹症
   E. 黄体囊肿破裂声像图表现，酷似异位妊娠破裂表现

2. 最常与葡萄胎并发的囊肿类型是(　)
   A. 黄素化囊肿　　B. 卵巢旁囊肿
   C. 黄体囊肿　　D. 卵泡囊肿
   E. 肠系膜囊肿

3. 关于黄素化囊肿的描述，不正确的是(　)
   A. 常与妊娠滋养细胞疾病并发　　B. 囊肿大小不一，分隔粗细不等
   C. 卵巢内呈多房性囊肿样改变　　D. 常为双侧性，也可单侧发生
   E. 与绒毛膜促性腺激素过度刺激有关

4. 对巧克力囊肿描述错误的是(　)
   A. 囊壁厚
   B. 壁不光滑
   C. 囊内充满均匀细小光点或出现高回声团及杂乱回声
   D. 脂液分层征

5. 多囊卵巢的声像图表现，错误的是(　)
   A. 卵巢髓质内可见较丰富的血流　　B. 一个超声切面可见 10 个以上卵泡
   C. 卵泡大小多<5 mm　　D. 双侧卵巢肿大
   E. 卵巢髓质回声明显减弱

6. 关于卵巢囊性畸胎瘤的声像图表现，不正确的是(　)
   A. 面团征　　B. 脂液分层征
   C. 瀑布征　　D. 壁立结节征
   E. 卫星结节征

7. 关于成熟性畸胎瘤的临床和超声表现，不正确的是(　)
   A. 因肿瘤成分多以外胚层为主，故又称皮样囊肿

B. 是来源于原始生殖细胞的生殖细胞肿瘤

C. 血流特征为少血流或无血流信号

D. 不会发生恶变

E. 可导致扭转

8. 关于卵巢成熟畸胎瘤的描述，不正确的是(　)

A. 肿瘤成分以内胚层为主

B. 壁上强回声团由脂类、钙化灶和毛发构成

C. 多发生于单侧

D. 肿瘤内容含多种成熟组织

E. 可误诊为肠管

9. 关于卵巢浆液性囊腺瘤的描述，错误的是(　)

A. 可分为单纯性和乳头状两种　　B. 属于卵巢上皮性肿瘤

C. 囊壁薄，呈单房或多房　　D. 多为双侧发生

E. 囊内含清亮透明浆液或略浑浊囊液

10. 关于黏液性囊腺瘤的描述，错误的是(　)

A. 多为单侧发生　　B. 囊腔内充满胶冻样黏稠的黏液

C. 多数壁内合并乳头状物　　D. 囊肿破裂可引起腹膜种植

E. 囊内呈多房结构，房腔大小不一

11. 有关卵巢浆液性囊腺癌的描述，不正确的是(　)

A. 浆液性乳头状囊腺癌是最常见的卵巢原发恶性肿瘤

B. 囊壁及分隔较厚且不规则，厚薄不均

C. 囊内有弥漫性乳头状回声

D. 常伴腹腔积液

E. 实性区血流信号丰富，均呈高阻血流频谱

12. 关于卵巢黏液性囊腺癌的说法错误的是(　)

A. 多为单侧

B. 囊内无回声区中可见密集或稀疏的点状回声

C. 囊壁破裂后可发生腹腔种植，形成腹腔假性黏液瘤

D. 囊腔内有较多光带分隔，间隔较厚且不规则

E. 发生率较卵巢浆液性囊腺癌高

A2 型题(单选题)

13. 患者，女，38 岁。月经规律，量中，无痛经，近 3 年出现经期腹痛，且进行性加

重，经后未见缓解，需服用镇痛药，影响正常工作，妇科检查，子宫后倾固定，右侧附件区肿物的超声如下图，考虑为（　）

A. 黄体囊肿伴出血　　B. 黄素化囊肿

C. 卵巢巧克力囊肿　　D. 卵巢畸胎瘤

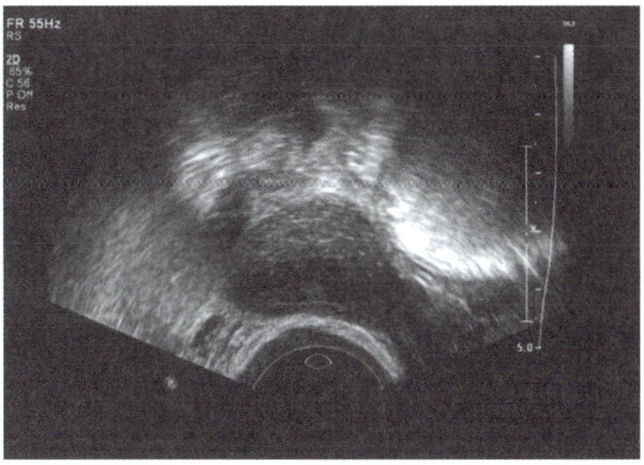

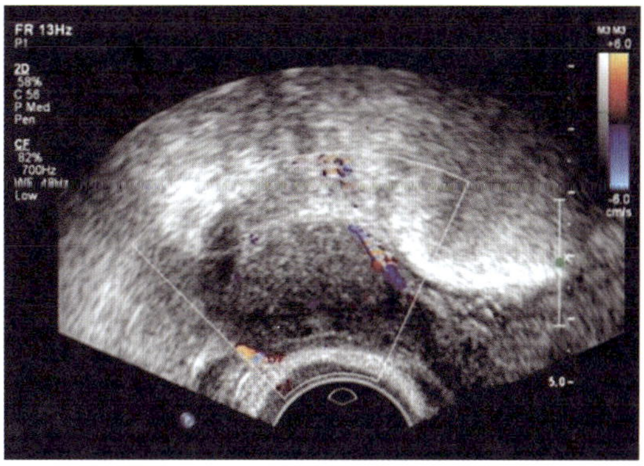

14. 患者，女，29 岁。停经 42 天，人绒毛膜促性腺激素 582 μg/ml，腹痛，子宫腔未见明显孕囊回声，B 超检查示右侧附件混合性包块，考虑异位妊娠的可能，左侧附件液性包块，结合超声图像（下图），左侧附件区包块最可能的诊断为（　）

A. 巧克力囊肿　　B. 卵巢囊腺瘤或癌

C. 黄体囊肿　　D. 黄素化囊肿

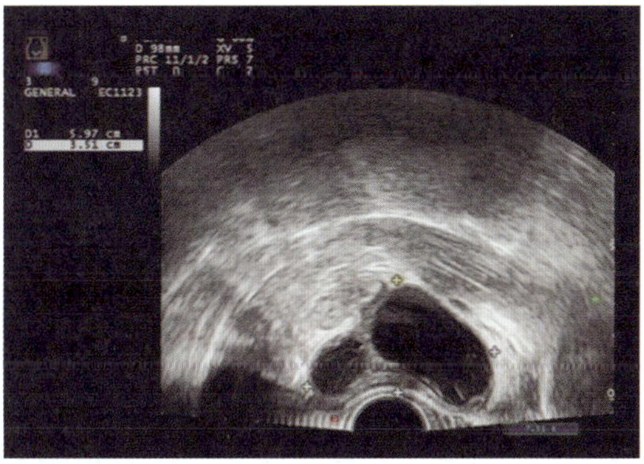

15. 患者，女，28 岁。肥胖，自初潮起月经不规则，3 个月至半年来 1 次月经，结合以下超声图像考虑为（　）

A. 巧克力囊肿　　B. 卵巢畸胎瘤

C. 多囊卵巢　　D. 黄体囊肿

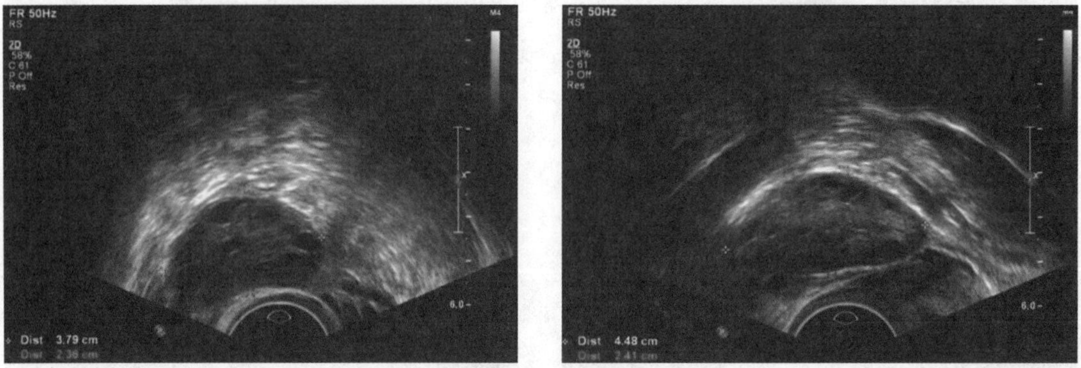

16. 患者,女,32岁。月经周期规律,量多,月经期前及月经期腹痛,经期结束后症状缓解,结合以下超声图像考虑为( )

A. 黄体囊肿　　　　B. 巧克力囊肿

C. 浆液性囊腺瘤　　　　D. 多囊卵巢

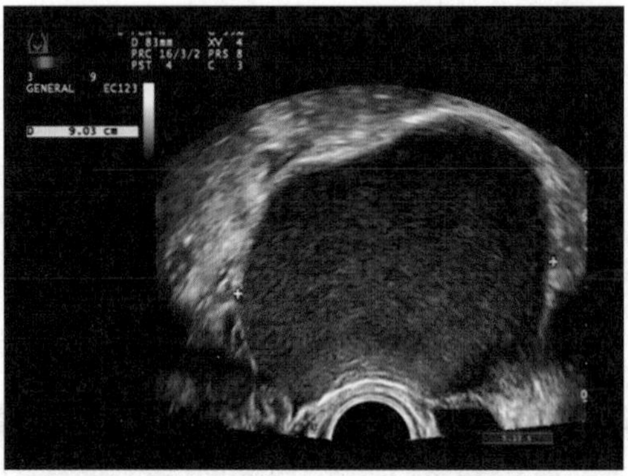

17. 患者,女,24岁。体检时发现左侧附件区囊性包块,无明显症状,月经正常。结合以下超声图像考虑为( )

A. 黄体囊肿　　　　B. 黄素化囊肿

C. 卵巢冠囊肿　　　　D. 卵巢巧克力囊肿

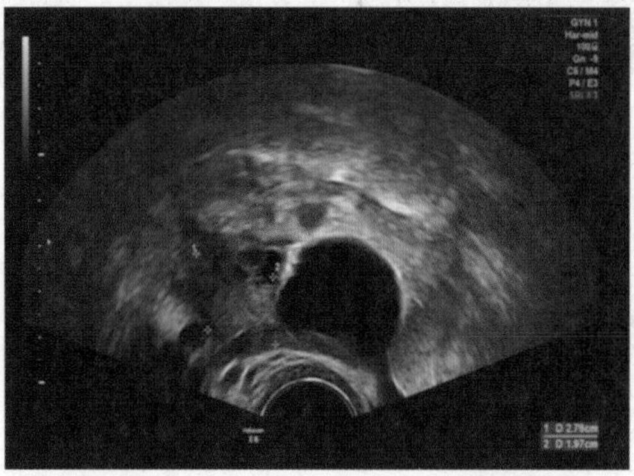

18. 患者，女，27 岁。无临床症状，婚前检查时超声发现左侧卵巢内有一 32 mm×30 mm 的肿块，边界清，内被一水平分界线分成两部分，上部分呈均匀高回声，下部分呈液性暗区。首先考虑的诊断是(　)

A. 巧克力囊肿　　B. 畸胎瘤

C. 滤泡囊肿　　D. 浆液性囊腺瘤

E. 黏液性囊腺瘤

19. 患者，女，40 岁。近期腹胀、消瘦呈贫血貌。妇科检查可扪及双侧肿块，表面凹凸不平，活动差，超声检查双侧分别见 12 cm×10 cm、11 cm×9 cm 的多房性囊实性混合回声肿块，囊壁及分隔较厚且厚薄不均，隔上可见较大乳头状突起，彩色多普勒血流成像于囊壁、分隔及肿瘤实性部分均可探及丰富的血流信号，阻力指数 0.4，有腹腔积液。最可能的诊断是(　)

A. 畸胎瘤　　B. 黏液性囊腺瘤

C. 浆液性囊腺癌　　D. 黏液性囊腺癌

E. 巧克力囊肿

A3 型题(不定项选择题)

(第 20～22 题共用题干)

患者，女，34 岁。平素月经规则，常有经期腹痛表现，月经干净后症状缓解，本次月经期腹痛加重，于我院就诊。

20. 对该患者而言，最快速、经济的辅助检查手段是(　)

A. 超声　　B. 磁共振

C. CT　　D. 心电图

21. 该患者门诊超声提示：子宫体积增大，呈“球形”，回声增粗、增强，双侧附件区见包块，内为无回声中间密集回声光点，呈“云雾状”。该患者最可能的诊断是(　)

A. 子宫腺肌病　　B. 子宫肌瘤

C. 双侧卵巢巧克力囊肿　　D. 双侧附件畸胎瘤

22. 该患者术后病理确诊为子宫腺肌病合并双侧卵巢巧克力囊肿。子宫腺肌病患者子宫超声表现是(　)

A. 子宫体积增大，形态饱满　　B. 子宫肌层回声不均、回声增粗

C. 可同时合并子宫肌瘤　　D. 病灶可形成无明显包膜的腺肌瘤

(第 23～24 题共用题干)

患者，女，28 岁。近期于外地医院行取卵术，术后患者腹胀、腹痛，来院就诊。B 超示双侧附件区巨大、多房、囊性包块，腹腔见大量积液。

23. 该患者最可能的诊断是(　)

A. 卵巢巧克力囊肿　　B. 黄体囊肿

C. 黄素化囊肿　　D. 浆液性囊肿

24. 关于该疾病,正确的描述是(　)

A. 该疾病常发生于滋养细胞疾病,也可发生于正常妊娠,由于大量绒毛膜促性腺激素刺激而形成

B. 一般不需要特殊处理,可严密随诊观察,多于病变消除后或正常妊娠结束后,病变自行消退

C. 超声表现为附件区囊性、多房包块,常为双侧,囊壁较薄,囊肿直径较大,可达 10 cm 左右

D. 常合并子宫腺肌病

(第 25～26 题共用题干)

患者,女性,22 岁。自初潮起月经不规律,3 个月至半年来 1 次月经,患者体型肥胖,体表毛发较多。

25. 该患者最可能的诊断是(　)

A. 多囊卵巢综合征　　B. 巧克力囊肿

C. 畸胎瘤　　D. 子宫肌瘤

26. 关于多囊卵巢,正确的有(　)

A. 是一种常见的妇科内分泌疾病之一,在临床上以雄激素过高的临床或生化表现,持续无排卵、卵巢多囊样改变为特征

B. 常伴有胰岛素抵抗和肥胖

C. 患者常具有月经稀发或闭经

D. 可导致不孕、多毛等症状

(第 27～28 题共用题干)

患者,女性,38 岁。月经规律,量中,无痛经,近 3 年出现间断腹痛,且进行性加重,需服用镇痛药,影响正常工作。妇科检查,子宫后倾固定,右侧附件区肿物呈囊实性,彩色多普勒表现为环状血流信号。

27. 该患者最可能的诊断是(　)

A. 巧克力囊肿　　B. 卵巢畸胎瘤

C. 多囊卵巢　　D. 黄体囊肿

28. 关于黄体囊肿,描述正确的是(　)

A. 黄体形成过程中,黄体血肿液化所致

B. 囊肿直径一般为 3 cm 左右

C. 妊娠黄体囊肿产后才消失

D. 较大的黄体囊肿可自发破裂，发生急腹症

E. 黄体囊肿破裂声像图表现，酷似异位妊娠破裂表现

（第 29～31 题共用题干）

患者，女，42 岁。3 小时前活动后右下腹痛。经阴道 B 超检查，于右下腹见 56 mm×43 mm 类圆形囊性为主的混合性肿块，边界尚清晰，被膜较厚，一侧囊肿壁旁见高回声团伴声影，囊性部分内有密集细小点状回声飘动，被膜周围可见细小低回声暗带。

29. 该患者最可能诊断的疾病是（ ）

A. 异位妊娠　　B. 阑尾炎

C. 卵巢囊肿蒂扭转　　D. 卵巢畸胎瘤蒂扭转

E. 肠炎

30. 对于囊性畸胎瘤的描述，错误的是（ ）

A. 是最常见的生殖细胞肿瘤

B. 肿块内含实性强回声团，后方回声无衰减

C. 也称皮样囊肿

D. 多不伴有腹腔积液

E. 可见脂液分层

31. 该患者手术中于脐周又发现 2 个囊性畸胎瘤。误诊的主要原因是（ ）

A. 患者不配合　　B. 操作者检查不仔细

C. 新发现的囊性畸胎瘤较小　　D. 新发现的囊性畸胎瘤回声不典型

E. 经阴道超声探头频率高，探查深度不够

（第 32～33 题共用题干）

患者，女，45 岁。月经规律，自觉腹胀、腹痛、消瘦就诊。超声显示：子宫未见异常，盆、腹腔见巨大包块，最大直径约 18 cm，多房性，分隔较多，囊内无回声区中充满密集点状回声。腹水内见点状回声和无数小分隔，充满盆、腹腔。

32. 根据病史及超声所见，最可能的诊断是（ ）

A. 卵巢未成熟畸胎瘤　　B. 卵巢纤维瘤

C. 卵巢无性细胞瘤　　D. 卵巢黏液性囊腺癌

E. 卵巢颗粒细胞瘤

33. 最不易引起腹水的卵巢肿瘤是（ ）

A. 浆液性囊腺癌　　B. 黏液性囊腺癌

C. 卵巢转移癌　　D. 卵巢纤维瘤

E. 卵巢囊性畸胎瘤

答案及解析

A1 型题

1. C

解析：妊娠期黄体囊肿持续至妊娠中期。

2. A

解析：黄素化囊肿常与葡萄胎并发。

3. B

解析：黄素化囊肿表现为卵巢内多发大小不一、圆形或椭圆形无回声区，壁薄、光滑，内有多发纤细光带分隔，呈多房性改变。

4. D

解析：脂液分层征是畸胎瘤的特征。

5. E

解析：多囊卵巢髓质回声明显增强。

6. E

解析："卫星结节征"是肝癌伴发的声像图特征。

7. D

解析：成熟畸胎瘤的恶变率为 2%～4%，多见于绝经后妇女。

8. A

解析：成熟畸胎瘤由 2 个或 3 个胚层多种成熟组织构成，主要含外胚层组织，包括皮肤、皮脂腺、毛发、牙齿及神经组织等，也可见中胚层组织如脂肪、软骨等，极少有内胚层组织。

9. D

解析：浆液性囊腺瘤大多单侧发生。

10. C

解析：黏液性囊腺瘤少数壁内合并有乳头状物。

11. E

解析：浆液性囊腺癌常为多房性囊实性混合回声肿块，囊壁及分隔较厚且不规则及厚薄不均，内部回声呈多样性，实性回声不均质、不规则，囊内壁或隔上可见较大乳头状或不规则状实性回声团块向无回声区内突起。常合并腹腔积液。彩色多普勒血流成像于囊壁、分隔及肿瘤实性部分均可探及丰富的低阻血流信号，阻力指数常<0.5。

12. E

解析：浆液性囊腺癌约占卵巢癌的 50%，黏液性囊腺癌约占卵巢癌的 15%。

A2 型题

13. A

解析：患者无痛经史，腹痛且进行性加重，结合超声图像及临床表现故考虑为黄体囊肿伴出血。

14. D

解析：患者停经 42 天，结合超声图像，右侧附件考虑异位妊娠，左侧附件区考虑黄素化囊肿。

15. C

解析：如图患者双侧卵巢呈多囊样改变，结合症状考虑为卵巢多囊卵巢。

16. B

解析：患者痛经，经后缓解，结合症状及超声表现考虑为巧克力囊肿。

17. C

解析：患者无明显症状，根据超声表现考虑为卵巢冠囊肿。

18. B

解析：题中的描述符合脂液分层征——肿块内高回声区和和低回声区之间有一水平分界线，在线的一侧常为含脂质成分均质密集点状高回声，线的另一侧为液性无回声，含脂肪液因比重小而浮在表层，含毛发、上皮等碎屑因比重大沉于底层。故首先考虑畸胎瘤的可能。

19. C

解析：浆液性囊腺癌多为双侧，为多房性囊实性混合肿块，常合并腹腔积液，彩色多普勒血流成像于囊壁、分隔及肿瘤实性部分均可探及丰富的低阻血流信号。

A3 型题

20. A

21. AC

22. ABD

解析：患者腹痛、痛经，经后缓解，双侧附件云雾状囊性包块，子宫大，回声粗，故考虑为子宫腺肌病合并巧克力囊肿，最适宜检查为 B 超。

23. C

24. ABC

解析：患者近期行取卵术，根据超声表现及临床症状考虑为黄素化囊肿。

25. A

26. ABCD

解析：患者月经不规则，肥胖、多毛，故考虑为多囊卵巢综合征。

27. D

28. ABDE

解析：患者无痛经，彩色多普勒超声出现黄体囊肿典型血流表现，故考虑为黄体囊肿。

29. D

解析：超声表现是一个典型的卵巢囊性畸胎瘤声像图，结合病史，故选 D。

30. B

解析：肿块内含实性强回声团，后方回声明显衰减，故答案 B 说法是错误的。

31. E

解析：这是由于经阴道超声的局限性，由于病灶位置较高可造成漏诊，故选择 E。

32. D

解析：黏液性囊腺癌超声表现与浆液性囊腺癌相似，不同的是黏液性囊腺癌的无回声区内可充满密集或稀疏点状回声。部分黏液性囊腺瘤包膜穿透或破裂后，发生腹膜种植，形成腹腔内巨大囊肿，又称腹膜假性黏液瘤。超声表现为腹水，腹水内有特征性点状回声和无数小分隔，充满盆、腹腔，这种情况也可发生在阑尾和结肠的黏液瘤，故根据题中超声表现最可能的诊断应选择 D。

33. E

解析：囊性畸胎瘤多属于良性肿瘤，故最不易引起腹水。

（王咏梅　吕晓宁　周　婷　张佳佳　曹　荔）

参考文献

[1]　谢红宁. 妇产科超声诊断学. 北京：人民卫生出版社，2005.

[2]　钱蕴秋. 超声诊断学. 2 版. 北京：第四军医大学出版社，2008.

第18章

早期妊娠(正常早孕及妊娠第11～14周超声检查)

一、基本知识

妊娠是指胚胎或胎儿在母体子宫内生长、发育的过程，自卵子受精开始至胎儿及其附属物自母体排出为止，全过程平均约38周(相当于月经龄40周)。早期妊娠是指以月经龄计算，妊娠13^{+6}周前。妊娠10周前称之为“胚胎”、妊娠10周后称之为“胎儿”。妊娠10周后胎儿器官已基本形成，接下来主要是胎儿的生长和器官的成熟。妊娠早期超声检查遵循国际妇产科超声学会(International Society of Ultrasound in Obstetrics and Gynecology，ISUOG)及英国胎儿医学基金会(Fetal Medicine Foundation，FMF)妊娠早期超声检查指南，并遵循ALARA(as low as reasonably achievable)原则，即合理获得的同时尽量降低暴露剂量，用最少的扫查时间及最低的输出能量获得尽可能多的诊断信息。

(一)子宫与妊娠囊

一般妊娠6周后子宫逐渐增大，容易压迫前方的膀胱，常伴有尿频尿急、夜尿增多等症状。

受精后第1～7天胚胎发育至着床过程见图18-1。

妊娠早期超声首先需判断妊娠在宫内还是宫外。宫内妊娠是指妊娠囊位于子宫内。

对于月经规则、月经周期为28天者，经阴道超声可在停经4～5周、经腹超声可在停经5～6周检出妊娠囊。应观察妊娠囊的位置、数目、大小、形态等。

根据胚胎发育，早期妊娠可分为蜕膜内囊泡征、双蜕膜征、卵黄囊期、胚芽形成期、肢体形成期、胎盘期、胎儿期。

1. 蜕膜内囊泡征

(1)临床诊断要点：囊胚着床后子宫内膜呈不对称性增厚，经阴道超声可见宫腔线一侧较厚的内膜内有一小囊状液性暗区，周边为圆形增强回声，宫腔线局部突起变形，

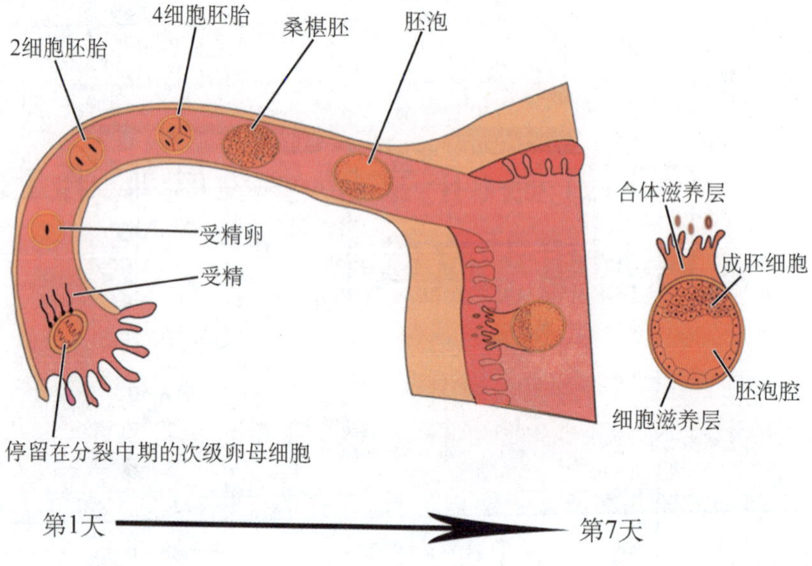

图 18-1　受精后第 1～7 天胚胎发育至着床过程

称为蜕膜内囊泡征。

(2)超声图像特征:经阴道超声可见在偏于宫腔线一侧增厚的内膜内一直径约 2mm 的无回声区,周边回声增强(图 18-2),于妊娠 4.5 周时出现,为子宫内妊娠最早的超声征象,但因不能很好地看到宫腔线、高回声边缘较薄、假象多,故该征判断早期妊娠的可信度不高。

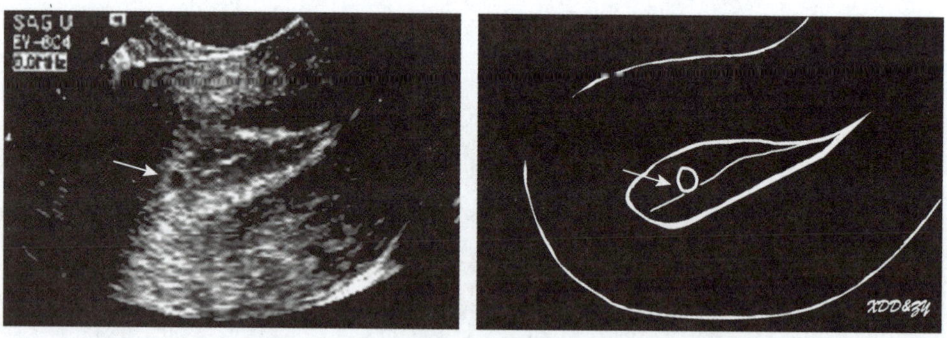

图 18-2　蜕膜内囊泡征,胚囊位于宫腔线一侧增厚的子宫内膜内

2. 双蜕膜征

(1)临床诊断要点:亦称双环征,为子宫内妊娠囊与相邻子宫蜕膜结构的断面图像。妊娠囊子宫腔侧表现为 2 条强回声线,最靠近妊娠囊无回声区的强回声线由平滑

绒毛膜与包蜕膜所形成,在其外的另一强回声为壁蜕膜,2 条强回声线间为子宫腔,其内常有微量液体而呈低回声。

(2)超声图像特征:子宫内可见直径约 10 mm 的无回声区,周边为一完整的、厚度均匀的增强回声,随着妊娠囊的增大,其对子宫腔的压迫越来越明显,形成特征性的"双环征"(图 18-3)。"双环征"为早期妊娠稍晚的超声征象,妊娠 5～6 周时出现,妊娠 10 周后消失,判断早期妊娠的准确性达 98%,可用于与异位妊娠的单蜕膜征或子宫内出血的假孕囊相鉴别。

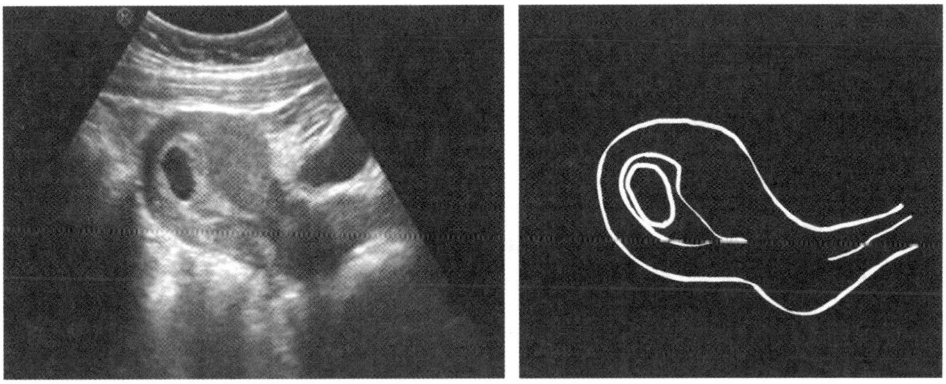

图 18-3　早期妊娠的"双环征"

3. 卵黄囊期

(1)临床诊断要点:卵黄囊为妊娠囊内超声能发现的第一个解剖结构,对于确诊子宫内妊娠极为关键。胚胎学称之为继发卵黄囊,由于超声不能检出原发卵黄囊,因此超声学将这一结构简单的称为卵黄囊。卵黄囊是早期胚胎发育过程中胚胎组成复合体的一部分(胚盘、羊膜囊、卵黄囊),位于羊膜囊外,通过卵黄管与胎儿相连,是胚胎与母体间重要的转运系统,具有营养、内分泌、新陈代谢及造血等功能,当这些功能发生问题时,卵黄囊会发生大小、形态等变化或钙化,与妊娠结局不良相关。

(2)超声图像特征:经阴道超声在停经 35～37 天、经腹超声在停经 42～45 天可显示卵黄囊,呈球形,其壁薄呈细线状强回声,中央为无回声区,透声好(图 18-4、图 18-5)。多数可见到体蒂及其内血流信号,有时可见卵黄囊蒂,呈细线状强回声,连接卵黄囊与脐带蒂部。卵黄囊直径正常值范围为 3～8 mm,平均为 5 mm,一般于妊娠 12 周时消失,也有报道可持续存在至妊娠足月。卵黄囊过大、过小均被认为与胚胎发育异常有关(图 18-6)。当胚胎停止发育后,常可发现卵黄囊的钙化。

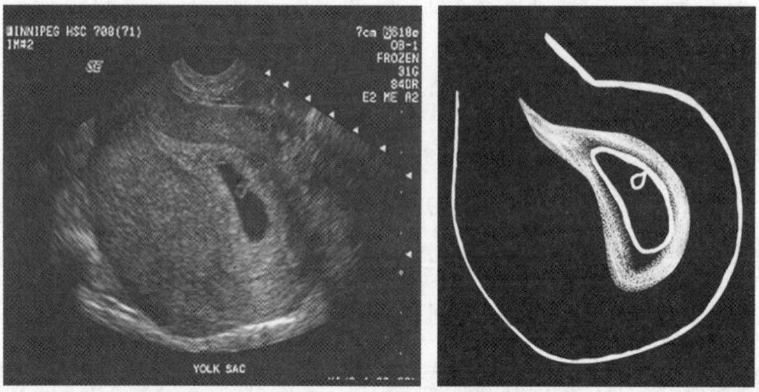

图 18-4　妊娠囊内仅见卵黄囊

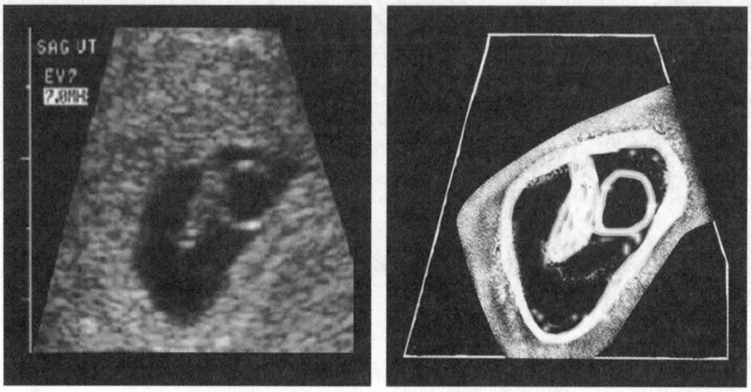

图 18-5　妊娠囊内可见卵黄囊及胚芽

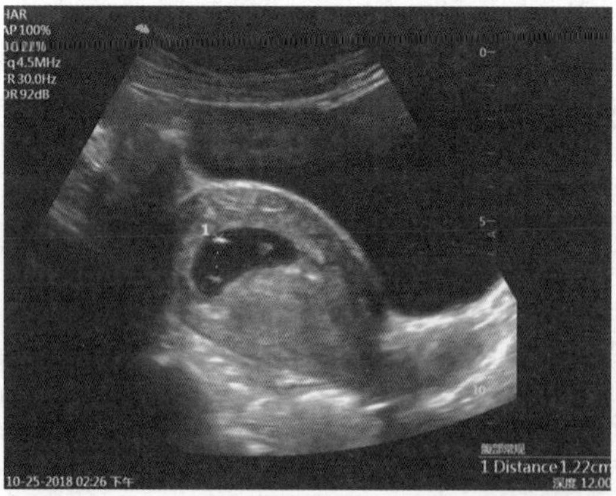

图 18-6　卵黄囊过大(直径 12 mm,妊娠 7 周)

4. 胚芽形成期

(1)临床诊断要点:胚胎 1～2 mm 时可被超声观察到,并以每天约 1 mm 的速度增长。胚胎存活,从超声上讲是指胚胎在超声检查时有心血管搏动。胚胎心血管活动一般在胚胎 2 mm 及以上才可见,最早可在妊娠 37 天被超声发现。

(2)超声图像特征妊娠 5～6 周时,用现代高分辨率的经阴道超声探头检查,胚盘最初可在卵黄囊的一侧表现为局部增厚的小回声结构,之后逐渐见到点状胚芽(图 18-7)伴有胎心样搏动,并逐渐成长条形结构(图 18-8)。

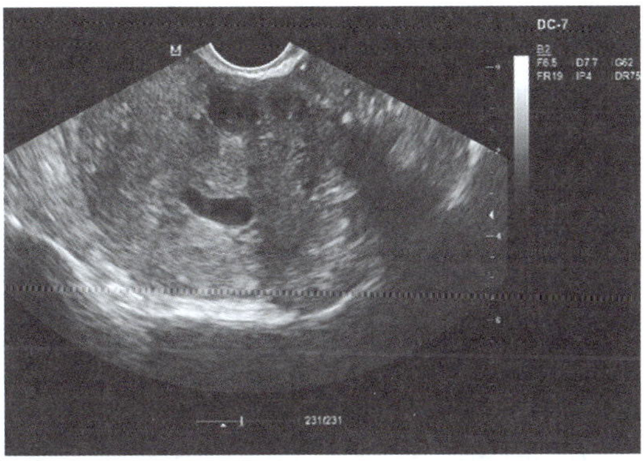

图 18-7　经阴道超声显示妊娠囊内点状胚芽(2 mm)

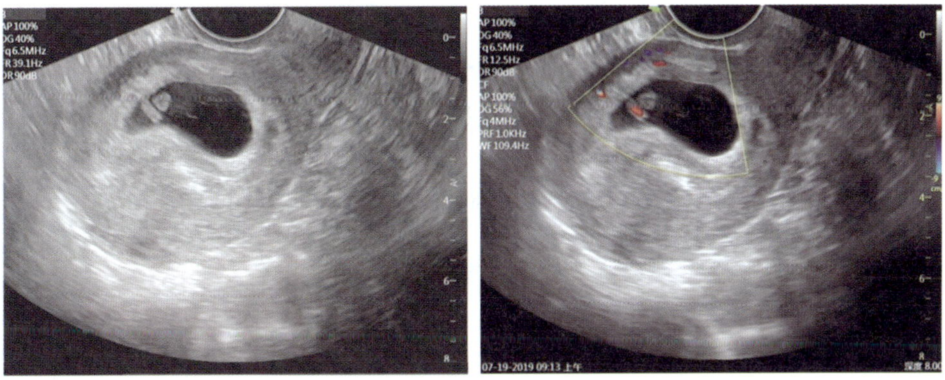

A　　B

图 18-8　经阴道超声显示妊娠囊内长条状胚芽(4 mm)

A. 二维超声;B. 彩色多普勒血流成像示胚芽内彩色血流信号,为心血管搏动

5. 肢体形成期

(1)临床诊断要点:妊娠 7～8 周时,可显示胎儿头颅及躯体结构,同时可观察到胎儿颅内结构。妊娠 8 周时,妊娠囊约占子宫腔的 1/2,妊娠 10 周时几乎占满子宫腔,妊

娠 12～13 周后，绒毛膜和子宫蜕膜相互融合。随着胚胎逐渐长大，卵黄囊消失，羊膜腔逐渐增大、胚外体腔逐渐缩小(图 18-9)。

(2)超声图像特征：妊娠 9 周时可看到胚胎肢体，见图 18-10。

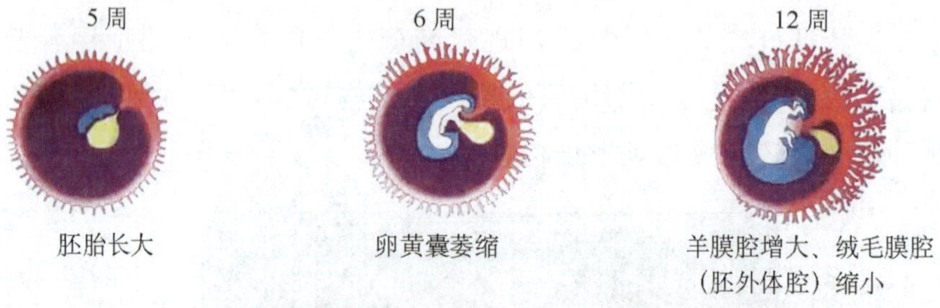

图 18-9　胚胎、羊膜腔、胚外体腔、卵黄囊变化

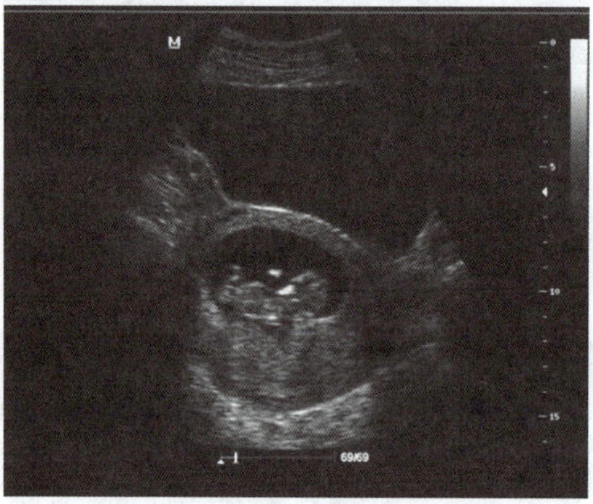

图 18-10　妊娠早期胚胎肢体声像图(妊娠 9 周)

6. 胎盘期

(1)临床诊断要点：胚胎着床后周围的子宫内膜发育为蜕膜，母体的底蜕膜和胎儿的叶状绒毛膜结合形成胎盘。胎盘为胎儿与母体进行物质交换的场所，是胎儿进行营养和排泄的器官，并产生分泌素。胎盘功能包括气体交换、营养物质供应、排出胎儿代谢产物、防御功能、合成功能。

(2)超声图像特征：妊娠 9～10 周时，超声可辨认到胎盘回声，为附着于子宫壁(前壁、后壁、子宫底部均可)的中等均匀回声，轮廓清晰，可见脐带连接胎儿与胎盘(图 18-11)，彩色多普勒超声可显示其内脐血管的彩色血流信号。胎儿结构日趋清晰可辨。妊娠第 7 周，由于肠管的迅速增长和肝、中肾的迅速发育，肠袢突入脐带中的脐腔而形成生理性中肠疝，妊娠 10 周时胎儿腹部的膨出即为生理性中肠疝(图 18-12)，第 10 周起因腹腔迅速增大，肠管开始退回腹腔，到第 12 周肠管则完全回复到腹腔内。

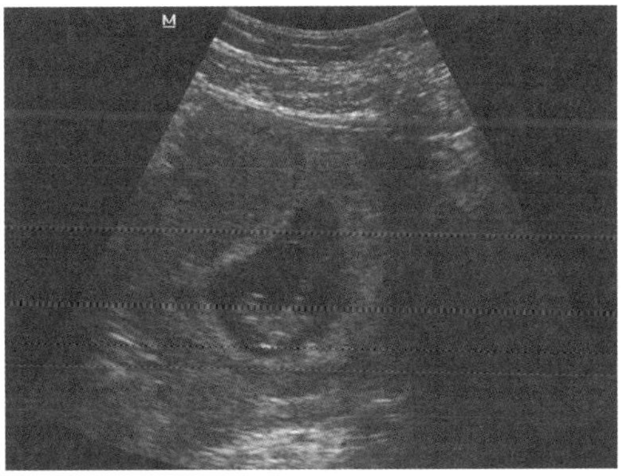

图 18-11　妊娠早期脐带声像图(妊娠 10 周)

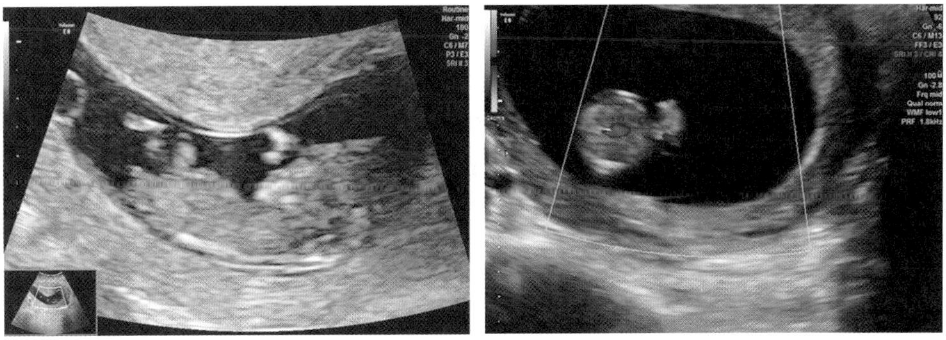

A　　　　　　B

图 18-12　生理性中肠疝声像图

A. 胎儿矢状切面示羊水内可见一增强回声与腹壁相连；B. 胎儿腹部横切面示羊水内不规则增强回声与腹壁相连，彩色多普勒血流成像示其内未见明显彩色血流信号

7. 胎儿期

(1)临床诊断要点：妊娠 10 周以后，胚胎被称为胎儿。妊娠 12 周左右，原脐带根部膨出现象消失，此时如果仍继续存在，应与脐膨出鉴别。胎儿多数结构可辨认。妊娠第 $11\sim13^{+6}$ 周是测量胎儿颈项透明层厚度的最佳时期。

(2)超声图像特征：妊娠第 11 周，胎儿颅骨骨化，颅内脉络丛呈典型的“蝴蝶征”(图 18-13)。胎儿多数结构可辨认，80％的胎儿畸形在此时已形成，此阶段是评估胎儿大体解剖结构和评估胎儿染色体非整倍体风险的重要时期。可通过测量胎儿颈项透明层厚度、观察有无鼻骨(nasal bone，NB)、观察三尖瓣有无反流、测量静脉导管频谱观察有无 a 波缺失或反向等来评价胎儿染色体非整倍体的风险。此时，妊娠囊内仍可识别羊膜回声

（图 18-14），并逐渐与绒毛膜融合，一般在妊娠第 13～16 周可完全融合，偶有少数可见融合延迟，但一般不超过 20 周，如果融合延迟，临床称为“羊膜绒毛膜未融合”。

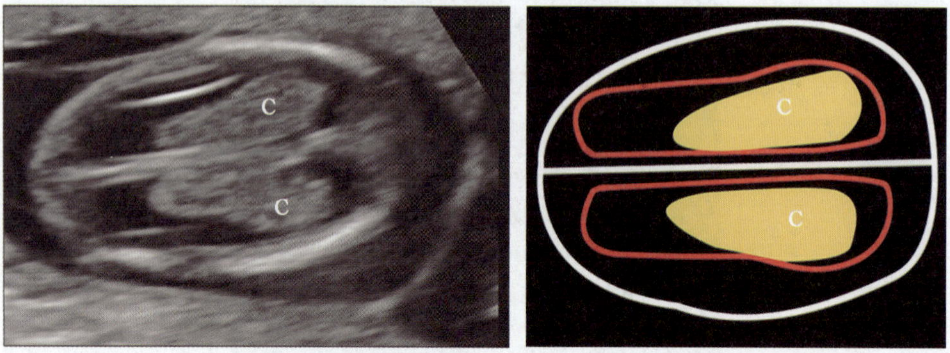

图 18-13 妊娠 12 周双侧侧脑室平面，脉络丛呈“蝴蝶征”

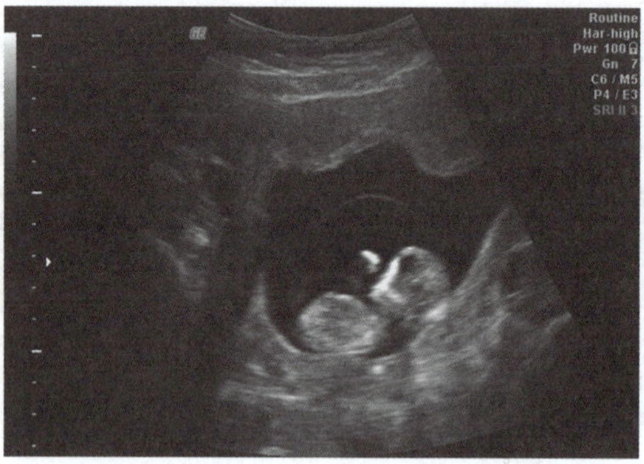

图 18-14 二维超声可见菲薄的羊膜回声

8. 颈项透明层

（1）临床诊断要点：颈项透明层为胎儿颈后的液体积聚，颈项透明层厚度为胎儿脊柱外软组织外缘至颈项皮肤内缘间的最宽距离（图 18-15）。颈项透明层厚度随着孕周的增大而增加（图 18-16），随着胎儿淋巴系统及静脉系统的发育完善，在妊娠 14 周后胎儿颈后积聚的液体逐渐消失。

（2）超声图像特征：超声测量颈项透明层厚度标准切面要求如下（图 18-17，动态图 18-1）。

1）妊娠第 $11\sim13^{+6}$ 周测量。

2）头臀长位于 45～84 mm。

3）胎儿自然姿势，无过伸或过屈。

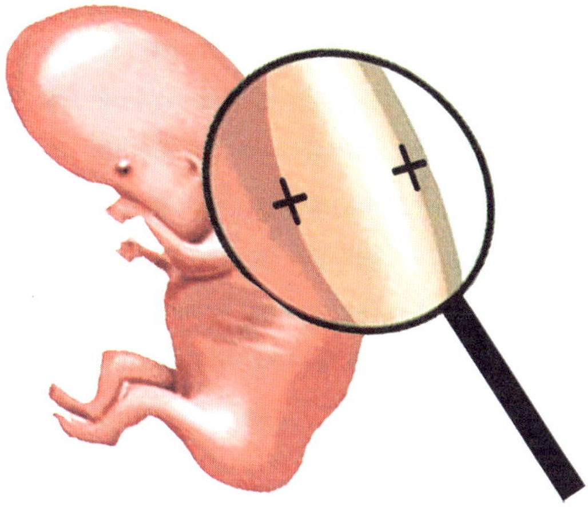

图 18-15　颈项透明层厚度测量示意图(外－内)

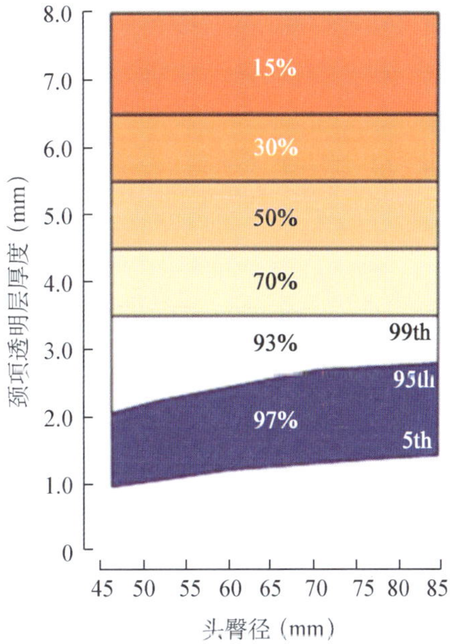

图 18-16　颈项透明层厚度随孕周增长而增加、第 95 百分位、第 99 百分位示意图

(图片来源于英国胎儿医学基金会官网)

4)图像放大,仅显示胎儿头部及上胸,最小测距为 0.1 mm。

5)正中矢状切面,清晰显示胎儿鼻骨、鼻尖、鼻前皮肤,呈矩形的上腭、呈点状的下颌骨,颅内可见呈“8”字形的间脑及颅内透明层(IT 为妊娠早期预测开放性脊柱裂的重要指标,如 IT 消失需高度怀疑有无开放性脊柱裂)、颈后方清楚的透明带、颈背部的膜和脊柱。

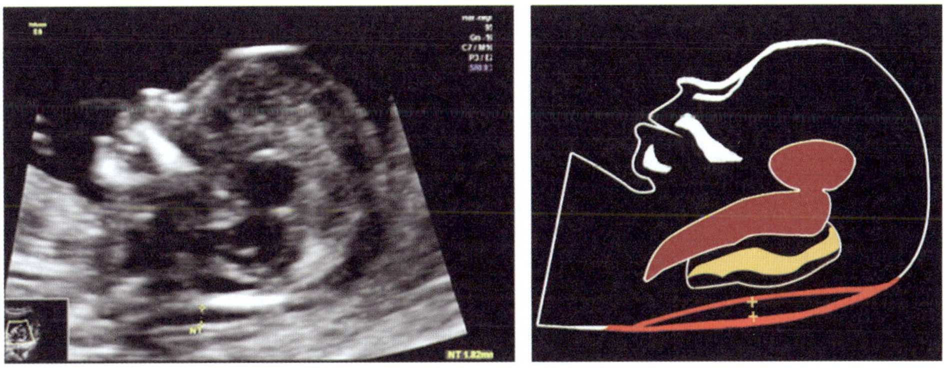

图 18-17　测量颈项透明层标准平面及游标放置超声图及示意图

动态图 18-1　颈项透明层测量标准平面及方法

6)将增益调低，使白线边缘清晰不毛糙。

7)游标放置在白线的边缘，不要压在线上或无回声内，颈项透明层厚度为脊柱外软组织外缘-颈部皮肤内缘间的最大距离(外-内)。

8)最宽处测量 3 次，取最大值。

9)区分皮肤和羊膜。

10)如有脐带绕颈，分别测脐带上下方的颈项透明层厚度，取两者平均值。

胎儿颈项透明层厚度增厚的临床意义：胎儿颈项透明层厚度增厚与胎儿染色体异常(14.2%)，胎儿结构畸形(3%～50%，主要是心血管畸形、骨骼系统畸形、颜面裂等)，多种遗传综合征(10%，如 Noonan 综合征等)，胎儿水肿，围生期死亡，巨大胎儿，儿童发育迟缓等有关。当然，正常胎儿也可出现一过性颈项透明层增厚。颈项透明层增厚的胎儿一旦排除了遗传学异常和结构异常后 80%～90%为健康的胎儿。

颈项透明层厚度＞3.5 mm 时，目前首选方法是进行绒毛膜穿刺活检或羊膜腔穿刺行胎儿染色体核型分析及染色体微阵列分析以观察有无微缺失、微重复综合征。

9. 鼻骨

(1)临床诊断要点：鼻骨为位于鼻背的成对小骨，支撑着鼻背。超声不能探及鼻骨可能为鼻骨发育不全(未骨化、短小)或鼻骨缺失。

(2)超声图像特征：妊娠早期超声观察有无鼻骨的标准切面要求如下(图 18-18)。

1)妊娠第 $11\sim13^{+6}$ 周测量。

2)头臀长位于 45～84 mm。

3)超声探头声束与鼻骨垂直。

4)图像放大，仅显示胎儿头部及上胸，最小测距为 0.1 mm。

5)正中矢状切面清晰显示胎儿鼻骨、鼻尖、鼻前皮肤，呈“三线征”，鼻骨与鼻前皮肤呈“等号征”。

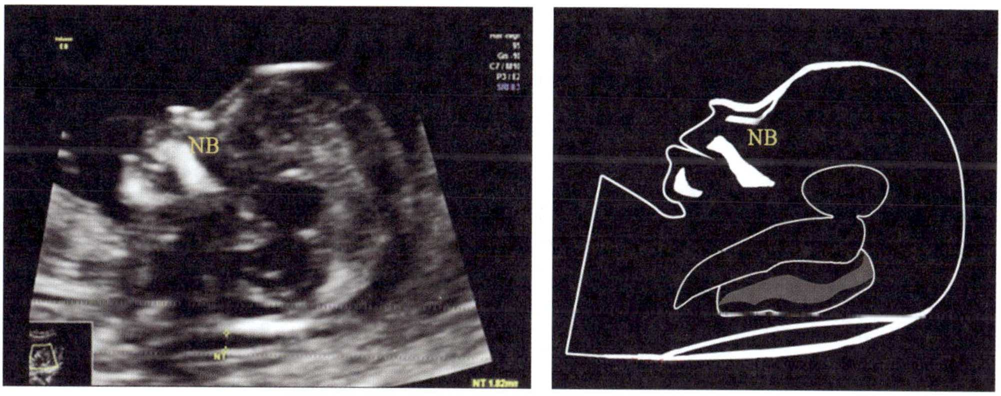

图 18-18 妊娠早期观察鼻骨标准切面声像图及示意图(有鼻骨)

NB. 鼻骨

鼻骨发育不全或缺失(图 18-19)的临床意义:鼻骨骨化不全与多种染色体异常,如唐氏综合征、18-三体综合征、13-三体综合征及 Turner 综合征等有关。当假阳性率为 5%时单纯以鼻骨骨化不全作为评价标准时可检出 73%的唐氏综合征胎儿。当然,鼻骨骨化不全也可发生于染色体正常胎儿(0.5%～1%)。

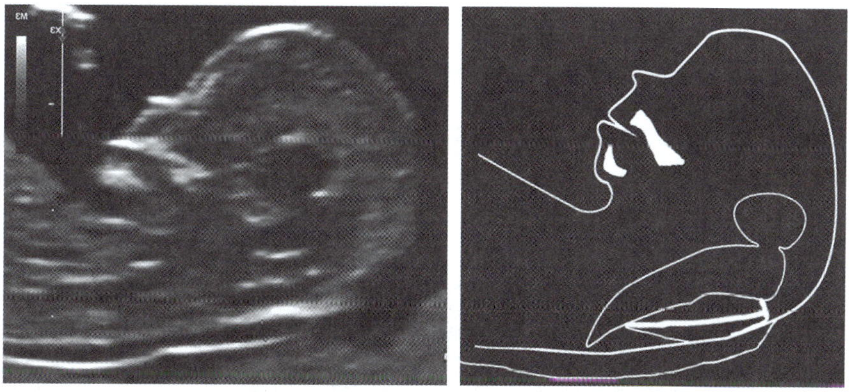

图 18-19 妊娠早期二维超声鼻骨未显示声像图及示意图

胎儿主要器官在妊娠 12 周前已基本形成,超过 80%的畸形在此阶段已经形成,故妊娠 11～13^{+6} 周是超声筛查胎儿结构异常的重要时期。妊娠早期超声筛查可检出 40%～70%的严重先天性畸形,如露脑畸形(动态图 18-2)、无脑儿(动态图 18-3)、脑膨出(图 18-20)、无叶前脑无裂畸形(全前脑)(图 18-21)、淋巴水囊瘤(图 18-22)、左侧膈疝(图 18-23A、B)、脐膨出、心脏异位、巨膀胱(图 18-24)、单脐动脉、部分肢体畸形等,有时甚至还可能诊断唇腭裂(动态图 18-4)、开放性脊柱裂等,但妊娠早期胎儿太小,一些结构还在发育完善过程中,畸形诊断有很大难度和不确定性,需要动态随访。妊娠早期超声检查不能取代妊娠中期胎儿结构超声筛查及羊水穿刺等介入性产前诊断手段。

动态图 18-2　露脑畸形

动态图 18-3　无脑儿

动态图 18-4　妊娠早期胎儿唇腭裂诊断思路

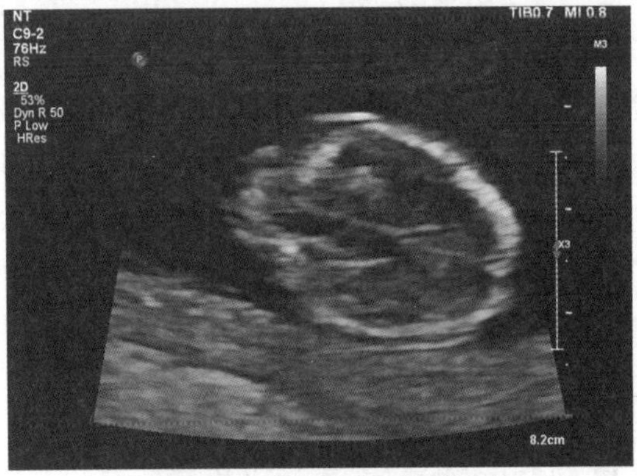

图 18-20　胎儿头颅横切面示枕部颅骨缺损、脑组织膨出,为脑膨出

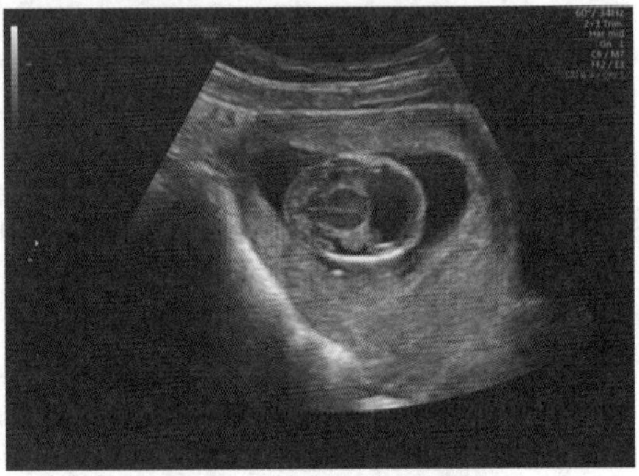

图 18-21　胎儿头颅横切面示前脑融合、单一脑室,为全前脑

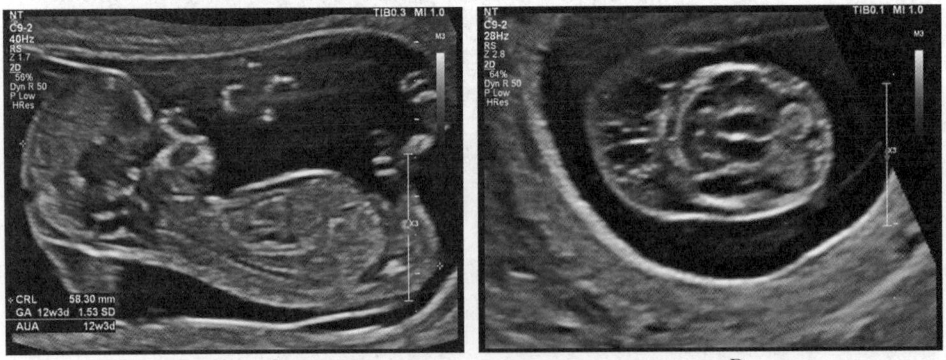

A　　B

图 18-22　胎儿淋巴水囊瘤声像图

A. 矢状切面示颈后无回声区;B. 头颅横切面示颈后无回声区,内见分隔

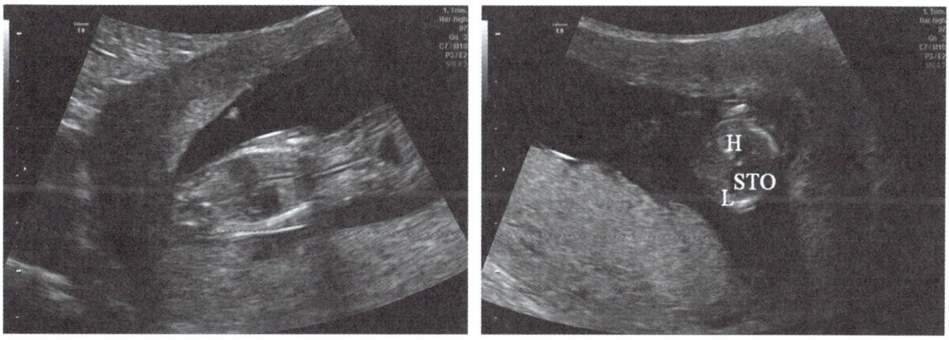

A　　　　B

图 18-23　胎儿左侧膈疝声像图

A. 冠状切面示胃泡位于膈肌之上；B. 横切面示胃泡位于左侧胸腔、心脏被推挤至右侧胸腔。STO. 胃泡；H. 心脏；L. 左侧

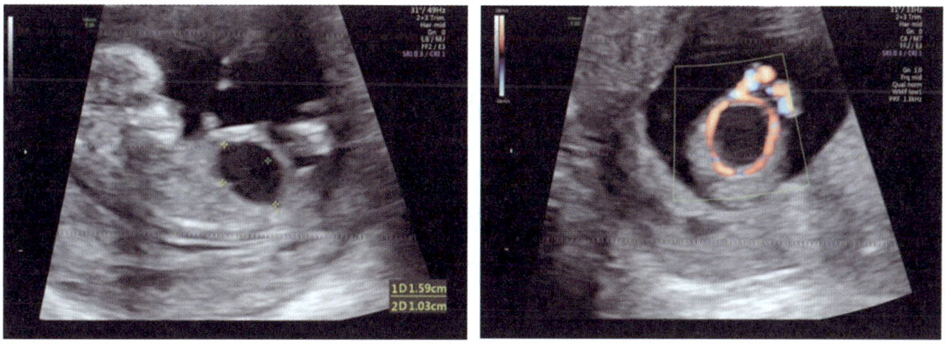

图 18-24　胎儿巨膀胱声像图

A. 矢状切面见下腹部大的无回声区(纵径>7 mm)；B. 彩色多普勒血流成像示下腹部横切面无回声区两侧可见脐动脉，为巨膀胱

附 1：以下口诀可协助记忆和超声诊断

囊(胚囊)5～6　　动(胎动)8～9

芽(胚芽)6～7　　盘(胎盘)9～10

心(胎心)7～8　　头(双顶径)10～11

口诀解读：妊娠 5～6 周时腹部超声可看到胚囊，妊娠 6～7 周时可看到胚芽，以此类推。

(二)多胎妊娠

随着国家“全面二孩”政策的放开、高龄孕产妇的增加及辅助生殖技术的广泛应用，多胎妊娠的发生率逐年上升。

超声可准确判断单胎妊娠或多胎妊娠。本文以双胎妊娠为例。

所有的双胎妊娠中，2/3 为双卵双胎、1/3 为单卵双胎。所有的双卵双胎均为双绒毛膜双羊膜囊(dichorionic diamniotic，DCDA)双胎，而根据分裂时间不同(图 18-25)，单卵双胎中有 1/3 为 DCDA(分裂时间：1～3 天)、2/3 为单绒毛膜双羊膜囊(monochorionic diamniotic，MCDA)双胎(分裂时间：4～8 天)、5% 为单绒毛膜单羊膜囊双胎(monochorionic monoamniotic，MCMA)(分裂时间：9～13 天)、1% 为联体双胎(分裂时间：13～15 天)。MCDA 双胎较易发生双胎输血综合征(twin－twin transfusion syndrome，TTTS)、选择性胎儿生长受限(selective fetal growth restriction，sFGR)、双胎反向动脉灌注序列征(twin reversed arterial perfusion sequence，TRAPS)、双胎贫血-红细胞增多序列征(twin anemia-polycythemia sequence，TAPS)，故准确地判断双胎绒毛膜性和羊膜性至关重要。

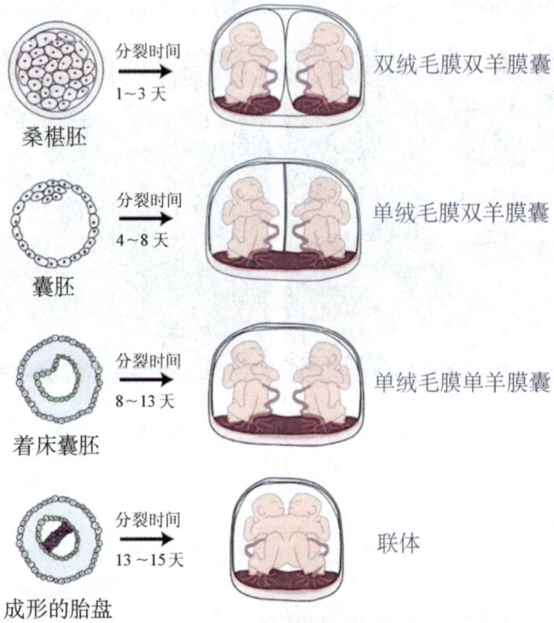

图 18-25 单卵双胎分裂时间不同，绒毛膜性及羊膜囊性不同

绒毛膜性应在妊娠 13^{+6} 周前确定，判断方法为观察羊膜与胎盘交界处膜的厚度以及胎盘的数量。仔细检查两胎儿间分隔的膜很重要，DCDA 双胎中两胎儿被融合的两层绒毛膜及两层羊膜分隔(共 4 层)，一边一个，表现为饱满的"λ"征，即"双胎峰"(图 18-26)；MCDA 双胎中两胎儿间被两层较薄的羊膜分隔("T"形)(图 18-27)；MCMA 两胎儿间无分隔且脐带交叉缠绕走行(图 18-28)。应保存显示绒毛膜性相关的超声图像供日后参考。

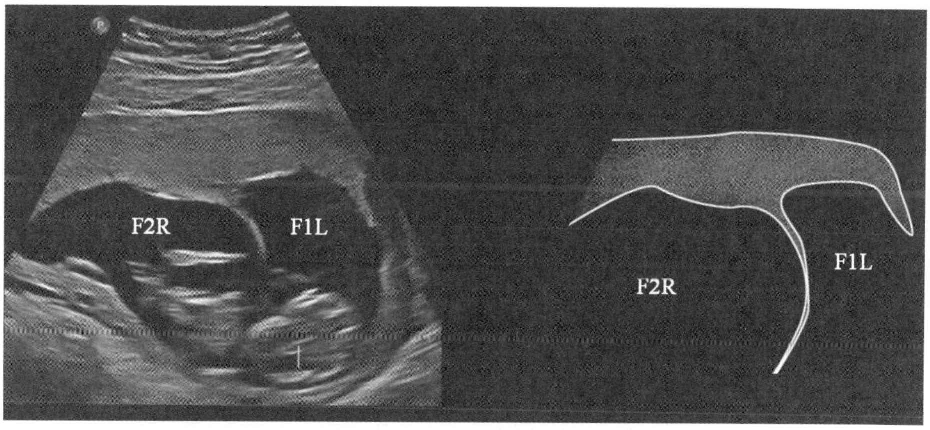

图 18-26　妊娠第 13 周 DCDA 双胎,见“双胎峰”

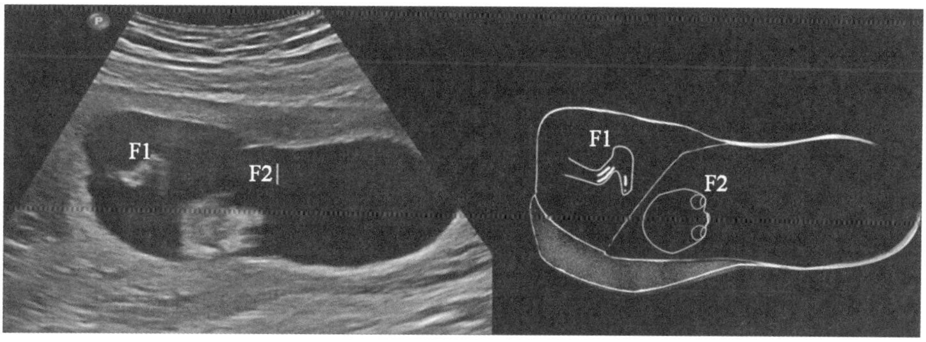

图 18-27　妊娠 12 周 MCDA 双胎,分隔呈“T”形

妊娠 20 周时,仅有 85%的 DCDA 仍表现为“λ”形,故妊娠 20 周后未见“双胎峰”并不能排除 DCDA,所以早期妊娠期超声应明确注明:几个胚囊、几个胚芽、几个卵黄囊,超声图片应尽可能清楚地显示绒毛膜性,并正确标注。

记忆方法:胚囊数＝绒毛膜腔数(图 18-29),更简单通俗地讲,增厚的“白圈”数＝绒毛膜腔数。

但应注意,超声仅可判断绒毛膜性,并不能准确判断单卵双胎还是双卵双胎。

(三)孕龄的推算

本书所指的孕龄即妊娠龄,是指停经或妊娠的时间,比受精时间长 14 天,即根据末次月经推算所得。

在月经周期不规则的情况下,妊娠早期超声检查是核实妊娠时间有效的方法。

目前妊娠早期估计妊娠龄的方法主要有:①妊娠天数＝妊娠囊平均直径(单位:mm)＋30 天;②妊娠周数＝头臀长＋6.5(单位:cm)。

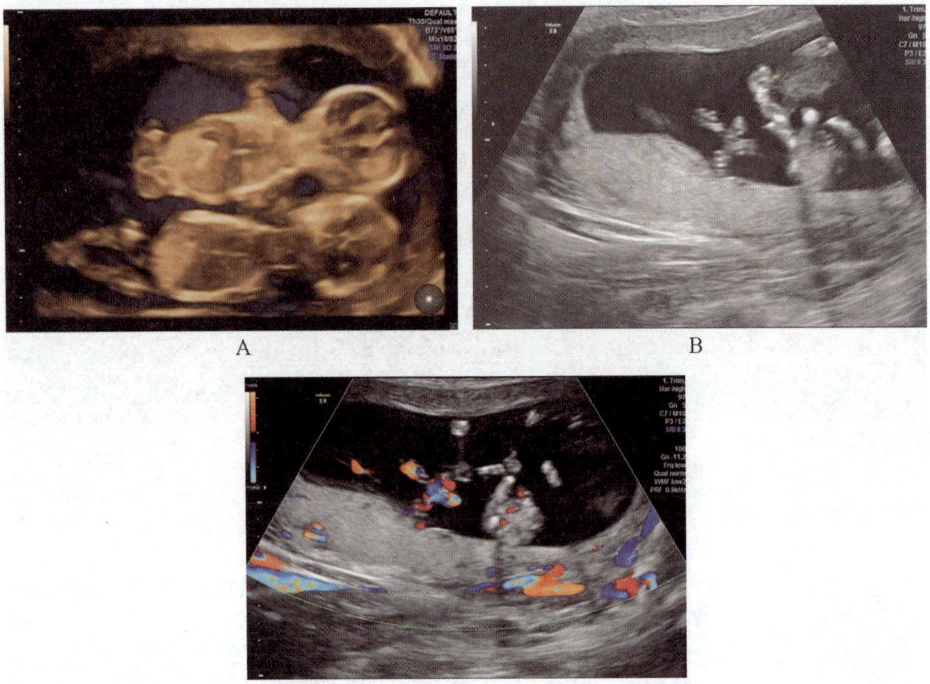

图 18-28　妊娠 13 周 MCMA 双胎，两胎儿间无分隔，且两胎儿脐带呈交叉缠绕走行

A. 三维超声示两胎儿间无分隔；B. 二维超声示两胎儿脐带呈交叉缠绕走行；C. 彩色多普勒血流成像示两胎儿脐带呈交叉缠绕走行

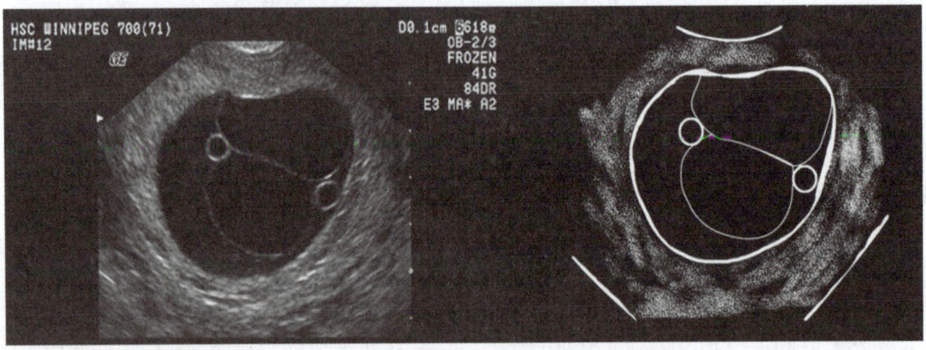

图 18-29　二维声像图示子宫内 1 个胚囊、2 个羊膜囊、2 个卵黄囊，为 MCDA

公式：

妊娠时间(天)＝30＋孕囊平均内径(mm)

孕周(周)＝头臀长(cm)＋6.5

1. 测量妊娠囊时注意事项

(1)膀胱适度充盈。

(2)因妊娠囊囊壁较厚,测量妊娠囊各径线一律测内径。

2. 头臀长

(1)临床诊断要点:头臀长是指从胎儿头顶部至臀部的距离,用于妊娠第 7～13^{+6}周,可以给出非常准确的孕周。当有胚胎存在时,头臀长比平均妊娠囊内径可更为准确地估计孕周。

(2)超声图像特征:妊娠早期超声测量头臀长注意事项如下。

1)在正中矢状切面(清晰显示胎儿鼻骨、鼻尖)测量。

2)胎儿处于自然姿势,无过伸或过屈。

3)尽可能放大图像至只显示胎儿。

4)清晰显示胎儿顶部和臀部皮肤轮廓线。

5)找到胎儿的最大长度进行测量,臀部至顶部正中连线即为头臀长。

6)测量时不包括胎儿下肢及卵黄囊。

7)测量 3 次,取平均值。

妊娠早期胎儿头臀长测量的超声图及模式图见图 18-30。

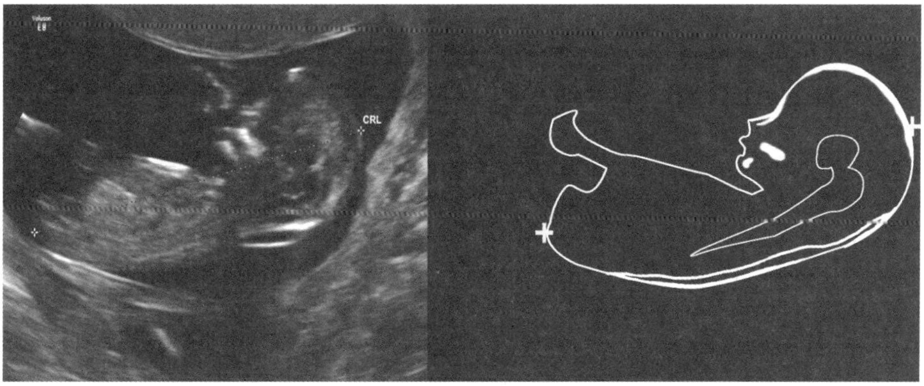

图 18-30　妊娠早期胎儿头臀长测量超声图及模式图

3. 双顶径和头围

(1)临床诊断要点:双顶径是指胎儿头部左、右两侧之间最宽部位的长度,在丘脑平面上测量。头围是指在同一平面上沿颅骨强回声环一圈的周长。妊娠第 13 周,丘脑和第三脑室提供了很好的标记。

(2)超声图像特征:双顶径应在胎儿头的最大对称轴平面即丘脑平面进行测量(图 18-31)。国内测量原则为从颅骨外缘到对侧内缘。

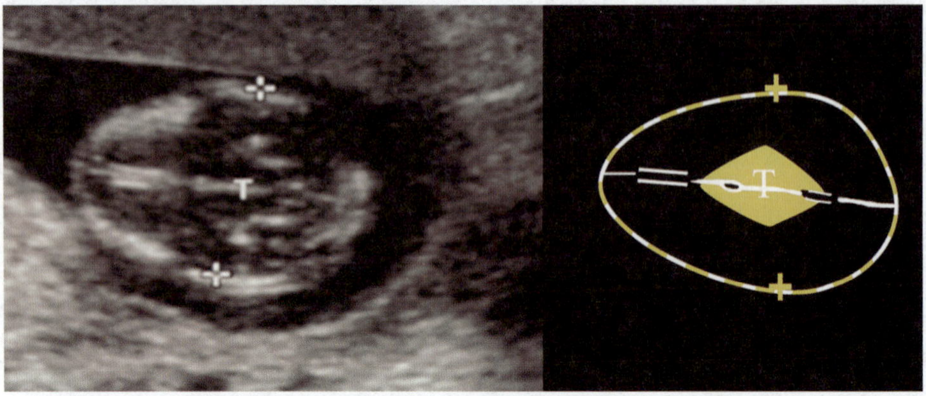

图 18-31　妊娠早期胎儿双顶径、头围测量超声图及模式图

在妊娠第 11~13^{+6} 周，头臀长和双顶径是判定孕周最常用的 2 个参数。ISUOG 推荐在头臀长≤84 mm 情况下应该尽量测量头臀长。头臀长＞84 mm 后，可以用头围估算孕周，因为其比双顶径更精确。

4. 确定双胎妊娠孕周

(1)自然受孕时使用双胎中较大的头臀长来估计孕周。

(2)体外受精后双胎妊娠应使用取卵日期或胚胎受精时间来估计孕周。

(3)若孕妇于妊娠第 14 周后就诊，应利用双胎中较大的头围值来进行推算。

二、典型例题与解析

A1 型题(单选题)

1. 以下说法错误的是(　)

   A. 双卵双胎肯定为双绒毛膜双羊膜囊双胎

   B. 单卵双胎肯定为单绒毛膜双胎

   C. 单卵双胎可以为双绒毛膜双羊膜囊双胎

   D. 单卵双胎肯定为单绒毛膜双羊膜囊双胎

   E. 单卵双胎肯定为单绒毛膜单羊膜囊双胎

2. 以下说法错误的是(　)

   A. 妊娠 10 周前双胎绒毛膜性的判断根据妊娠囊数

   B. 妊娠 10～14 周双胎绒毛膜性的判断依据有无“双胎峰”

   C. 超声检查发现一个胎盘时，肯定为单绒毛膜双胎

   D. 超声检查发现两个胎盘，可诊断双绒毛膜双胎

E. 超声检查仅见一个胎盘时,有可能为双绒毛膜双羊膜囊双胎

3. 妊娠囊内第一个能观察的结构为( )

A. 胚芽

B. 卵黄囊

C. 胎心搏动

D. 胎盘

E. 胎儿肢体

4. 生理性中肠疝持续存在至第( )周,到第( )周肠管则完全回复到腹腔内。

A. 11,13

B. 11,12

C. 10,12

D. 8,11

E. 10,13

5. 胎儿颈项透明层测量要严格遵守标准切面来留存图像并测量,建议在头臀长为( )mm 时测量,相当于( )孕周。

A. $45\sim84;11\sim13^{+6}$

B. $45\sim65;11\sim12^{+6}$

C. $55\sim84;12\sim13^{+6}$

D. $55\sim65;12\sim12^{+6}$

E. $45\sim74;11\sim13^{+3}$

6. 以下征象对于判断子宫内妊娠较为准确的是( )

A. 蜕膜内囊泡征

B. 双蜕膜征

C. 单蜕膜征

D. 双泡征

E. 香蕉征

7. 超声测量颈项透明层的正中矢状切面,上面部不应出现的结构为( )

A. 鼻骨

B. 鼻尖

C. 上颌骨额支

D. 点状下颌骨

E. 呈矩形的上腭

A3 型题(单选题)

(第 8～10 题共用题干)

孕妇 32 岁,孕 1 产 0,既往体健,平素月经欠规则,本次自然妊娠。超声检查示宫内见两胎儿,右侧胎儿头臀长 55 mm,胎心搏动有;左侧胎儿头臀长 50 mm,胎心搏动有。胎盘位于前壁,两胎儿间见一分隔,与胎盘连接处呈“T”征。

8. 该双胎妊娠的类型为( )

A. MCDA

B. DCDA

C. MCMA

D. 联体双胎

E. TRAPS

9. 根据超声估算孕周约为( )

A. 11.5 周　　B. 12 周
C. 12.5 周　　D. 11 周
E. 13 周

10. 该类型双胎不易发生的并发症有(　)
A. TTTS　　B. sFGR
C. TAPS　　D. TRAPS
E. 脐带缠绕

(第 11～13 题共用题干)

孕妇 25 岁,既往月经不规则,余无特殊,自诉停经 3 个月余,尿妊娠试验阳性。超声提示子宫内见一胎儿,头臀长 35 mm,可见胎心搏动。羊水内见 7 mm×5 mm×6 mm 圆形略增强回声,形态规则,与胎儿腹壁相连。

11. 该胎儿的实际孕周约为(　)
A. 13 周　　B. 12 周
C. 11 周　　D. 10 周
E. 9 周

12. 羊水内的略增强回声,最可能的诊断为(　)
A. 腹裂　　B. 脐膨出
C. 生理性中肠疝　　D. 羊膜带综合征
E. 粘连带

13. 该胎儿的首选处理原则为(　)
A. 胎儿异常,建议终止妊娠　　B. 3 周后复查
C. 建议绒毛膜穿刺活检　　D. 1 周后复查
E. 建议羊水穿刺

(第 14～15 题共用题干)

孕妇 33 岁,既往月经规则,孕 1 产 0,自然妊娠,妊娠 13 周,行颈项透明层超声测量。超声提示:头臀长 65 mm,颈项透明层 3.8 mm,鼻骨可见,静脉导管 a 波正向,三尖瓣未见明显反流,未见明显结构异常。

14. 以下说法错误的是(　)
A. 颈项透明层增厚可能与胎儿染色体异常有关
B. 颈项透明层增厚可能与一些遗传综合征有关
C. 颈项透明层增厚可能与胎儿结构畸形有关
D. 颈项透明层增厚胎儿肯定异常

E. 颈项透明层增厚可能为一过性增厚

15. 该胎儿的首选处理原则为

A. 胎儿异常,建议终止妊娠　　B. 建议无创性产前 DNA 检测

C. 建议绒毛膜穿刺活检或羊水穿刺　　D. 1 周后复查

E. 定期常规产检

答案及解析

A1 型题

1. B

解析:所有的双卵双胎均为双绒毛膜双羊膜囊双胎(DCDA),而根据分裂时间不同,单卵双胎中有 1/3 为 DCDA(分裂时间:1～3 天)、2/3 为单绒毛膜双羊膜囊双胎(MCDA)(分裂时间:4～8 天)、5%为单绒毛膜单羊膜囊双胎(MCMA)(分裂时间:9～13 天)、1%为联体双胎(分裂时间:13～15 天)。

2. C

解析:一般来说,妊娠囊数=绒毛膜数。妊娠 10～14 周,如发现"双胎峰",可判断为 DCDA,如为"T 征",可判断为 MCDA。如超声仅发现一个胎盘,此时应注意可能情况为两个胎盘融合而成,可能为 DCDA 或 MCDA,需要注意看有无"双胎峰";两个胎盘时,大多数情况为 DCDA。

3. B

解析:经阴道超声检查,停经 35～37 天常能显示卵黄囊;经腹超声检查,停经 42～45 天常能显示卵黄囊。

4. B

解析:生理性中肠疝,妊娠第 7 周,由于肠的迅速增长和肝、中肾的迅速发育,肠袢突入脐带中的脐腔而形成生理性中肠疝,这种生理性中肠疝持续存在至第 11 周,第 10 周因腹腔迅速增大,肠开始退回腹腔,到第 12 周肠管则完全回复到腹腔内。

5. A

解析:颈项透明层为胎儿颈后液体的积聚,随着淋巴系统逐渐发育完善,将逐渐引流消失,故测量时间为头臀长 45～84 mm,即相当于 $11\sim13^{+6}$ 孕周。

6. B

解析:蜕膜内囊泡征因不能很好地看到宫腔线、高回声边缘还较薄、假象太多,该征判断早期妊娠的可信度不高。双蜕膜征又称为双环征,在妊娠囊平均内径≥10 mm 时能恒定显示,妊娠囊的子宫腔侧表现为 2 条强回声线,最靠近妊娠囊无回

声区的强回声线由平滑绒毛膜与包蜕膜所形成，在其外的另一条强回声线则为壁蜕膜，2 条强回声线之间为子宫腔，其内常有微量液体而呈低回声，为早期妊娠稍晚的超声征象，判断早期妊娠的准确性达 98%，可用于与异位妊娠的单蜕膜征或子宫内出血的假孕囊相鉴别。"双泡征"常见于十二指肠闭锁。"香蕉征"常见于开放性脊柱裂。

7. C

解析：超声测量颈项透明层的正中矢状切面，上面部应出现的结构为：鼻骨、鼻前皮肤、鼻尖、呈矩形的上腭、点状下颌骨，如出现上颌骨额支，则切面已偏，不在正中矢状切面上。

A3 型题

8. A

解析：两胎儿间见一分隔，与胎盘连接处呈"T"征，为 MCDA。

9. B

解析：自然受孕时使用双胎中较大的头臀长来估计孕周，即孕周＝5.5＋6.5＝12 周。

10. E

解析：MCDA 易发生以下并发症：TTTS、sFGR、TAPS、TRAPS；MCMA 易发生脐带缠绕。

11. D

解析：孕妇月经不规则，根据头臀长估算孕周，孕周＝3.5＋6.5＝10 周。

12. C

解析：妊娠第 7 周，由于肠的迅速增长和肝、中肾的迅速发育，肠袢突入脐带中的脐腔而形成生理性中肠疝，这种生理性中肠疝持续存在至第 11 周。孕周及声像图特征均符合生理性中肠疝。

13. B

解析：第 10 周因腹腔迅速增大，肠开始退回腹腔，到第 12 周肠管则完全回复到腹腔内。故妊娠第 13 周时复查比较可靠，如为生理性中肠疝，则此时肠管完全回复到腹腔内，包块消失；如包块仍然存在，应考虑是否为脐膨出。

14. D

解析：颈项透明层厚度超过第 99 百分位(3.5 mm)为颈项透明层增厚。颈项透明层增厚可能与胎儿染色体异常、结构畸形(主要为心脏畸形、骨骼异常等)、一些遗传综合征有关。颈项透明层增厚也有可能为一过性增厚，淋巴系统发育完善回流通畅时颈项透明层可变薄。当排除了遗传学异常和结构畸形时，部分颈项透明层增厚的胎儿可为正常胎儿。

15 C

解析：该胎儿首选处理原则为建议绒毛膜穿刺活检行染色体核型分析及染色体微阵列分析，以明确有无遗传学异常。在遗传学正常的基础上，建议妊娠 16～18 周时加做一次超声，以观察有无明显大的结构畸形。如 1 周后复查，即使颈项透明层厚度变薄亦不能排除异常，只要颈项透明层曾经增厚就按增厚的处理。

（殷林亮　陆　冰　杨　忠　顾　军　姜　玮　邓学东）

第19章

中晚期妊娠(含中期妊娠胎儿结构畸形筛查及常见胎儿结构畸形)

一、基本知识

(一)胎儿头部(含无脑畸形、脑膨出和脑膜脑膨出、脑积水)

1. 无脑畸形

(1)临床诊断要点:无脑畸形是指大脑、颅骨、头皮的先天性缺失,面骨和颅骨基底部却基本正常,是产前可检查出的最常见神经管缺陷。在活产和死产儿中,发生率是0.3‰。孤立性无脑畸形的染色体缺陷很少见,但如果无脑畸形合并其他畸形,则应进行核型分析。约50%的无脑畸形合并中枢神经系统或其他缺陷,其中25%存在脊柱裂。孕妇在妊娠前3个月和妊娠后2个月在饮食中补充叶酸(每天5 mg)可降低75%的复发风险。

(2)超声图像特征:颅骨强回声环及大脑半球回声缺失,冠状面双眼呈"蛙眼征",矢状面颅底以上回声缺失(图19-1)。

在妊娠12周时,由于缺乏正常的颅骨骨化和脑组织外露而怀疑无脑畸形或露脑畸形。在>16周时,大脑被破坏可诊断无脑畸形。

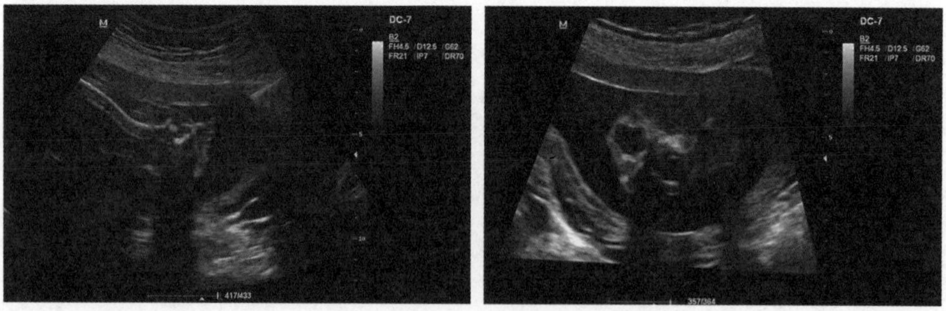

A　　　　　　　　B

图19-1　无脑畸形超声图

A. 矢状面胎儿颅底以上颅骨光环及脑组织缺失;B. 冠状面双眼呈"蛙眼征"

2. 脑膨出和脑膜膨出

(1)临床诊断要点:脑膨出及脑膜膨出指脑组织通过颅骨缺损疝出。膨出物如仅含脑脊液称为脑脊膜膨出,如膨出物含脑组织和脑脊液称为脑膨出,两种情况预后均很差。新生儿发病率为 1/5000。85%的脑膨出位于枕部,15%位于顶部,但很少是额叶。其中 44%合并染色体核型异常,主要是 13 个或 18 个三分体。常合并神经系统畸形、脑外畸形和遗传综合征占 60%。最常见的遗传综合征是:Meckel-Gruber 综合征(常染色体隐性遗传;多指,多囊肾,枕头膨出);Walker-Warburg 综合征(常染色体隐性遗传;Ⅱ型无脑畸形、胼胝体发育不全,小脑畸形,白内障);羊膜带综合征(散发性;由于羊膜带的存在,导致四肢、颅面区和躯干的单个或多个异常)。

(2)超声图像特征

1)颅骨回声连续性中断,伴有突出的充满液体和(或)脑组织的囊性或混合性肿块(图 19-2)。

2)肿块应该与胎头相连,或肿块随胎头运动而运动。

3)颅内应该有解剖异常。例如,出现脑积水。

4)脊柱应认真检查,以排除脊柱裂。

5)认真检查胎儿肾,因为脑膨出往往合并肾囊性病。

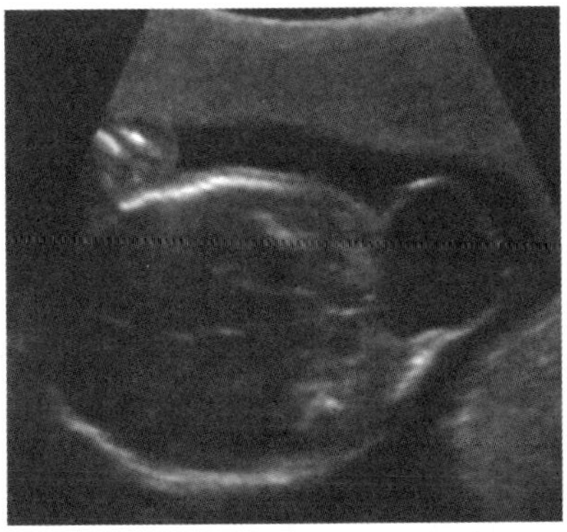

A

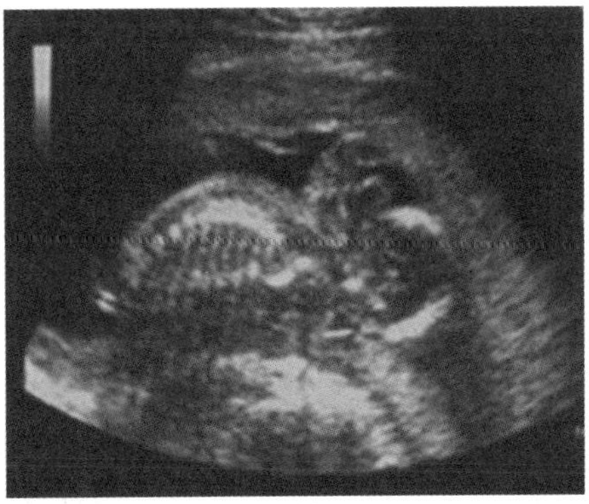

B

图 19-2　脑膨出和脑膜膨出超声图

A. 脑膜膨出,其内无脑组织;B. 脑膜膨出,其内充满脑组织

3. 脑积水

(1)临床诊断要点:脑脊液循环通道为侧脑室脉络丛毛细血管、室间孔、第三脑室、中脑导水管、第四脑室外侧孔和正中孔、小脑延髓池、蛛网膜下腔、硬脑膜窦,所以脑脊液循环是从动脉流向静脉的过程。脑脊液大部分由脑膜和蛛网膜颗粒吸收,正常情况下维持一种动态平衡,脑脊液循环通路上任何环节出现问题,均可导致脑室扩张,严重

者出现脑积水。此种脑室的扩张或积水为交通性，最为常见于中脑导水管狭窄，其次是小脑扁桃体下疝畸形、第四脑室中孔和侧孔闭锁。在脑室系统中脑脊液50%来源于脉络丛，50%来源于大脑的毛细血管，起营养和保护脑及脊髓、调节颅内压力的作用，当其产生过多引起的脑室扩张或积水为非交通性梗阻，如脉络丛乳头状瘤等。

妊娠中期胎儿脑室扩张的发生率约为1%，新生儿脑室扩张的发生率约为1‰，胎儿脑室扩张常合并染色体缺陷，主要是21-三体、18-三体或13-三体，约占脑室扩张胎儿的10%。在孤立性脑室扩张中，发生21-三体的风险增加4倍。这种风险与脑室扩张严重程度成反比。50%的脑积水胎儿合并神经系统、非神经系统缺陷和遗传综合征，其中X-连锁脑积水占所有患者的5%。孤立性轻度或中度脑室扩张，10%的患者神经发育迟缓，这可能不高于一般人群。孤立性严重脑室扩张，10年生存率为60%，严重精神障碍发生率为50%。

胎儿脑室扩张本身并不是一种畸形，其往往提示一种致病因素的存在，如中枢神经系统胼胝体的缺如、Dandy-walker畸形、脊柱裂、叶状全前脑、脑室内的出血；非中枢神经系统如病毒感染、遗传学综合征及染色体异常等。

(2)超声图像特征

1)双侧或单侧脑室扩张，见于标准的侧脑室横切面测量(图19-3)。

2)根据侧脑室直径分为轻度(10～12 mm)、中度(13～15 mm)和重度(>15 mm)(图19-4)。

3)胎儿侧脑室三角区具有：妊娠16～40周大小恒定，与孕龄无关；脉络丛是良好的定位标记；侧脑室壁与声束垂直，二维显示最清晰；测量简单；脑室压力升高时，三角区最早增宽，特别敏感。所以，国际上通常以测量胎儿侧脑室三角区内径作为诊断侧脑室扩大评估位置。另外，由于颅骨近场伪像，近侧的侧脑室一般显示不清，我们一般

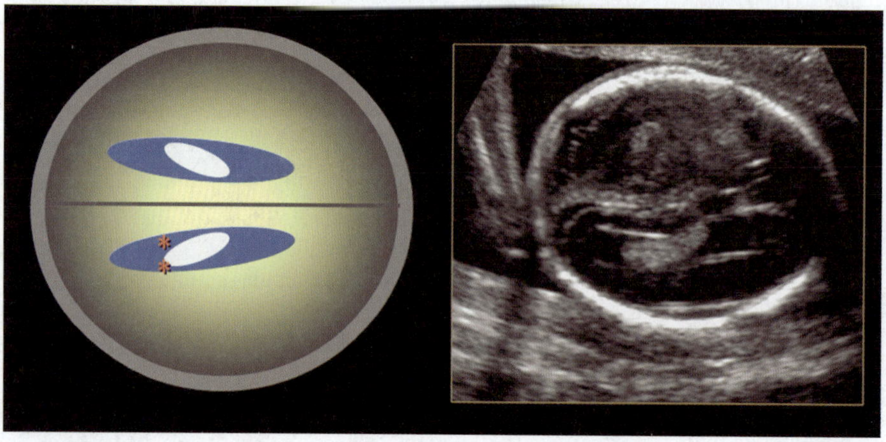

图19-3　侧脑室测量示意图及超声图

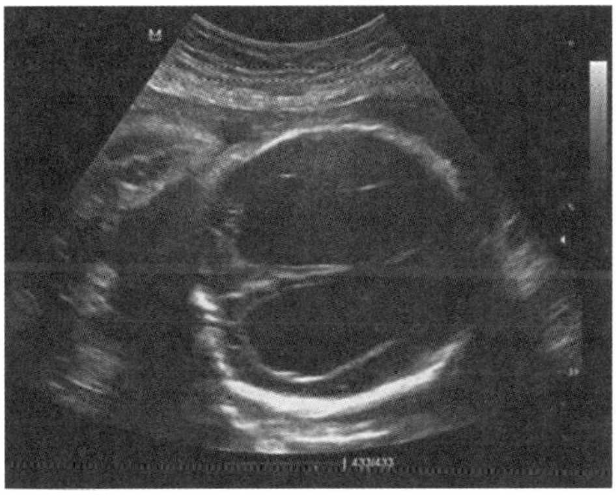

图 19-4　胎儿双侧侧脑室增宽

测量远场的侧脑室宽度。

(二)胎儿面部(唇腭裂)

1. 临床诊断要点　唇腭裂由于胎儿胚胎发育 5～11 周时上颌突、鼻突融合障碍,以及外侧腭突、正中腭突融合障碍所致,发病率约为 1/700,男性多于女性,75%的患者为单侧(左侧更为常见),25%为双侧。

在 1%～2%的患者中发现染色体异常,主要是 13-三体和 18-三体。单侧唇裂与染色体异常无关。

30%的患者与>400 种综合征中的任何一种有关。最常见的有 Goldenhar 综合征(散发性;无眼症、耳部缺损、面部裂、面部巨大);Treacher-Collins 综合征(常染色体隐性遗传或常染色体显性遗传,60%突变;上颌骨和颧骨发育不全、小颌、腭裂、畸形或缺耳);Pierre-Robin 综合征(小颌或后颌、腭裂、舌下垂。在 50%的病例中,这是一个孤立发现,而在另 50%病例中,它与其他异常或公认的遗传和非遗传综合征有关)。

预后主要取决于相关异常的存在和类型。孤立存在时预后良好,生存正常。手术修复应在 3～6 个月的年龄。唇腭裂儿童的长期问题包括牙齿畸形、听力和嗅觉问题、中脸发育不良和心理问题。约 25%的儿童有言语异常,需要二次上腭手术和言语治疗。牙齿畸形包括缺牙、多牙或位置不正,需要在恒牙上戴牙套。大多数儿童有听力异常,可能需要鼓膜切开术并放置双侧鼓膜切开术管以改善听力。建议定期进行心理筛查,以评估儿童的认知发展、行为和自我形象。

2. 超声图像特征　典型的唇裂表现为带状回声中断,从唇的一侧一直延伸到鼻孔。腭裂合并唇裂可通过牙槽骨和硬腭延伸至鼻腔底,甚至眶底。

横切面和冠状面可显示上唇、上牙槽突及前半部硬腭的回声失落(图 19-5)。彩色多普勒血流成像,部分患者显示穿过腭裂的彩色血流图。

三维表面成像、骨骼成像及自由解剖成像有助于唇腭裂的诊断(图 19-6)。孤立性腭裂的诊断是困难的。

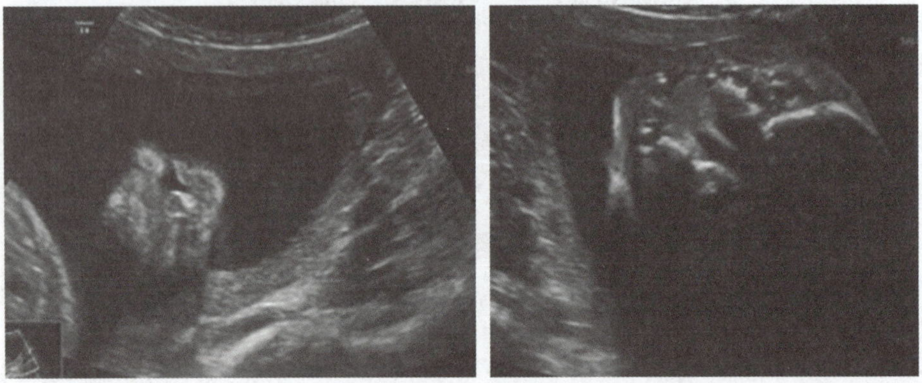

A　　B

图 19-5　唇腭裂超声图

A. 冠状面显示唇裂，上唇连续性中断；B. 横断面显示腭裂，牙槽骨连续性中断

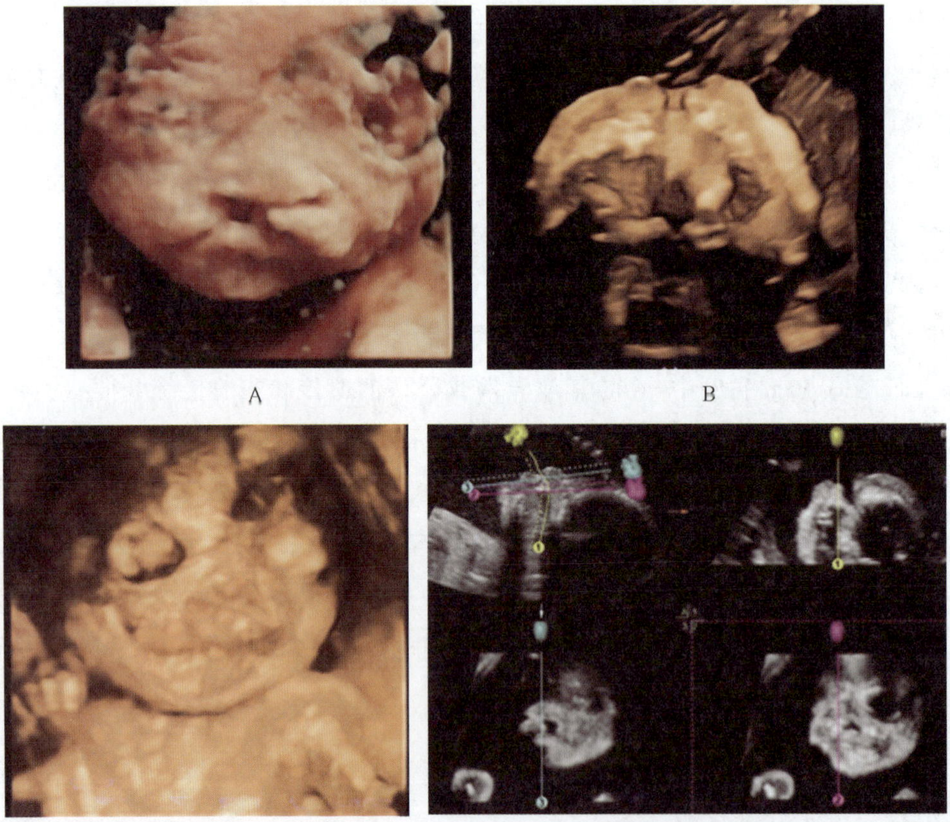

A　　B

C　　D

图 19-6　唇裂合并腭裂产前三维超声表面成像(A、B)、骨骼模式成像(C)和自由解剖模式图像(D)

在妊娠 11～13 周时，可以通过在冠状面上的后鼻孔三角和常规用于颈项透明层测量的标准矢状面中部的上颌间隙进行有针对性的检查来诊断唇腭裂。

(三)胎儿脊柱

1. 半椎体

(1)临床诊断要点：半椎体是指形成椎体的左、右两个骨化中心，一侧发育不良或不发育所致(图 19-7)，是胎儿脊柱侧弯的主要原因，多见于脊柱胸段及腰段。新生儿发病率约为 1/200，女性发病率较高，男∶女约为3∶1。

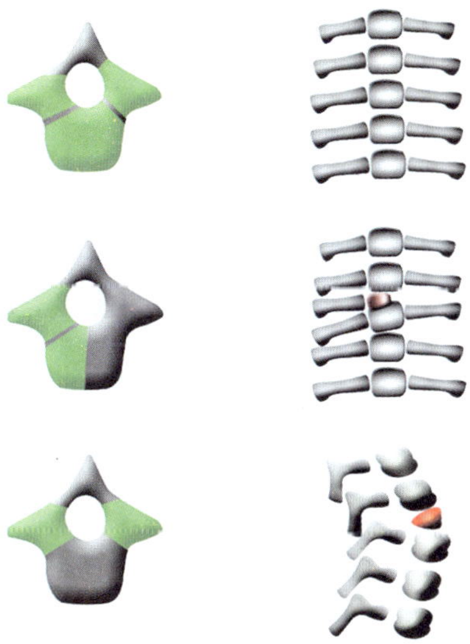

图 19-7　半椎体示意图

半椎体胎儿的染色体异常发生率较低。相关综合征常见的有 4 种，Jarcho-Levin 综合征(常染色体隐性遗传；融合椎体，脊柱侧弯，肋骨排列异常)；Klippel-Feil 综合征(常染色体隐性或显性；颈椎融合术)；游离节综合征(散在；椎、室间隔缺损，肛门闭锁，气管食管瘘，肾异常，桡侧发育不良，脐动脉单侧)；OEIS 复杂综合征(散发性；脐膨出，泄殖腔萎缩，肛门闭锁，脊柱缺损)。70％的患者合并结构异常，主要是肌肉骨骼、泌尿生殖系统和心脏异常。

孤立性半椎体预后很好。在 75％的患者中，脊柱侧弯没有或进展缓慢，但在 25％的患者中，在 2～3 岁时进展迅速。合并其他结构畸形的半椎体病患者后较差，且围生期死亡风险增加。

(2)超声图像特征

1)妊娠 12 周后：脊柱矢状位或冠状位扭曲，导致脊柱侧弯。

2)半椎体呈三角形骨结构，比普通椎体小，与相邻的正常椎体呈楔状。二维超声矢状面显示椎体排列紊乱，局部椎体显示不完整或缺失，椎间隙变窄或增宽；冠状面可显示脊柱侧弯，局部椎体呈圆形、卵圆形、楔形、三角形，比正常椎体小，左、右半椎体可见脊柱侧弯或成角畸形；横断面椎体变小，形态不规则。三维超声能直观显示脊柱侧弯状态、椎体的楔状变形和累及范围(图 19-8)。

半椎体检查时注意缺失部分是否合并肋骨的缺失、是否合并脊髓圆锥位置改变，是否存在合并畸形尤其泌尿系统、消化道、心脏畸形。

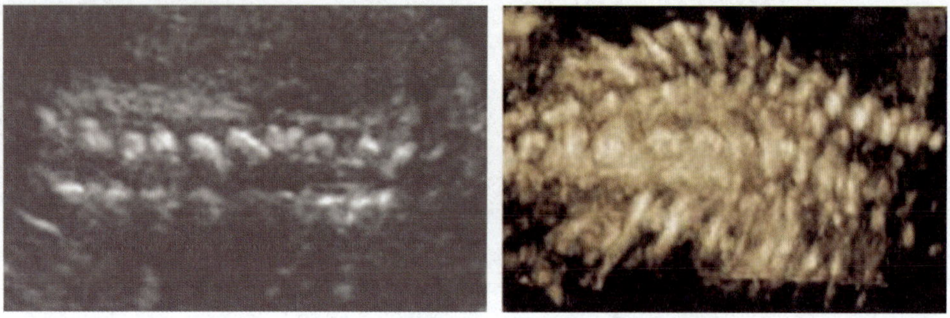

图 19-8　半椎体二维及三维超声图

2. 开放性脊柱裂

(1)临床诊断要点　胎儿开放性脊柱裂是后神经孔闭合失败所致，其主要特征是指背侧的两个椎弓未能融合在一起而引起的脊柱畸形，由于脊椎中线缺损，导致椎管敞开，脊膜和(或)脊髓通过未完全闭合的脊柱疝出或向外暴露。可发生于脊柱的任何一段，常见于腰骶部。按照背侧中线部位是否有神经组织(神经基板)通过椎裂暴露于外界分为开放性脊柱裂和闭合性脊柱裂，前者背侧中线病变部位有皮肤缺损、脑脊液外渗，主要类型有脊膜膨出、脊髓脊膜膨出、脊髓外露。新生儿脊柱裂发病率为 1‰～2‰，胎儿期间药物(叶酸的拮抗药)的使用，尤其是妊娠 5～10 周是胚胎期，正是器官形成期，药物影响更大，这些药物有丙戊酸钠、氨甲蝶呤等。

约 10%的开放性脊柱裂与染色体异常(主要是 18-三体)、单个突变基因、母体糖尿病或服用抗癫痫药物有关。非染色体综合征的风险较低。

5 年死亡率约为 35%，其中 20%的患儿在生命的前 12 个月死亡。约 25%的脊柱裂胎儿是死胎。幸存婴儿通常下肢瘫痪，双尿失禁；尽管脑积水需要手术治疗，但智力正常。

(2)超声图像特征

1)脊柱裂的诊断需要对从颈部到骶部的每一个神经弓进行横向和纵向的系统检查。在横断面正常神经弓呈闭合圆形，皮肤覆盖完整，而脊柱裂弓呈“U” 形或倒“八字”形，伴有膨出膜膨出(薄壁囊肿)或脊髓脊膜膨出，覆盖皮肤连续性中断。矢状位扫描可以很好地评估缺损的程度、范围及脊柱后凸(图 19-9)。

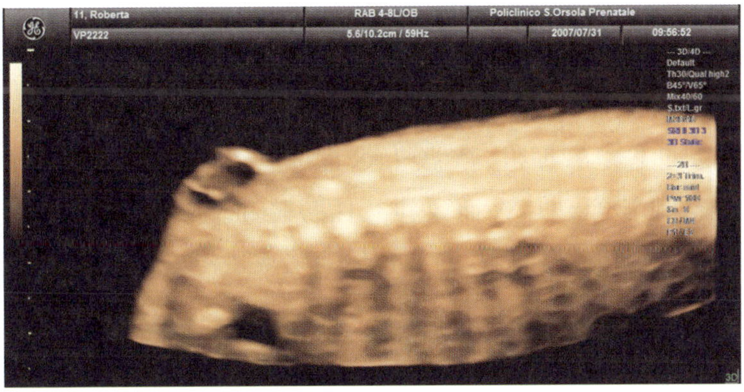

图 19-9　开放性脊柱裂伴脊髓脊膜膨出

2)开放性脊柱裂部位：腰骶部(65%)、骶部(24%)、胸腰椎(10%)、颈椎(1%)。

3)开放性脊柱裂与伴有脑干尾侧移位和大池闭塞的 Arnold-Chiari Ⅱ型畸形有关(图 19-10)。

4)在妊娠中期，95%以上的胎儿出现额骨扇贝(“柠檬征”)，大池消失，小脑“缺失”或小脑半球前曲异常(“香蕉征”)。几乎所有出生时开放性脊柱裂的患儿都存在不同程度的心室扩大，但只有约 70%的患儿发生在妊娠中期。

5)在妊娠 11～13 周，超声测量胎儿颅内透明层内径(即第四脑室前后径)可以作为筛查开放性脊柱裂的观察指标，在该时期，颅内透明层平均厚度为(1.562±

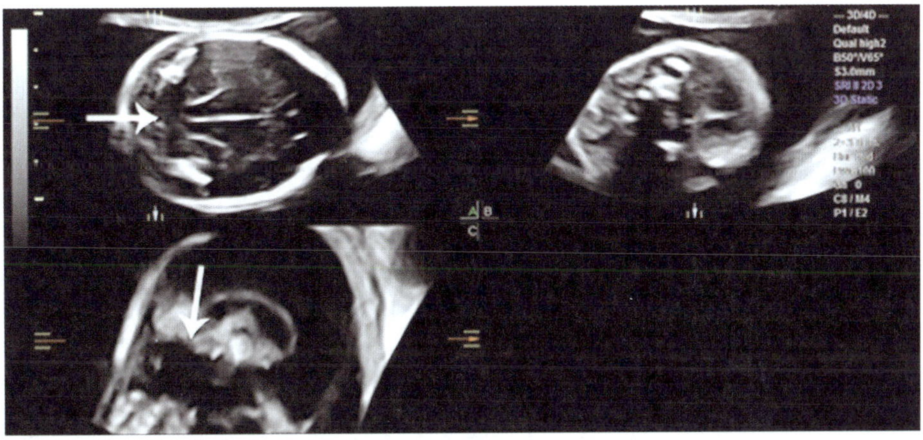

图 19-10　开放性脊柱裂伴 Arnold-Chiari Ⅱ型畸形

0.243)mm,中位数为1.50 mm。在大多数开放性脊柱裂患者中,脑干直径增大,脑干与枕骨的距离减小,脑干与枕骨的比值为>1.0。

3. 骶尾部畸胎瘤

(1)临床诊断要点 胎儿骶尾部畸胎瘤是源于骶区的生殖细胞瘤,90%为良性,恶性约10%。通常从胎儿骶骨下区一直生长延至臀部下后方,可向前生长侵入骨盆,进而侵犯周围结构引起输尿管梗阻、肾盂积水,也可向后生长致骶骨、盆骨骨质破坏,这两种情况均可能致骶神经破坏进而致神经性膀胱和下肢瘫痪。新生儿发病率约为1/20 000,是最常见的胎儿畸胎瘤。与染色体缺陷或遗传综合征的相关性较低。

1)骶尾部畸胎瘤按Altman法分为4型。①Ⅰ型(显露型):最多见,肿瘤由尾骨类向臀部生长,出生时骶尾部就见有肿瘤,大小不一。②Ⅱ型(内外混合型):肿瘤位于骶骨前,同时向盆腔和臀部生长。③Ⅲ型(哑铃状内外混合型):Ⅱ型肿瘤向盆腔内生长,骶尾部和耻骨上均触及肿瘤,常出现直肠及尿道压迫症状。④Ⅳ型(隐匿型):肿瘤只位于骶前,只向盆腔生长,体外不现肿块。

肿瘤巨大可导致胎儿贫血和血小板减少(由于红细胞和血小板被封存肿瘤内),胎儿心脏衰竭,水肿及placentomegaly(由于高动力性的循环动静脉分流的结果),羊水过多(由于直接渗透进羊水,由于胎儿多尿症、继发性高动力性的循环)和孕产妇镜子综合征(广义流体过载和子痫前期)。

2)预后:围生期死亡率约为50%,主要是由于早产儿(羊水过多的后果)需要进行重大新生儿手术。手术难度大,尤其是肿瘤延伸到骨盆和腹部,可能导致神经损伤和失禁。

肿瘤在新生儿期始终为良性,但延迟手术或不完全切除可导致恶性转化(新生儿2个月前恶变率约为10%,出生后4个月时恶变率约为80%)。

(2)超声图像特征:骶尾部畸胎瘤因其组织成分较为复杂回声具有多样性,但通常为混合实性、囊性(形状和大小不规则的多个囊肿)及囊实混合(图19-11)。外生性骶尾部畸胎瘤主要表现为源于远端脊柱的肿瘤向后或向前生长,通常血供丰富,检查时应注意是否侵犯脊柱骨组织。当肿瘤向前生长侵入骨盆时,由于常侵及周围组织,超声难以确定肿瘤边界。肿瘤在骨盆内生长可压迫输尿管或骶神经,导致梗阻或神经源性膀胱,表现为胎儿肾积水。内生性畸胎瘤,尤其不外凸仅局限于胎儿腹、盆腔的肿瘤,多较小,在胎儿期容易漏诊。

肿块内彩色血流多较丰富,当形成动静脉瘘时血流明显加快,容易引起胎儿贫血及心力衰竭,故骶尾部畸胎瘤评估应包括超声心动图评估心功能和测量胎儿大脑中动脉收缩压峰值诊断胎儿贫血。

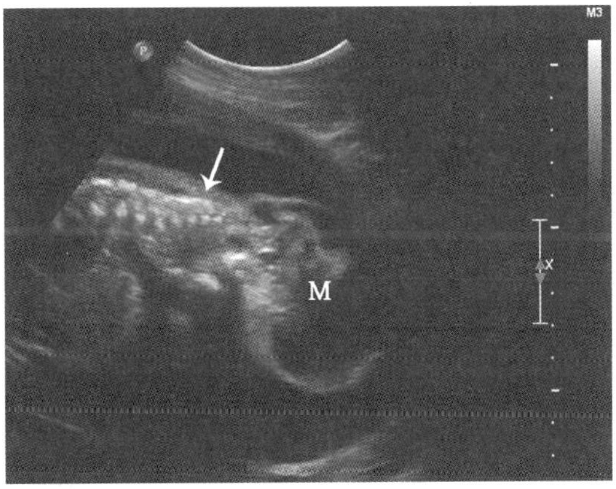

图 19-11　胎儿骶尾部畸胎瘤(M),胎儿脊柱骶尾部连续完整(箭头)

(四)胎儿胸部(膈疝)

1. 临床诊断要点　膈疝发病率为 1/10 000～4/10 000。胚胎 6～14 周组成横膈的原始横膈、胸腹腔膜、食管背系膜、胸壁皱褶开始逐渐闭合,左侧较右侧晚,在此期间任何导致其闭合失败的因素均可致使横膈缺损,使腹腔内脏器疝入胸腔,形成膈疝。大多数发生在左后外侧,占 75%～85%,发生在右侧者占 10%～15%,发生在双侧者为 3%～4%。

约 20%的患者中有染色体异常,主要有 21-三体、18-三体及 13-三体。在 10%的患者中发现了遗传综合征。最常见的是 Fryns 综合征(常染色体隐性遗传;无眼症,面部裂,微颌,脑室,膈疝)及 Pallister-Killian 综合征。在 20%的患者中发现合并其他系统的缺陷,主要是颅面和心脏。

2. 超声图像特征　膈疝声像图不能分辨膈肌的缺损部位及缺损的大小,故不能分辨其类型,但其可以显示疝入胸腔的内容物、在左或右侧胸腔及纵隔心脏移位情况。左(80%),右(15%)和后外侧前或前逆行(5%)。

胎儿左侧膈疝内容物为胃肠道,回声杂乱,心脏及纵隔移位,不难诊断(图 19-12)。

特殊膈疝,即小肠进入胸腔而胃没有上去,这时有特殊征象:胃和胆囊靠近膀胱(图 19-13)。

胎儿右侧膈疝内容物为肝组织,和肺组织回声相近,同时还需与肺囊腺瘤、隔离肺等相鉴别,当发现肺内有管道样回声时,应及时辅以彩色多普勒超声观察有无肝静脉血流以明确诊断。同时疝入胸腔的腹腔内容物会挤压心脏,导致心脏轴向异常,出现显著的向左转位,心脏被挤向胸腔侧壁。

先天性膈疝超声表现和肺头比(LHR:测量胎儿健侧肺面积与头围比值)可评估其预后。临床上,LHR＞1.4,表示预后较好;＜1.0 表示预后较差。

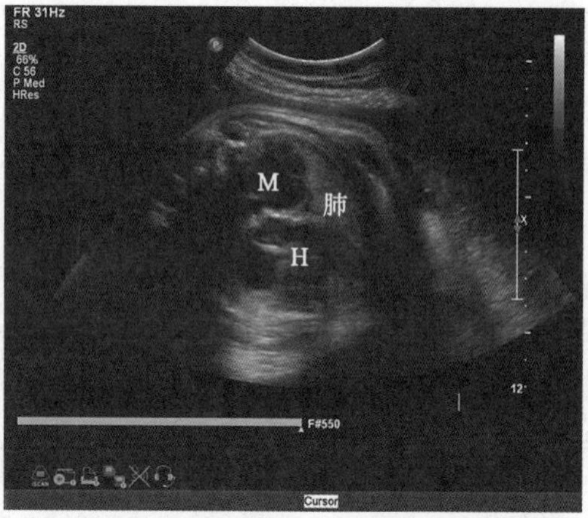

图 19-12　胎儿左侧膈疝，心脏受压向右侧移位

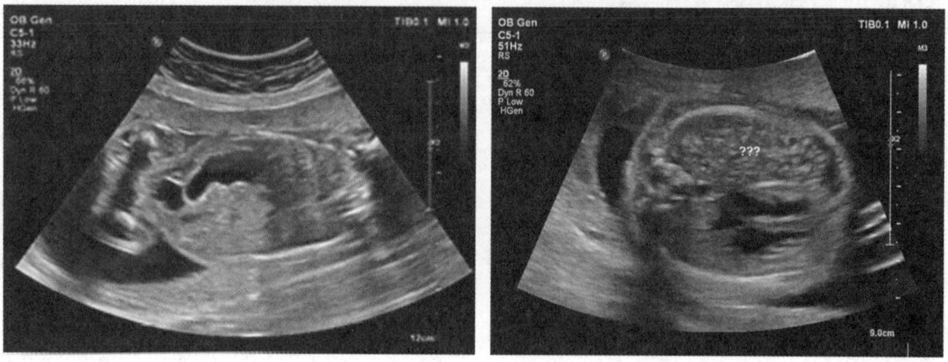

A　　　　　　　　　　B

图 19-13　特殊膈疝超声图

A. 胃泡和膀胱接近；B. 小肠疝入胸腔

（五）胎儿腹部（十二指肠闭锁、腹裂）

胎儿腹部产前超声可观察胎儿腹腔内脏器发育及腹壁发育情况。其中胎儿腹腔脏器包含消化相关脏器及泌尿生殖系统的相关脏器。

妊娠中期后，常规测量胎儿腹围可以一定程度上反映胎儿营养吸收等情况。

1. 消化系统闭锁、狭窄

（1）临床诊断要点：消化道从咽喉到肛门，消化道全程中均可能出现狭窄或闭锁。临床表现为可出现胃幽门狭窄与闭锁；十二指肠狭窄与闭锁；空肠狭窄与闭锁；回肠狭窄与闭锁；直肠肛门闭锁。其中当上消化道结构出现狭窄或闭锁时常伴羊水过多。

（2）超声图像特征：胎儿腹部胃、十二指肠近段明显扩张，呈“双泡状”结构（图 19-14），观察一段时间不消失。肠回声减少或消失。羊水过多。

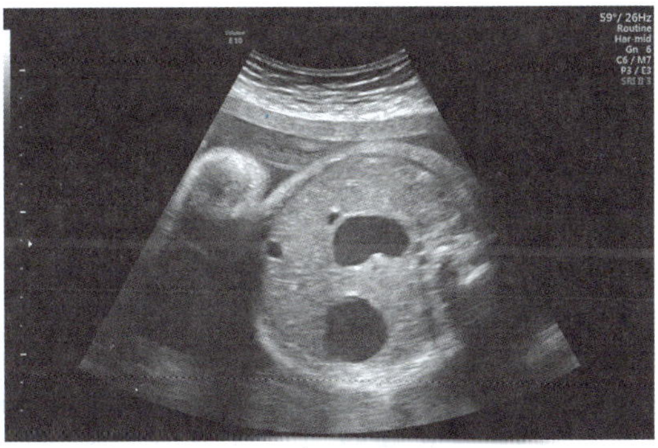

图 19-14　消化系统闭锁

2. 脐膨出

(1)临床诊断要点:脐带插入口腹壁薄弱引起腹腔内脏器向外疝出,膨出物表面覆盖腹膜及羊膜,脐带位于膜表面。根据膨出物是否包含肝,脐膨出的染色体异常风险不同,临床预后不同。小型脐膨出(仅肠管膨出)染色体异常风险高。约 60%的脐膨出可伴发其他畸形。40%的脐膨出为染色体异常,多为 18-三体、21-三体。还可合并其他部位异常形成综合征,如 Beckwith-Wiedemann 综合征和 Cantrell 五联征等。

(2)超声图像特征:胎儿腹前壁团块样凸起,表面有膜状包裹,团块内容物主要为肝、肠管、胃泡,呈实性或不均质回声。彩色多普勒血流成像可见脐带插入位于团块表面。小型脐膨出由于凸入内容物少不易被发现,巨型脐膨出可仅表现为腹壁薄弱,腹腔呈膨隆样而不易被识别(图 19-15)。

3. 腹裂

(1)临床诊断要点:胎儿腹前壁全层缺损,导致腹腔内容物或其他内容物外凸并游离于羊水中,以脐带插入右侧腹壁缺损多见。胎儿期腹腔内容物脱出游离于羊水中,

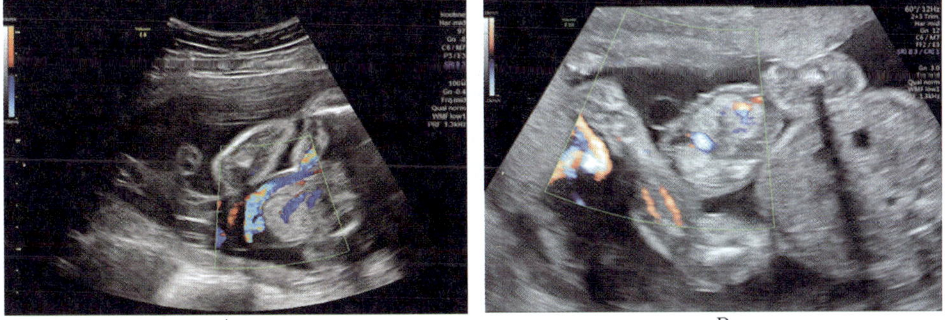

A　　B

图 19-15　脐膨出

可导致肠管发生化学性炎症，造成肠梗阻、肠道扩张甚至肠穿孔。

(2)超声图像特征：腹壁回声中断，腹腔内脏器凸入羊水，漂浮于羊水内。彩色多普勒血流成像可见脐带插入口正常。脱出的肠管在妊娠晚期可见肠管壁增厚、水肿，肠管扩张。在肠穿孔时肠管壁回声显示不清晰(图 19-16，动态图 19-1)。

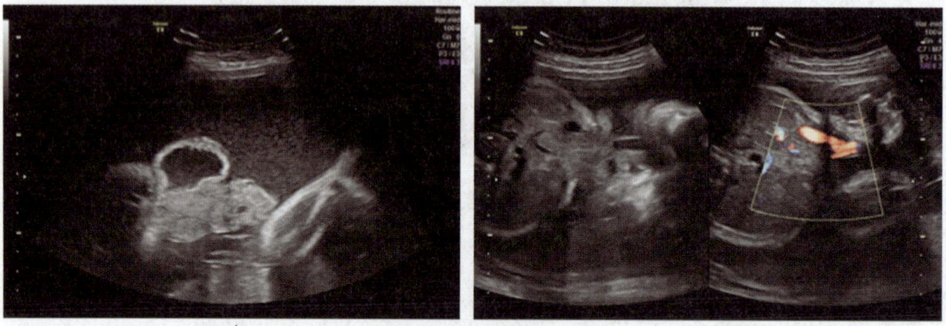

A　　B

图 19-16　腹裂

动态图 19-1　腹裂

(六)胎儿四肢(短肢畸形)

产前超声评估胎儿四肢肢体发育，将主要围绕肢体长骨发育而展开。主要观察骨皮质钙化程度、是否存在骨折、长骨形态、骨长度等主要内容。同时，在诊断中，需要明确了解存在异常的长骨受累情况，如近端长骨、远端长骨、对称或非对称性受累等。在观察胎儿四肢长骨时，如发现异常，需要同时观察胎儿颅骨、脊柱、胸廓、手足来对疾病鉴别诊断。同时，对于常见异常的判断，首先需要区别致死性骨发育异常还是非致死性骨发育异常。

致死性骨发育异常是指多种骨骼发育常见疾病均可导致致死性骨发育异常，常见于致死性侏儒、软骨发育不全、成骨发育不全Ⅱ型。也可见于先天性低磷酸酯酶症、肢体屈曲症、骨骺点状发育不全、短肋多指综合征等。

超声图像特征主要包括四肢严重短小，多小于 4 个标准差；严重胸廓发育不良，胸围低于孕周平均值的 5%,心胸比>60%(除外心源性);以及各型骨发育异常特异性表现。

1. 成骨发育不全

(1)临床诊断要点:成骨发育不全是一组遗传性异种基因胶原蛋白紊乱。临床主要表现为 4 型,其中Ⅱ型是致死性骨骼畸形,Ⅰ型和Ⅲ型不易发现,可出现多处多发骨折。

1)Ⅰ型:常染色体显性遗传,患者伴有蓝巩膜、骨质脆弱(易骨折),可伴耳聋。

2)Ⅱ型:致死性成骨发育不全。长骨极短、多发骨折(子宫内就存在),胸腔狭小,颅骨骨化不良等。

3)Ⅲ型:长骨短而弯曲。多数于产前或产时出现多发骨折,颅骨骨化不良。

4)Ⅳ型:最轻的类型,常染色体显性遗传。长骨长度可正常或稍短,股骨稍弯曲,可出现牙生成不全。

(2)超声图像特征:产前主要能做出诊断的为成骨发育不全Ⅱ型。妊娠中期显示长骨极短,呈弯曲、成角弯曲(骨折)等改变(图 19-17)。通常以股骨短小最明显。同时存在颅骨骨化不良、钙化差而表现为颅骨皮质变薄,探头推挤后颅骨受压变形(图 19-18)。胸廓狭窄呈"钟形"。肋骨变形弯曲,也可见多发骨折。脊柱椎体回声降低。Ⅰ型及Ⅲ型产前主要表现为长骨短而弯曲,也可观察到出现骨折。

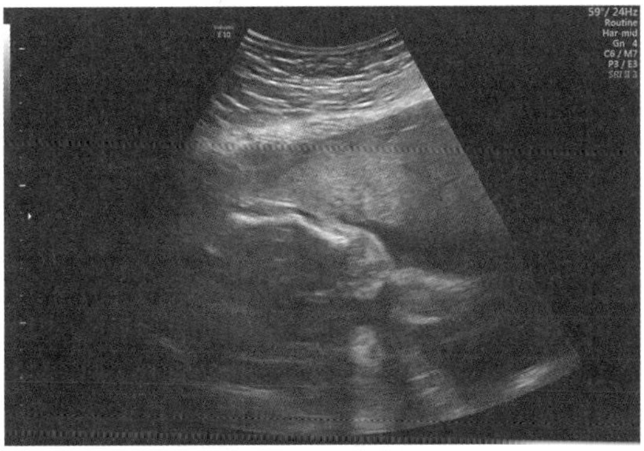

图 19-17　长骨成角骨折

2. 软骨发育不全

(1)临床诊断要点:软骨发育不全是致死型软骨营养障碍,为常染色体隐性遗传。胎儿四肢极度短小,短躯干及不对称的大头。Ⅰ型表现为部分或全部颅骨及脊柱无骨化,长骨极其短小,可伴有肋骨骨折。Ⅱ型较Ⅰ型程度低,表现为颅骨及脊柱钙化不良。长骨极短,无肋骨骨折。是致死性的骨骼畸形。

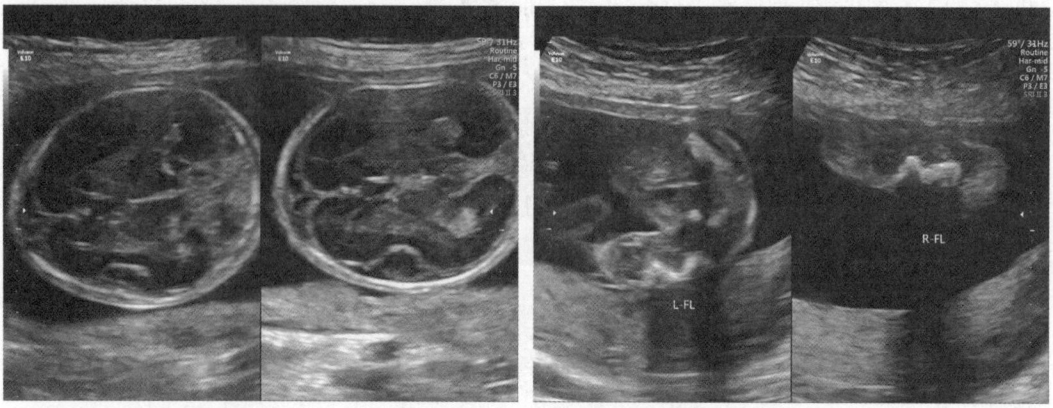

图 19-18　成骨发育不全Ⅱ型

（2）超声图像特征：长骨极短，妊娠中期的初期便表现为长骨明显短小，并随孕周增长而明显。颅骨及椎体钙化不良，骨皮质薄。同时胎儿可出现胸廓狭小，也可出现胎儿水肿、颈部水囊瘤等（图 19-19、图 19-20，动态图 19-2）。

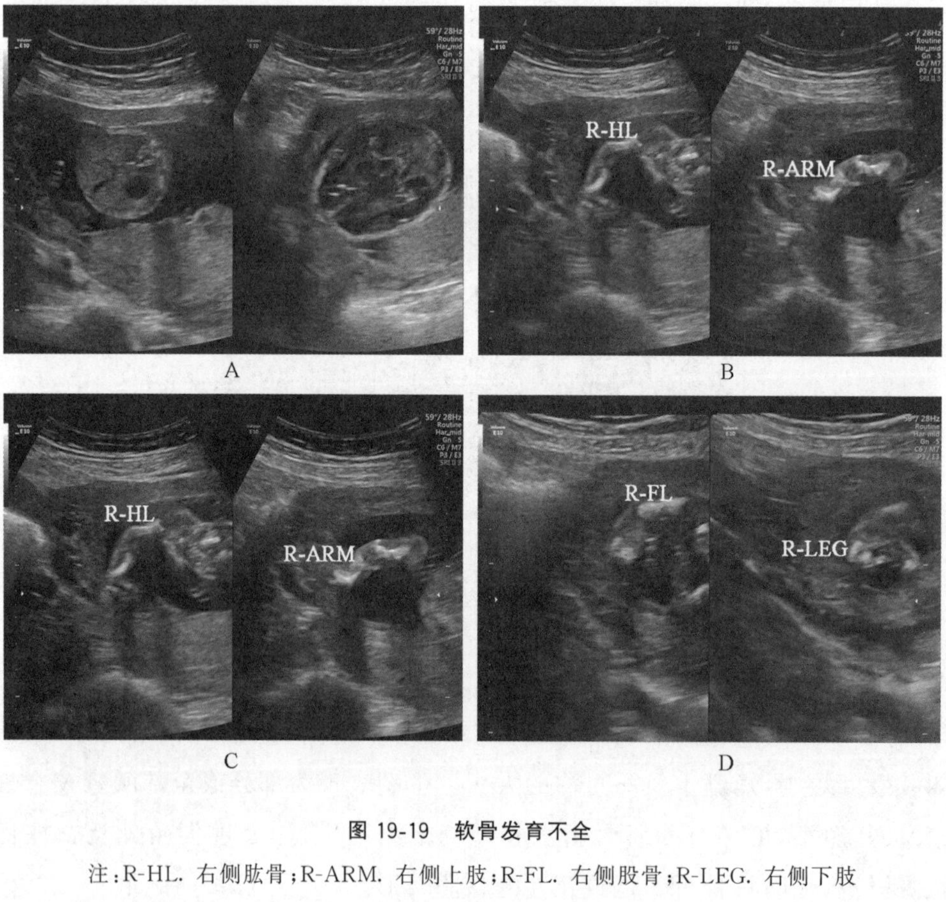

A　B　C　D

图 19-19　软骨发育不全

注：R-HL. 右侧肱骨；R-ARM. 右侧上肢；R-FL. 右侧股骨；R-LEG. 右侧下肢

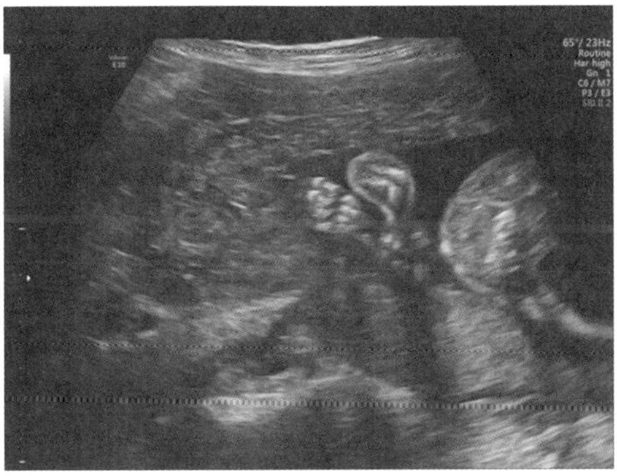

图 19-20　严重短肢伴骨折

动态图 19-2　软骨发育不全

3. 致死性侏儒

(1)临床诊断要点:致死性侏儒是最常见的一种致死性骨发育畸形。表现为长骨尤其是股骨及肱骨极短,长骨完全,胸腔狭小,头颅相对较大。

(2)超声图像特征:Ⅰ型表现为长骨极短,弯曲,呈“电话筒”状改变,同时可出现胸廓狭小,无“三叶草”形头型。Ⅱ型表现为“三叶草”形头型,前额突出,大头。长骨短且直。

4. 软骨发育不良

(1)临床诊断要点:软骨发育不良特指杂合子软骨发育不良,为常染色体显性遗传。软骨内钙化异常。肱骨及股骨短小,肢体弯曲,脊柱前突,大头。手足部骨骼也较短小,手指第三指与第四指不能靠拢,呈“三叉手”,患儿可存活。成年后身材矮小,智商大多正常。一些患者可合并脑积水。

(2)超声图像特征:受累骨短小,多数长骨的两端粗大且弯曲,尤其是股骨。常出现于妊娠中期末或妊娠晚期。长骨形态及回声正常,无胸廓狭小。有时可检出胎儿前额突起。

(七)胎儿附属器(含羊水及胎盘异常)

1. 胎盘形态大小异常

(1)副胎盘

1)临床诊断要点:副胎盘是指 1 个或多个附属胎盘小叶通过胎膜下血管与主胎盘相连,其发生率在所有妊娠中占 5%～6%(图 19-21)。一般无特殊症状,仅在产前超声中发现或因胎体遮挡而漏诊。胎儿娩出后,副胎盘可因未被发现而滞留子宫腔引起产后出血及感染。副胎盘容易并发前置胎盘、血管前置及帆状胎盘。

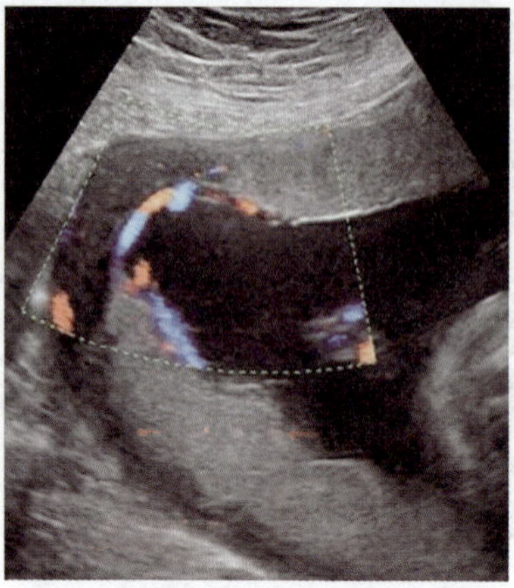

图 19-21　副胎盘

2)超声图像特征:除主胎盘外,另见一边界清楚的胎盘回声,两者胎盘实质不相连,通常相距>2 cm,两者由胎膜连接,彩色多普勒血流成像可见胎膜中血管相连。

(2)叶状胎盘

1)临床诊断要点:单胎妊娠时有 2 个或 2 个以上胎盘,包括双叶胎盘和多叶胎盘。脐带通常从叶间插入。无特异性临床表现。

2)超声图像特征:胎盘呈分叶状,每叶胎盘组织相互延续在一起,彩色多普勒血流成像可见脐带血管插入位于胎盘边缘,分支分别插入每个分叶的胎盘组织内。

(3)轮状胎盘

1)临床诊断要点:早期绒毛膜板形成过小,边缘的绒毛组织向外侧生长。胎盘的胎儿面中心内凹,周围有增厚的灰白色环绕,此环为双折的绒毛膜和羊膜并伴其间有退化的纤维及蜕膜所构成。轮状胎盘可分为完全型轮状胎盘(形成一完整的胎盘组织环)和部分型轮状胎盘(形成不完整的胎盘组织环)两种,其中部分型轮状胎盘不会引起任何胎儿的异常,完全型轮状胎盘少见,其与胎盘早剥、胎儿宫内生长受限、早产及围生儿病死率增高有关。

2)超声图像特征:胎盘边缘呈环状或片状突向羊膜腔,内部回声与胎盘实质回声相似。

(4)胎盘增厚

1)临床诊断要点:超声测量胎盘厚度是从胎盘下静脉开始测量至胎盘的羊水侧,不包括与胎盘相邻的肌层。通常来说,胎盘实质的厚度接近妊娠周数。当厚度增加时,应警惕胎盘增厚。胎盘增厚根据病因不同而有不同的临床表现。在胎儿水肿、胎盘感染、染色体异常及胎盘剥离等情况下均可出现胎盘增厚,此时需要仔细鉴别。

2)超声图像特征:常见胎盘增厚可分为代偿性胎盘增厚及真性胎盘增厚。代偿性胎盘增厚常见于胎盘附着面过小时胎盘增厚(图 19-22、动态图 19-3);真性胎盘增厚根据胎盘声像图分为均匀性胎盘增厚及非均匀性胎盘增厚。均匀性胎盘增厚常见于胎盘感染、水肿、贫血、巨大儿,Beckwith-Wiedemann 综合征,染色体异常等(图 19-23)。非均匀性胎盘增厚常见于胎盘出血、胎盘间质发育不良、三倍体、绒毛炎等(动态图 19-4)。胎盘下肌瘤、胎盘早剥及当胎盘后血肿与胎盘的回声相一致时,可误诊为胎盘增厚。

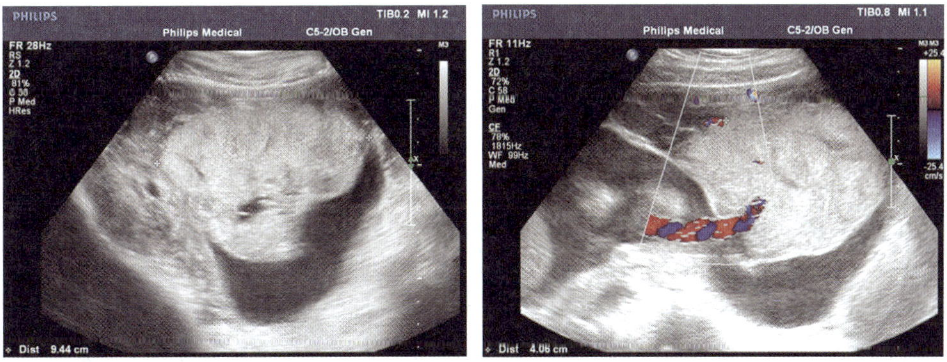

A　　　　B

图 19-22　胎盘增厚(附着面小)

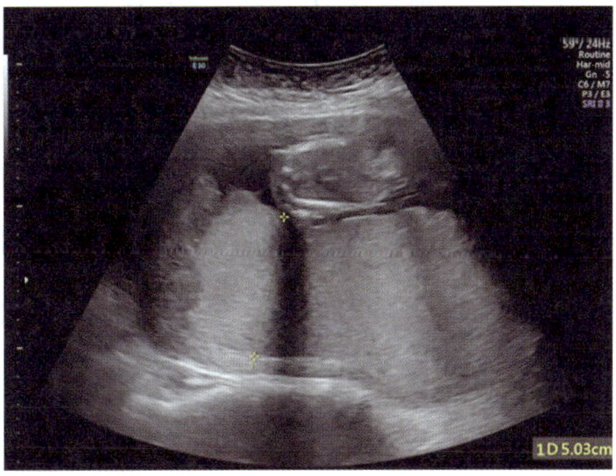

图 19-23　胎盘均匀性增厚

动态图 19-3　胎盘增厚(附着面小时胎盘增厚)

动态图 19-4　胎盘非均匀性增厚

(5)胎盘过薄

1)临床诊断要点:当胎盘实质厚度明显小于正常孕周时,应警惕胎盘过薄。胎盘过薄常见于膜状胎盘,多伴有胎盘附着面过大,可并发出现胎儿小于孕周、宫内生长受限、胎死宫内、反复产前出血、产后出血、胎盘滞留、胎盘低置、胎盘前置等临床症状。

2)超声图像特征:超声常见胎盘附着面覆盖面过大,表现为子宫腔内壁广泛覆盖胎盘。多数回声均匀,与孕周相符。同时需要注意,测量时为胎儿绒毛实质的厚度,在部分膜状胎盘时,可能会因为胎盘内聚集大量液体而声像图上呈现类似于胎盘增厚的表现,此时,有效绒毛实质纤薄,胎盘类似于“大血袋”。

2. 胎盘位置(附着)异常

(1)胎盘位置异常(前置胎盘)

1)临床诊断要点:前置胎盘指胎盘覆盖于子宫颈内口或位于子宫颈内口 2 cm 之内。既往根据胎盘距离子宫内口的距离分为完全性前置胎盘、部分性前置胎盘、边缘性前置胎盘和低置胎盘。2012 年美国妇产科协会对前置胎盘的分类进行了修订,认为边缘性前置胎盘与部分性前置胎盘难以区分,建议仅描述胎盘边缘相对于子宫内口的位置。前置胎盘是妊娠晚期无痛性阴道出血的重要原因。

2)超声图像特征:胎盘覆盖于子宫颈内口或于子宫颈内口处探及胎盘回声,胎盘最下缘距离子宫颈内口<2 cm。同时需要注意由于膀胱过度充盈、子宫下段肌层收缩等假阳性诊断;在伴胎盘植入时出现相应声像图改变。

(2)胎盘附着异常(胎盘粘连、胎盘植入及胎盘穿透)

1)临床诊断要点:胎盘粘连,指绒毛穿透蜕膜,并向子宫肌壁延伸,但并未对其构成实质性的侵袭,占所有胎盘附着异常的 75%。胎盘植入,指绒毛侵犯子宫肌壁,但并未突破浆膜层。胎盘穿透,指绒毛不仅侵入肌壁,且已突破至浆膜层外,可导致子宫的毗邻器官如膀胱、肠管及腹壁受累。部分伴有前置胎盘的可出现无痛性出血,多数表现隐匿。根据绒毛穿透的深度,临床出现不同表现,是引起系列严重母胎疾病甚至死亡的重要原因。

2)超声图像特征:胎盘粘连的声像图无特异性表现;胎盘植入超声特征为:胎盘实质内腔隙(又称胎盘陷窝)增多(图 19-24);子宫肌层变薄或消失;胎盘后低回声复合体消失;子宫浆膜层与膀胱壁分界不清,两者之间血管增加,彩色多普勒或能量多普勒可见丰富血流信号(图 19-25)。甚至可出现胎盘组织明显凸向膀胱,膀胱壁不光整。

3. 胎盘实质异常

(1)胎盘囊肿

1)临床诊断要点:胎盘绒毛膜下或胎盘内囊性占位。其病原学原因尚不清楚,病

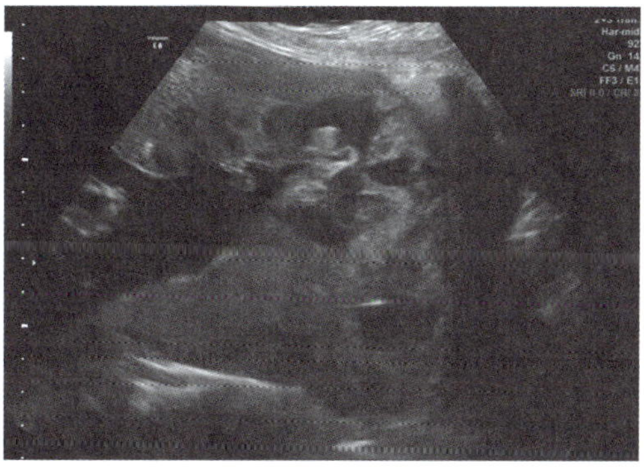

图 19-24　胎盘内陷窝增多

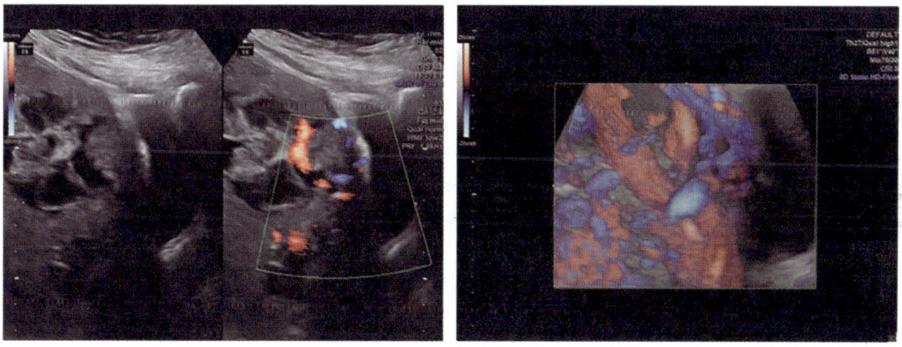

A　　　　B

图 19-25　胎盘均匀性增厚(胎盘内及子宫浆膜层血流丰富)

理多为良性。极少数情况下,位于脐带进入胎盘处附近的绒毛膜下囊肿可引起脐带收缩,导致宫内发育受限。

2)超声图像特征:为沿胎盘表面的薄壁、无回声结构,无血流信号(图 19-26,动态图 19-5)。

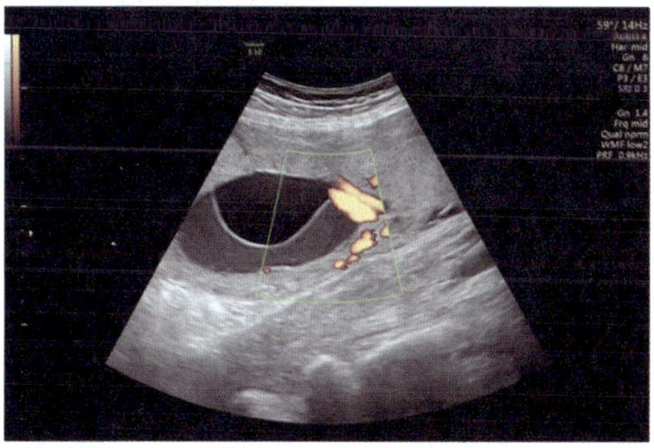

图 19-26　胎盘胎儿面囊肿

动态图 19-5　胎盘胎儿面囊肿

(2)胎盘绒毛膜血管瘤

1)临床诊断要点:是一种少见的具有胎儿血供的良性肿瘤,多位于胎盘的子面,居脐带进入胎盘处附近。可随着孕龄增加而增大。> 5 cm 时,可导致羊水过多或过少、出血、早产、胎盘早剥、前置胎盘、胎儿非免疫性水肿,甚至胎儿窘迫或死亡,因而应经常对其进行超声随访。

2)超声图像特征:边界清晰的低回声包块(图 19-27),突出于胎盘表面,当伴有钙化(图 19-28)表明瘤内血供减少及预后较好。瘤内如果测及高速动脉血流,则预示可能出现胎儿水肿。

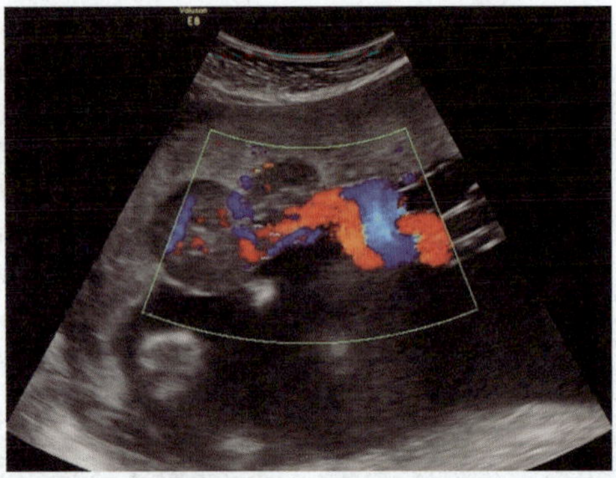

图 19-27 胎盘血管瘤

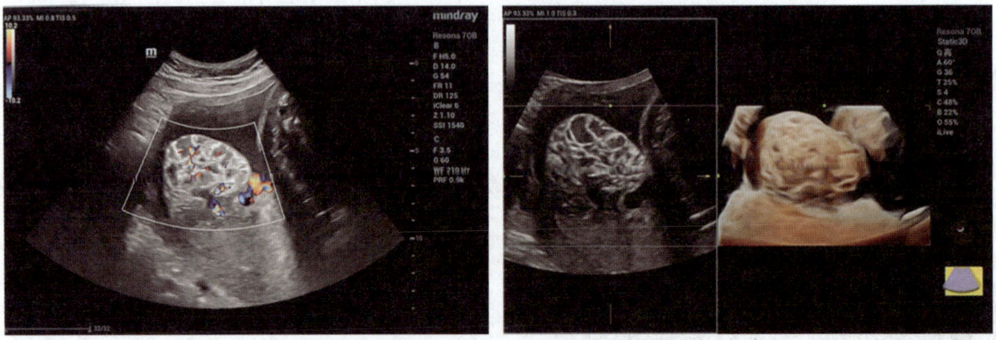

A B

图 19-28 胎盘血管瘤(胎盘增厚附着面小)

(3)滋养层胎盘肿瘤

1)临床诊断要点:包括一组源于胎盘滋养组织的相关肿瘤,如部分性及完全性葡萄胎、侵袭性葡萄胎、绒毛膜癌、胎盘滋养层肿瘤。引起本病的风险因素包括高龄孕妇、既往患过胎盘滋养层肿瘤病史。部分或完全性葡萄胎是良性病变,部分性葡萄胎伴有胎儿存活,而完全性葡萄胎没有胎儿,其患绒毛膜癌的风险性更大。

2)超声图像特征:葡萄胎的子宫增大,部分性葡萄胎的子宫可见多个弥漫性无回声病变,胎儿因多发先天性畸形、三倍体及生长受限而不能存活。

4. 脐带胎盘入口异常

(1)脐带边缘插入

1)临床诊断要点:此胎盘又称球拍状胎盘。脐带胎盘插入口位于胎盘边缘,<2 cm 或直接位于胎盘边缘,发生率约为 7%。一般无特殊表现。

2)超声图像特征:脐带胎盘入口位于胎盘边缘<2 cm(图 19-29)。

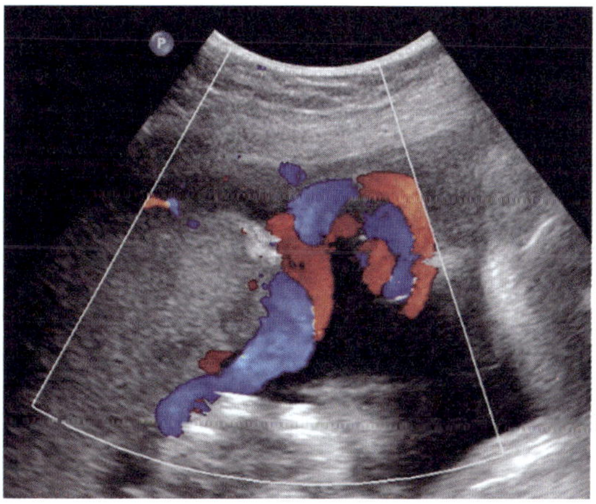

图 19-29　脐带边缘插入

(2)脐带帆状插入

1)临床诊断要点:脐带入口位于胎盘边缘的游离胎膜内。由于此部分血管无华通胶保护,常易导致血管破裂或栓塞。帆状脐带插入时胎儿有发育迟缓、出血、胎儿死亡等风险。血管前置是帆状脐带入口时脐带血管穿过子宫颈内口的特殊类型。

2)超声图像特征:二维超声可见脐带入口位于胎盘旁胎膜内,彩色多普勒血流成像可直接显示脐带插入部位及胎膜内蔓形血管走行后入胎盘实质内(图 19-30)。

(3)血管前置

1)临床诊断要点:走行在胎膜下的胎儿血管位于胎儿先露与宫颈之间,此部分胎儿血管缺乏华通胶及胎盘组织的保护。多见于帆状胎盘、副胎盘、双叶胎盘或多叶胎盘、前置胎盘、低置胎盘的脐带入口。血管前置是产前高危因素。

2)超声图像特征:脐带血管插入口位于子宫颈内口附近,通常<2 cm(图 19-31)。

5. 脐带数目异常(单脐动脉)

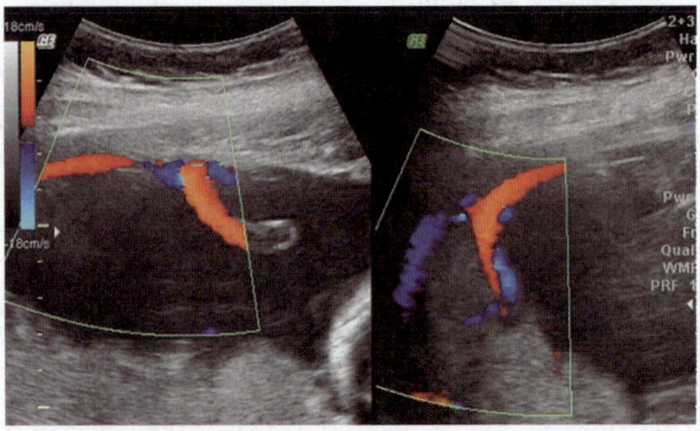

图 19-30　脐带帆状插入

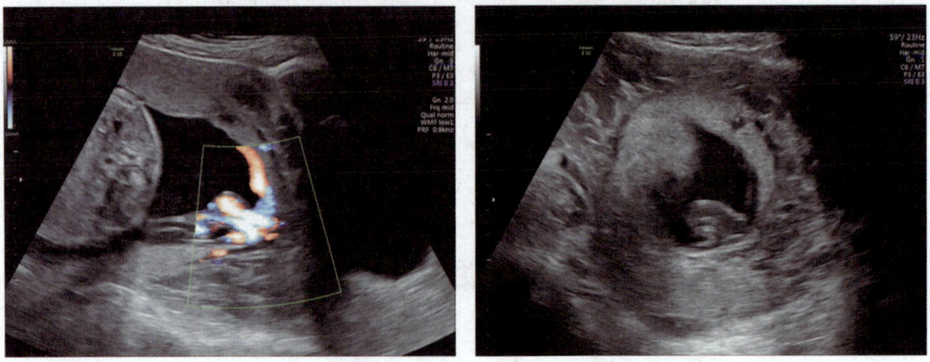

A　　B

图 19-31　脐带帆状插入伴血管前置

(1)临床诊断要点：脐带里仅有 1 根脐动脉，1 根脐静脉。单脐动脉时，胎儿结构畸形及染色体异常的发生率有所增加。同时，单脐动脉伴或不伴其他异常时，胎儿宫内生长受限的风险有所增加。

(2)超声图像特征：脐带游离段横断面下呈“吕”字形，腹腔膀胱两侧脐动脉仅显示 1 条，可诊断为单脐动脉(图 19-32)。

6. 脐带螺旋异常

(1)临床诊断要点：正常胎儿脐带存在一定方向的螺旋，脐带螺旋指数指每厘米脐带内的螺旋数目。平均数是 0.17±0.09。异常螺旋指螺旋指数小于 10%(脐带螺旋稀疏)或大于 90%(脐带螺旋过密)。此时常与不良妊娠相关。

(2)超声图像特征：二维超声及彩色多普勒血流成像观察胎儿脐带螺旋，可直接诊断螺旋是否正常，过密时表现为脐带扭曲，螺旋间距缩小(图 19-33)，稀疏时脐带内血管呈平行样走行(图 19-34)。

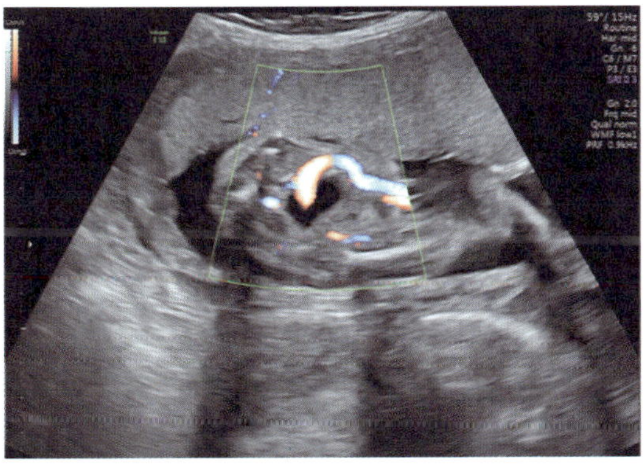

图 19-32　单脐动脉

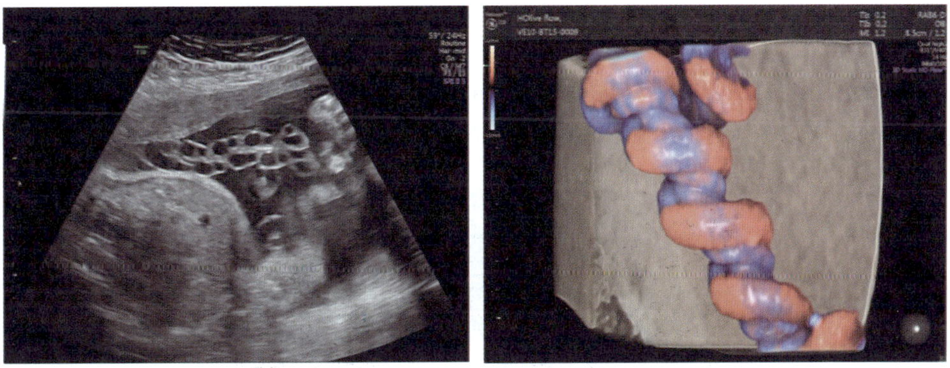

A　　　　B

图 19-33　脐带螺旋过密

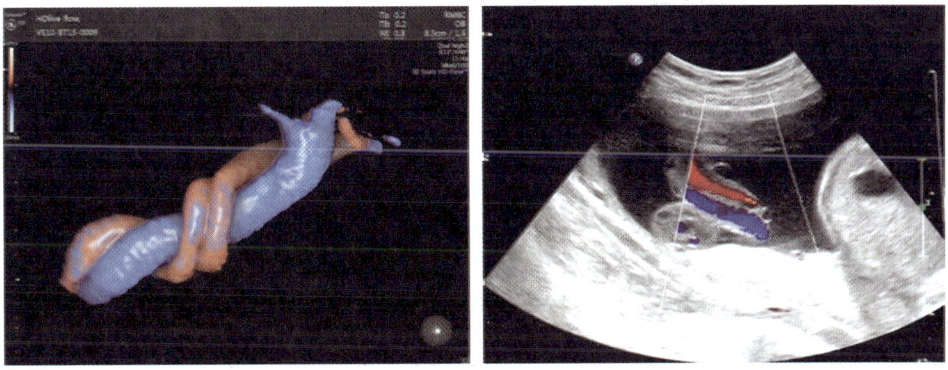

A　　　　B

图 19-34　脐带螺旋稀疏

7. 脐带长度异常 脐带正常长度为 30～70 cm，平均长度为 55 cm。

(1)脐带过长

1)临床诊断要点：脐带长度＞70 cm 称为“脐带过长”。容易造成脐带缠绕、绕体、打结、脱垂或脐带受压。

2)超声图像特征：无特异表现，超声检查发现胎儿绕颈 2 周以上或绕体时可能存在脐带过长。

(2)脐带过短

1)临床诊断要点：脐带短于 3 cm 者称为脐带过短。脐带过短在妊娠期间不易诊断。脐带过短可因受牵拉引起脐带血管受压、痉挛、缺氧，胎儿营养与排泄均受到影响，引起发育不良，甚至出现脐带梗死、断裂而危及胎儿生命。在体蒂发育异常时，出现脐带明显过短。

2)超声图像特征：产前超声多次检查，发现胎儿体位受限，活动不明显，羊水中游离脐带显示率少，需要考虑到可能存在脐带过短。特殊情况下，如体蒂异常时可发现胎儿脐带与胎盘紧紧相连，或脐带呈帆状附着于胎膜处(图 19-35)。

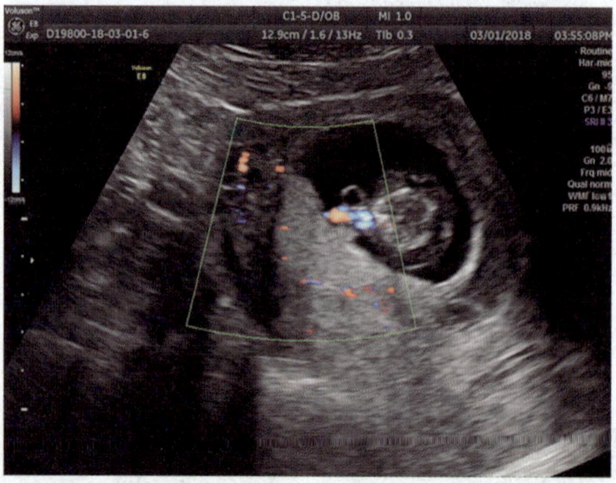

图 19-35 脐带过短

8. 脐带实质异常

(1)脐带囊肿

1)临床诊断要点：脐带胶质内单发或多发囊肿。脐带真性囊肿囊壁有羊膜上皮细胞，是脐带形成过程中羊膜的部分卷入形成。包含脐肠系膜管或脐尿管，位于脐带胎儿端。脐带假性囊肿，内无上皮细胞，为脐带水肿、华通胶缺损或继发退行性变所致。

2)超声图像特征：可位于脐带中段或近胎儿插入端、胎盘插入端胶质内单发或多发无回声区(图 19-36)。

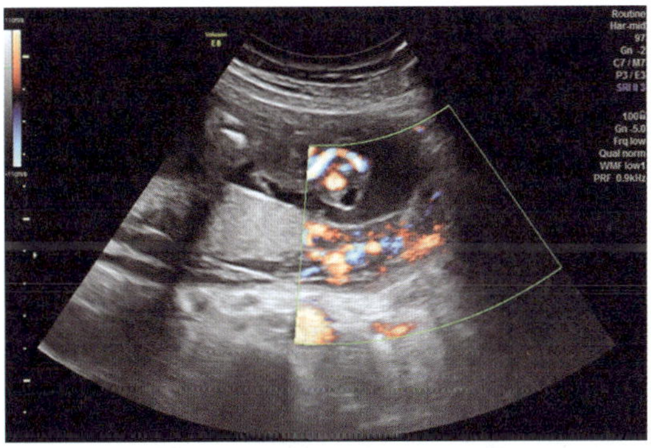

图 19-36 脐带水肿伴脐带囊肿

(2)脐带血管瘤

1)临床诊断要点:主要由血管内皮细胞构成,是介于错构瘤畸形和真性肿瘤之间的一种良性血管瘤样病变。临床上少见,但仍是脐带最常见的肿瘤。无特异性表现,多数于产前超声检查中偶然发现。

2)超声图像特征:超声表现脐带内高回声团块(图 19-37)。

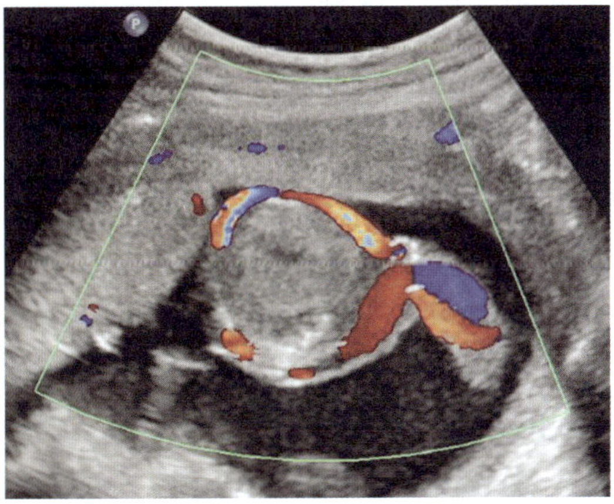

图 19-37 脐带血管瘤

9. 羊水过多

(1)临床诊断要点:任何因素影响羊膜腔内羊水生成或转运异常而导致羊水量超过相应孕周羊水正常范围。孕妇及胎儿很多因素可以引起羊水过多。其中孕妇疾病中最常见的是糖尿病。同时胎儿红细胞增多症及继发性胎儿水肿也可引起羊水过多。胎儿相关畸形,如中枢神经系统畸形、消化系统畸形、呼吸系统畸形、心脏畸形及骨骼畸形、染色体异常等与羊水过多密切相关。此外,羊水过多时还需要排除子宫内感染因素。但很多情况下产前未能明确羊水过多的因素，常被称为特发性羊水过多。

(2)超声图像特征：羊膜腔内见多处羊水较深区域，胎儿自由漂浮其中，活动幅度大。胎盘可因羊水过多而受压变薄。以超声进行羊水最大深度测量时，当最大深度＞8 cm 时警惕羊水过多，疑似羊水过多时，建议可使用四象限羊水指数进行评估。羊水指数＞250 cm 定义为羊水过多(图 19-38)。

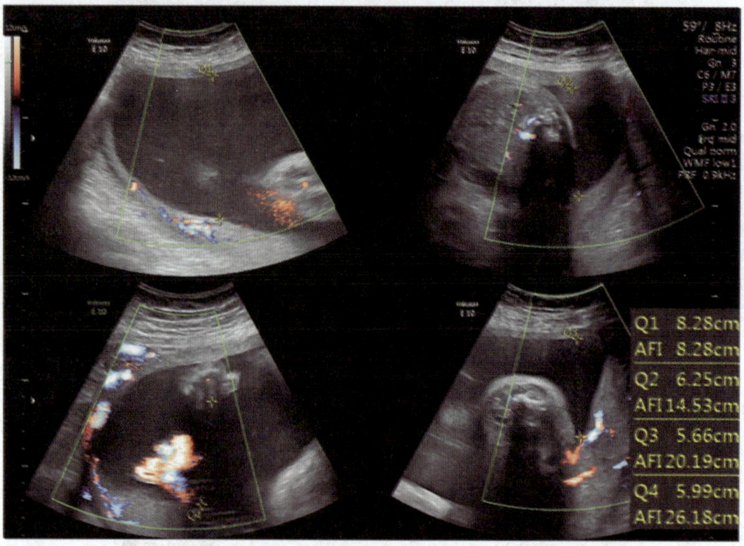

图 19-38　羊水过多(羊水指数为 268 cm)

10. 羊水过少

(1)临床诊断要点：任何因素影响羊膜腔内羊水生成或转运异常而导致羊水量明显少于相应孕周正常羊水量。羊水过少可以由很多因素引起，如胎儿泌尿系畸形、胎膜早破、胎盘功能不足等。

(2)超声图像特征：羊膜腔内胎体周围无明显羊水，胎体活动受限，甚至蜷曲。以超声进行最大深度测量时，当最大深度＜3 cm 时警惕羊水过少，有学者把最大深度＜1 cm 认定为羊水过少，但此情况非常罕见，疑似羊水过少时，建议使用四象限羊水指数进行评估。羊水指数＜5 cm 定义为羊水过少(图 19-39)。

11. 羊水内点状强回声

(1)临床诊断要点：羊水内透声差，见点状、片状或絮状回声漂浮其中。无特异性表现，常被认为与胎粪、胎脂相关，同时在妊娠期有出血的情况下，可能与进入羊水内的血液成分相关。此外，羊水内点状强回声还被认为与子宫内感染有一定关联，需要根据临床实践情况加以鉴别排除。

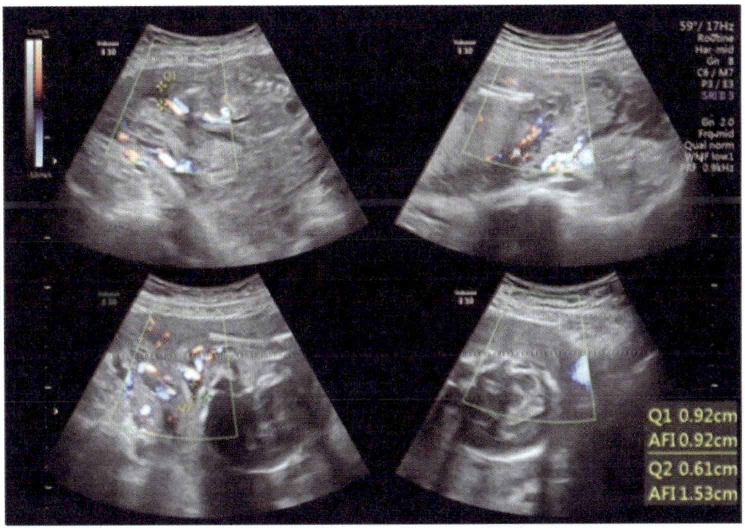

图 19-39　羊水过少（羊水指数为 15 cm）

(2)超声图像特征：羊水内见点状、片状或絮状强回声漂浮其中(图 19-40，动态图 19-6)。

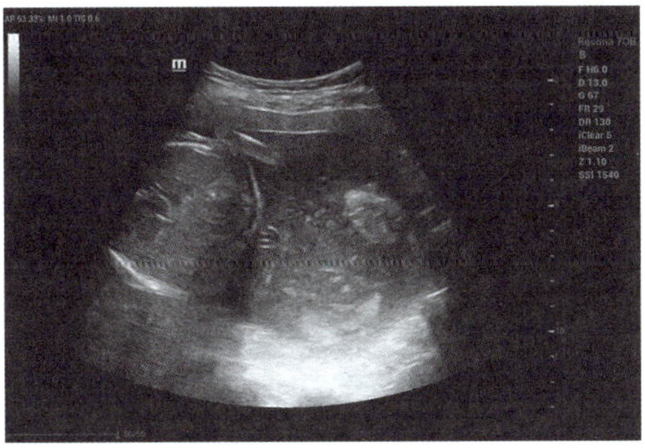

图 19-40　羊水内强回声

动态图 19-6　羊水内强回声

(八)胎儿常见心脏异常

1. 左心发育不良综合征

(1)临床诊断要点：左心发育不良综合征指左心流入道、流出道发育不良引起左心室灌注不足，左心室狭小。预后差、死亡率高。

(2)超声图像特征：四腔心切面左心室明显缩小，二尖瓣闭锁或狭窄，右心系统增大。二尖瓣狭窄程度决定左心室的发育程度。彩色多普勒血流成像：当二尖瓣狭窄时可见反流，闭锁时无血流信号。左心室流出道切面可观察到细长型升主动脉及主动脉瓣环极度发育不良。三血管切面主动脉内径明显缩小，肺动脉增宽（动态图 19-7）。

动态图 19-7　左心发育不良综合征

2. 房室间隔缺损

（1）临床诊断要点：又称心内膜垫缺损、房室共道。指房室管（或称心内膜垫）发育异常，引起的房间隔、室间隔及流出道等心内结构复合畸形。预后差，多早期出现严重肺动脉高压及心力衰竭，80％的患者在 2 岁以内死亡，合并其他心血管畸形则预后更差。

（2）超声图像特征：心房、心室增大，四腔心切面观察房室连接处十字交叉结构消失，连接房室交界处的房间隔缺失为部分型，十字交叉结构全部消失为完全型。仅见一组共同房室瓣启闭，超声对附着点显示不清（图 19-41，动态图 19-8）。

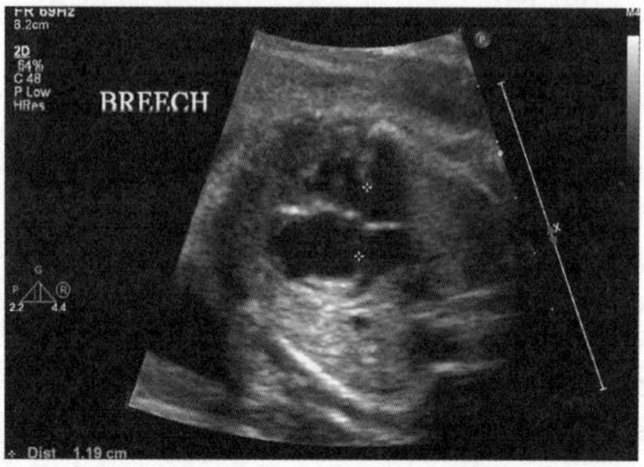

图 19-41　房室间隔缺损

动态图 19-8　房室间隔缺损

3. 法洛四联症

（1）临床诊断要点：法洛四联症是主动脉骑跨、室间隔缺损、肺动脉狭窄和右心室肥厚为主要病理特征的先天性心血管复合畸形。胎儿期右心室肥厚不明显。

多数胎儿出生后表现为青紫，合并肺动脉闭锁时将在出生后立即出现严重青紫。非青紫型法洛四联症患者可无明显症状或心室大量左向右分流导致心力衰竭。患者喜蹲踞，有杵状指等。

(2)超声图像特征:左心室流出道切面可观察到主动脉骑跨的对外不良型室间隔缺损。右心室流出道切面可观察到肺动脉内径变细(图 19 42,动态图 19-9)

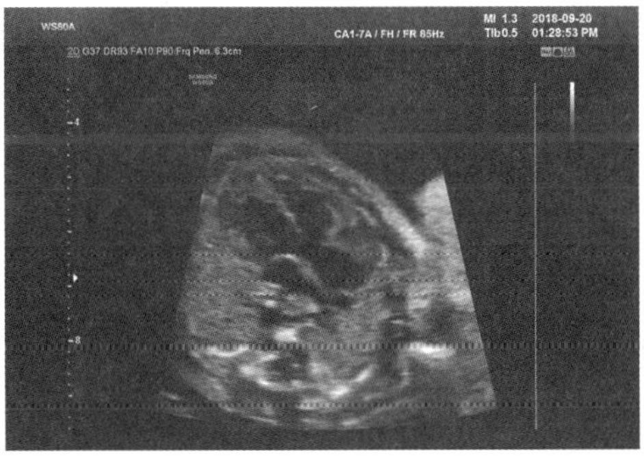

图 19-42　主动脉骑跨

动态图 19-9　主动脉骑跨

4. 右心室双出口

(1)临床诊断要点:是指两大动脉(主动脉和肺动脉)均连于右心室或两大动脉中任何一支完全来自右心室,另一支 75%以上来自右心室。多伴有室间隔缺损,属于不完全型大动脉转位。右心室双出口的两大血管位置关系多变,室间隔部位多变,大多预后不良。伴有大室缺型常见临床表现有肺动脉高压症状,心慌、气短。伴有肺动脉狭窄型可类似法洛四联症表现,出现青紫、喜蹲踞、杵状指。

(2)超声图像特征:四腔心切面显示两侧心腔不对称,右心系统明显增大。流出道切面显示主动脉及肺动脉缺乏交叉关系,两大血管平行,均发自前面的右心室(图 19-43,动态图 19-10)。

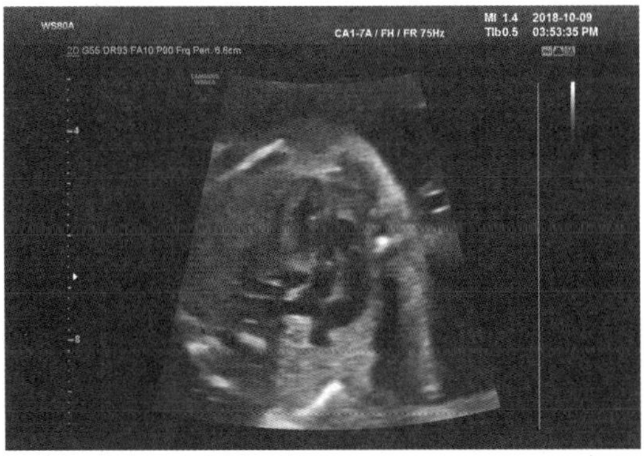

图 19-43　右心室双出口

动态图 19-10　右心室双出口

5. 大动脉转位

(1)临床诊断要点:胚胎动脉干的圆锥部反向旋转和吸收反常引起主动脉和肺动脉两大动脉之间的空间位置关系及心室连接关系异常。可分为完全型大动脉转位、矫正型大动脉转位及不完全型大动脉转位。胎儿期矫正型大动脉转位如不伴有其他明显的心内异常,血液循环及血流动力学可完全正常。完全型大动脉转位在胎儿期由于存在卵圆孔和动脉导管水平的分流,在胎儿期多不影响生存及发育,出生后必须存在心房水平、心室水平或大动脉水平分流,否则胎儿无法生存。

(2)超声图像特征:完全型大动脉转位主要在流出道切面诊断。主动脉、肺动脉没有交叉关系,呈平行走行。主动脉起源于前面的右心室,肺动脉起源于后方的左心室。纵轴切面动脉导管弓呈较小的弯曲角度,升主动脉呈较大弯曲角度。约50%的患儿伴有室间隔缺损。主要在四腔心切面矫正型大动脉转位表现为房室连接异常,右心房连接到心室面光滑、形成心尖的左心室;左心房连接到有调节束和肌小梁的右心室(动态图19-11)。

动态图19-11　大动脉转位

6. 永存动脉干

(1)临床诊断要点:起自两心室底部的单一动脉干,肺动脉开口于此动脉干,仅有一组半月瓣和位于瓣下的对位不良型室间隔缺损。根据肺动脉起源分为不同的亚型。Ⅰ型:肺动脉主干起源于动脉干动脉瓣的末端,由此分出左、右肺动脉。Ⅱ型和Ⅲ型:肺动脉主干缺失,肺动脉两分支起自动脉主干的后方,彼此靠近(Ⅱ型)或位于两侧并距离较远(Ⅲ型)。Ⅳ型相当于现在的肺动脉闭锁伴室间隔缺损。出生后早期患儿出现发绀,伴心力衰竭和肺动脉高压。

(2)超声图像特征:四腔心切面可基本正常。左心室长轴显示对位不良性室间隔缺损,并见一增粗的共同动脉干骑跨于室间隔缺损之上。当多切面均找不到右心室流出道、肺动脉瓣及右心室流出道与肺动脉无直接联系,则需要怀疑此病。如果可显示肺动脉自此动脉干发出,则可分型。

二、典型例题与解析

A1 型题(单选题)

1. 无脑儿的诊断要点应除外(　)

A. 颅骨光环缺失　　B. 无脑组织

C. 在 12 周时无脑儿可以见脑组织外露　　D. 妊娠早期可见脑膜膨出

2. 关于胎儿开放性脊柱裂的超声特点,不正确的是(　)

A. 在横断面脊柱裂弓呈“U”形或倒“八”字形

B. 伴有膨出膜膨出(薄壁囊肿)或脊髓脊膜膨出,覆盖皮肤连续

C. 矢状位扫描可以很好地评估缺损的程度、范围及脊柱后凸

D. 开放性脊柱裂与伴有脑干尾侧移位和大池闭塞的 Arnold-Chiari Ⅱ型畸形有关

3. 关于脐膨出的超声表现,下列错误的是(　)

A. 超声需要观察脐血管入腹壁处　　B. 膨出物表面有膜样包裹

C. 常伴有染色体异常　　D. 肝脱向脐带

E. 肠管漂浮于羊水之中

4. 染色体风险较高的异常是(　)

A. 腹裂　　B. 小型脐膨出

C. 肛门闭锁　　D. 输尿管囊肿

E. 脑裂畸形

5. 产前超声检出胎儿肢体明显短小、弯曲,颅骨头型呈“三叶草”形。椎体扁平。可考虑的疾病是(　)

A. 致死性侏儒Ⅰ型　　B. 成骨发育不全Ⅰ型

C. 软肋多指综合征　　D. Apert 综合征

E. 成骨发育不全Ⅳ型

6. 帆状胎盘常见的预后不包括(　)

A. 胎儿发育迟缓　　B. 早产

C. 胎盘残留　　D. 胎儿死亡

E. 羊水过多

7. 脐带内有(　)

A. 2 条动脉,1 条静脉　　B. 2 条动脉,2 条静脉

C. 2 条静脉,1 条动脉　　D. 1 条动脉,1 条静脉

E. 1 条动脉,3 条静脉

A2 型题(单选题)

(第 8～10 题共用题干)

观察以下超声图:

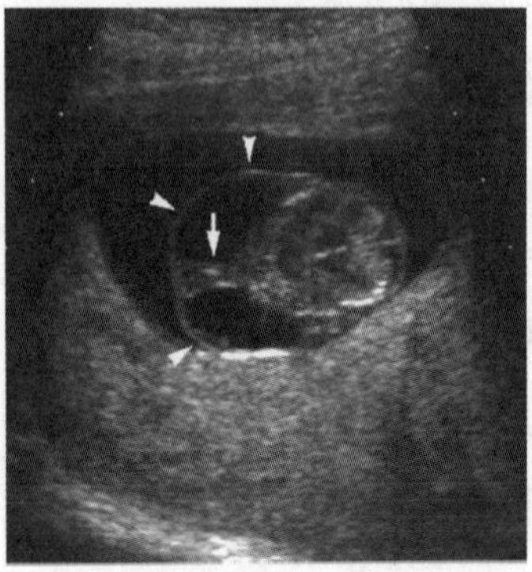

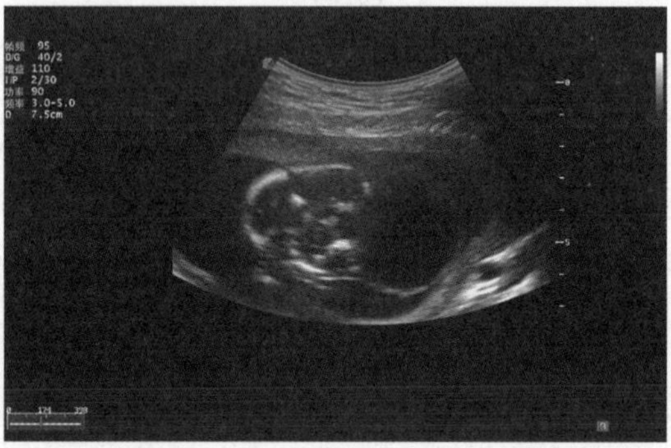

8. 左图为颈部横切面,您根据超声征象给出的诊断是( )
   A. 脑膨出　　B. 脊柱裂
   C. 淋巴水囊瘤　　D. 巨大血管瘤
9. 右图为头颅部横切面,您根据超声征象给出的诊断是( )
   A. 脑膨出　　B. 脊柱裂
   C. 淋巴水囊瘤　　D. 巨大血管瘤
10. 您认为两种疾病超声鉴别的要点是( )
    A. 肿块内有无分隔　　B. 颅骨光环是否完整
    C. 有无脑膜及脑组织回声　　D. 以上都正确

(第 11～14 题共用题干)

超声诊断颜面部畸形的依据:

A. 冠状切面上唇连续性中断
B. 横切面上牙槽突连续性中断,呈“错位征”
C. 正中矢状切面上出现“上颌骨假瘤”
D. 正中矢状切面上下唇下颌“S”形曲线消失

11. 小下颌( )
12. 上牙槽突裂( )
13. 单纯唇裂( )
14. 双侧唇腭裂( )

A3 型题(不定项选择题)

(第 15～18 题共用题干)

妊娠 20 周双胎妊娠。

15. 产前超声探查子宫腔,需要首先观察的内容有(　)

A. 胎盘数量　　B. 羊水内是否存在羊膜分隔

C. 双胎儿大小　　D. 胎盘是否存在前置

E. 双胎儿结构

16. 超声检查发现双胎儿共用一胎盘,羊水内见带状回声,此时需要观察(　)

A. 带状回声与胎盘的关系　　B. 带状回声与胎儿的关系

C. 带状回声与子宫腔的位置关系　　D. 带状回声的形态

E. 带状回声的血流

17. 超声发现带状回声两侧羊水量明显不等,需要观察(　)

A. 双胎儿腹围大小　　B. 双胎儿膀胱显示情况

C. 双侧羊水最大深度　　D. 双胎儿脐血流参数

E. 双胎儿大脑中动脉血流参数

18. 发现其中一个胎儿出现水肿情况,此时按照 Quintero 分级为(　)

A. Ⅰ级　　B. Ⅱ级

C. Ⅲ级　　D. Ⅳ级

E. Ⅴ级

(第 19～20 题共用题干)

产前超声探查发现胎儿腹部贴附在胎盘上,位置固定。

19. 首先考虑的疾病是(　)

A. 体蒂异常　　B. 脐带绕胎体

C. 脐带打结　　D. 羊膜带综合征

E. 腹裂

20. 继续观察发现,胎儿可能还存在的畸形是(　)

A. 脊柱畸形　　B. 脐带过短或缺失

C. 胸腹壁缺损　　D. 多指畸形

E. 全前脑

答案及解析

A1 型题

1. D

解析：无脑畸形是指大脑、颅骨、头皮的先天性缺失，面骨和颅骨基底部却基本正常，在妊娠 12 周时，由于缺乏正常的颅骨骨化和脑组织外露而怀疑无脑畸形或露脑畸形。在＞16 周时，大脑被破坏可诊断无脑畸形。

2. B

解析：开放性脊柱裂的诊断需要对从颈部到骶部的每一个神经弓进行横向和纵向的系统检查。在横断面正常神经弓呈闭合圆形，皮肤覆盖完整，而脊柱裂弓呈"U"形或倒"八"字形，伴有膨出膜膨出（薄壁囊肿）或脊髓脊膜膨出，覆盖皮肤连续性中断。矢状位扫描可以很好地评估缺损的程度、范围及脊柱后凸。开放性脊柱裂与伴有脑干尾侧移位和大池闭塞的 Arnold-Chiari Ⅱ型畸形有关。

3. E

解析：腹裂时腹壁全层缺损，腹腔内容物，主要为肠管漂浮于羊水内。

4. B

解析：胎儿小型脐膨出（仅肠管膨出）染色体异常风险高。约 60％的脐膨出可伴发其他畸形。40％的脐膨出为染色体异常，多为 18-三体、21-三体。

5. A

解析：致死性侏儒Ⅰ型表现为长骨极短、弯曲，呈"电话筒"状改变，同时可出现胸廓狭小，无"三叶草"形头颅。Ⅱ型表现为"三叶草"形头型，前额突出，大头。长骨短且直。

6. E

解析：帆状胎盘预后包括胎儿发育迟缓、早产、胎盘残留、胎儿死亡、胎盘血肿等。

7. A

解析：正常脐带内包含 3 根血管，即 2 根脐动脉和 1 根脐静脉，其中脐动脉的血流方向为回流胎盘的血液，脐静脉内为入胎体的血液。

A2 型题

8. C

9. A

10. D

解析：枕部脑脊膜膨出内含脑脊液，易与淋巴水囊瘤混淆。淋巴水囊瘤往往有分隔，其边缘直接连于皮肤，且很少合并中枢神经系统畸形。淋巴水囊瘤有时合并胸腔积液和腹水。

11. D

12. B

13. A

14. C

解析:单纯唇裂可以在冠状切面上得到最佳显示,表现为一侧或双侧上唇连续性中断,表现为带状回声失落,并可延伸达鼻孔,引起受累侧鼻孔的变形。单侧唇裂合并牙槽突裂或完全腭裂时,除唇裂征象外,可以在上颌骨的横切面上看到牙槽突回声连续性中断,正常弧形消失,呈"错位征"。双侧唇裂合并牙槽突裂或完全腭裂在横切面和矢状切面时都可以显示上唇和腭中部的向前突出部分,即所谓的上颌骨假瘤,主要是由于前颌突牙槽骨与牙龈及上唇中部软组织过度生长所致,常在鼻的下方形成一较大的强回声团块。小下颌畸形的主要特征是下颌骨小,颏后缩变短,向内收,上唇突起,下唇较上唇位置更后。正常下颌下唇形成的"S"形曲线消失,下颌骨明显缩短,颏部短,向内收,上唇突起,下巴轮廓不清。

A3 型题

15. ABC

16. ABC

17. ABCDE

18. D

解析:对于双胎妊娠,首先需要辨识绒毛膜性,根据早期妊娠囊数目、妊娠中期后胎盘数目、胎盘融合处"T"或"λ"征象,羊水内膜状分隔厚度,胎儿性别等综合鉴别。在识别出单绒毛膜双胎时,观察羊水内有无羊膜分隔,进一步识别是否为单羊膜囊双胎或双羊膜囊双胎,同时辨识有无双胎输血综合征的发生倾向,Quintero 分级如下:Ⅰ级,羊水过多或过少;Ⅱ级,供血儿膀胱无充盈;Ⅲ级,胎儿多普勒血流频谱发现特异性改变;Ⅳ级,胎儿水肿;Ⅴ级,胎死宫内。

19. A

20. ABC

解析:肢体-体壁综合征,又称体蒂异常,是以胎儿较大的腹壁或胸腹壁缺损、内脏外翻、明显的脊柱侧弯或脊柱裂、肢体畸形、颅面部畸形及脐带异常(脐带过短或无脐带)等多种发育畸形为主要特征的致死性胎儿发育异常;可发生于单胎妊娠,也可发生于多胎妊娠;这些畸形多合并存在,也可单独存在。

(邓学东　殷林亮　陆　冰　杨　忠　顾　军　姜　玮)

第20章

异常妊娠

一、基本知识

(一)流产

1. 临床诊断要点　流产是指妊娠不足28周、胎儿体重不足1000 g而终止者,发生在妊娠12周前称早期流产,发生在妊娠12周后称晚期流产。临床表现有停经史,妊娠试验阳性,阴道出血,腰背部酸痛,腹部阵发性疼痛。早期流产先出现阴道出血,而后出现腹痛。晚期流产先出现腹痛,后出现阴道出血。大多数早期流产物由蜕膜和不成熟绒毛或胎盘组织混合,少数可同时见到胚胎或胎儿组织。晚期流产物可见胎儿及胎盘组织。

2. 超声图像特征　病理与临床上分为先兆流产、难免流产、不全流产、完全流产、稽留流产。

(1)先兆流产:超声图像可具有以下2个特征。

1)子宫、妊娠囊、囊内胚芽或胎儿大小与停经孕周相符,有胎心搏动,子宫颈内口紧闭。

2)部分先兆流产患者可表现为妊娠囊一侧局限性新月牙无回声区或云雾样低回声区(图20-1)。

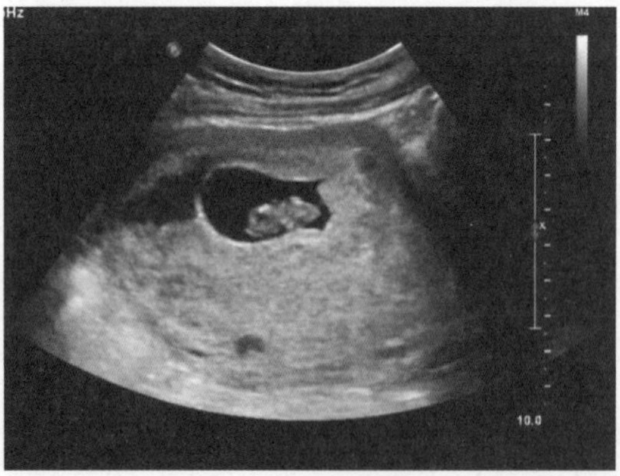

图20-1　先兆流产

(2)难免流产:超声图像可具有以下 3 个特征。

1)子宫颈内口已开,妊娠囊可部分下移至子宫颈内口或子宫颈管,妊娠囊变形呈“葫芦状”。

2)胚胎停育后流产症状迟早会发生,也属难免流产。

3)胚胎停育超声表现为妊娠囊变形,囊壁欠平滑;经腹部超声检查妊娠囊平均内径≥20 mm 或经阴道超声检查妊娠囊平均内径≥8 mm,未显示卵黄囊;经腹部超声检查妊娠囊平均内径≥25 mm 时,未显示胚芽;经阴道超声检查显示妊娠囊平均内径≥16 mm 时,未显示胎心搏动;胚芽长≥5 mm 时,未显示胎心搏动(图 20-2)。

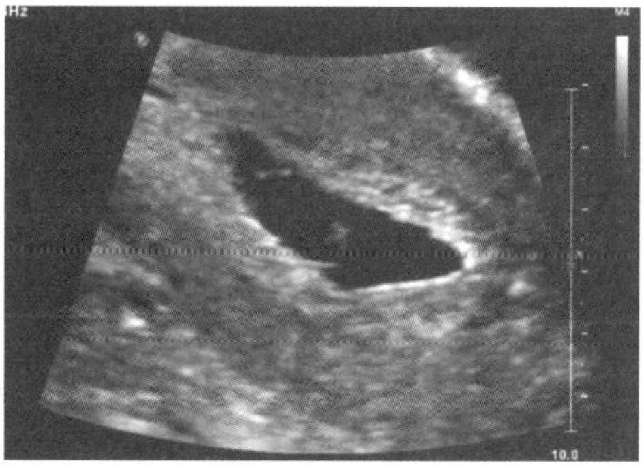

图 20-2　难免流产

(3)不全流产:部分妊娠物排出子宫腔,子宫腔内见不规则斑状、团状回声,彩色多普勒血流成像无明显血流信号,但相邻子宫肌层内可见局灶性血流信号(图 20-3)。

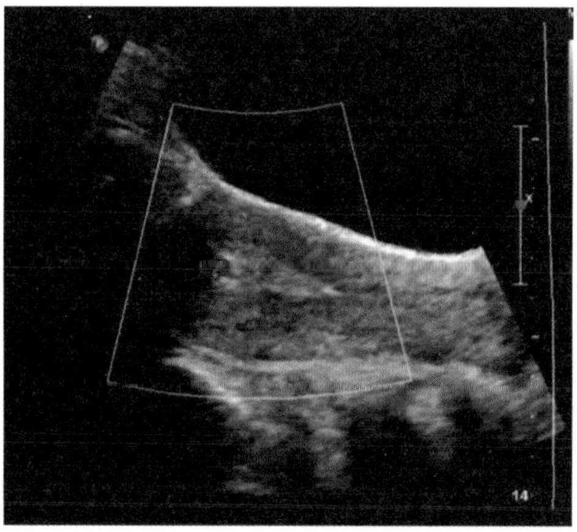

图 20-3　不全流产

(4)完全流产:妊娠物已全部排出,子宫内膜呈线状,子宫腔内可有少许积血声像,无斑状或团块状回声(图 20-4)。

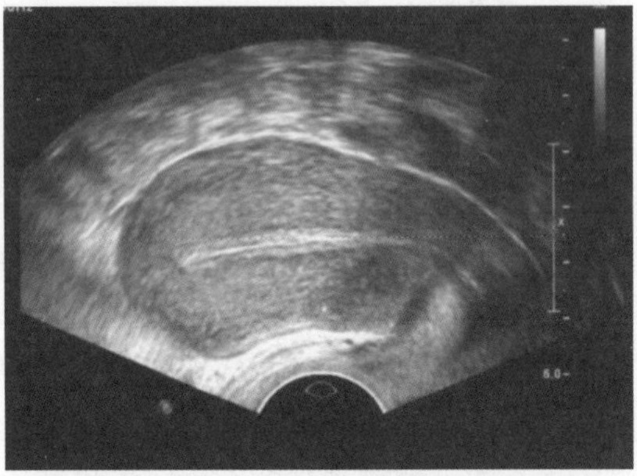

图 20-4 完全流产

(5)稽留流产:超声图像可具有以下 3 个特征。

1)胚胎或胎儿已死亡,无胎心搏动(图 20-5)。

2)妊娠囊存在者,妊娠囊皱缩变形,囊壁回声减弱、变薄,内壁毛糙;妊娠囊消失者,子宫腔内回声杂乱,不能分辨妊娠囊和胚胎结构,呈团块状实质性回声和低回声区及无回声区杂乱分布。彩色多普勒血流成像检查团块状实性回声区及无回声区周边可见较丰富血流信号。

3)子宫颈口未开,子宫较停经孕周小。

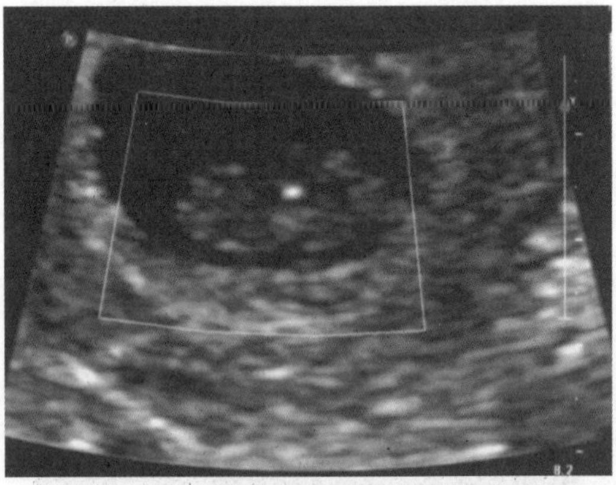

图 20-5 稽留流产

(二)胚胎停止发育

1. 临床诊断要点　妊娠早期胚胎因某种原因停止发育。临床表现为一般有停经史,无腹痛,有或无阴道出血,自然流产的一种形式。

2. 超声图像特征　妊娠囊内胎芽或胎儿形态不规整,无胎心搏动或表现为枯萎囊等。

妊娠早期胚胎停育的诊断标准:①顶臀径≥7 mm,且无心管搏动(图 20-6)。②孕囊平均直径≥25 mm,且无胚芽。③妊娠囊内无卵黄囊,2 周后复查未见有胎心的胚芽。④妊娠囊内有卵黄囊,11 天后复查未见有胎心的胚芽。

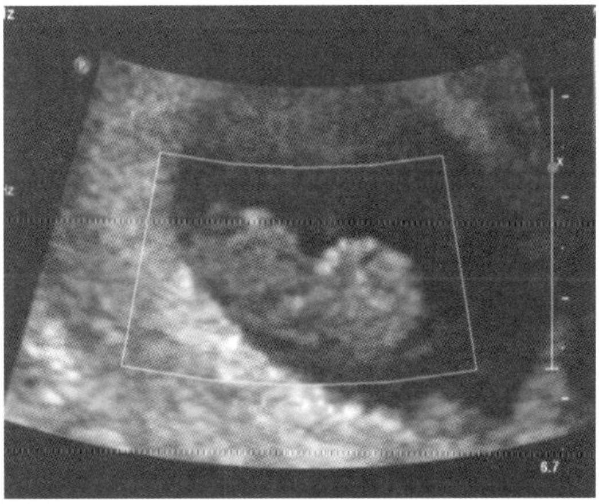

图 20-6　胚胎停止发育

(三)异位妊娠

1. 临床诊断要点　孕卵在子宫腔以外着床发育,称为异位妊娠。本病 95%～98%发生在输卵管,其中 80%发生在输卵管壶腹部,有时也可发生在腹腔、卵巢、子宫颈等部位。临床表现如下。

(1)输卵管妊娠:主要临床表现有停经史、腹痛、阴道出血、晕厥等。输卵管妊娠未破裂型,无明显腹痛;输卵管妊娠流产型,有腹痛但不剧烈;输卵管妊娠破裂型,腹痛较剧烈,伴贫血;输卵管妊娠陈旧型,不规则阴道出血时间较长,曾有剧烈腹痛,后呈持续性隐痛。体征有腹部压痛或反跳痛、一侧髂窝压痛、子宫颈举痛(包括阴道超声检查时)、子宫体增大柔软。子宫后穹隆穿刺可抽出不凝血。输卵管间质部妊娠是特殊、少见的输卵管妊娠,输卵管间质部肌层较厚,妊娠可维持至 14～16 周才发生破裂。

(2)腹腔妊娠:呈贫血貌,有早期妊娠时突然腹部剧痛或伴有少量阴道出血病史。如存活至足月,检查时可较清楚扪到胎儿肢体,却难以扪清子宫轮廓,胎心清晰。

(3)子宫颈妊娠:多见于经产妇,有停经史及早孕反应,阴道出血起初为血性分泌物或少量出血,继而出现大量阴道出血。出血多自妊娠 5 周开始,在妊娠 7～10 周常为大量出血。妇科三合诊检查子宫颈明显增大。

(4)卵巢妊娠:较罕见,与输卵管妊娠表现相似,同样有停经、腹痛、阴道出血、腹腔内出血、腹部压痛、反跳痛、后穹隆触痛等,临床上很难区分,但卵巢妊娠症状、体征出现较早。

异位妊娠时子宫内膜对异位妊娠产生的激素有反应,腺体呈分泌亢进、蜕膜样变和局灶 Arias-Stella 反应。异位妊娠手术切除送检标本有绒毛、胚胎或胎儿组织、新鲜种植部位,卵巢妊娠囊壁上必须有卵巢组织,输卵管完整。

2. 超声图像特征　输卵管妊娠的共同声像图表现为子宫稍增大,子宫内膜明显增厚,但子宫内无妊娠囊结构,有时可见子宫腔内积液或积血,形成假妊娠囊声像图。根据输卵管妊娠症状的轻重、结局分为 4 种类型。超声图像可具有以下 4 个特征。

(1)输卵管妊娠未破裂型:附件区可见一类妊娠囊环状高回声结构,壁厚回声强,中央呈无回声,似"甜面圈",故称为"甜面圈征"(Donut 征)。在类妊娠囊周围可测到类滋养层周围血流频谱。停经 6 周以上经阴道超声检查常可观察到卵黄囊、胚胎和原始心管搏动。此期盆腔和腹腔多无积液声像(图 20-7)。

(2)输卵管妊娠流产型:附件区可观察到边界不清、形态不规则混合回声包块,包块内有时可以辨认类妊娠囊结构,盆腔内可见积液,量较少(图 20-8)。

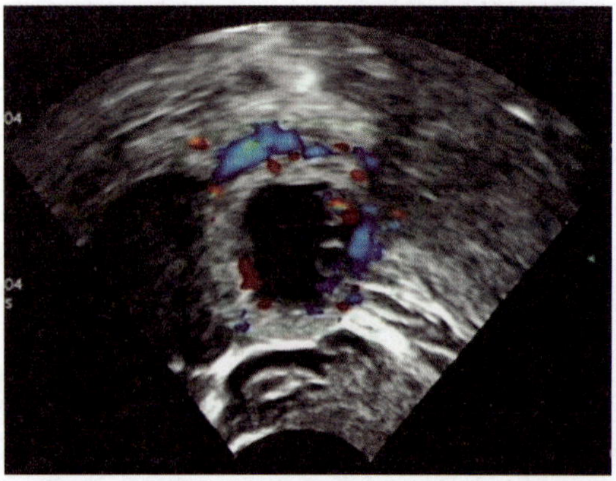

图 20-7　输卵管妊娠未破裂型

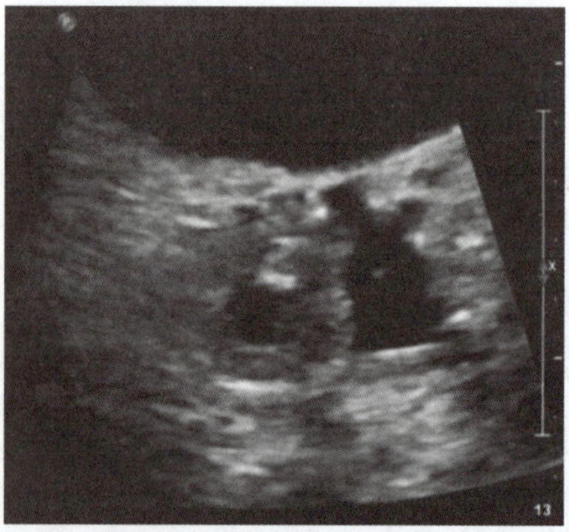

图 20-8　输卵管妊娠流产型

（3）输卵管妊娠破裂型：附件区可见较大、形态不规则混合回声包块，无明显边界，内部回声紊乱，难以辨认妊娠囊结构，盆、腹腔内大量游离液体，内有大量细密点状回声或云雾样回声（图 20-9）。

（4）输卵管妊娠陈旧型：附件区可见实质性不均匀中、高回声包块，边界清楚，包块内不能辨认妊娠囊结构，可有少量盆腔积液。彩色多普勒血流成像显示包块内血流信号不丰富（图 20-10）。

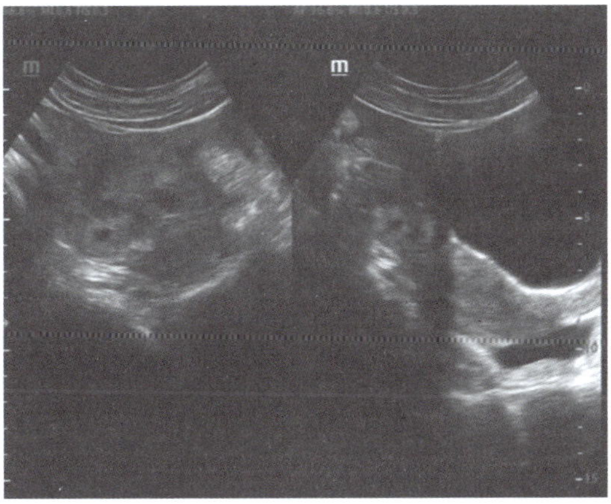

图 20-9　输卵管妊娠破裂型

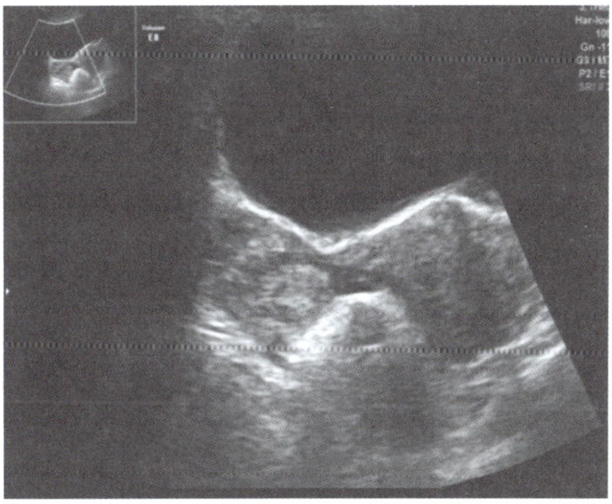

图 20-10　输卵管妊娠陈旧型

输卵管间质部妊娠是一种较特殊的输卵管妊娠，与子宫腔距离近，需要与子宫角妊娠区分。超声表现为子宫内膜增厚，子宫腔内无妊娠囊，子宫底一侧向外突出一包块，内见妊娠囊结构，囊内可见胚芽或胎儿，妊娠囊周围有薄层肌组织围绕，但子宫内膜线在角部呈闭合状，子宫内膜与包块无连续关系（图 20-11）。

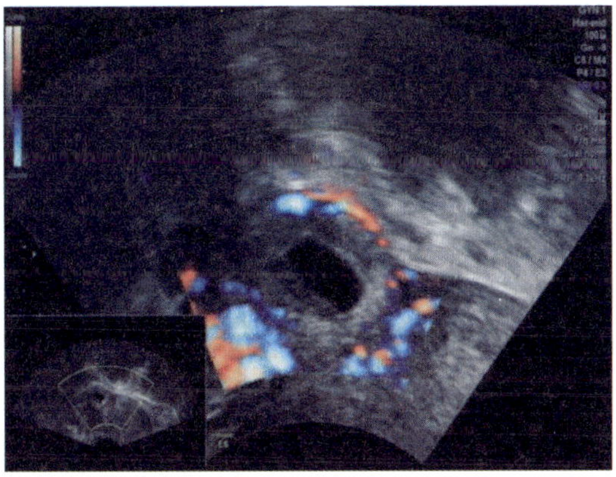

图 20-11　输卵管间质部妊娠

二、典型例题与解析

A1 型题(单选题)

1. 关于难免流产的声像图表现，不正确的是(　)

A. 胎囊变形　　B. 胎囊下移近子宫内口处

C. 子宫内口未开　　D. 胚胎形态可辨

E. 胚胎常死亡

2. 关于异位妊娠的描述，不正确的是(　)

A. 输卵管妊娠占 95%左右

B. 血 β-绒毛膜促性腺激素滴度一般比正常子宫内妊娠高

C. 阔韧带妊娠也属于异位妊娠

D. 有一小部分患者无明显停经史

E. 常出现腹痛

3. 关于子宫颈妊娠的声像图表现，不正确的是(　)

A. 子宫颈膨大

B. 子宫颈管内可见变形的胎囊

C. 子宫颈管内回声杂乱

D. 子宫内口开大，胎物填塞于子宫颈管内

E. 子宫外形呈葫芦状

4. 关于未破裂型异位妊娠，其超声诊断思路不正确的是(　)

A. 早期经阴道扫查能够提高检出率

B. 重视病史

C. 一次超声检查阴性，即可除外异位妊娠的诊断

D. 排除子宫腔内妊娠是诊断异位妊娠的关键之一

E. 清晰显示出双侧卵巢，在卵巢旁仔细寻找类妊娠囊结构

A2 型题(单选题)

5. 患者，女，既往月经正常，现闭经 68 天，尿妊娠试验阳性，阴道无出血。超声检查：子宫饱满稍大，子宫腔内可见平均内径为 29 mm 的妊娠囊，囊内未见明显胚胎组织及胎心搏动。正确的诊断是(　)

A. 先兆流产　　B. 不全流产

C. 稽留流产　　D. 枯萎孕卵

E. 难免流产

6. 患者,女,31 岁。婚后 4 年,既往月经规律。现停经 54 天,不规则阴道出血 4 天。超声检查:于左侧附件区可见平均内径为 25 mm 的妊娠囊,并见胚芽及原始心管搏动。最不可能的妊娠部位是(　)

A. 输卵管峡部　　B. 输卵管壶腹部
C. 卵巢　　D. 阔韧带
E. 输卵管间质部

7. 患者,女,29 岁。既往月经规律,现停经 61 天,下腹部隐痛,无阴道出血,超声诊断右侧输卵管间质部妊娠。下列声像图表现不可能出现的是(　)

A. 子宫增大,子宫腔内可见不规则团状高回声
B. 纵切面:胎囊光环极度靠近子宫底部
C. 横切面:胎囊偏于子宫腔一侧
D. 胎囊周围环绕完整的肌壁回声
E. 胚胎组织已初具人形,并可见卵黄囊回声

8. 患者,女,24 岁。既往月经规律,现停经 41 天,阴道不规则出血 5 天,剧烈腹痛 1 天,尿妊娠试验阳性。超声检查:盆腔偏右可见 79 mm×61 mm 形态不规则、无明显被膜、内有少量液性回声的低回声不均匀实质性占位,未见明显血流信号,盆、腹腔少量积液。子宫稍饱满,内膜稍增厚,左附件未见明显异常。根据以上表现,最可能的诊断是(　)

A. 异位妊娠破裂　　B. 黄体破裂
C. 卵巢囊肿蒂扭转　　D. 急性阑尾炎穿孔
E. 巧克力囊肿破裂

A3 型题(单选题)

(第 9～11 题共用题干)

患者,女,31 岁。闭经 56 天,阴道少量出血 1 天伴下腹部隐痛。超声显示子宫增大,宫内可见 25 mm 的妊娠囊,囊内可见胚胎组织及卵黄囊,并可见节律胎心搏动。胎囊周围有少量不规则液性暗区

9. 根据病史及超声表现,确切的诊断是(　)

A. 不全流产　　B. 难免流产
C. 先兆流产　　D. 稽留流产
E. 枯萎孕卵

10. 3 天后,因出血量增多,复查超声所见:子宫稍增大,子宫腔内回声杂乱,子宫颈管内可见 21 mm 形态欠规则妊娠囊,囊内可见胚胎组织,但无胎心搏动。确切的超

声诊断为(　)

A. 不全流产　　B. 难免流产

C. 先兆流产　　D. 稽留流产

E. 子宫颈妊娠

11. 该患者左侧卵巢可见 41 mm×39 mm 边界清楚，包膜完整、较薄、透声良好的囊性占位，最可能的诊断为(　)

A. 黄素囊肿　　B. 滤泡囊肿

C. 卵泡囊肿　　D. 黄体囊肿

E. 巧克力囊肿

答案及解析

A1 型题

1. C

解析：发生难免流产时，妇科检查子宫颈口已开，或羊膜囊已膨出或已破裂，或胚胎组织已滞留于子宫颈管内或露于子宫外口，流产已不可避免，因此超声检查时可见子宫颈口开放。

2. B

解析：受精卵在子宫腔以外着床称为异位妊娠。典型的临床表现为停经、腹痛及不规则阴道出血，但约有 25% 的患者无明显停经史。胚胎存活或滋养细胞尚有活力时，β-绒毛膜促性腺激素呈阳性，但异位妊娠时往往低于正常子宫内妊娠。

3. D

解析：子宫颈妊娠，子宫外形呈沙漏状，子宫内口关闭，子宫颈管不与子宫腔贯通。子宫颈妊娠流产，子宫外形呈“葫芦”状，子宫内口开大，颈管与子宫腔贯通。

4. C

解析：应强调动态观察，若超声检查子宫内、外未见明显妊娠囊，则考虑 2～3 天后复查超声和血 β-绒毛膜促性腺激素。

A2 型题

5. D

解析：枯萎孕卵的声像图特点是子宫腔内可见一大的空胎囊(一般>8 周)，囊内充满液性暗区(羊水)，无胚胎或仅见死亡的胚胎光条。

6. A

解析：输卵管峡部妊娠多在妊娠 6 周左右破裂，根据题中所述停经时间及妊娠囊大小推断该患者孕龄近 8 周，故 A 为最不可能的妊娠部位。

7. D

解析：输卵管间质部妊娠易误诊为子宫角妊娠。若胎囊周围环绕完整的肌壁，则为子宫角妊娠。而输卵管间质部妊娠，胎囊周围围绕的肌壁不完整。

8. A

解析：根据声像图特点盆腔偏右的实质性占位为凝血块声像图，再根据临床表现及化验结果，异位妊娠的诊断可以成立。

A3 型题

9. C

解析：先兆流产一般均有蜕膜后出血，出血量多少不同，轻者见妊娠囊周围有液性暗区围绕，重者可有较多量出血积聚于子宫下段。此时子宫颈口未开，妊娠囊内可见胚胎或胎儿，大小符合孕周，有胎心搏动，胚囊与子宫壁之间可见云雾状液性暗区，为绒毛膜从子宫壁剥离，局部积血表现。因此正确答案为 C。

10. B

解析：当妊娠囊下移至子宫颈管内时则已演变为难免流产，此时胚胎多已死亡。

11. D

解析：妊娠时，卵巢妊娠黄体可增大形成囊肿，一般在妊娠 3 个月内可自然消失。

（吴晶晶　吴　娅　曹　荔）

参考文献

姜玉新，张运．超声医学高级教程．北京：人民军医出版社，2012．

第21章

妊娠滋养细胞疾病

一、基本知识

(一)葡萄胎

1. 临床诊断要点　葡萄胎是发生于孕卵的胎盘绒毛滋养细胞疾病，也称水泡状胎块，因妊娠胎盘绒毛滋养细胞增生，终末绒毛水肿呈水泡状，水泡间相连似葡萄而得名，属于良性妊娠滋养细胞疾病。临床表现为停经后不规则阴道出血；妊娠反应重；子宫大于相应孕周；血和尿中绒毛膜促性腺激素水平异常升高。

2. 超声图像特征

(1)子宫均匀增大，大小超过相应的停经周数。

(2)完全性葡萄胎：子宫腔内充满大小不等的蜂窝状无回声，未见妊娠囊及胚胎组织回声，或因出血子宫腔一侧出现片状、不规则液性暗区或云雾状低回声区(图 21-1)。

(3)部分性葡萄胎：子宫内可见妊娠囊结构，囊内可见存活或死亡的胎体，胎盘绒毛部分或全部呈大小不等的蜂窝状或囊泡状无回声(图 21-2)。

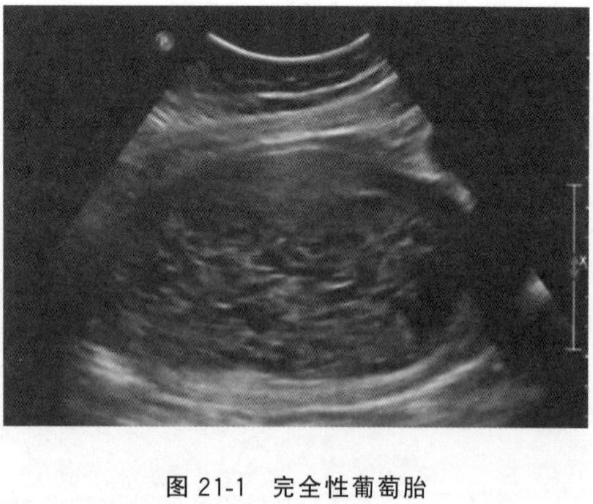

图 21-1　完全性葡萄胎

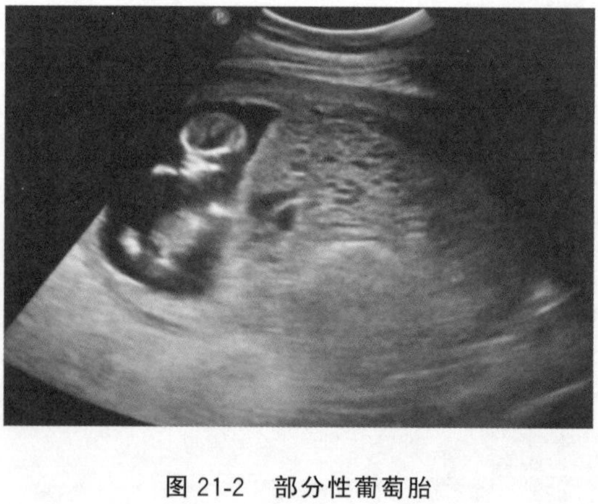

图 21-2　部分性葡萄胎

(4)彩色多普勒血流成像显示子宫腔内囊泡状结构内见散在血流信号,子宫肌壁内血流较丰富;频谱多普勒显示呈低阻力动脉血流频谱。

(5)部分患者双侧卵巢呈多囊性表现,其内分隔均匀,囊腔内为无回声,彩色多普勒血流成像显示分隔上可见细条状血流信号,为滋养细胞特有的卵巢黄素囊肿。

(二)侵袭性葡萄胎及绒毛膜癌

1. 临床诊断要点　侵袭性葡萄胎和绒毛膜癌是恶性滋养细胞疾病中最常见的类型。前者继发于葡萄胎,后者可发生于流产或足月妊娠分娩后。绒毛膜促性腺激素水平异常增高为主要诊断依据。临床表现为不规则阴道出血(侵袭性葡萄胎为葡萄胎清除后半年内出现,绒毛膜癌则在产后或流产后、葡萄胎清除半年以后出现)、腹痛,发生转移时伴有其他器官受侵犯的相应表现。侵袭性葡萄胎和绒毛膜癌在主要临床症状、体征、绒毛膜促性腺激素变化和处理原则方面基本一致,特别是声像图上有共同的表现,难以区分开来。

2. 超声图像特征

(1)子宫增大,肌层增厚,回声减低,肌层内病灶处布满蜂窝状及不规则无回声区,病灶边界不清。子宫腔内可因积血呈不均低回声,内膜常难以显示。若未得到及时诊治,病灶迅速穿透肌层,侵犯子宫旁组织,则子宫部分结构难以辨认,外形不规则。双侧卵巢结构无特异性改变,有时可表现为多囊样。

(2)彩色多普勒血流成像显示肌层病灶内丰富的五彩镶嵌的血流信号(图21-3),可记录到动静脉瘘频谱及极低阻力型动脉频谱。子宫旁血管异常扩张,子宫旁受侵犯时血管更是极度扩张,呈蜂窝状、管道状液性暗区。

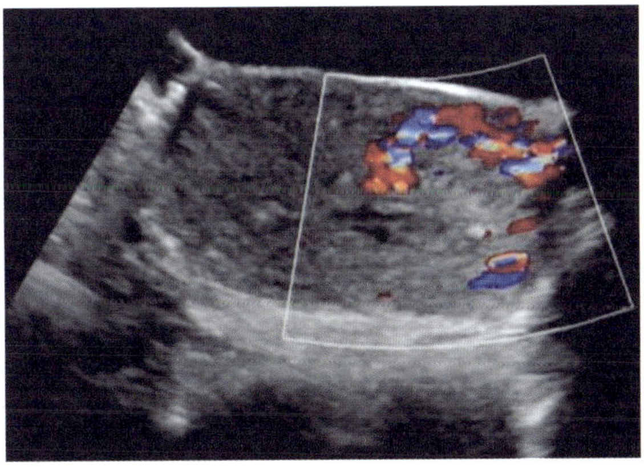

图21-3　恶性滋养细胞疾病

二、典型例题与解析

A1 型题(单选题)

1. 绒毛膜癌是恶性滋养细胞疾病中恶性程度最高的肿瘤,继发于葡萄胎的百分比为( )

A. 30%～40%
B. 40%～50%
C. 60%～70%
D. 70%～80%
E. 10%～20%

2. 下列最常与葡萄胎并发的是( )

A. 黄体
B. 黄素囊肿
C. 卵巢冠囊肿
D. 皮脂腺囊肿
E. 滤泡囊肿

3. 下列与葡萄胎超声鉴别诊断无关的是( )

A. 难免流产
B. 子宫肌瘤变性
C. 子宫腺肌病
D. 子宫腔积液
E. 子宫体癌

4. 绒毛膜癌的彩色多普勒血流成像特点是( )

A. 五彩斑斓低速血流,阻力指数<0.4
B. 五彩斑斓低速血流,阻力指数>0.4
C. 五彩斑斓高速血流,阻力指数<0.4
D. 五彩斑斓高速血流,阻力指数>0.4
E. 五彩斑斓高速血流,阻力指数>0.8

5. 恶性葡萄胎的超声表现与下列病变十分相似的是( )

A. 子宫肌瘤变性
B. 子宫肉瘤
C. 绒毛膜癌
D. 子宫颈癌
E. 子宫内膜癌

6. 关于葡萄胎的超声表现,下列正确的是( )

A. 子宫小于妊娠月份
B. 双侧卵巢正常
C. 子宫增大超过妊娠月份
D. 宫腔内无血流显像
E. 卵巢黄素囊肿是诊断葡萄胎的唯一征象

A3 型题(单选题)

(第 7～9 题共用题干)

患者,女,36 岁。停经约 3 个月,不规则阴道出血半月余。查体:子宫体积大于停经周数,子宫旁触及囊性肿块,血绒毛膜促性腺激素 31 260 μg/ml。超声表现如下图。

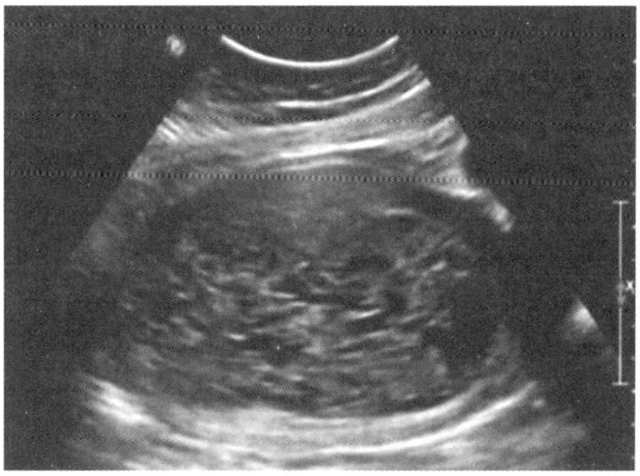

7. 根据超声图像,诊断为(　)

A. 多胎妊娠　　B. 早期妊娠

C. 异位妊娠　　D. 葡萄胎

E. 绒毛膜癌

8. 葡萄胎声像图的特征性表现为(　)

A. 子宫大于妊娠周数　　B. 双侧卵巢囊肿

C. 子宫肌层回声不均匀　　D. 子宫腔内见蜂窝状液性暗区

E. 妊娠 9 周仍未见胎心回声

9. 下列不是葡萄胎临床和声像图特征的是(　)

A. 妊娠早期剧吐　　B. 血清 β-人绒毛膜促性腺激素水平升高

C. 阴道不规则出血　　D. 子宫小于妊娠月份

E. 阴道流出葡萄状水泡

答案及解析

A1 型题

1. B

解析:40%～50%的绒毛膜癌是继发于葡萄胎。

2. B

解析:葡萄胎是由于滋养细胞显著增生,产生大量人绒毛膜促性腺激素,刺激卵巢卵泡内膜细胞发生黄素化而形成囊肿。

3. D

解析：子宫腔积液多因子宫颈内口处阻塞或粘连等原因所致，超声显示为子宫腔内无回声区，与葡萄胎子宫腔内出现密集蜂巢样水泡暗区明显不同。

4. A

解析：彩色多普勒血流成像显示绒毛膜癌子宫肌层内的血流特点是五彩斑斓低速血流，阻力指数<0.4。

5. C

解析：恶性葡萄胎的超声表现与绒毛膜癌十分相似。

6. C

解析：子宫增大超过妊娠月份是葡萄胎的超声表现。

A3 型题

7. D

8. D

9. D

解析：葡萄胎系绒毛发生水肿变性，形成大小不等的水泡，称葡萄胎。葡萄胎分为完全性葡萄胎和部分性葡萄胎，大多数为完全性葡萄胎，因胎盘绒毛全部受累，故整个子宫腔内充满水泡，部分性葡萄胎的子宫腔内水泡为局部的，可保留部分胎盘及胎儿。完全性葡萄胎的声像图表现为：子宫增大超过妊娠月份；子宫腔内见密集圆形或不规则形液性暗区，似蜂窝状；子宫腔内无胎儿及胎盘结构；附件区常可见卵巢黄素囊肿。部分性葡萄胎子宫腔内液性暗区数量少，可见完整的胎儿及部分胎盘结构。葡萄胎子宫增大常超过妊娠的周数，极少数患者可因为流出水泡较多，致使子宫小于妊娠周数。

（吴　云　吴丽君　曹　荔）

参考文献

[1]　吴钟瑜. 新编实用妇产科超声学. 天津：天津科技翻译出版公司，2009.

[2]　谢红宁. 妇产科超声诊断学. 北京：人民卫生出版社，2011.

第五篇

心脏超声

第22章

超声心动图总论

超声心动图丁1954年由瑞典Edlcr等首创，自20世纪70年代以来，M型、二维超声心动图、多普勒超声心动图、经食管超声心动图等在我国相继推广应用，已成为心血管疾病不可缺少的具有重要实用价值的非侵入性诊断方法。

一、正常心脏解剖

（一）心脏位置

心脏斜行于胸腔内，位于纵隔下部，1/3位于正中线右侧，2/3位于正中线左侧，心尖朝向左下方，心底朝向右后上方，长轴与身体正中线呈45°。

（二）心脏形态与结构

心脏内部分为4个腔，上方为左心房、右心房，壁较薄；下部为左心室、右心室。左、右心房之间被房间隔分开，左、右心室之间被室间隔分开。

右心房呈不规则椭圆形，壁薄，约为2 mm。其前部为右心耳，呈锥体状突出。右心房内侧壁的后部即为房间隔，其下1/3为卵圆窝，窝壁为膜性，是胚胎期卵圆孔闭锁后的遗迹，若残留未闭合，则形成继发孔型房间隔缺损。按血流的方向，右心房有3个入口（上腔静脉口、下腔静脉口、冠状静脉窦口）和1个出口（三尖瓣口）。

右心室位于心脏右后下部，呈烟斗状，主体在右下，柄向左上，为右心室流出道部分。右心室壁厚度为3～4 mm，约为左心室壁厚度的1/3。右心室壁内膜面大部分较粗糙，室壁肌束形成交错隆起的肌性肉柱。靠近肺动脉口的右心室内膜面较为光滑，称为肺动脉圆锥或肺动脉漏斗部。右心室的入口为三尖瓣口，出口为肺动脉瓣口。

左心房位于心脏的左后上方，呈卵圆形，房壁厚约3mm。其前部内膜面较粗糙，向右前方突出形成左心耳。位于肺动脉的左侧，腔壁上的梳状肌使腔面粗糙不平，易致血栓形成；后部光滑，上有肺静脉开口。左心房的入口为4个肺静脉口，出口为二尖瓣口，通向左心室。

左心室位于心脏左下部，右心室的左后方，呈圆锥体形，壁厚，为8～10 mm。心尖部内膜面肉柱较多，上部内膜面较光滑。左心室入口为二尖瓣口，出口为主动脉瓣口。

二、超声心动图检查内容

超声心动图检查内容包括:①判定心脏位置及与内脏的位置关系;②检出心脏结构异常。判定心脏各房室腔大小,室间隔和室壁厚度,室壁整体运动和节段性运动,瓣膜功能,房间隔、室间隔缺损的部位和大小,流出道、大动脉、体(肺)静脉,心肌病变,心内异常结构如肿瘤、赘生物和血栓以及周围血管病变等;③检出心脏结构关系的异常。判定心房排列关系、心房与心室、心室与大动脉的连接关系,体(肺)静脉回流、冠状静脉回流及冠状动脉发育和起源异常;④评价心脏血流动力学变化。采用超声多普勒技术常规测量各瓣膜口流速和压差,判定心血管内异常血流的部位和起源,定量或半定量分流、流出道狭窄、瓣膜狭窄和反流等异常血流的流速、压差及流量等;⑤检出心包疾病。定位和半定量评价心包积液,指导心包穿刺,判定缩窄性心包炎、心脏压塞和心包肿瘤等;⑥评价心脏手术及介入治疗后心脏结构恢复情况和血流动力学的转归;⑦评价心脏功能。常规应用二维超声心动图和(或)M 型超声心动图测定心脏收缩功能,并可采用多普勒技术评价心脏的收缩和舒张功能。

三、正常超声心动图

(一)二维超声心动图

二维超声心动图常用切面及显示的组织结构简述如下。

1. 胸骨旁左心室长轴切面,可显示主动脉根部、主动脉瓣、二尖瓣、右心室、左心室、左心房、室间隔、降主动脉(图 22-1)。

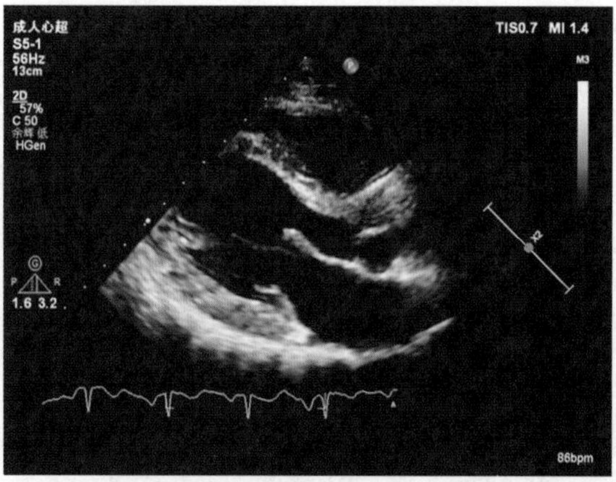

图 22-1 胸骨旁左心室长轴切面

2. 胸骨旁大动脉短轴切面，可显示主动脉根部、主动脉瓣、肺动脉瓣、三尖瓣、右心室流出道、右心房、左心房、房间隔、主肺动脉(图 22-2)。

3. 胸骨旁左心室短轴切面二尖瓣水平，可显示左心室、二尖瓣叶、室间隔、右心室(图 22-3)。

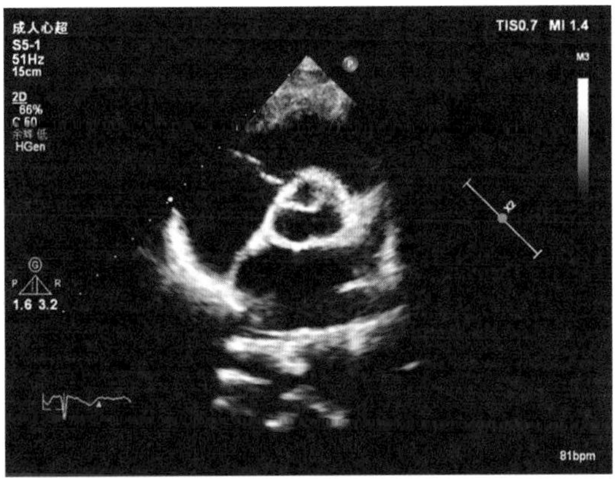

图 22-2　胸骨旁大动脉短轴切面

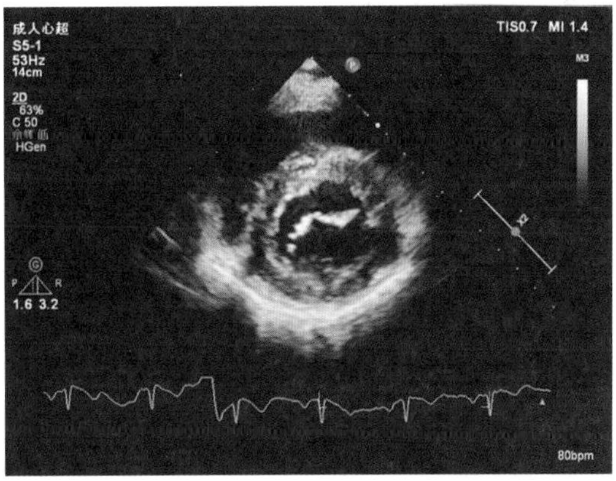

图 22-3　胸骨旁左心室短轴切面二尖瓣水平

4. 胸骨旁左心室短轴切面乳头肌水平，可显示左心室、乳头肌、室间隔、右心室(图 22-4)。

5. 心尖四腔切面，可显示左心室、右心室、室间隔、左心房、右心房、房间隔、二尖瓣、三尖瓣(图 22-5)。

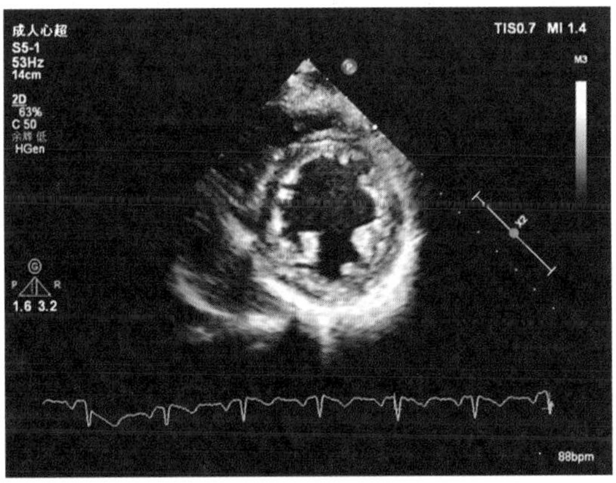

图 22-4　胸骨旁左心室短轴切面乳头肌水平

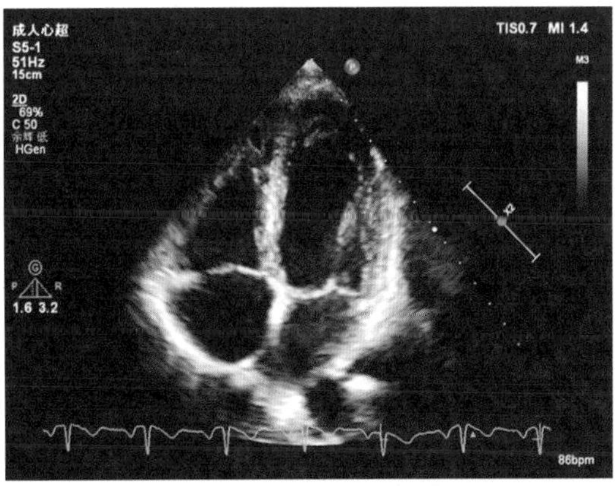

图 22-5　心尖四腔切面

6. 心尖五腔切面，可显示左心室、右心室、室间隔、左心房、右心房、房间隔、二尖瓣、三尖瓣、主动脉瓣、主动脉根部（图 22-6）。

7. 心尖两腔切面，可显示左心室、左心房、二尖瓣、降主动脉（图 22-7）。

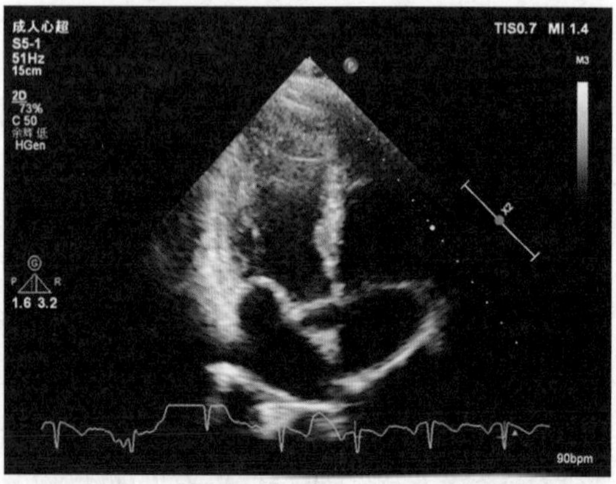

图 22-6　心尖五腔切面

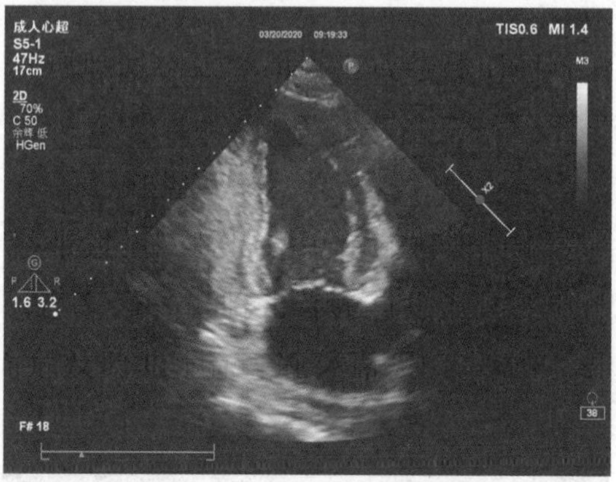

图 22-7　心尖两腔切面

8. 剑突下双房切面，可显示左心房、右心房、房间隔、上腔静脉、下腔静脉，该切面是显示房间隔的重要切面（图 22-8）。

9. 胸骨上窝长轴切面，可显示升主动脉、主动脉弓、无名动脉、左颈总动脉、左锁骨下动脉、降主动脉（图 22-9）。

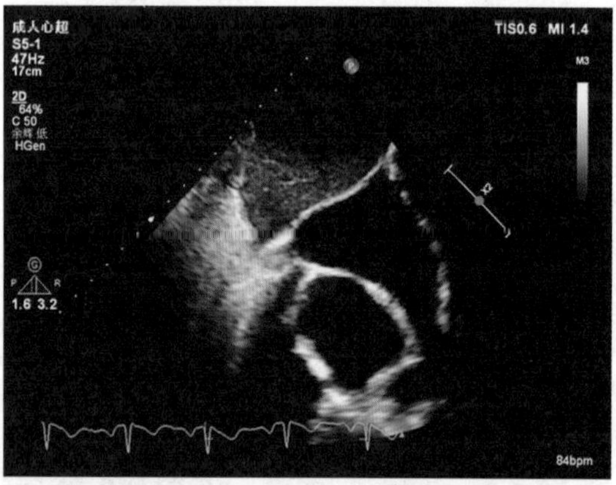

图 22-8　剑突下双房切面

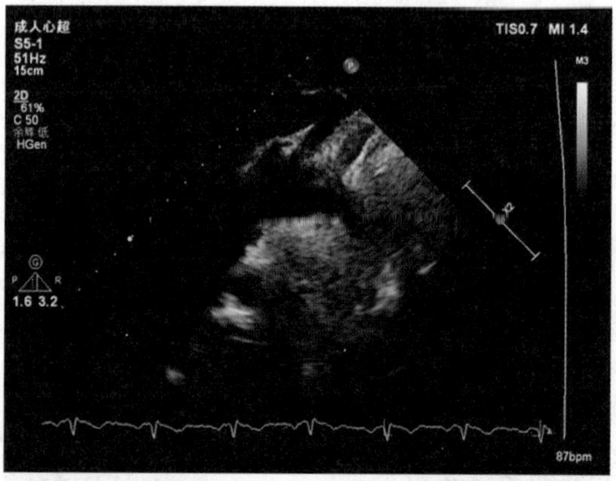

图 22-9　胸骨上窝长轴切面

（二）多普勒超声心动图

包括彩色多普勒成像（CDFI）和频谱多普勒。CDFI 是在二维多普勒显像的基础上，以实时彩色编码显示血流的方法，可以直观显示血流的方向和相对速度，是心脏瓣膜狭窄、反流以及心血管内分流的重要显像方法。彩色编码的规则一般采用“迎红背蓝”(血流朝向探头,编码为红色,背离探头,编码为蓝色),血流的速度与色彩的亮度成正比(图 22-10)。频谱多普勒包括脉冲多普勒(PW)和连续多普勒(CW),其中 CW 可探测超声束路径上的最大频移,记录心脏和大血管内的高速血流,但不能确定部位,而 PW 的取样容积可选择性地置于特定部位并测定该处的血流速度,但血流速度较高时易产生混叠。二尖瓣口 PW 参数测量对于左心室舒张功能的评估具有重要意义(图 22-11)。

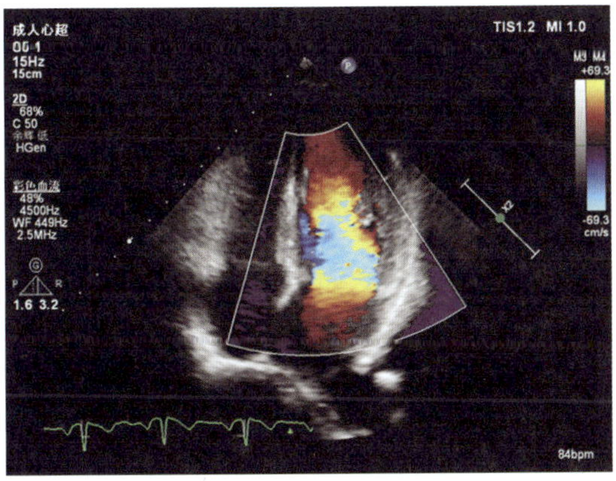

图 22-10　二尖瓣口 CDFI

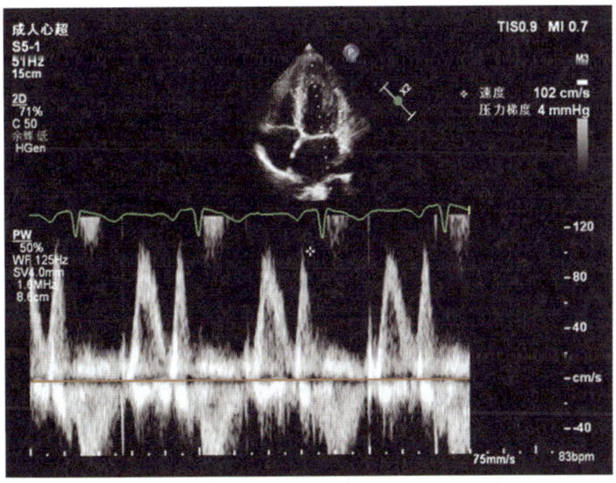

图 22-11　二尖瓣口 PW

(姚　静　李明霞)

第23章

先天性心脏病

先天性心脏病是指出生前形成的心脏畸形病变，是其在自然的胚胎发展过程中形成的。随着先天性心脏病介入治疗与外科治疗技术的迅速发展，大多数的先天性心脏病已能经手术治疗而获得痊愈或改善，因此术前的正确诊断更显重要。超声心动图是先天性心脏病诊断、治疗、术中监测及术后随访的重要工具。

一、先天性心脏病的超声分节段诊断法

1964年，美国哈佛医学院 Van Praagh 等基于心脏胚胎发育过程中血流从静脉往动脉的流向，将心脏与大血管划分为3个主要节段与2个连接，用于对先天性心脏病的病理解剖分析诊断，此即先天性心脏病的分节段诊断法。其基本的顺序是先确定心房位置及其与静脉的连接，再判断心房与心室连接及其解剖形态与空间位置，最后再明确心室与大动脉的连接及大动脉空间位置。

二、房间隔缺损

房间隔缺损发病率占先天性心脏病的10%～15%，是最常见的先天性心脏病类型之一。房间隔缺损可以单独发生，也可合并其他畸形。单纯的房间隔缺损患者早期可无症状，未经治疗可存活到60～70岁。

(一)临床诊断要点

房间隔缺损时，右心室同时接收体静脉回流血液及左心房向右心房分流血液，导致右心系统容量负荷增加，患者较少且较晚出现肺动脉高压，多数为轻至中度，鲜有重度。超声心动图是诊断房间隔缺损的首选方法，可以评估房水平分流程度和肺动脉高压，有助于术前分析、术中监测和术后效果的评估。目前的治疗方法包括介入封堵治疗和外科手术治疗。

(二)超声图像特征

1. 二维超声心动图　房间隔缺损的直接征象是房间隔回声失落，根据回声失落的位置判断缺损类型：回声失落位于卵圆窝处，缺损边缘与十字交叉间可见残端，则为

继发孔型房间隔缺损(图 23-1);回声失落位于十字交叉处,缺损边缘与十字交叉间没有残端,则为原发孔型房间隔缺损(图 23-2);回声失落位于上腔静脉或下腔静脉入口处,缺损在心房顶部,则为静脉窦型房间隔缺损(图 23-3);冠状静脉窦壁部分或完全回声失落,则为冠状静脉窦型房间隔缺损,均可见冠状静脉窦扩张(图 23-4);同时合并以上 2 种或 2 种以上的缺损,则为复合型房间隔缺损;右心容量负荷增大的表现,如右心房、右心室增大,右心室流出道及肺动脉主干增宽。

2. 彩色多普勒心动图　可探及房水平左向右分流(图 23-5),当出现重度肺动脉高压时,分流可以不明显,甚至右向左向流。

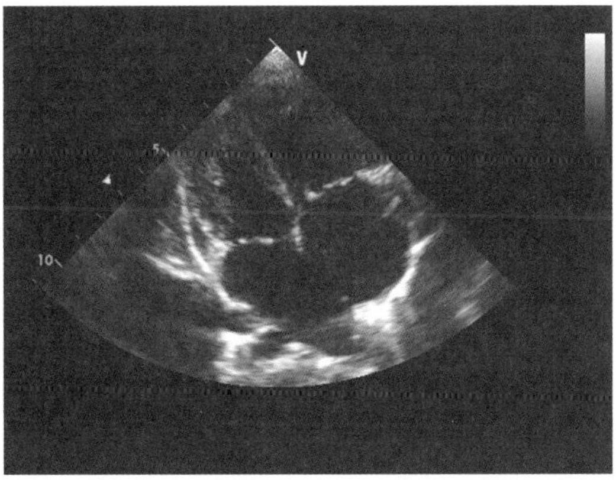

图 23-1　继发孔型房间隔缺损二维超声

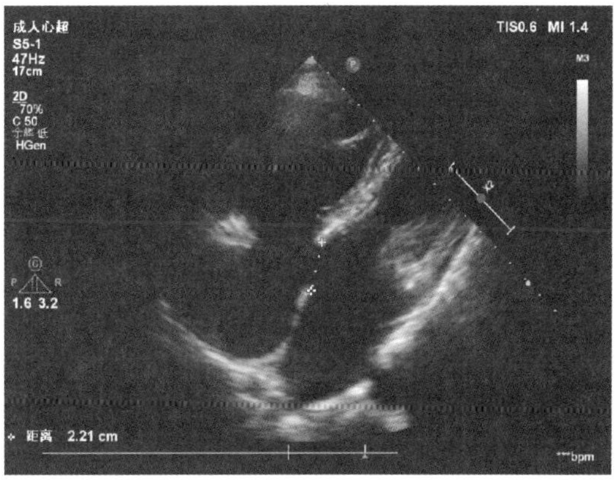

图 23-2　原发孔型房间隔缺损二维超声

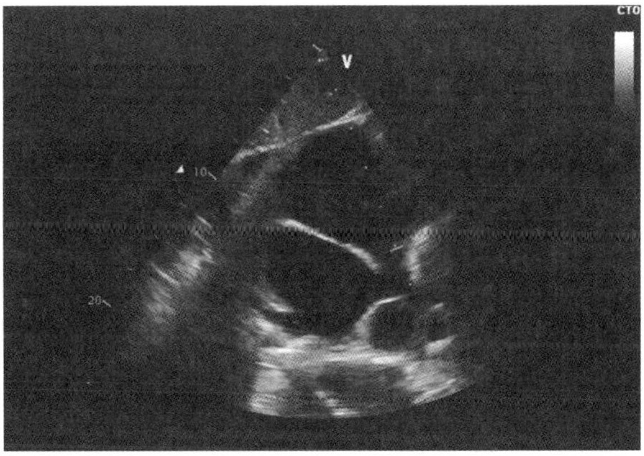

图 23-3　静脉窦型房间隔缺损二维超声

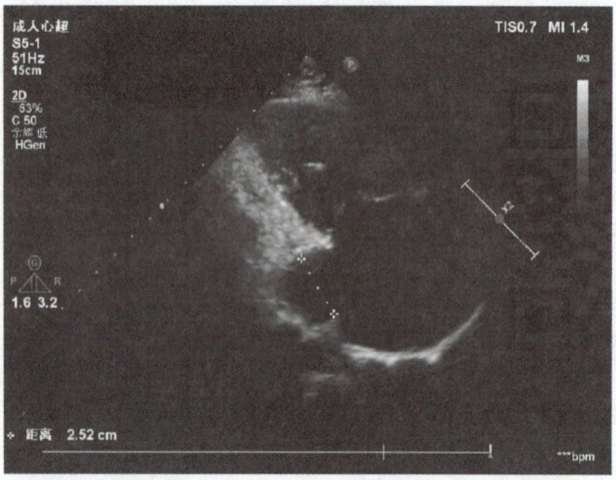

图 23-4　冠状静脉窦型房间隔缺损二维超声

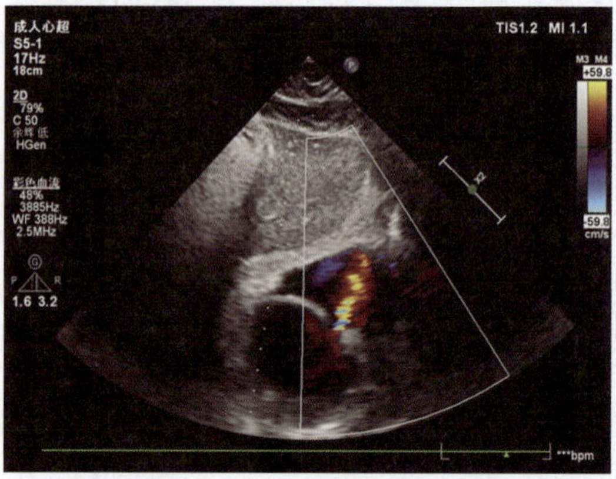

图 23-5　继发孔型房间隔缺损 CDFI

三、室间隔缺损

(一)临床诊断要点

室间隔缺损是最常见的先天性心脏病类型之一,可单独存在或作为心脏复合畸形的一部分。根据缺损解剖位置,可分为膜周部室间隔缺损(包括流入道膜周、流出道膜周、肌小梁膜周)、肌部室间隔缺损、双大动脉干下型室间隔缺损、混合型室间隔缺损。超声心动图是诊断室间隔缺损的首选方法。

(二)超声图像特征

1. 二维超声心动图　可直观显示室间隔缺损的大小和部位(图 23-6),应注意多切面扫查。

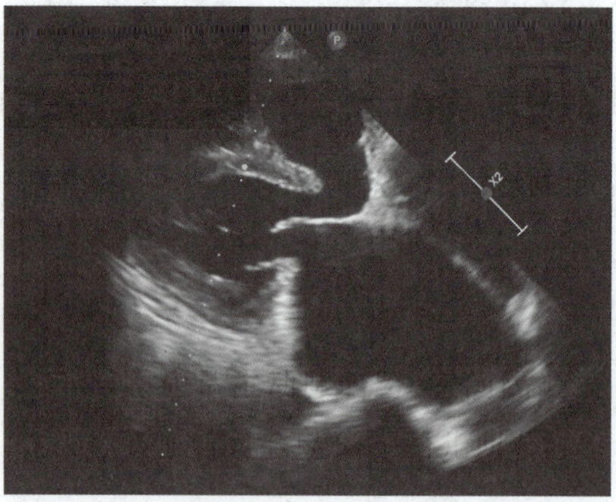

图 23-6　室间隔缺损二维超声

2. 多普勒超声心动图　CDFI 可见收缩期室水平左向右分流，分流速度较快（图 23-7）。但合并重度肺动脉高压时，分流流速可以较低，甚至出现右向左分流。CW 可以测量缺损口分流流速及压力阶差（图 23-8），并估测肺动脉收缩压（肺动脉收缩压＝主动脉收缩压－分流压）。

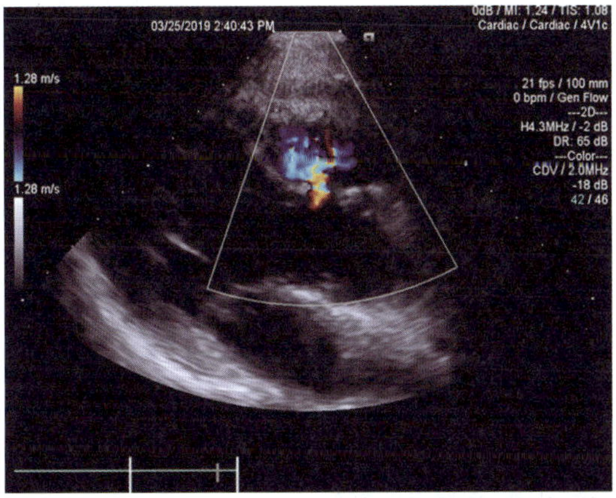

图 23-7　室间隔缺损 CDFI

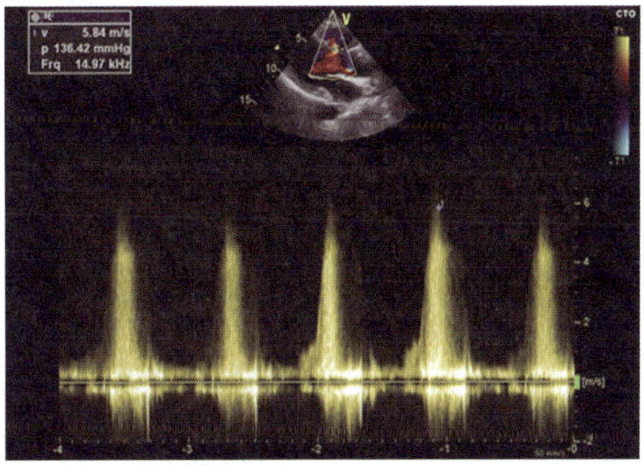

图 23-8　室间隔缺损 CW

四、动脉导管未闭

（一）临床诊断要点

动脉导管是胎儿期连接降主动脉与肺动脉的正常管道，一端开口于肺动脉主干分叉处或左肺动脉近端的后侧壁，向后上方偏左走行，另一端和主动脉弓相连。88%的婴儿出生后 8 周内动脉导管闭合，若出生后 6 个月至 1 年仍未闭合，则形成持续性动脉导管未闭。动脉导管未闭是最常见的心脏外分流型先天性心脏病。超声心动图是诊断动脉导管未闭的首选方法。

（二）超声图像特征

1. 二维超声心动图及多普勒超声心动图　二维超声心动图可见肺动脉分叉处异常通路与降主动脉相通（图 23-9），主要采集切面是胸骨上窝切面及胸骨旁心底短轴切面，CDFI 可显示持续整个心动周期的降主动脉至肺动脉的分流（图 23-10），CW 可探及连续性分流频谱（图 23-11），根据经动脉导管分流血流的压差估测肺动脉收缩压（肺动脉收缩压＝主动脉收缩压－动脉导管两端收缩压差），当分流量小时容易漏诊。

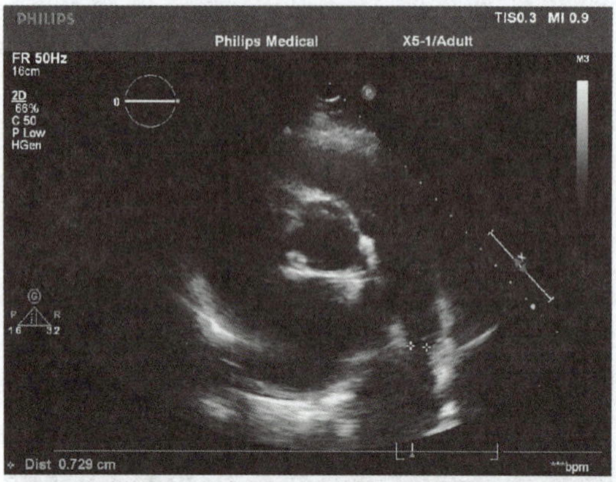

图 23-9　动脉导管未闭二维超声

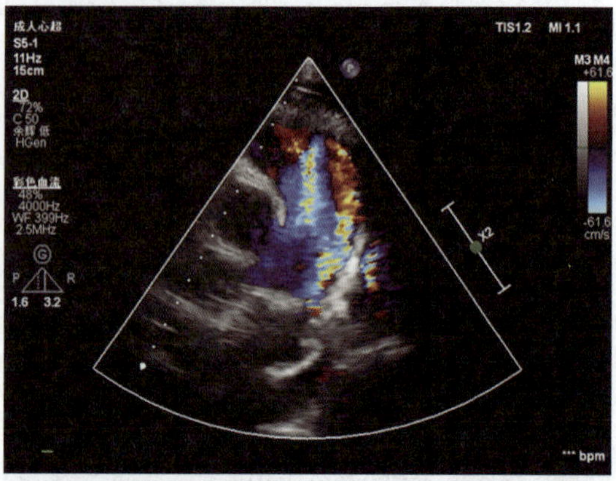

图 23-10　动脉导管未闭 CDFI

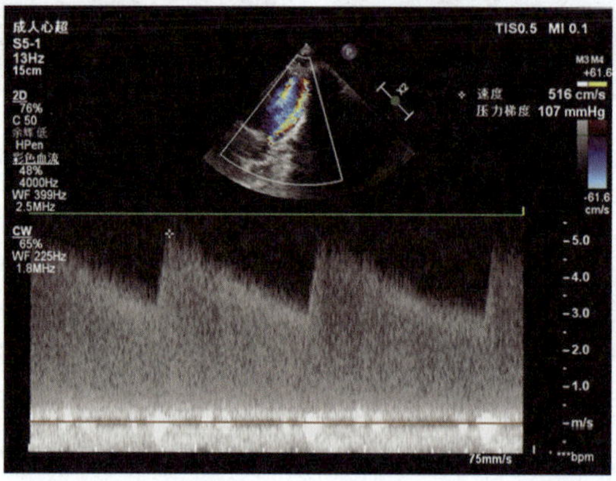

图 23-11　动脉导管未闭 CW

2. 合并症　大多数患者可出现左心容量负荷增加的表现，如左心房、左心室增大，室间隔搏动增强，主动脉增宽；继发重度肺动脉高压时，分流流速可以降低，甚至出现双向低速分流。

五、肺动脉瓣狭窄

(一)临床诊断要点

先天性肺动脉瓣狭窄临床较为常见，以三叶肺动脉瓣狭窄居多，表现为瓣叶交界处融合，瓣叶回声可以正常或呈不同程度增厚，亦可为二瓣或单瓣畸形，肺动脉主干狭窄后呈菱形扩张或形成动脉瘤，常累及左肺动脉。常与其他先天性心脏畸形并发，如合并室间隔缺损、主动脉骑跨、右心室壁肥厚时，称为法洛四联症，如合并房间隔缺损、右心室壁肥厚时，称为法洛三联症。

肺动脉瓣狭窄使右心室压力负荷增高，出现右心室壁向心性肥厚，右心房压力也随之升高。

（二）超声图像特征

1. 二维超声心动图　收缩期肺动脉瓣呈“圆顶帐篷样”向主肺动脉腔内膨出（图 23-12），瓣尖开放受限而显示悬于肺动脉中央，瓣叶活动度较大；肺动脉瓣叶多为三叶，少数为二叶或单叶；常合并肺动脉主干狭窄后扩张（图 23-13），右心室壁出现不同程度增厚，室间隔亦可增厚，晚期可出现右心室腔扩大。

2. 多普勒超声心动图　CDFI 可显示血流在收缩期通过狭窄的肺动脉瓣口时出现蓝色射流束或呈五彩镶嵌的湍流（图 23-14）；CW 可记录最大血流速度及跨瓣压差（图 23-15），判断肺动脉瓣狭窄的程度[跨瓣压差 2.67～6.67 kPa（20～50 mmHg）为轻度狭窄，6.67～10.7 kPa（50～80 mmHg）为中度狭窄，>10.7 kPa（80 mmHg）为重度狭窄]。

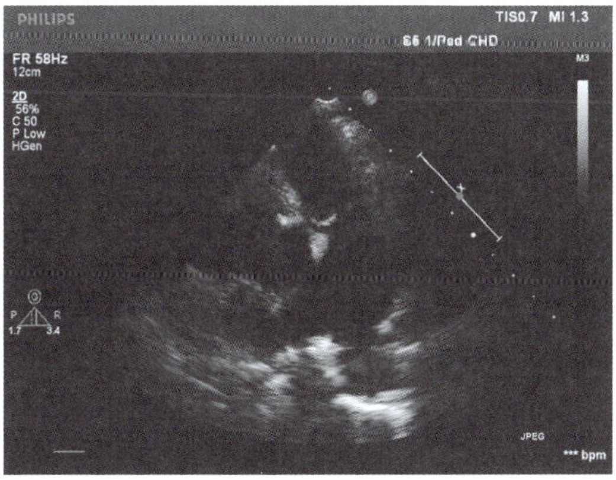

图 23-12　肺动脉瓣狭窄二维超声

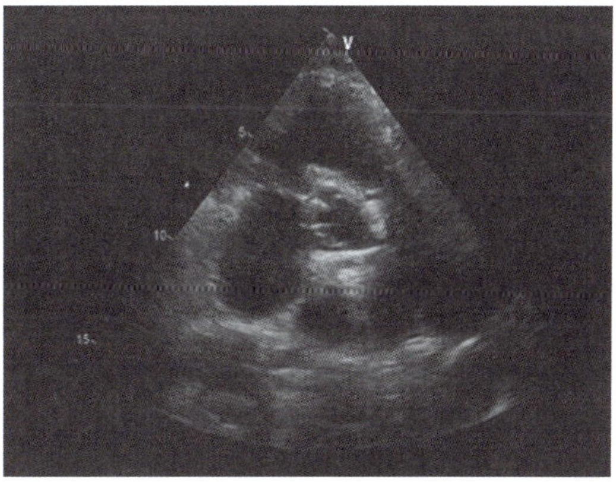

图 23-13　肺动脉瓣狭窄，肺动脉主干狭窄后扩张二维超声

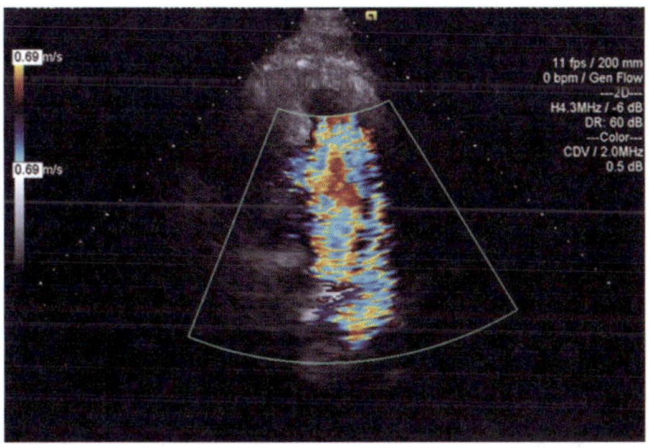

图 23-14　肺动脉瓣狭窄 CDFI

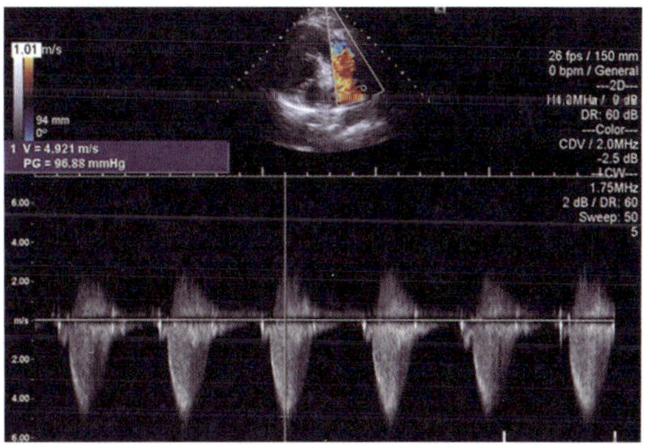

图 23-15　肺动脉瓣狭窄 CW

六、主动脉窦瘤

(一)临床诊断要点

主动脉根部紧邻主动脉瓣的上方，局部膨出，即为主动脉窦，又称为 Valsalva 窦。该处可因各种生理或病理原因扩大膨出，管壁变薄，呈囊袋状，称为主动脉窦瘤。囊壁未破裂时，无明显症状，部分患者可见瘤体压迫邻近组织，如房室结受压时出现房室传导阻滞，瘤体突入右心室流出道、三尖瓣口、冠状动脉口等时，引起梗阻。在血流的长期冲刷下，瘤壁变薄可导致破裂。主动脉内的血流通过破口冲入与破口相通的心腔，分流量一般较大，患者可出现症状。

主动脉窦瘤破裂常合并室间隔缺损、主动脉瓣异常(如主动脉瓣脱垂、主动脉瓣二叶式畸形等)。

(二)超声图像特征

1. 二维超声心动图　受累的主动脉窦呈瘤样向外局限性扩张(图 23-16)，可呈手指状、乳头状或囊袋状，瘤体根部位于主动脉瓣环水平以上，瘤壁一般较纤细、光滑，瘤壁破裂者可在瘤壁上探及回声连续性中断，破口多位于瘤壁顶端(图 23-17)，可为单个或多个；窦瘤破入腔室可出现不同程度增大，如破入右心房，可出现右心房、右心室增大；破入右心室者，可出现右心室增大，右心室流出道增宽；破入左心室者，可出现左心室增大。

2. 彩色多普勒心动图　可探及经破口的分流，一般流速高、流量较大，破入左心室时，为舒张期分流，而破入左心房、右心房或右心室者时，为双期连续性湍流(图 23-18)。

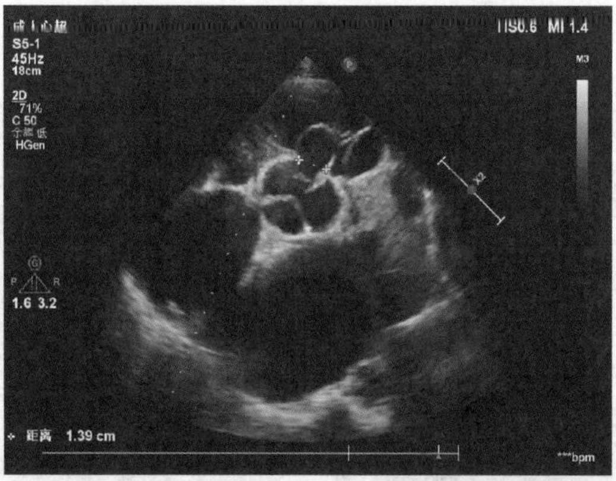

图 23-16　主动脉窦瘤扩张二维超声

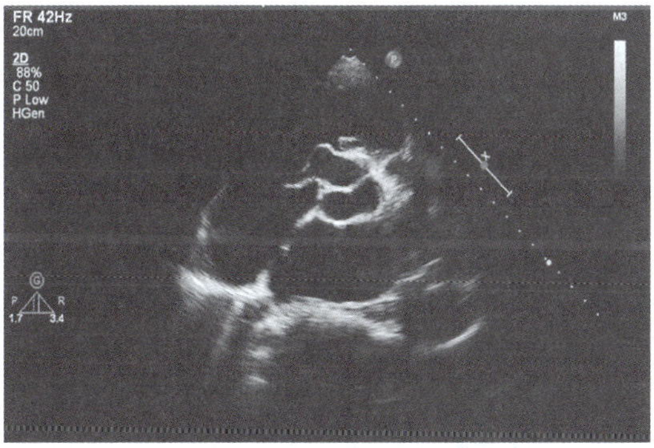

图 23-17　主动脉窦瘤破裂二维超声

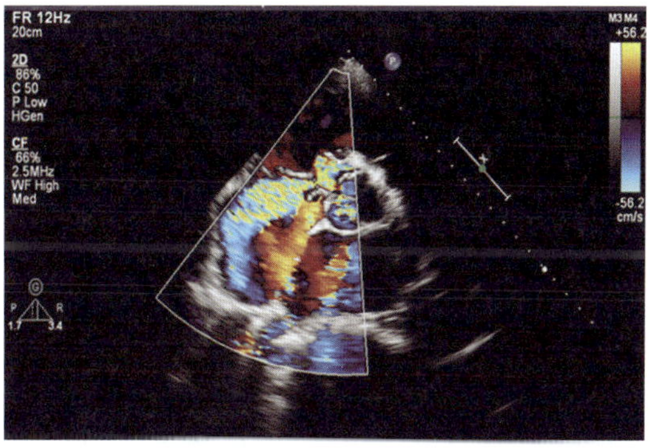

图 23-18　主动脉窦瘤破裂 CDFI

七、三尖瓣下移畸形

(一)临床诊断要点

三尖瓣下移畸形是一种较少见的先天性三尖瓣解剖结构异常，其主要病理解剖改变特点为三尖瓣隔叶和(或)后叶附着点向右心室心尖部移位，下移的瓣叶常发育不全，短小、粘连、融合、变形或缺如，前叶下移较少见；下移的瓣叶将右心室分为两部分，位于瓣叶下方的右心室为功能右心室，瓣叶上方的为“房化右心室”，与右心房构成巨大功能右心房；三尖瓣前叶一般仍在正常瓣环位置(少见下移、发育不良)，瓣叶宽大、冗长，可呈帆船样改变。本病的血流动力学改变主要与三尖瓣反流及右心室功能受损有关。超声心动图可清晰显示上述病理解剖及血流动力学的改变。此类患者常合并预激综合征、右束支传导阻滞或房间隔缺损。

(二)超声图像特征

1. 二维超声心动图　正常人三尖瓣隔叶附着点低于二尖瓣瓣叶附着点，二者距离<10 mm，当二者距离>15 mm 或经体表面积标化>8 mm/m^2，则可诊断为三尖瓣下移畸形，三尖瓣后叶前叶通常较冗长、粘连(图 23-19)。心尖四腔心切面、大动脉短轴切面、右心室流入道切面是观察三尖瓣瓣叶的重要切面；房化右心室与右心房形成巨大的功能右心房，功能右心室较小。

2. 合并症　常合并明显的三尖瓣反流，反流束起源点位置较低(图 23-20)，合并房间隔缺损时，可探及房水平分流。

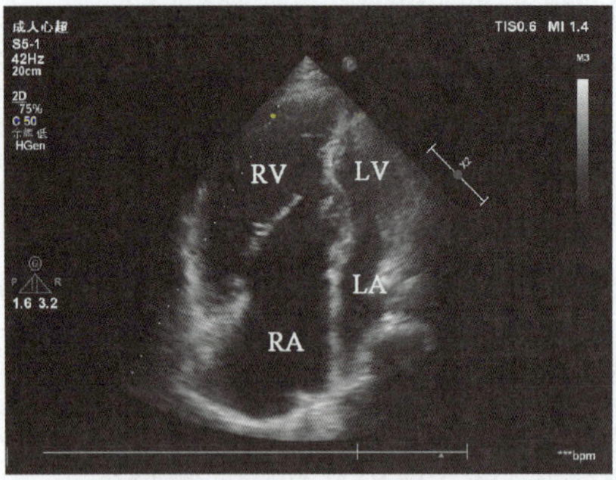

图 23-19　三尖瓣下移畸形二维超声

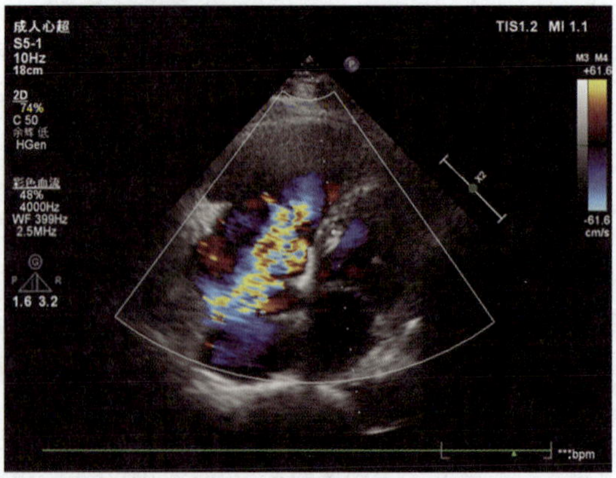

图 23-20　三尖瓣下移畸形 CDFI

八、心内膜垫缺损

(一)临床诊断要点

心内膜垫缺损是一组包括不同程度的低位房间隔缺损、部分流入道室间隔缺损和房室瓣的发育不完全造成的心脏畸形，较少见，占先天性心脏病的 4%～5%。

心内膜垫缺损可分为部分型心内膜垫缺损、完全型心内膜垫缺损。其中部分型心内膜垫缺损包括原发孔型房间隔缺损或原发孔型房间隔缺损合并二尖瓣前叶裂、三尖瓣隔叶发育不良、单线二尖瓣前叶裂或左心房右心房通道。完全型心内膜垫缺损表现为心内的十字结构消失，由原发孔型房间隔缺损、共同房室瓣及流入道室间隔缺损构成。超声心动图是诊断该病的主要方法，可清晰显示该病的解剖特征。

(二)超声图像特征

1. 二维超声心动图　部分型心内膜垫缺损可见房间隔下部十字交叉处的回声连续性中断(动态图 23-1)，二尖瓣前叶与三尖瓣隔叶在房室环上的植入位置平齐，二尖瓣前叶裂(动态图 23-2)；完全型心内膜垫缺损可见心脏“十字结构”消失，左、右房室瓣位于同一平面(动态图 23-3)。

2. 彩色多普勒心动图　可见房、室水平的分流(动态图 23-4)，合并肺动脉高压时可呈双向分流或右向左分流；可见二尖瓣裂的反流或共同房室瓣的反流。

3. 间接征象　如右心房、右心室增大，右心室流出道增宽，肺动脉增宽。

动态图 23-1　心内膜垫缺损二维超声

动态图 23-2　心内膜垫缺损二尖瓣前叶瓣裂二维超声

动态图 23-3　完全性心内膜垫缺损二维超声

动态图 23-4　心内膜垫缺损 CDFI

九、法洛四联症

(一)临床诊断要点

法洛四联症(tetralogy of Fallot，TOF)是最常见的发绀型先天性心脏病，占先天性心脏病的 12%～14%。TOF 的胚胎学基础是圆锥动脉干发育异常，其病理解剖为：右心室流出道梗阻、高位室间隔缺损、主动脉骑跨和右心室壁肥厚。TOF 的诊断主要依靠超声心动图，可以明确其病理形态及血流动力学改变。

(二)超声图像特征

1. 二维超声心动图　可见室间隔近十字交叉处回声连续中断，缺损一般较大，残端回声增强(动态图 23-5)；主动脉增宽，骑跨于室间隔之上，其前侧的右心室流出道变窄(动态图 23-6)；右心室扩大，右心室壁增厚；右心室流出道或肺动脉瓣狭窄。

2. 多普勒超声心动图　可见经室间隔缺损处室水平双向分流(动态图 23-7)，肺动脉瓣口或右心室流出道收缩期湍流，CW 可以估测瓣口或流出道流速、压差，以评估狭窄或梗阻的严重程度。

动态图 23-5　法洛四联症二维超声

动态图 23-6　法洛四联症主动脉骑跨二维超声

动态图 23-7　法洛四联症室水平双向分流

（姚　静　李明霞）

第24章

心脏瓣膜疾病

一、风湿性心脏病

(一)临床诊断要点

风湿性心脏病又称风湿性心瓣膜病，是由风湿性瓣膜炎引起的单个或多个瓣膜(包括瓣叶、瓣环、腱索及乳头肌)的器质性损害，导致瓣膜狭窄和(或)关闭不全。瓣膜病变最常累及二尖瓣，其次为主动脉瓣，亦可同时累及多个瓣膜。

(二)超声图像特征

1. 二尖瓣狭窄

(1)二维超声心动图及多普勒超声心动图：二尖瓣瓣叶增厚，回声增强，瓣叶粘连，活动幅度降低，前叶向左心室流出道隆起，后叶被拉直，胸骨旁左心室长轴切面可见二尖瓣舒张期呈“气球样改变”(图 24-1)，胸骨旁左心室短轴二尖瓣水平可见二尖瓣叶开放时呈“鱼嘴样改变”(图 24-2)，M 型超声因前、后叶同向运动，则表现为“城墙样改变”(图 24-3)；CDFI 可见二尖瓣口舒张期湍流(图 24-4)，CW 可记录舒张期二尖瓣口血流频谱，测量跨瓣压差、平均压差及压力减半时间(PHT)。

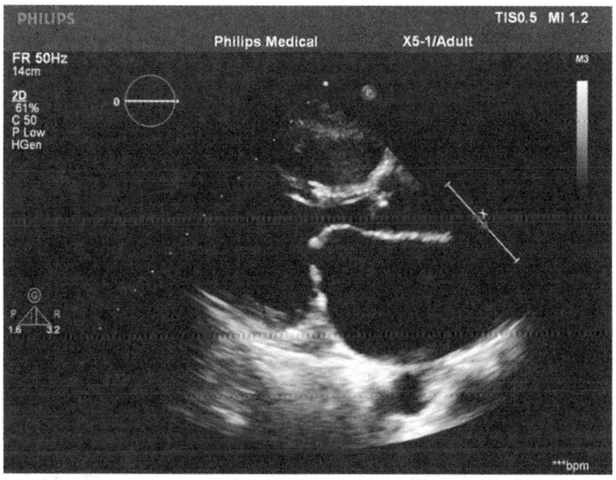

图 24-1 风湿性心脏病二尖瓣狭窄长轴观 2D

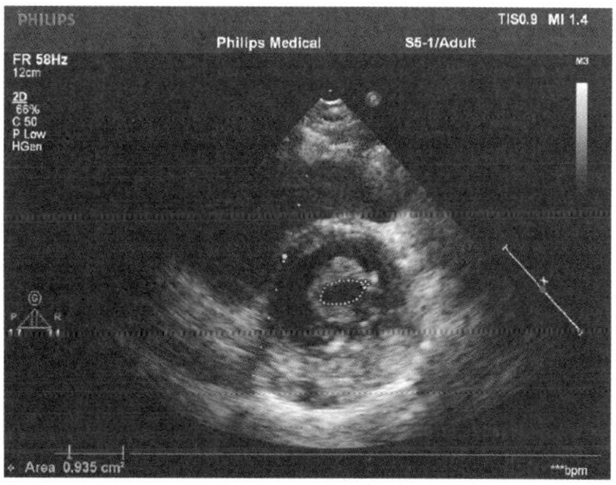

图 24-2 风湿性心脏病二尖瓣狭窄短轴观 2D

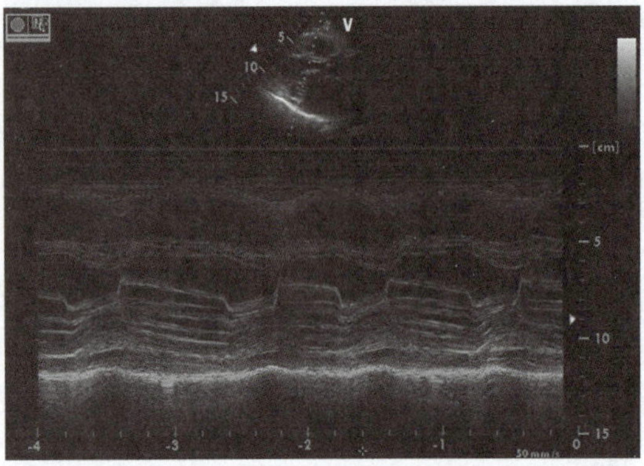

图 24-3　风湿性心脏病二尖瓣狭窄 M 型超声心动图

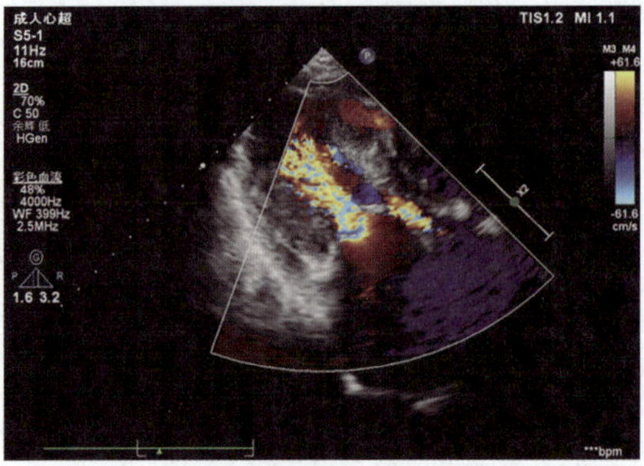

图 24-4　风湿性心脏病二尖瓣狭窄 CDFI

(2)二尖瓣口面积计算：计算方法包括描记法、压力降半时间计算法（MVA＝220/PHT）、连续方程法（MVA＝$A_{OA}\times SVI_{AO}/SVI_{MV}$）、多普勒近端血流汇聚法等。瓣口面积<1.0 cm^2 为重度狭窄，1.0～1.4 cm^2 为中度狭窄，1.5～2.5 cm^2 为轻度狭窄。

(3)合并症：多合并二尖瓣关闭不全，主动脉瓣狭窄和(或)关闭不全，三尖瓣关闭不全(三尖瓣狭窄较少见)；部分患者可见左心房内血流淤滞和(或)血栓形成，血栓最常见于左心耳处(图 24-5)；可伴右心房、右心室增大。

2. 二尖瓣关闭不全

(1)二维超声心动图及多普勒超声心动图：二尖瓣瓣叶增厚，回声增强，瓣叶粘连、挛缩，瓣下组织如腱索、乳头肌等亦可发生钙化、挛缩，活动幅度降低(图 24-6)；CDFI 可见二尖瓣口收缩期反流，通过计算缩流颈宽度(VC)、有效反流口面积(EROA)、反流束面积评估反流程度。

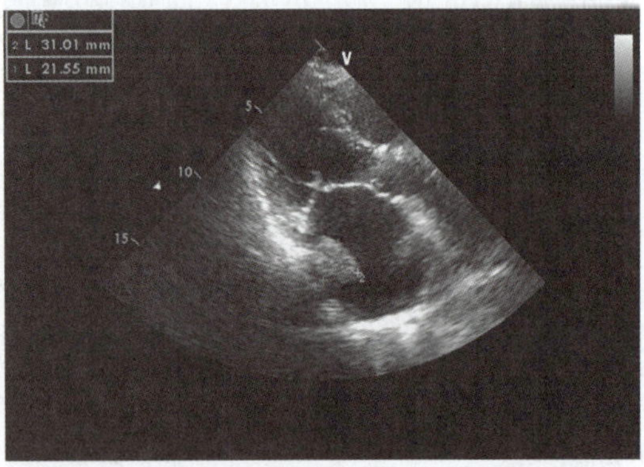

图 24-5　风湿性心脏病左心房血栓

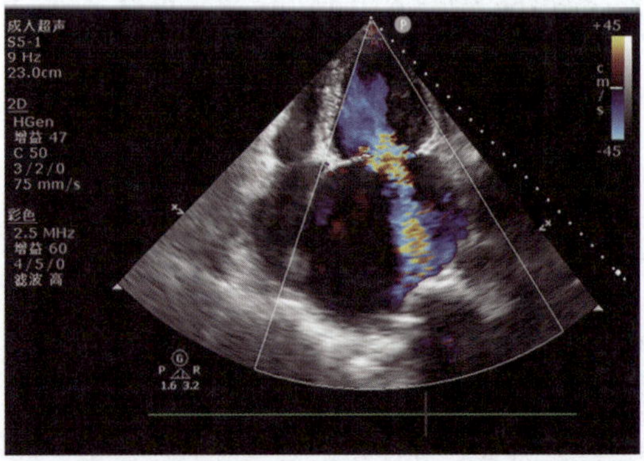

图 24-6　风湿性心脏病二尖瓣关闭不全

（2）合并症：常伴左心房、左心室增大，可伴肺动脉压力升高，右心房、右心室增大；二尖瓣狭窄，主动脉瓣狭窄和（或）关闭不全，三尖瓣关闭不全和（或）狭窄，但三尖瓣较少见。

3. 主动脉瓣狭窄

（1）二维超声心动图及彩色多普勒超声心动图：主动脉瓣瓣叶增厚，回声增强，瓣叶粘连，活动幅度降低（动态图 24-1）；可合并左心室壁增厚；CDFI 可见主动脉瓣口收缩期湍流，CW 可记录收缩期主动脉瓣口血流频谱，测量最大及平均流速、跨瓣及平均压差（图 24-7）。

动态图 24-1　风湿性心脏病主动脉瓣狭窄 2D

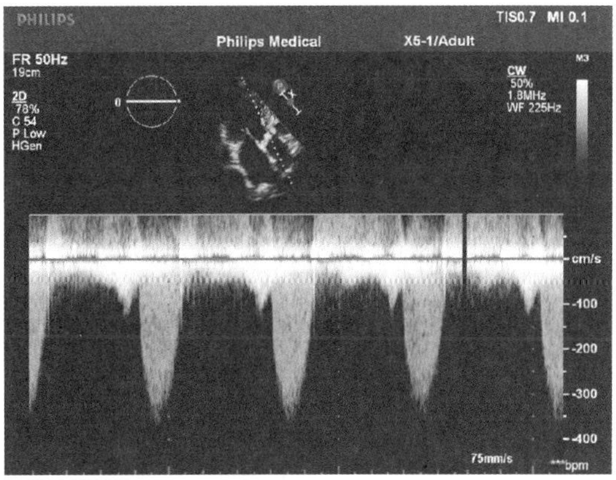

图 24-7　风湿性心脏病主动脉瓣狭窄 CW

（2）主动脉瓣口面积计算：计算方法包括描记法，连续方程法（$AVA = A_{LVOT} \times SVI_{LVOT}/SVI_{AV}$）。根据主动脉瓣口面积、最高流速、平均压差评估主动脉瓣狭窄程度，提示重度主动脉瓣狭窄的指标为：AVA＜1.0 cm^2，主动脉瓣口流速＞4 m/s，平均压差＞5.33 kPa（40 mmHg）。

（3）合并症：多合并二尖瓣狭窄和（或）关闭不全、主动脉瓣关闭不全、三尖瓣关闭不全和（或）狭窄，但三尖瓣狭窄较少见。

4. 主动脉瓣关闭不全

（1）二维超声心动图及多普勒超声心动图：主动脉瓣瓣叶增厚，回声增强，多合并二尖瓣狭窄和（或）关闭不全、主动脉瓣狭窄、三尖瓣关闭不全（三尖瓣狭窄较少见）；CDFI 可见主动脉瓣口舒张期反流，通过计算缩流颈宽度（VC）、有效反流口面积（EROA）；提示重度主动脉瓣反流的指标为 VC＞0.6 cm，EROA≥0.30 cm^2。

（2）合并症：可出现左心房、左心室增大。

5. 三尖瓣狭窄

（1）二维超声心动图及多普勒超声心动图：三尖瓣瓣叶增厚，回声增强，瓣叶粘连，活动幅度降低(动态图 24-2);CDFI 可见三尖瓣口舒张期湍流,CW 可记录舒张期三尖瓣口血流频谱,测量平均压差、压力减半时间(PHT)。

动态图 24-2　风湿性心脏病三尖瓣狭窄

(2)三尖瓣口面积计算:多普勒超声根据公式法估测三尖瓣口面积(TVA),提示三尖瓣口明显狭窄的指标为:平均压差≥0.67 kPa(5 mmHg),压力半降时间≥190 毫秒,TVA≤1.0 cm^2。

(3)合并症:多合并二尖瓣狭窄和(或)关闭不全,主动脉瓣狭窄和(或)关闭不全,三尖瓣关闭不全;可见右心房增大,下腔静脉增宽。

二、感染性心内膜炎

(一)临床诊断要点

感染性心内膜炎是由微生物感染瓣膜或心内膜表面引起的炎症病变,常伴赘生物形成。赘生物是血小板和纤维素团块,内含微生物和炎症细胞,大小不等、形态不一。瓣膜是最常受累部位,其中以主动脉瓣最常见,其次是二尖瓣,再次是三尖瓣(多见于静脉药瘾者),肺动脉瓣病变较少见(可见于动脉导管未闭患者)。

超声心动图可明确是否形成赘生物、瓣膜受损情况及原有器质性心脏疾病,是感染性心内膜炎的主要诊断方法。

(二)超声图像特征

1. 二维超声心动图　可显示赘生物形态、数量及附着位置(图 24-8),经食管超声心动图对微小赘生物或人工瓣膜心内膜炎的敏感性高于经胸超声心动图(图 24-9);可显示受累瓣叶的损伤情况,如瓣叶穿孔、瓣叶脱垂、瓣周脓肿(图 24-10)。

2. 彩色多普勒心动图　受累的瓣叶出现明显反流,CDFI 可清晰显示。

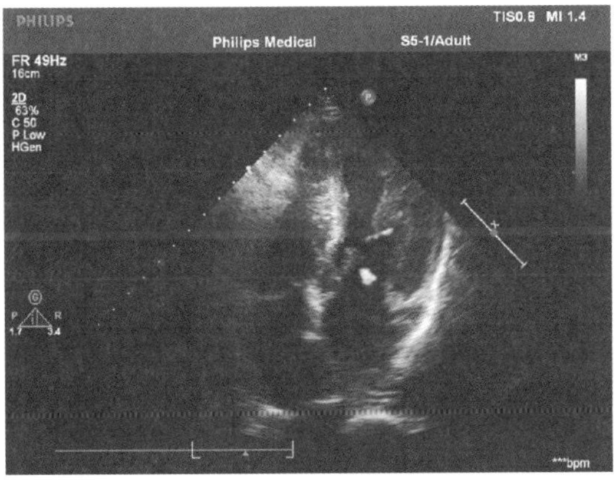

图 24-8 感染性心内膜炎二尖瓣赘生物 TTE

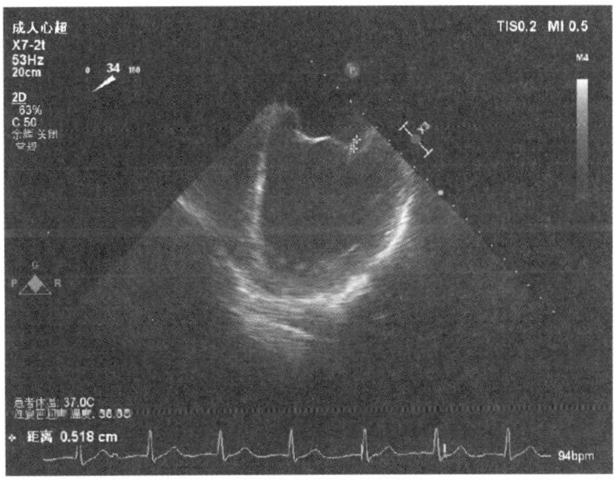

图 24-9 感染性心内膜炎二尖瓣赘生物 TEE

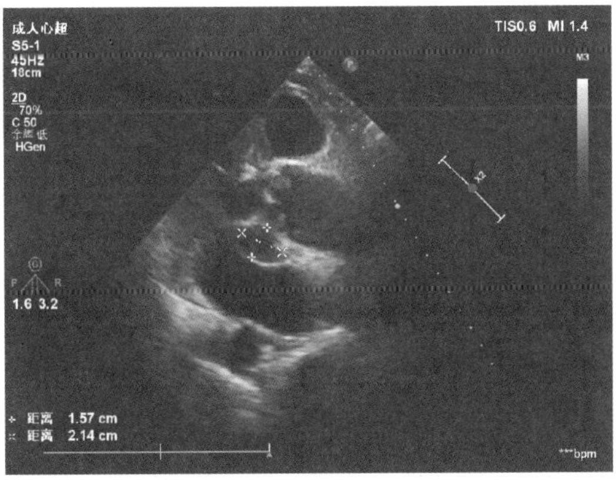

图 24-10 感染性心内膜炎瓣周脓肿 2D

三、二尖瓣脱垂

(一)临床诊断要点

二尖瓣脱垂是由各种原因引起的二尖瓣瓣叶(1 个或 2 个)收缩期脱向左心房侧,超过瓣环连线,伴或不伴二尖瓣反流。其中,单纯性二尖瓣后叶脱垂最常见,尤其是 P2 区,其次为前、后叶同时脱垂,单纯前叶脱垂较少见。依照发生原因不同,将其分为原发性二尖瓣脱垂和继发性二尖瓣脱垂两类。原发性二尖瓣脱垂主要是二尖瓣瓣叶、腱索或瓣环发生黏液样变性,导致瓣叶增厚或冗长,腱索冗长或断裂,瓣环扩大等二尖瓣装置异常;继发性二尖瓣脱垂则主要由继发性因素如二尖瓣瓣环与左心室大小比例失调,风湿热或感染性心内膜炎对二尖瓣装置的侵害或心肌梗死时乳头肌的功能失调引起。

超声心动图可明确二尖瓣脱垂的部位、是否存在腱索断裂，评估二尖瓣反流情况，是二尖瓣脱垂的主要诊断方法。

(二)超声图像特征

1. M型超声心动图及二维超声心动图　M型超声心动图可显示收缩晚期或全收缩期二尖瓣曲线CD段呈吊床样改变；左心室长轴切面是二尖瓣前叶脱垂时的重要检查切面，显示前叶收缩期脱向左心房侧，超过瓣环连线，致前叶与主动脉后壁夹角<90°(图24-11)；心尖两腔心切面及四腔心切面是二尖瓣后叶脱垂的重要检查切面，显示后叶收缩期后叶瓣体脱向左心房侧，致使二尖瓣后叶瓣体与左心房后壁夹角<90°(图24-12)；二尖瓣水平短轴切面可以确定二尖瓣脱垂部位(图24-13)；二尖瓣脱垂严重时，常导致左房室腔继发性增大。

2. 彩色多普勒超声心动图　受累的瓣叶出现明显反流，常为偏心性，前叶脱垂时，反流束沿后叶、左心房后壁走行(图24-14)；后叶脱垂时，反流束沿前叶及房间隔走行(图24-15)；仅依据切面显示的反流束来确定反流程度往往低估。

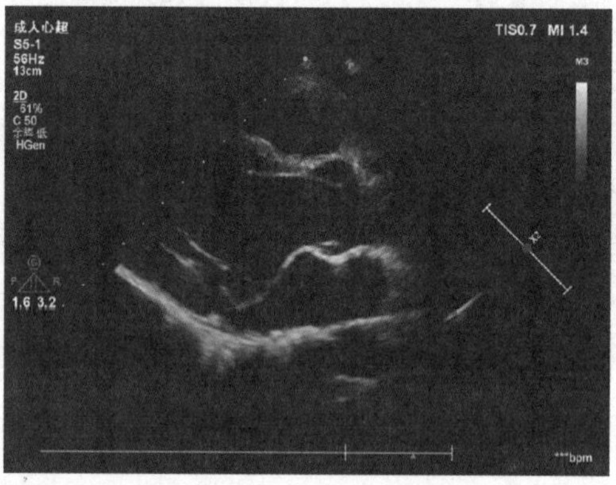

图24-11　二尖瓣前叶脱垂

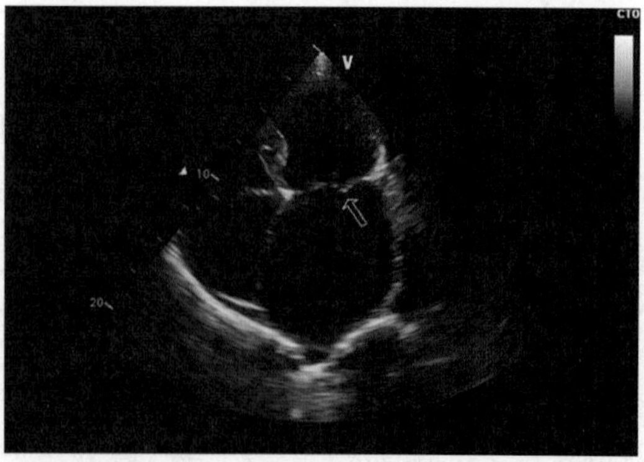

图24-12　二尖瓣后叶脱垂

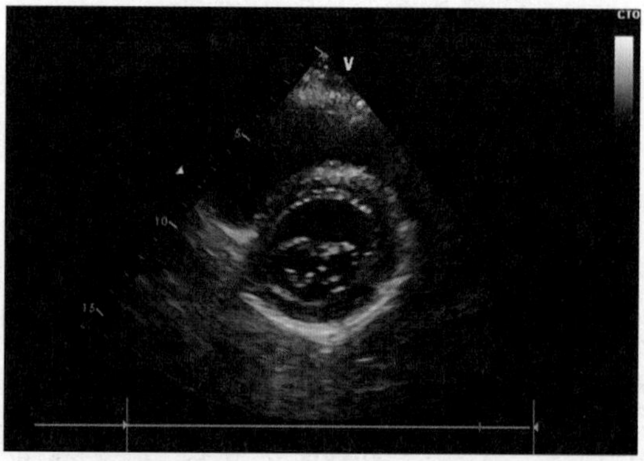

图24-13　二尖瓣后叶P2区脱垂

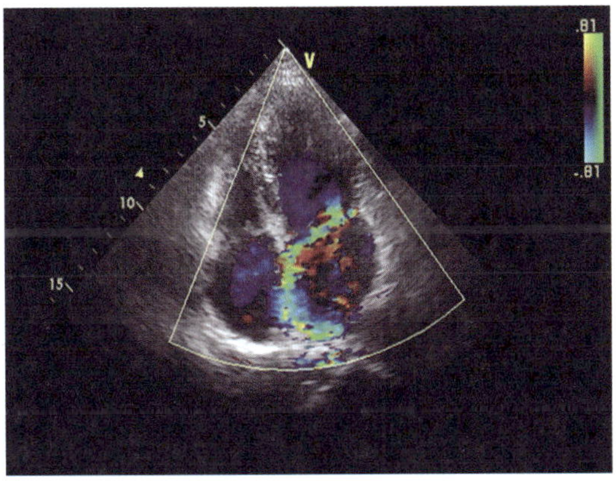

图 24-14　二尖瓣后叶脱垂血流

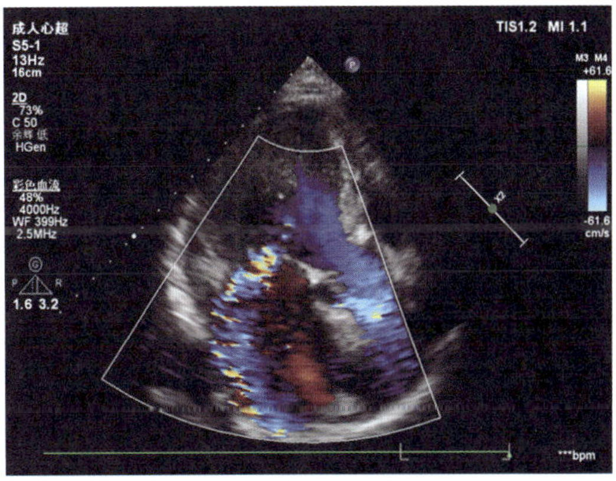

图 24-15　二尖瓣前叶脱垂血流

（姚　静　李明霞）

第25章

冠状动脉粥样硬化性心脏病

一、临床诊断要点

冠状动脉粥样硬化性心脏病简称冠心病，是目前我国成人心脏病住院和死亡的首要原因。其病变基础是冠状动脉粥样硬化，当易损斑块破裂、血小板聚集和血栓形成时，则导致急性心肌缺血。超声心动图在冠状动脉粥样硬化性心脏病中的应用表现在以下3个方面。

（一）直接征象

显示各节段心肌运动，判断是否存在节段性室壁运动异常。急性心肌缺血、损伤，以及急性或陈旧性心肌梗死患者可出现节段性室壁运动异常，尤其是心肌梗死患者，但并非所有的冠状动脉粥样硬化性心脏病患者都出现节段性室壁运动异常，而节段性室壁运动异常也非冠状动脉粥样硬化性心脏病患者的特有表现，亦可见于心肌炎的患者。

（二）并发症

心肌梗死并发症的诊断，如室间隔穿孔、室壁瘤、附壁血栓、乳头肌功能不全、左心室游离壁破裂、假性室壁瘤等，超声心动图均有相应的表现。

（三）鉴别诊断

冠状动脉粥样硬化性心脏病患者常出现胸闷、胸痛，胸痛患者需鉴别主动脉夹层、肺动脉栓塞，上述疾病在超声心动图检查时均有特征性表现。

二、超声图像特征

（一）二维超声心动图

可见节段性室壁运动异常，表现为受累心肌出现运动减低、消失或反常运动，心肌收缩期增厚率下降。

（二）室壁瘤

最常见于左心室心尖部，超声心动图可见局部心肌变薄，回声增强，反向运动，向外膨出(动态图 25-1),少数患者可于室壁瘤内探及血液自发显影或血栓形成(图 25-1),表现为不规则团块状回声附着于左心室心内膜表面,位置一般较固定,少数患者的血栓活动度较大。

动态图 25-1　心肌梗死室壁瘤 2D

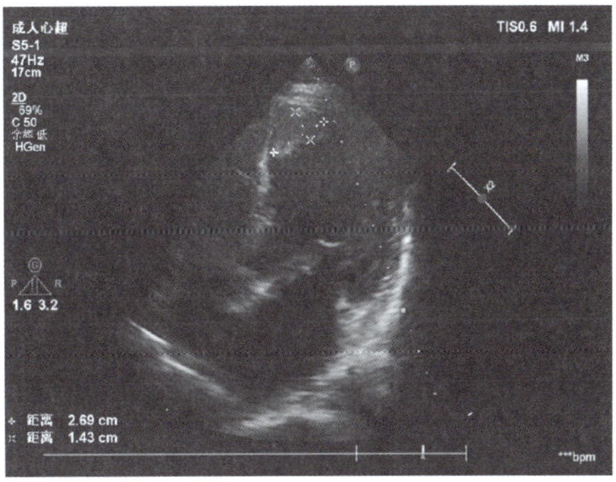

图 25-1　心肌梗死室壁瘤血栓 2D

(三)室间隔穿孔

可见受累的室间隔局部回声失落,CDFI 可探及经缺损口室水平分流,前壁心肌梗死患者合并室间隔穿孔,多出现于室间隔心尖段(动态图 25-2),下壁心肌梗死患者合并室间隔穿孔则见于后室间隔基底段,后者易于漏诊。

(四)并发症

乳头肌功能不全、腱索断裂或乳头肌断裂,CDFI 可见显著的二尖瓣反流(图 25-2)。

动态图 25-2　心肌梗死室间隔穿孔 CDFI

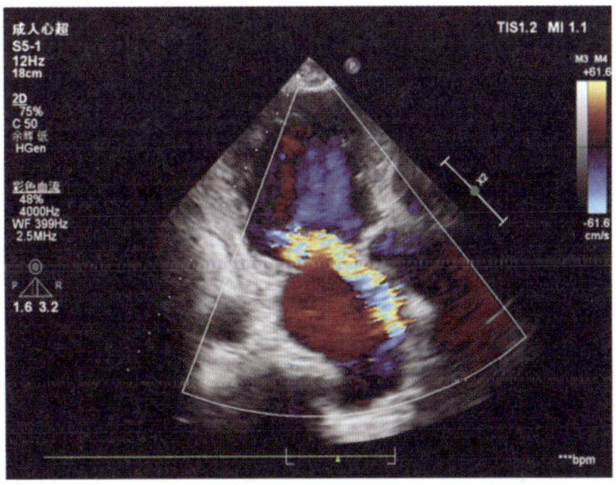

图 25-2　心肌梗死腱索断裂二尖瓣反流

(姚　静　李明霞)

第26章

心肌病

一、扩张型心肌病

(一)临床诊断要点

扩张型心肌病(dilated cardiomyopathy,DCM)是一种以左心室和(或)右心室扩大,心肌收缩功能障碍为主要特征、原因不明的心肌疾病。临床诊断时需排除冠状动脉粥样硬化性心脏病、高血压、心瓣膜病等导致心力衰竭的情况。其分类包括特发性扩张型心肌病、家族性/遗传性扩张型心肌病、病毒性和(或)免疫性扩张型心肌病、酒精性/中毒性扩张型心肌病。

超声心动图可用于评估各个腔室内径、容积,左、右心室功能,以及继发的瓣膜反流,是诊断和评估扩张型心肌病的重要手段。

(二)超声图像特征

1. 二维超声心动图　可见左房室和(或)右房室增大,室壁运动弥漫性减弱(图26-1),部分患者可见左心室腔内血流自发显影或血栓形成(图26-2);M型超声心动图可见二尖瓣开放幅度低,呈“钻石样”,EPSS增宽(图26-3)。

2. 彩色多普勒　可见继发性瓣膜反流,以二尖瓣反流和(或)三尖瓣反流最常见。

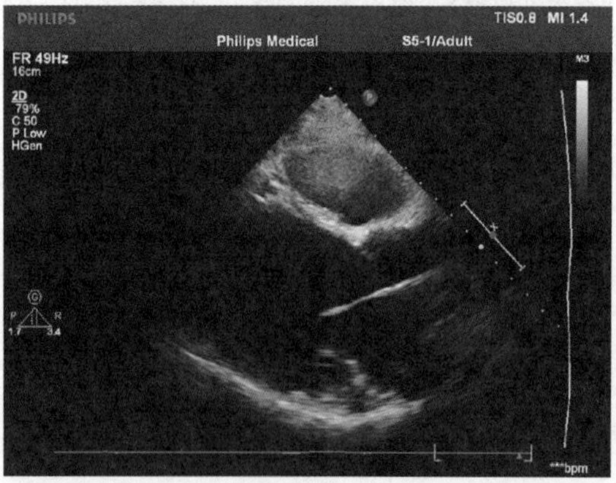

图26-1　扩张型心肌病2D

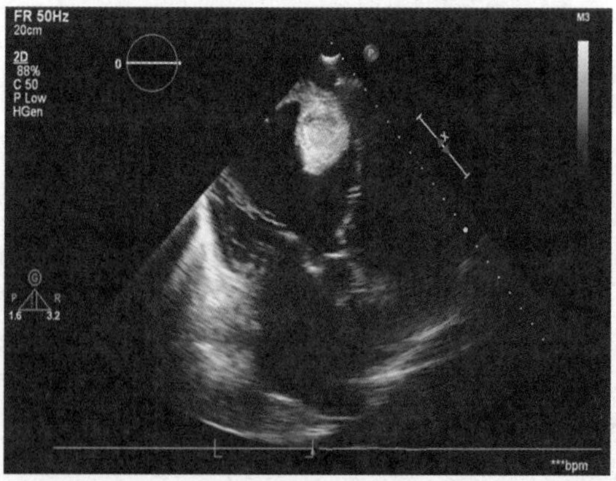

图26-2　扩张型心肌病左心室血栓

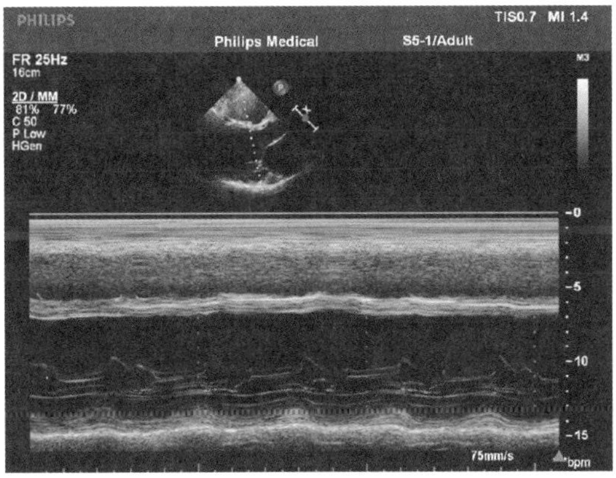

图 26-3　扩张型心肌病 M 型超声心动图呈“钻石样”

二、肥厚型心肌病

(一)临床诊断要点

肥厚型心肌病(hypertrophic cardiomyopathy,HCM)是以心肌非对称性肥厚伴或不伴心室腔变小为特征的心肌病变,常伴左心室舒张期顺应性下降。以左心室肥厚多见,少数患者合并右心室心肌增厚,单纯的右心室心肌增厚罕见。HCM 伴有显著非对称性室间隔肥厚且引起左心室流出道梗阻者,称为梗阻性肥厚型心肌病。猝死是其主要危险。33%～55%的 HCM 患者有明显的家族史,遗传和基因变异的 HCM 占总发病率的 60%以上。

大部分 HCM 患者可出现心电图改变,包括以 V_4 导联为中心的 T 波深倒置,异常 Q 波,左心室高电压等。

超声心动图可用于显示并测量心室壁厚度,评价左心室舒张功能,测量左心室流出道流速及压力阶差,是诊断和评估 HCM 的重要手段。

(二)超声图像特征

1. 二维超声心动图及 M 型超声心动图　可见左心室壁增厚,常为非对称性,室间隔多见,病变部位心肌回声不均匀,呈颗粒或斑点状(图 26-4),单纯性心尖肥厚型心肌病临床较常见(动态图 26-1),但由于心尖部位于超声的近场,易被漏诊;心肌明显增厚者可见出现心腔变小(动态图 26-2)。M 型超声心动图可见二尖瓣前叶收缩期前向运动(SAM 现象)(图 26-5)。

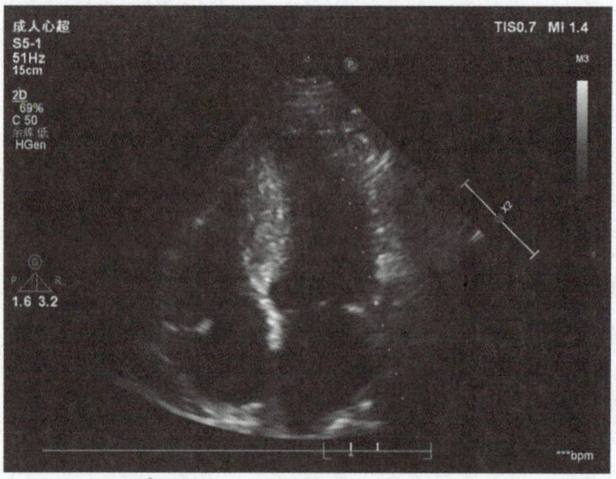

图 26-4　肥厚型心肌病 2D

动态图 26-1　心尖肥厚型心肌病 2D

动态图 26-2　肥厚型心肌病左心室腔变小

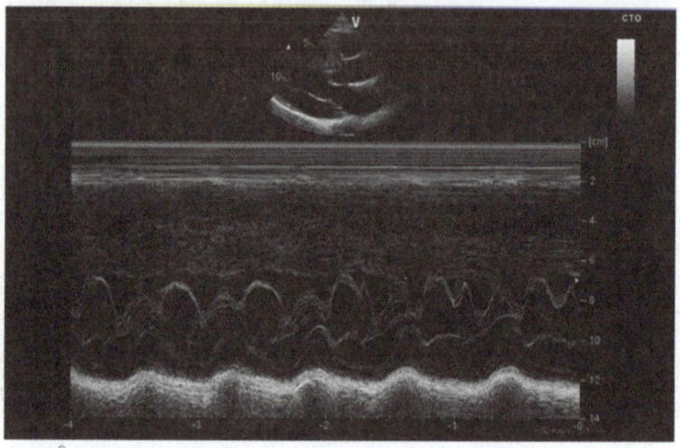

图 26-5　肥厚型心肌病 SAM 现象

2. 多普勒超声心动图　CDFI 于左心室流出道梗阻处可见收缩期湍流，CW 可以估测峰值流速和压差，根据压差判断是否存在梗阻。静息状态下，左心室流出道压差＞4.0 kPa(30 mmHg)，为梗阻性 HCM(图 26-6)；静息状态下左心室流出道压差＜4.0 kPa(30 mmHg)，负荷状态下＞4.0 kPa(30 mmHg)，提示为隐匿性梗阻性 HCM；静息及负荷状态下左心室流出道压差均＜4.0 kPa(30 mmHg)，则为非梗阻性肥厚型心肌病。

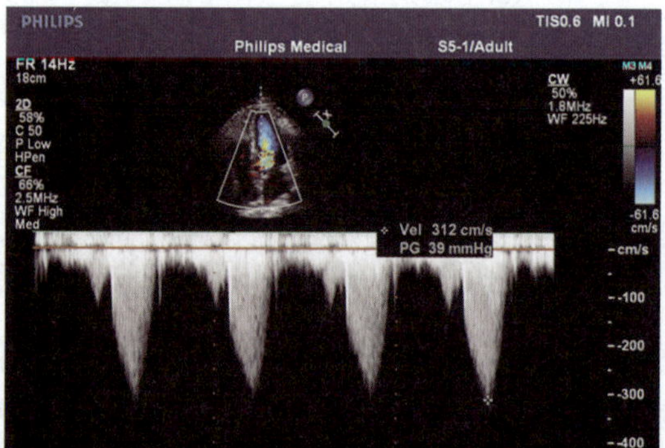

图 26-6　肥厚型心肌病左心室流出道梗阻

三、限制型心肌病

(一)临床诊断要点

限制型心肌病(restrictive cardiomyopathy,RCM)是一种原因不明的心肌病变,表现为心内膜及心内膜下心肌纤维增生、增厚,心室硬化、室腔缩小,心室舒张充盈受限。该病主要与缩窄性心包炎鉴别诊断。

(二)超声图像特征

1. 二维超声心动图　可见心室内膜增厚、回声增强,呈颗粒状,心室壁厚薄不均;室间隔与左心室后壁对称性增厚、搏动僵硬(图 26-7);心室腔较小,心房扩大(图 26-8)。

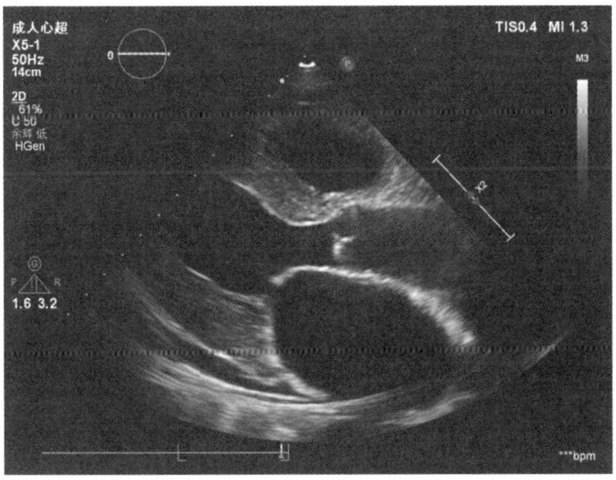

图 26-7　限制型心肌病 2D

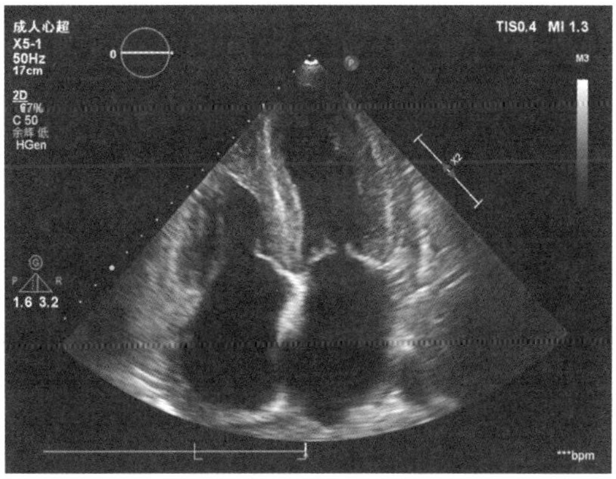

图 26-8　限制型心肌病双心房扩大 2D

2. 多普勒超声心动图　窦性心律时可见二尖瓣口血流频谱呈限制充盈模式。

3. 合并症　合并二尖瓣、三尖瓣叶增厚,伴明显反流。

(姚　静　李明霞)

第27章

心包疾病

一、缩窄性心包炎

(一)临床诊断要点

缩窄性心包炎是各种原因引起的，心包脏层、壁层炎症、纤维素渗出物沉积，并逐渐机化增厚、挛缩甚至钙化，压迫心脏和大血管根部，导致心脏舒张期充盈受限，心房增大、腔静脉增宽、心排血量降低等一系列循环功能障碍。常见原因为结核和化脓性感染，其次为真菌或病毒感染等。一般为渐进、慢性过程，少数可为急性或一过性。

超声心动图对评估缩窄性心包炎的间接表现，如心房增大、腔静脉增宽、心排血量降低、搏出量随呼吸变异、左心室舒张期充盈受限等有重要价值，但对心包增厚、钙化的辨识度低于CT及磁共振。

(二)超声图像特征

1. 直接征象　部分患者可见心包增厚，回声增强，CT、MRI可更准确测定心包厚度，小部分患者心包可无明显增厚。

2. 间接征象　左、右心房增大，左、右心室正常或偏小，胸骨旁左心室长轴切面可见左房与左室后壁夹角减小(<150°)(图27-1)；下腔静脉和肝静脉内径增宽，下腔静脉内径随呼吸变化小或消失；M型超声心动图显示室间隔舒张早期切迹，也称为室间隔“弹跳征”或“跳跃征”，吸气时明显(图27-2)；二尖瓣口舒张期血流频谱呼吸性变异E峰呼气相与吸气相相比增高>25%(图27-3)。

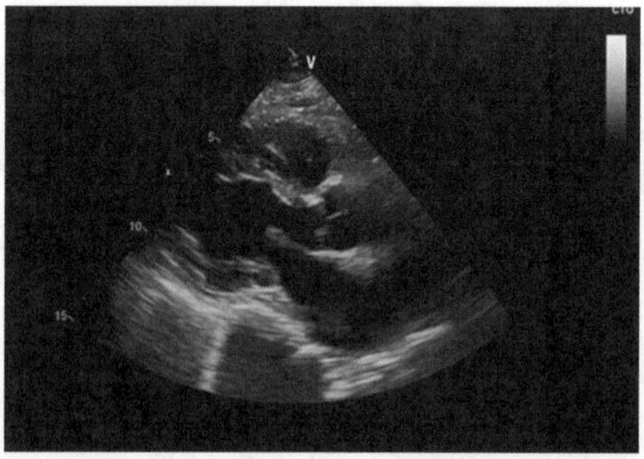

图27-1　缩窄性心包炎

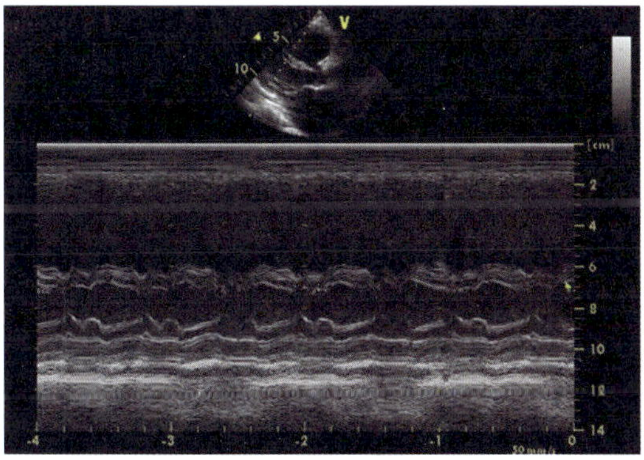

图 27-2　缩窄性心包炎 M 型超声心动图示室间隔跳跃征

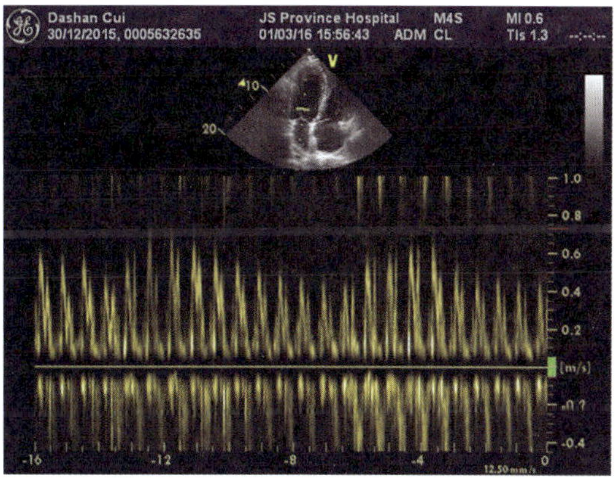

图 27-3　缩窄性心包炎二尖瓣口血流频谱

二、心包积液

(一)临床诊断要点

正常心包腔内含 10～30 ml 的液体，各种原因引起心包腔内液体积聚>50 ml 时，称为心包积液。超声心动图是诊断心包积液最常用的检查手段，敏感性高。心包积液可导致心包腔内压力升高，当压力达到一定程度会阻碍心脏的舒张，称为心脏压塞，为临床急重症。一般情况下，较快出现的大量心包积液常导致心脏压塞，但短时间内产生的较小量(200～300 ml)积液也可引起。

超声心动图对心包积液诊断符合率高达 90%以上，并能初步估计积液量，准确定位，有助于临床穿刺抽液。

(二)超声图像特征

1. 直接征象　心包腔内出现液性暗区，微量、少量、中量、大量心包积液分别表现为左心室后壁心包腔内液性暗区宽度为<5 mm、5～10 mm、10～20 mm、>20 mm，其中大量心包积液时 M 型超声心动图可见“心尖荡击波征”(图 27-4)。

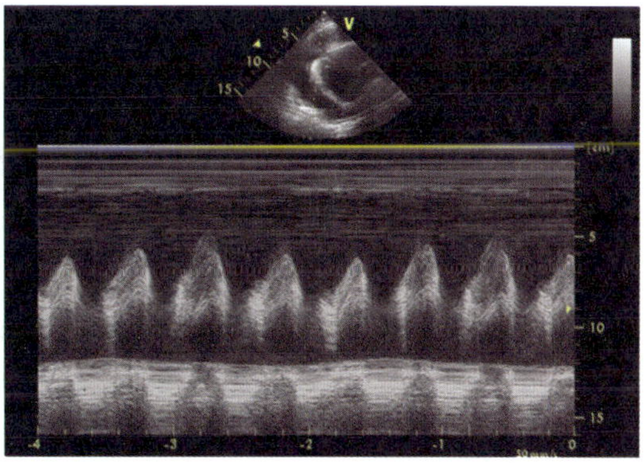

图 27-4　心包积液 M 型超声心动图示心尖荡击波征

2. 合并症　大量心包积液时可出现右心房、右心室游离壁舒张期塌陷(动态图 27-1)。

动态图 27-1　心包积液
右心室游离壁塌陷

三、心包肿瘤

(一)临床诊断要点

原发性心包肿瘤不常见,多数为转移至心包的继发性肿瘤,以白血病、肺癌、恶性淋巴瘤最为常见。弥漫性分布的心包肿瘤使心包壁层、脏层回声增强且不均匀,凹凸不平。多数患者合并明显的心包积液,发展隐匿,直到心脏压塞症状明显时才就诊。超声心动图是诊断心包肿瘤的重要手段,但无法明确肿瘤的性质。

(二)超声图像特征

1. 直接征象　心包壁层和(或)脏层可见不规则团块影,凸入心包腔,多合并心包积液(图 27-5),如附着于心包脏层,则可随心脏搏动而周期性活动。

2. 合并症　肿瘤若累及心肌则可使心肌回声呈斑点状,镶嵌在心肌组织内,严重者可使心肌活动受限。

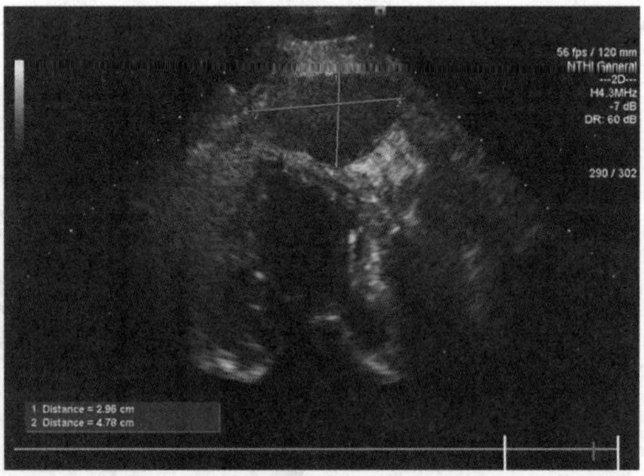

图 27-5　心包肿瘤

(姚　静　李明霞)

第28章 心脏肿瘤

一、临床诊断要点

心脏肿瘤包括原发性肿瘤和继发性肿瘤，其中原发性肿瘤较少见，继发性肿瘤相对较多。原发性肿瘤中良性肿瘤居多，占75%～90%，其中以黏液瘤多见。心脏恶性肿瘤占10%～25%，其中以间皮瘤、血管肉瘤、横纹肌瘤多见。超声心动图可对心脏肿瘤的部位、大小、形态、活动性、与周围组织的关系、对血流动力学的影响、并发症及治疗效果进行可靠评估，是心脏肿瘤检查的首选方法。

黏液瘤最常见的发生部位是房间隔左心房面，接近卵圆孔的边缘，离二尖瓣较近。附着处基底较小，形成瘤蒂，肿瘤活动度大，心脏收缩时肿瘤上移进入左心房，舒张时常脱入二尖瓣口，阻碍瓣口血流通过，使心房排空困难，左心室灌注时间延长。

二、超声图像特征

(一)二维超声心动图

可见等回声肿瘤附着于房间隔左心房面卵圆孔边缘，常有蒂；瘤体大、蒂长、附着部位低时，对二尖瓣的阻塞程度重；反之，则轻(图28-1)。

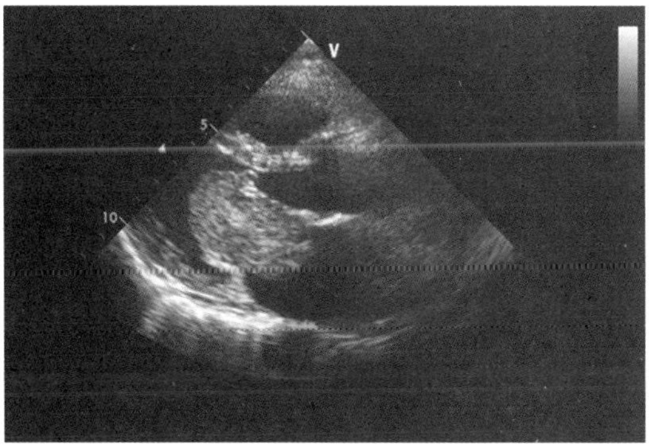

图28-1　黏液瘤二维超声

(二)彩色多普勒超声心动图

于胸骨旁左心室长轴切面、心尖四腔切面及二腔心切面，均可见舒张期二尖瓣口黏液瘤与房室瓣环间出现明亮的射流血流信号，若瘤体影响二尖瓣关闭，则收缩期在二尖瓣口左心房可见不同程度的反流信号，分布较局限。

【本篇典型例题与解析】

A1 型题

1. 下列不能显示左心房的心脏超声检查切面是(　)

A. 胸骨旁左心室长轴切面　　B. 胸骨旁大动脉短轴切面

C. 心尖四腔切面　　D. 心尖五腔切面

E. 胸骨旁左心室短轴切面

2. 最常见的室间隔缺损分型为(　)

A. 膜周部室间隔缺损　　B. 干下型室间隔缺损

C. 肌部室间隔缺损　　D. 漏斗部室间隔缺损

3. 关于动脉导管未闭，以下说法不正确的是(　)

A. 动脉导管是胎儿期的正常血流通道，一般于出生 8 周内关闭

B. 动脉导管未闭患者多伴右心房、右心室增大

C. 动脉导管未闭患者主动脉根部短轴切面可探及主肺动脉分叉处或左肺动脉根部与降主动脉间异常血流通道

D. CW 在肺动脉远端或动脉导管开口处探及连续性或全舒张期的湍流频谱

4. 关于二尖瓣脱垂的叙述，不正确的是(　)

A. 心前区听诊闻及收缩中、晚期喀喇音

B. M 型超声心电图显示二尖瓣曲线 CD 段呈吊床样改变

C. 二尖瓣脱垂的诊断标准是收缩期二尖瓣瓣叶超过瓣环连线水平，凸向左房侧

D. 二尖瓣脱垂时一定伴随二尖瓣反流

5. 二维超声检查冠状动脉粥样硬化性心脏病的主要依据是(　)

A. 左心室室壁搏动弥漫性减低　　B. 左心室内径变大

C. 左心室节段性室壁运动异常　　D. 左心室室壁增厚

6. 患者为急性后壁心肌梗死时，能正确反映该患者左心室收缩功能的方法是(　)

A. M 型超声心动图测 EF 值

B. M 型超声心动图测左心室短轴缩短率(FS)

C. 二维超声心动图测心排血量

D. 二维双平面 Simpson 法测 EF 值

7. 成人最常见的原发性心脏肿瘤类型是(　)

A. 黏液瘤　　B. 脂肪瘤

C. 血管瘤　　D. 乳头状弹力纤维瘤

A2 型题(多选题)

8. 下列适用于观察二尖瓣病变的切面有(　)

A. 胸骨旁左心室长轴切面　　B. 胸骨旁大动脉短轴切面

C. 心尖四腔切面　　D. 心尖五腔切面

E. 胸骨旁左心室短轴切面

A3 型题

(第 9～11 题共用题干)

患者,女,65 岁。活动后胸闷心慌 3 年余,听诊心律整齐,第二心音固定分裂。经胸超声心动图检查剑突下双心房切面如图所示。

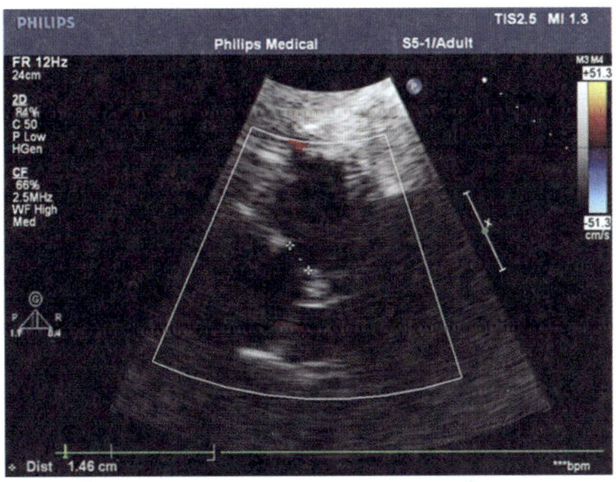

剑突下双心房切面

9. 其超声诊断最可能为(　)

A. 继发孔型房间隔缺损　　B. 卵圆孔未闭

C. 动脉导管未闭　　D. 室间隔小缺损

10. 该病临床分型不包括(　)

A. 继发孔型房间隔缺损　　B. 原发孔型房间隔缺损

C. 腔静脉型房间隔缺损　　D. 膜周型房间隔缺损

11. 该病的超声表现不包括(　)

A. 右心房、右心室增大　　B. 肺动脉内径增宽

C. 左心室室壁增厚　　D. 病变后期可发展为双向分流

（第 12～14 题共用题干）

患者，女，57 岁。因“胸闷气喘 3 年，加重 5 天”入院，曾有风湿性关节疼痛病史，X 线检查示：心影扩大，呈梨形心；心脏彩色多普勒超心动图示：左心房明显增大；二尖瓣增厚，回声稍强，M 型超声心动图示前后叶呈同向运动，呈城墙样改变；CDFI 示二尖瓣口舒张期较窄的湍流血流束。

12. 最可能的诊断是（　）

A. 二尖瓣退行性变　　B. 风湿性心脏病，二尖瓣狭窄

C. 二尖瓣关闭不全　　D. 感染性心内膜炎

13. 若同时主动脉瓣口探及舒张期反流频谱，又当诊断为（　）

A. 主动脉瓣狭窄　　B. 主动脉瓣关闭不全

C. 风湿性心脏病，联合瓣膜病　　D. 主动脉瓣瓣上狭窄

14. 该患者左心房明显增大，听诊心律绝对不整齐，二尖瓣口血流呈单峰，最常见的心律失常为（　）

A. 室性期前收缩　　B. 心房颤动

C. 房性期前收缩　　D. 心室颤动

（第 15～17 题共用题干）

患者，男，61 岁。因“反复晕厥 10 年，再发 3 个月”入院。听诊心律整齐，胸骨左缘 3/4 肋间可闻及收缩期喷射性杂音。查心电图示：①窦性心律；②$V_{3\sim5}$ 导联 ST 压低伴 T 波倒置，超声心动图检查见下图。

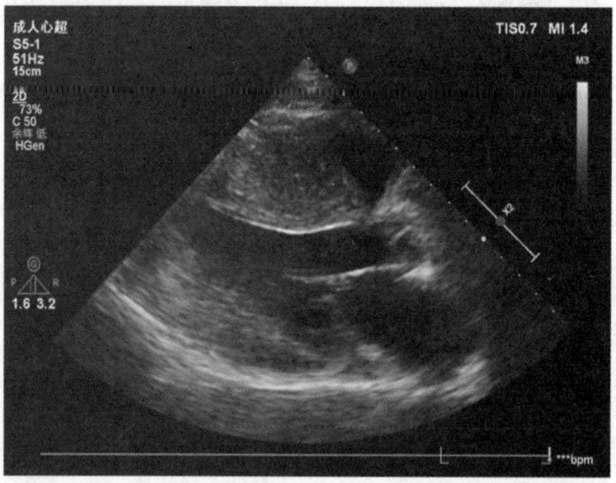

15. 根据超声检查图像，最可能的诊断是（　）

A. 肥厚型心肌病　　B. 高血压性心脏改变

C. 心肌淀粉样变性　　D. 限制型心肌病

16. 该病的超声表现不包括(　)

A. 室间隔、左心室后壁非对称性增厚,两者厚度比>1.3

B. M 型超声心动图示二尖瓣曲线 CD 段呈弓背样抬高

C. CDFI 二尖瓣口探及收缩期偏心性反流束

D. 左心室室壁对称性增厚

17. 超声心动图检查患者探及左心室流出道内收缩期湍流,CW 测其峰值流速及压差,当压差大于多少时,说明存在左心室流出道梗阻(　)

A. 静息状态下,左心室流出道压差>3.33 kPa(25 mmHg)

B. 静息状态下,左心室流出道压差>1.33 kPa(10 mmHg)

C. 静息状态下,左心室流出道压差>2.67 kPa(20 mmHg)

D. 运动负荷状态下,左心室流出道压差>4.0 kPa(30 mmHg)

答案及解析

A1 型题

1. E

解析:胸骨旁左心室短轴切面只显示左心室及右心室。

2. A

解析:室间隔缺损占先天性心脏病的 20%～25%,是最常见的先天性心脏病之一,其中,膜周部室间隔缺损占室间隔缺损的 70%～80%,是最常见的分型。

3. B

解析:动脉导管未闭患者,导管直径<5 mm 时,心脏腔室大小可在正常范围内;导管较大时,超声心电图检查示左心房、左心室增大,肺动脉增宽。当合并肺动脉高压时,可出现右心房、右心室增大。

4. D

解析:二尖瓣脱垂时,伴或不伴二尖瓣关闭不全。

5. C

解析:冠状动脉粥样硬化性心脏病是由于冠状动脉发生动脉粥样硬化,引起血管狭窄或阻塞,导致血液流通不畅,心肌细胞得不到足够的血液供应,导致病变分支所供养的室壁运动异常,非病变分支供养室壁可出现代偿性搏动增强。因此,冠状动脉粥样硬化性心脏病时,二维超声心动图表现为节段性室壁运动异常。

6. D

解析:M 型超声心动图测量 EF、FS 时,将胸骨旁左心室长轴切面取样线置于 2a

区，根据此处左心室收缩期及舒张期腔径值来计算，仅代表此处心肌的搏动能力，左心室后壁心肌梗死时，室壁搏动明显减弱或消失，所测 EF 及 FS 低估左心室整体收缩功能，而二维双平面 Simpson 法是将左心室分成一系列均匀片段，每片段大致近似于椭圆圆柱体，左心室收缩期、舒张期容积则是所有圆柱体体积的总和，保证每一个节段的室壁均参与左心室 EF 的计算，从而准确反映左心室出现节段性室壁运动异常时，左心室的整体收缩功能。

7. A

解析：成人原发性心脏肿瘤最常见的是黏液瘤。

A2 型题

8. ACDE

解析：二尖瓣位于左心房与左心室之间，包括二尖瓣瓣叶、腱索、乳头肌及二尖瓣环；当二尖瓣病变时，胸骨旁左心室长轴切面、心尖四腔心、心尖五腔心可显示二尖瓣瓣叶启闭情况，排查是否存在二尖瓣开放受限或关闭不全，是否存在瓣叶脱垂；显示瓣叶上是否存在额外回声，排查瓣膜赘生物、腱索是否断裂。心尖四腔心可用于二尖瓣瓣环大小的测量，频谱多普勒测量二尖瓣瓣口血流速度。胸骨旁左心室短轴切面乳头肌水平可用于观察乳头肌的位置及大小，胸骨旁左心室短轴切面二尖瓣水平可显示二尖瓣口的左右径和前后径大小，当二尖瓣狭窄时可用于测量二尖瓣开口面积，二尖瓣脱垂时亦可用于确定二尖瓣脱垂的部位。

A3 型题

9. A

10. D

11. C

解析：房间隔缺损的直接征象为房间隔回声连续性中断，房水平左向右过隔血流束，听诊第二心音固定分裂也为特异征象；根据剑下双房切面所示本案例患者缺损发生于房间隔中部，为继发孔型房间隔缺损；根据缺损部位不同房间隔缺损可分为原发孔型房间隔缺损、继发孔型房间隔缺损、腔静脉型房间隔缺损及冠状静脉窦型房间隔缺损；房间隔缺损时，右心室同时接收腔静脉回流血液及左心房向右心房分流的血液，导致右心房、右心室增大，肺动脉内径增宽，病变后期，右心系统容量负荷过重，右心压力增加，超过左心房内压，右心房内血液会经房间隔缺损处进入左心房，形成双向分流。左心室室壁增厚常见于左心室后负荷增加，如高血压、主动脉狭窄等，房间隔缺损时不会导致左心室室壁增厚。

12. B

解析：题干中提示表现均为风湿性心脏病（二尖瓣狭窄）的典型表现，且患者曾有风湿性关节炎病史，可更加明确诊断。

13. C

解析：主动脉瓣口探及反流频谱，此为风湿性心脏病、联合瓣膜病最常见的组合类型，即二尖瓣狭窄＋主动脉瓣关闭不全。

14. B

解析：二尖瓣瓣口血流频谱呈单峰，左心房明显增大，说明左心房结构已被破坏，失去收缩功能，导致心房颤动。

15. A

解析：胸骨旁左心室长轴切面：室间隔明显增厚，回声增粗、增强，与左心室后壁厚度比＞1.3，为典型的肥厚型心肌病表现。

16. D

解析：左心室室壁对称性增厚，常见于高血压性心脏改变。

17. D

解析：多普勒超声 CDFI 于左心室流出道梗阻处可见收缩期湍流，CW 可以估测峰值流速和压差，根据压差判断是否存在梗阻。静息状态下，左心室流出道压差＞4.0 kPa（30 mmHg），为梗阻性 HCM；静息状态下左心室流出道压差＜4.0 kPa（30 mmHg），负荷状态下＞4.0 kPa（30 mmHg），提示为隐匿性梗阻性 HCM；静息及负荷状态下左心室流出道压差均＜4.0 kPa（30 mmHg），则为非梗阻性肥厚型心肌病。

（姚　静　李明霞）

第六篇

浅表器官超声

第29章

甲状腺及甲状旁腺

第一节　正常甲状腺及甲状旁腺

一、基本知识

(一)正常甲状腺及甲状旁腺解剖

1. 甲状腺　甲状腺是成人最大的内分泌腺，位于颈前部，平面观呈“蝶形”“哑铃形”或“H形”，分为左、右两侧叶，中间有峡部连接，峡部多位于第2～4气管软骨环的前方。甲状腺一般位于颈前下方软组织内，紧贴在甲状软骨和气管软骨环的前面，喉的两侧。甲状腺每侧叶分为上、下两极，内、外两面和前、后两缘，呈下宽上尖的锥形体，正常甲状腺质软，表面有包膜。甲状腺可异位生长，异位的甲状腺同样可发生肿瘤。

2. 甲状旁腺　甲状旁腺位于甲状腺侧叶的后方，共有4枚，位于甲状腺上、下极的背侧。甲状旁腺的前方是甲状腺，后下方是颈长肌，内侧为气管及食管，外侧是颈总动脉及颈内静脉，部分甲状旁腺可异位生长，可在颈侧方、胸骨后及纵隔找到。

(二)超声检查方法

1. 甲状腺超声检查方法　患者取仰卧位，头后仰以充分暴露颈前区，部分患者可垫枕头使头后仰，以利于检查。

(1)横断面扫查：分别将探头置于患者颈前正中偏左或偏右，从上向下滑行，分别扫查两侧叶，滑行直至下极消失为止。

(2)纵断面扫查：可沿甲状腺左、右侧叶的长径做滑行检查，检查过程中注意观察甲状腺的形态、大小、位置及内部回声情况。

2. 甲状旁腺超声检查方法　高频探头使甲状旁腺的显示成为可能，常用7.5～10.0 MHz，为提高图像分辨率可使用更高频率的探头。检查前，一般不需要特殊准备。

(三)正常超声图像特征

1. 甲状腺正常超声表现

(1)二维超声:甲状腺呈中等回声,实质回声密集均匀(图 29-1)。实质表面由两层被膜界面组成的高回声带包绕。甲状腺上下径为 3.0～5.0 cm,左右径为 2.0～2.5 cm,前后径为 1.0～1.5 cm。

(2)彩色多普勒超声:甲状腺实质内可显示短棒状或条状的彩色血流信号,甲状腺上动脉和甲状腺下动脉呈单向搏动性频谱,收缩期急速上升,舒张期缓慢下降,动脉的直径一般＜2 mm,一般峰值流速＜30 cm/s,阻力指数 0.5～0.6。

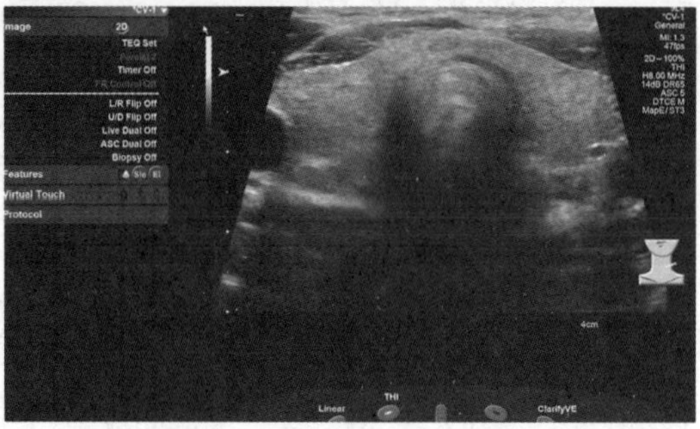

图 29-1 正常甲状腺超声图像

2. 甲状旁腺正常超声表现 正常甲状旁腺位于甲状腺背侧,上甲状旁腺位于甲状腺侧叶后方的中上部,下甲状旁腺多位于甲状腺侧叶下极的后方。正常甲状旁腺的回声接近甲状腺,由于腺体小,回声又与周围软组织很接近,故难以显示,如果＞5 mm时可显示。

二、典型例题与解析

A1 型题(单选题)

1. 关于甲状腺的描述,不正确的是( )

A. 形态呈蝶形

B. 甲状腺为红褐色腺体

C. 甲状腺被气管前筋膜包裹,该筋膜形成甲状腺假被膜

D. 成年男女平均重量不同

E. 形态呈"A"形

2. 正常甲状腺横切时的超声特征是( )

A. 甲状腺包膜完整,呈蝶形,强回声

B. 甲状腺为蝶形，包膜完整，均质，中等回声

C. 甲状腺包膜完整，呈圆形，均质弱回声

D. 甲状腺包膜不完整，呈蝶形，均质弱回声

E. 甲状腺包膜不完整，呈蝶形，不均质强回声

3. 甲状腺超声探测时，方法不正确的是（　）

A. 一般采取仰卧位　　B. 无须特殊准备及要求

C. 必须加仿生模块　　D. 暴露颈前部

E. 去除颈部项链

4. 超声显示：甲状旁腺与甲状腺之间穿行的动脉是（　）

A. 颈外动脉　　B. 颈内动脉

C. 甲状腺上动脉　　D. 甲状腺下动脉

E. 甲状腺最下动脉

答案及解析

A1 型题

1. E

解析：甲状腺呈蝶形、哑铃形或 H 形。

2. B

3. C

4. D

解析：甲状腺下动脉由锁骨下动脉的甲状颈干发出，从后面进入甲状腺后下缘，分布于甲状腺后面和甲状旁腺。

第二节　甲状腺疾病

一、基本知识

（一）亚急性甲状腺炎

1. 临床诊断要点　亚急性甲状腺炎又称肉芽肿性甲状腺炎，是与病毒感染有关的自限性非化脓性疾病，最常见的痛性甲状腺疾病；女性多于男性，中、青年多见。组织学上病变呈局灶性分布，可能是病毒感染致一部分甲状腺滤泡破坏及上皮脱落，引起甲状腺异物反应和多核性白细胞、淋巴细胞、异物巨细胞浸润，并在病变滤泡周围形

成巨细胞肉芽肿。

常在病前1～2周有上呼吸道感染史，多数患者表现为突然的甲状腺肿胀、疼痛，并向患侧耳颞处放射。常始于甲状腺的一侧，很快向腺体其他部位扩展，同时可有局部发硬、吞咽困难；患者可有发热，实验室检查C反应蛋白（C reactive protein，CRP）升高及红细胞沉降率增快。早期血清T_3、T_4升高，促甲状腺素（thyroid-stimulating hormone thyrotropin，TSH）降低，^{131}I摄取率减低，即血清甲状腺素水平和甲状腺摄碘能力的“分离现象”。给予非甾体抗炎药及泼尼松治疗有效；病程一般约为3个月，愈后甲状腺功能多不减退。

2. 超声图像特征

（1）患侧甲状腺肿大，甲状腺与颈前肌之间的间隙消失。

（2）甲状腺内发现与疼痛部位一致的超声特征性表现，甲状腺内见散在性或融合性片状低回声，边界模糊，称为“冲洗过征”（图29-2）。

（3）彩色多普勒血流成像：病灶内原有血管走行正常，无环绕血流，血流丰富或不丰富（图29-3）。

（4）病灶回声随病程变化：恢复期回声增强，低回声区缩小甚至消失。

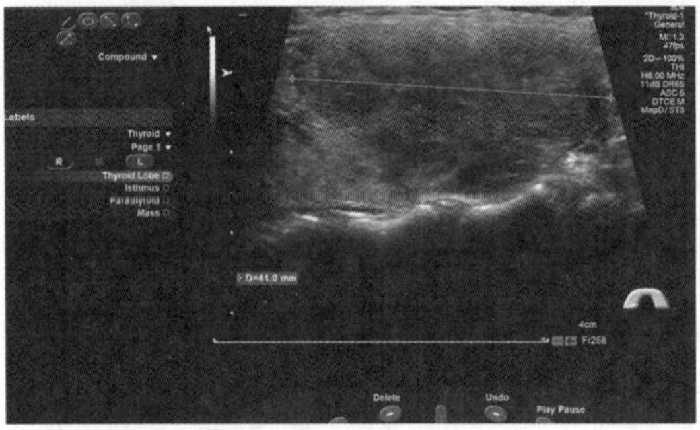

图29-2　亚急性甲状腺炎二维超声图像

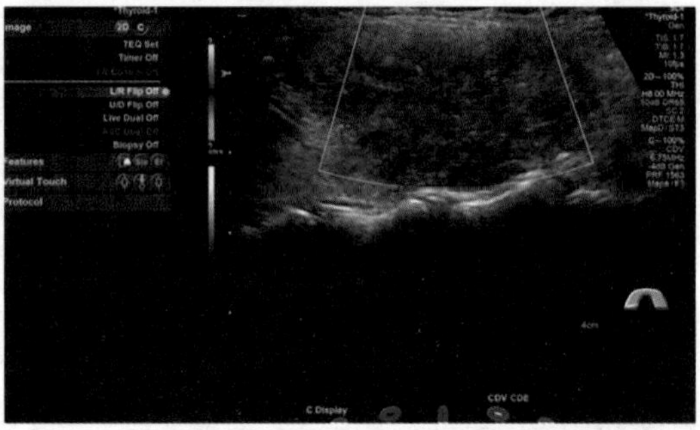

图29-3　亚急性甲状腺炎彩色多普勒血流成像

（二）慢性淋巴细胞性甲状腺炎（桥本甲状腺炎）

1. 临床诊断要点　慢性淋巴细胞性甲状腺炎亦称桥本甲状腺炎或慢性自身免疫性甲状腺炎，是一种自身免疫性疾病，好发于30～50岁的青、中年女性。本病起病隐匿，常无特殊症状。体检触及甲状腺正常大小或中度弥漫性肿大，腺体质韧如橡皮。晚期一般有甲状腺功能低下的表现，血TSH较高，T_3、T_4低，血甲状腺球蛋白抗体（TGAb）、甲状腺过氧化物酶抗体（TPOAb）及抗甲状腺微粒体抗体（TMAb）增高。

2. 超声图像特征

（1）二维超声：甲状腺可正常、增大或缩小，典型表现为甲状腺两侧叶弥漫性肿大，一般为对称性，也可一侧肿大为主，以前后径改变最为明显，峡部增厚明显，病程后期表现为腺体萎缩。甲状腺包膜清晰，边缘光滑整齐，病程后期可呈分叶状。双侧腺体实质光点增粗，回声弥漫性减低、不均，内有许多条状高回声，呈“网格样”改变（图 29-4，动态图 29-1）。部分可见单个或多个散在的细小低回声，直径 0.5～1.0cm，无包膜。

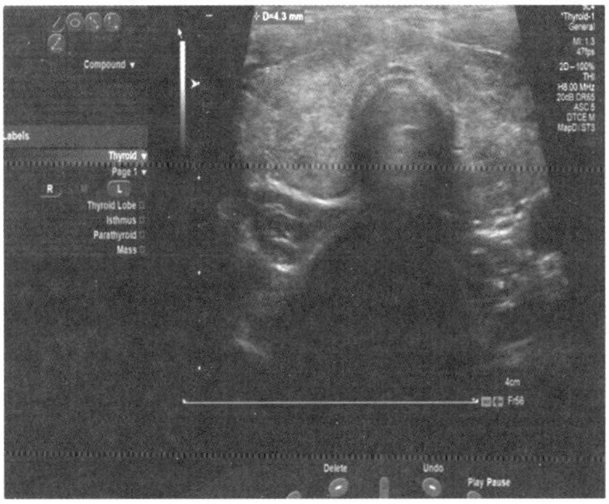

图 29-4　桥本甲状腺炎二维超声图像

动态图 29-1　桥本甲状腺炎二维超声动态图像

（2）彩色多普勒超声：早期时血流信号丰富，可呈假“火海征”表现（代偿过度的表现），晚期由于腺体纤维化，血流信号仅轻度增加或无明显增加，可稀疏。频谱多普勒超声表现为病程早期甲状腺上动脉流速多增高，血流量增多，但一般不及甲状腺功能亢进流速高。

（3）淋巴结：双侧颈部 Ⅵ 区淋巴结增大较为常见，是淋巴结反应性增生所致。

（三）毒性弥漫性甲状腺肿

1. 临床诊断要点　由于分泌过多甲状腺素，引起高代谢综合征。表现为神经过敏，情绪易于激动、心悸，怕热、多汗，毒性弥漫性甲状腺肿（Graves 病）又称原发性甲状腺功能亢进症。是甲状腺功能亢进症的最常见病因，占全部甲状腺功能亢进症的 80%～85%。为代谢障碍引起甲状腺组织增生或腺体增大所致的甲状腺肿大。与自身免疫疾病有关，属于器官特异性自身免疫病，女性显著高发。病理结果显示，甲状腺不同程度的弥漫性增大，血管丰富、血流加速，甲状腺滤泡上皮细胞增生及弥漫性淋巴细胞浸润。食欲亢进，消瘦及体重显著下降等。体格检查：心动过速，手部震颤，甲状腺肿大，其内伴有杂音，眼球突出，胫前黏液性水肿等。实验室检查：血清甲状腺素 T_3、T_4 增高，促甲状腺素（TSH）减低。

2. 超声图像特征

（1）二维超声：甲状腺呈弥漫性、均匀性增大，左、右两侧叶对称，程度不一，峡部前后径增大明显(正常值<0.4 cm),当甲状腺肿大到一定程度可对周围组织产生压迫症状。腺体内部回声呈低回声,低回声呈多样性或均匀减低(图 29-5),一般无结节;病程反复者可因纤维化而出现条索状高回声。

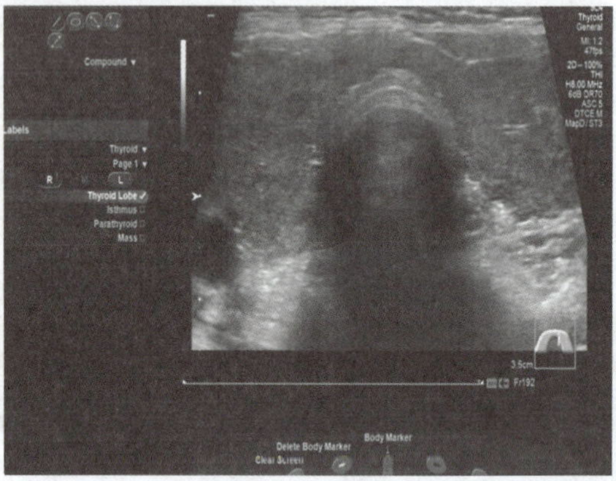

图 29-5　毒性弥漫性甲状腺肿二维超声图像

(2)彩色多普勒超声:因甲状腺内小血管弥漫性增多、扩张,CDFI 呈五彩缤纷状,称之为“火海征”,为本病典型超声表现,但并无特异性(图 29-6,动态图 29-2)。甲状腺动脉内径增粗(>2 mm),血流速度加速,频谱多普勒示其高速低阻型,收缩期最大峰值流速为 70～90 cm/s 或更高,甚至可达 200 cm/s。

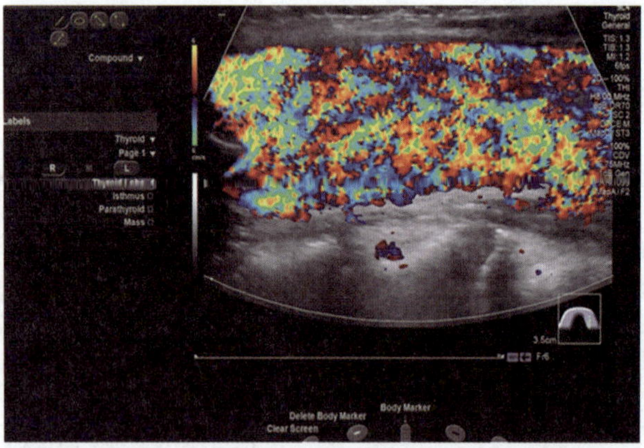

图 29-6　毒性弥漫性甲状腺肿彩色多普勒血流成像

动态图 29-2　毒性弥漫性甲状腺肿二维超声动态图像

(四)结节性甲状腺肿

1. 临床诊断要点　结节性甲状腺肿实际上是指地方性甲状腺肿和散发性甲状腺肿晚期形成的多发结节,甲状腺在弥漫性肿大的基础上,不同部位的滤泡上皮细胞反复增生和不均匀的复旧，形成的增生性结节，也称腺瘤样甲状腺肿，本病是甲状腺常见的良性疾病，其形成原因为甲状腺素合成不足，促甲状腺素长期反复刺激甲状腺组织，使滤泡间的纤维组织增生、间隔包绕而形成大小不一的结节病灶，病程较长后结节内部可有出血、囊性变、坏死、纤维组织增生及钙化等。多见于中年以后，女性多于男性，患者常无自觉症状，部分患者可因结节内突发出血引起颈部肿大、疼痛，若结节太大可引起颈部不对称性肿大，甚至出现呼吸困难、吞咽困难、声嘶、上腔静脉综合征等压迫症状，查体可触及甲状腺内单个或多个大小不一、质地不等的结节。实验室检查：包括 TSH、T_3、T_4、血小板生成素（T90）、甲状腺球蛋白（TG）和降钙素，血清 TSH、T_3、T_4 基本正常，如患者伴有碘缺乏时，血清 TG 浓度升高；伴有继发性甲状腺功能亢进时，血清 T_3、T_4 升高，TSH 下降。

2. 超声图像特征

（1）甲状腺形态、大小可正常，也可出现不对称性肿大，实质回声增粗，分布欠均匀，甲状腺内见单个或多个大小不一的结节，边界清晰或欠清晰，形态可规则或不规则，纵横比＜1，部分结节可见包膜（图 29-7，动态图 29-3）。

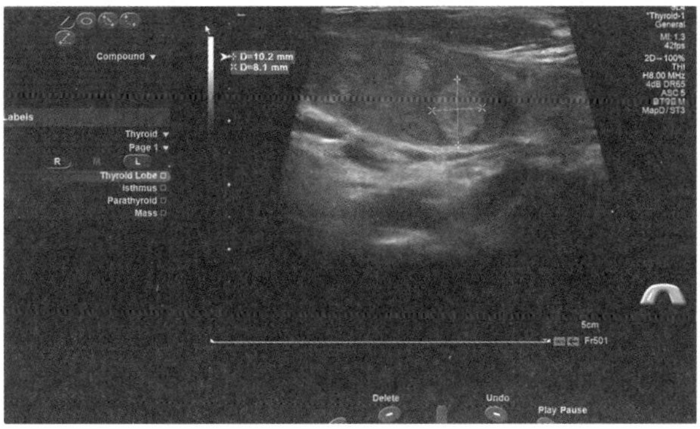

图 29-7　结节性甲状腺肿二维超声图像

动态图 29-3　结节性甲状腺肿二维超声动态图像

（2）结节可呈实性、囊实性或"海绵样"结构，内部回声呈多样性，可表现为高回声、等回声、低回声、囊性或"海绵样"回声；可有钙化，多为"蛋壳样"或粗大钙化；部分结节内可见胶质回声，表现为强回声伴有彗星尾征，这是良性结节的特征之一。

（3）彩色多普勒超声：结节内血流分布存在较大差异，可无、仅有少量、轻度或明显的血流信号。

（4）超声造影：大部分结节性甲状腺肿呈均匀等增强。

(五)甲状腺腺瘤

1. 临床诊断要点　甲状腺腺瘤是甲状腺常见的良性肿瘤,起自腺上皮组织,可分为滤泡型腺瘤、乳头状腺瘤及混合型腺瘤3种。中、青年女性多见,常为单侧及单发。肿瘤生长缓慢,患者一般无明显自觉症状。若肿瘤内突然出血,则肿块迅速增大,伴局部疼痛。少数患者可发生功能自主性腺瘤,出现甲状腺功能亢进症状。10%的腺瘤可以癌变。体检触及单个圆形或椭圆形肿块,质韧,表面光滑,无压痛,可随吞咽而活动。

2. 超声图像特征

(1)二维超声:甲状腺内单个结节,结节数毫米至数厘米,边界光滑,包膜完整,结节内部回声呈均质低回声或等回声,与正常甲状腺组织分界清楚,周边可见低回声晕(图29-8,动态图29-4)。

(2)彩色多普勒超声:检测腺瘤结节周边呈环状分布较丰富的血流信号(图29-9,动态图29-5),峰值流速在10～30 cm/s,阻力指数0.5～0.7。

动态图29-4　甲状腺腺瘤二维超声动态图像

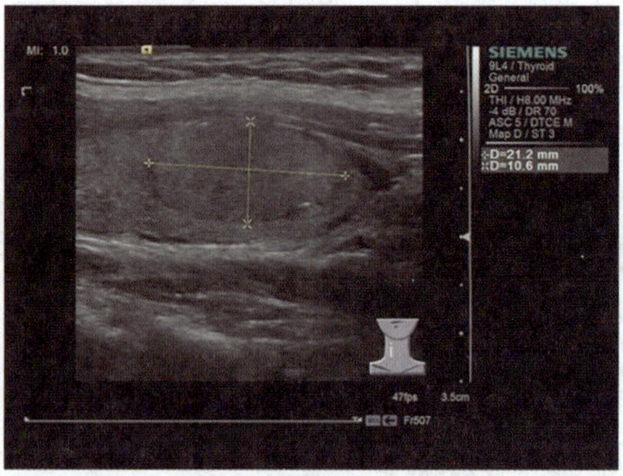

图29-8　甲状腺腺瘤二维超声图像

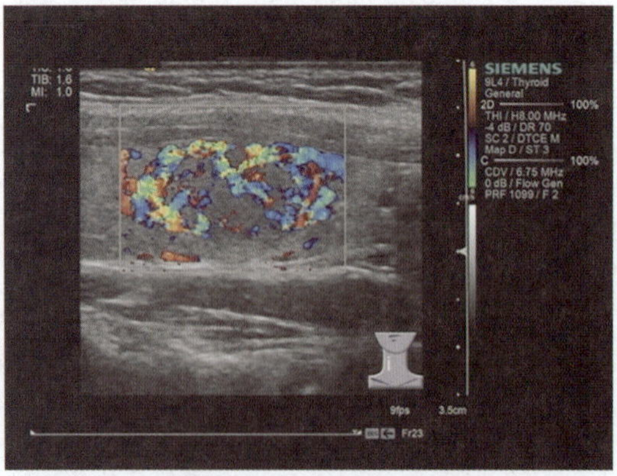

图29-9　甲状腺腺瘤彩色多普勒血流成像

动态图29-5　甲状腺腺瘤彩色多普勒超声动态图像

(3)腺瘤变性:腺瘤因供血不足,瘤体内部常液化囊性变,囊性变多见于 2 cm 以上腺瘤。腺瘤囊性变液性暗区可以清亮或浑浊,囊液中有时可见点状强回声,视囊内出血的时间、上皮脱落和变性程度而表现各异。囊性变的壁可厚而不规则,似有乳头状隆起突入囊内,瘤体内可见钙化,多为数毫米的钙化斑,可呈斑点状、环状。

(4)高功能性腺瘤:高功能性腺瘤是腺瘤分泌过多的甲状腺素,并引起甲状腺功能亢进的临床症状。腺瘤血流较丰富,峰值流速较高,在 40 cm/s 以上。

(5)淋巴结改变:不引起颈部淋巴结异常,只有在腺瘤很大影响颈部淋巴回流时,淋巴结可呈增生性改变,淋巴结增大直径>1 cm,皮质增厚,髓质减少,但皮质、髓质分界尚清楚,可检出少许血流信号。当并发恶变时,颈部淋巴结转移,淋巴结增大,髓质消失,血流信号增多。

(六)甲状腺癌

1. 甲状腺乳头状癌

(1)临床诊断要点:乳头状癌是甲状腺癌中最常见的一种病理类型,女性多于男性,恶性程度也最低,肿瘤生长缓慢。对放射治疗、化学治疗不敏感,最主要的治疗方式是手术治疗。一般较小的甲状腺乳头状癌无明显症状和体征,少部分患者有声嘶、吞咽困难或压迫感。大部分患者常在体检时发现,也有部分患者结节较大,由自己或他人发现,还有一部分患者是以颈部淋巴结肿大为首发症状到医院检查。世界卫生组织将甲状腺微小乳头状癌定义为,病变最大径线不超过 1 cm,且不伴有局部淋巴结和(或)远处器官转移及甲状腺外侵的乳头状癌。

(2)超声图像特征

1)癌结节可以是单发也可以是多发,通常以单发较多见。

2)呈实性低回声或极低回声(图 29-10),部分以囊性为主的结节表现为不规则实性成分突向囊腔,在实性部分内伴点状强回声,结节的边缘可清晰,也可模糊,形态多不规则,周边可见微小分叶状结构,与恶性结节侵袭性生长特点有关(动态图 29-6)。

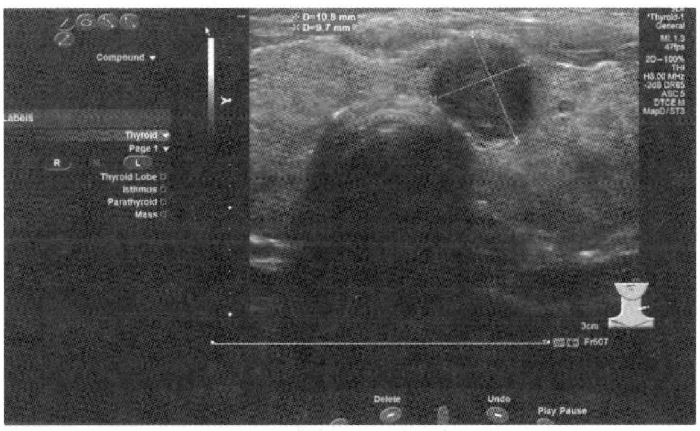

图 29-10　甲状腺乳头状癌二维超声

3)部分结节周围可见不完整、厚薄不均的低回声晕环绕。

4)结节内可伴有微小点状钙化,即“砂砾体样”钙化。

5)结节的纵径/横径≥1,是指甲状腺横切面上结节的前后径大于或等于横径,这是诊断甲状腺乳头状癌较特异性的一项指标。

6)彩色多普勒血流成像:大部分甲状腺乳头状癌属于乏血供型,部分结节以边缘血供多见,部分结节内部可见条状血供(动态图 29-7),且一般阻力较高。

动态图 29-6　甲状腺乳头状癌二维超声动态图像

动态图 29-7　甲状腺乳头状癌彩色多普勒超声动态图像

2. 甲状腺髓样癌

(1)临床诊断要点:甲状腺髓样癌是源于滤泡旁 C 细胞的恶性肿瘤,与甲状腺滤泡细胞无关,比较罕见,是一种神经内分泌肿瘤。预后较差,超声能够早发现、早诊断,提高患者生存率。最常见的临床表现是甲状腺肿块,当肿块较大,压迫气管、食管时,可出现呼吸不畅、吞咽困难等临床症状。如果发生颈部淋巴结转移,可触及颈部肿大淋巴结。当肿瘤侵及喉返神经,可出现声嘶。由于降钙素引起的血钙低,可引起手足抽搐。甲状腺髓样癌很容易出现肺、骨等远处转移,出现相关脏器的临床表现。

(2)超声图像特征

1)结节一般体积较大,多位于甲状腺中、上极,可单发或多发。

2)通常呈实性不均匀回声,可呈低回声、等回声或极低回声;肿瘤多无明显包膜,边界通常欠清晰,边缘较规则,周边晕环不明显或不完整,或呈“毛刺征”。

3)髓样癌肿瘤形态纵/横比通常<1。

4)结节内可见不完整粗大钙化或微钙化。

5)彩色多普勒血流成像:髓样癌肿瘤内血供更丰富,且血流类型以混合型居多。

3. 甲状腺滤泡状癌

(1)临床诊断要点:甲状腺滤泡状癌指起源于甲状腺滤泡细胞的肿瘤,一般比较少见,多见于中年人,发病率女性多于男性,男、女比例约为 1:2,发展迅速,属于中度恶性肿瘤。一般病程较长,进程慢,少数近期生长较快,常缺乏明显的局部恶性表现,多以自己或他人发现颈部肿块来就诊，多为单发，也可多发，一般质硬，边界不清。

(2)超声图像特征

1)结节一般为实性，内呈等回声、高回声和低回声表现(图 29-11)。

2)甲状腺滤泡状癌的形态一般呈扁平状，纵/横比<1。

3)结节边缘可呈分叶状或不规则表现。

4)彩色多普勒血流成像：甲状腺滤泡状癌以中央血管为主型血供(图 29-12)。

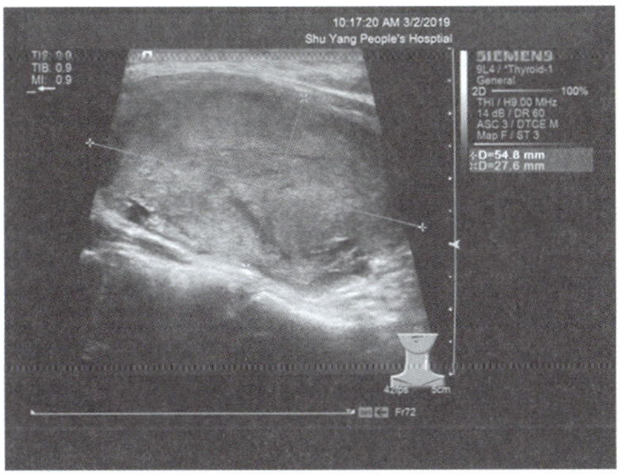

图 29-11　甲状腺滤泡状癌二维超声图像

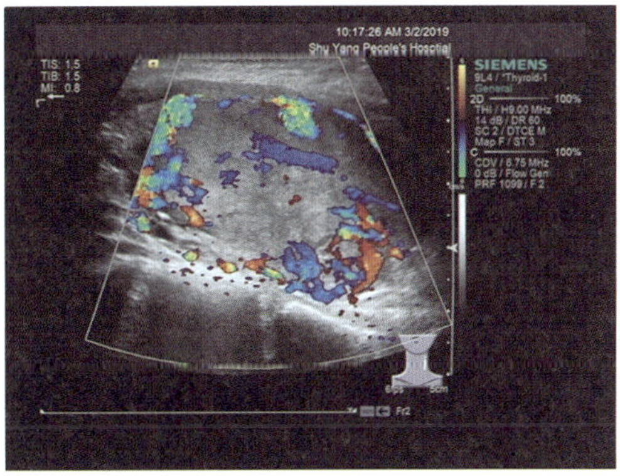

图 29-12　甲状腺滤泡状癌彩色多普勒血流成像

4. 甲状腺未分化癌

(1)临床诊断要点：甲状腺未分化癌是较为罕见的一种肿瘤，其恶性程度非常高，预后极差，很早就发生转移和浸润周围组织，组织学形态变异较多。多见于中、老年人，年轻人比较罕见，以女性多见。未分化癌的发病率较低，占所有甲状腺癌<2%。

(2)超声图像特征

1)甲状腺未分化癌一般回声较低，通常低于周围肌肉回声，形态不规则，边界不清，内回声不均，部分会出现液化坏死区，内部少见钙化灶。由于肿瘤细胞大而成簇分布，分化程度低，所以肿瘤的透声性较好(图 29-13)。

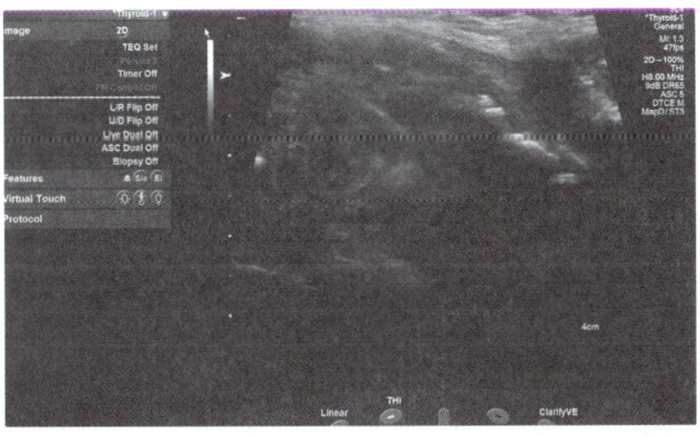

图 29-13　甲状腺未分化癌二维超声图像

2)甲状腺未分化癌周围常见异常肿大淋巴结。

3)甲状腺未分化癌通常以周边不规则血流为主。

二、典型例题与解析

A1 型题(单选题)

1. 关于亚急性甲状腺炎的声像图描述错误的是(　)

A. 甲状腺多表现为非对称性肿大

B. 甲状腺内可见片状低回声区,称为冲洗过征,为亚急性甲状腺炎特征性表现

C. 声像图见甲状腺与颈前肌之间的间隙消失,只见于亚急性甲状腺炎

D. 甲状腺片状低回声区内血管正常走向,无环绕血流

E. 病灶随病程变化可消失

2. 慢性淋巴细胞性甲状腺炎的声像图表现是(　)

A. 两叶不规则肿大,边缘模糊不清,峡部厚度相对正常

B. 多数可见大小不等的结节回声

C. 结节周围见环状血流,并见丰富分支伸入结节内

D. 甲状腺实质光点粗,分布不均,回声低,对增益调节不大敏感

E. 以上都对

3. 下列与毒性弥漫性甲状腺肿的声像图无关的是(　)

A. 甲状腺"火海征"

B. 甲状腺"海岛征"

C. 甲状腺上、下动脉增宽

D. 甲状腺上、下动脉为高阻高速频谱,峰值速度>70 cm/s,静脉为低速宽带频谱

E. 血流速度的增加随 T_3、T_4 的升高而加快

4. 关于结节性甲状腺肿的声像图描述错误的是(　)

A. 甲状腺可表现非对称性肿大

B. 甲状腺实质回声增粗,分布欠均

C. 结节内部回声可表现为多样性,可有钙化,表现为蛋壳样或粗大钙化

D. 甲状腺内可见片状低回声区,称为冲洗过征,为结节性甲状腺肿的特征性表现

E. 结节内的血流分布存在较大差异

5. 甲状腺腺瘤的声像图特征为(　)

A. 肿物边界光滑,无包膜,呈低回声

B. 肿物边界光滑，有包膜，呈低回声

C. 肿物边界光滑，有包膜，呈强回声

D. 肿物边界不光滑，无包膜，呈低回声

E. 肿物边界不光滑，有包膜，呈低回声

6. 最常见的甲状腺癌是（　）

A. 乳头状癌　　B. 滤泡状癌

C. 髓样癌　　D. 梭状细胞癌

E. 巨细胞癌

A2 型题（单选题）

7. 患者，女，38 岁。超声所见：甲状腺体积增大，峡部明显增厚，甲状腺内回声增粗、减低，内有索条状高回声，呈网格样改变。最可能的诊断是（　）

A. 弥漫性甲状腺肿　　B. 单纯性甲状腺肿

C. 慢性淋巴细胞性甲状腺炎　　D. 亚急性甲状腺肿

E. 结节性甲状腺肿

8. 患者老年女性，长期生活在缺碘地区，青年时发现甲状腺肿大，未正规治疗，多年无症状。近年来自觉颈部不适，查体：颈部可触及数枚肿块，随吞咽上下活动，质硬，直径 1～3 cm，轻压痛。考虑结节性甲状腺肿，以下声像图表现正确的是（　）

A. 甲状腺内结节边界模糊，不规整，结节周围无正常甲状腺组织

B. 肿块圆形，边界清，有完整包膜，周边有晕环

C. 肿块边界不规整，呈蟹足样改变，肿块呈低回声伴砂砾样钙化

D. 弥漫性甲状腺肿大，回声无改变

E. 甲状腺内可见多个无回声区

9. 患者，男，45 岁。超声检查颈动脉时发现甲状腺左侧叶有一低回声结节，边界清楚，周边有“声晕”，内见粗大钙化，颈部淋巴结无肿大。放射性核素扫描显示为热结节。最可能的诊断是（　）

A. 结节性甲状腺肿　　B. 甲状旁腺腺瘤

C. 甲状腺腺瘤　　D. 甲状腺癌

E. 亚急性甲状腺炎

A3 型题（单选题）

（第 10～12 题共用题干）

患者，女，60 岁。20 年前发现甲状腺肿大及甲状腺右侧叶结节，未治疗，多年无症状。近 1 个月自觉颈部不适。查体：右颈上部可触及一肿物，随吞咽上下活动，质硬，

直径 2～3 cm，轻压痛。

10. 对该患者而言，最快速、方便、有价值的辅助检查是(　)

A. 磁共振成像　　B. CT

C. 超声　　D. 心电图

E. 实验室检查

11. 声像图示甲状腺实质回声增粗，分布欠均，内见多个大小不等、回声高低不等的结节，最可能的诊断是(　)

A. 甲状腺癌　　B. 甲状腺腺瘤

C. 结节性甲状腺肿　　D. 亚急性甲状腺炎

E. 甲状腺腺瘤破裂

12. 若结节为恶性，下列超声提示最不支持的是(　)

A. 结节边界不清　　B. 内部回声不均匀

C. 内可见砂砾样钙化　　D. 血流丰富且杂乱

E. 周边可见声晕且厚薄均匀

答案及解析

A1 型题

1. C

解析：甲状腺与颈前肌之间的间隙消失，还可见于甲状腺癌。

2. D

解析：典型慢性淋细胞性甲状腺炎声像图表现是甲状腺两侧叶弥漫性肿大，峡部增厚明显，甲状腺包膜清晰，边缘光滑整齐，部分可见单个或多个散在的细小低回声，彩色多普勒早期时血流信号丰富，晚期血流信号仅轻度增加或无明显增加，可稀疏，甲状腺腺体实质光点增粗，回声弥漫性减低、不均，对增益调节不大敏感。

3. D

解析：甲状腺功能亢进时甲状腺上动脉频谱为高速低阻型，故 D 错，余均为毒性弥漫性甲状腺肿的表现。

4. D

解析：ABCE 为结节性甲状腺肿常见声像图改变；D 甲状腺内可见片状低回声区，称冲洗过征，为亚急性甲状腺炎特征性表现。

5. B

解析：甲状腺腺瘤为边界光滑，包膜完整，结节内部回声呈均质低回声或等回声，与正常甲状腺组织分界清楚，周边可见低回声晕。

6. A

解析：甲状腺乳头状癌占所有甲状腺癌的 60%，是最常见的。

A2 型题

7. C

解析：慢性淋巴细胞性甲状腺炎好发于中年女性，典型的声像图表现为甲状腺体积增大，峡部明显增厚，甲状腺内回声增粗、减低，内有索条状高回声，呈网格样改变。

8. A

解析：结节性甲状腺肿结节多发，多无包膜，回声多样，囊性变时可见囊实性回声；B 为甲状腺腺瘤超声表现；C 为甲状腺癌超声表现；D 结节性甲状腺肿，结节周围无正常甲状腺组织；E 为甲状腺滤泡胶质囊肿声像图表现。

9. C

解析：甲状腺腺瘤多表现单结节，一般认为出现声晕是良性结节的特征，40%～86%的良性结节出现声晕，声晕具有薄、厚度均匀和完整的特点。放射性核素扫描显示为热结节，可能是高功能性腺瘤。

A3 型题

10. C

解析：甲状腺检查首选超声检查。

11. C

解析：甲状腺癌多为低回声结节，多发少见；甲状腺腺瘤多发少见；亚急性甲状腺炎多为片状低回声，无结节形成；甲状腺腺瘤破裂常伴有颈部疼痛、增大等症状。

12. E

解析：恶性结节周边声晕多为厚薄不均。

（费正东）

第三节　甲状旁腺疾病

一、基本知识

（一）甲状旁腺增生

1. 临床诊断要点　甲状旁腺增生可分为原发性甲状腺增生和继发性甲状旁腺增生。约 10%的原发性甲状旁腺功能亢进是由原发性甲状旁腺增生所致，而继发性甲状旁腺功能亢进多因慢性肾衰竭、维生素 D 缺乏、骨病变等引起的低血钙导致甲状旁腺代偿性增生。增生常累及多个腺体。临床表现：由于钙、磷代谢障碍可出现淡漠、嗜睡、疲乏、性格改变、记忆力减退等神经系统症状，食欲缺乏、恶心、呕吐、便秘、消化道溃疡等消化系统症状，骨骼疼痛、病理性骨折、四肢活动受限、骨软化等骨骼系统症状，还可出现多尿、夜尿、口渴、反复尿路结石、肾实质钙盐沉积等泌尿系统症状。

2. 超声图像特征

(1)二维超声：可显示数个甲状旁腺不同程度增大，形态呈椭圆形或不规则形，内部为均匀低回声或等回声，一般无囊性变或钙化灶(图 29-14)。

(2)彩色多普勒血流成像：绝大多数血流信号较丰富，为穿行或绕行血流信号；极少数表现为血流信号稀少，呈“星点状”血流信号。

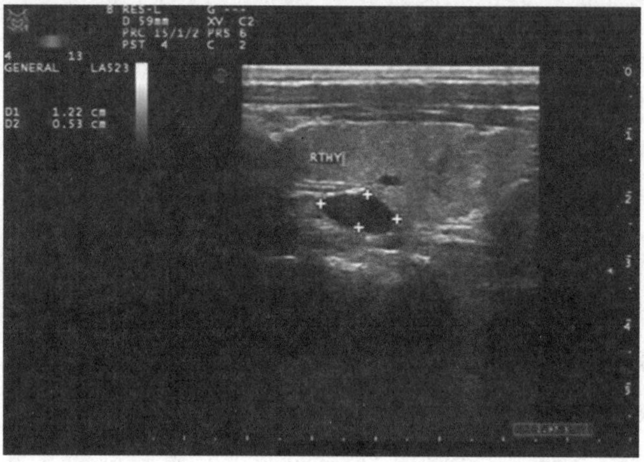

图 29-14　甲状旁腺增生超声图像

(二)甲状旁腺腺瘤

1. 临床诊断要点　甲状旁腺腺瘤是由主细胞、嗜酸细胞、过渡型嗜酸细胞或混合构成的良性肿瘤。多见于中、老年人，女性多于男性。腺瘤可以是功能性腺瘤或非功能性腺瘤，功能性腺瘤切除后即刻出现甲状旁腺素(PTH)水平下降。本病是原发性甲状旁腺功能亢进的常见病因。

(1)全身表现：①神经系统：病早期症状较轻的患者可表现为抑郁和焦虑，症状严重者可引起精神失常。另外，还可以出现疼痛、逆行性健忘、嗜睡、嗅觉丧失等症状。②肌肉系统。患者常有疲乏感，肌腱反射迟钝，大腿肌无力、肌痛等。③关节及软组织病。20%～30%的本病合并有软骨钙化症，易发生假性痛风、关节痛、钙化性肌腱炎等。

(2)局部表现：部分患者出现局部刺激和疼痛感、声嘶、轻微吞咽困难感等。

2. 超声图像特征

(1)肿瘤位于甲状腺与颈长肌、颈总动脉与气管之间，属正常位置。超声对异位甲状旁腺腺瘤诊断困难。肿瘤为椭圆形、三角形或不规则形，其长轴与身体矢状面平行。

(2)肿瘤为均匀低回声，边界清晰、规则，可见包膜回声，少数可伴有钙化灶或囊性变，肿瘤内发生出血、囊变或坏死时，可见其内有液性无回声区。

(3)肿瘤与甲状腺之间可见双层中强回声带，可能为甲状腺包膜与腺瘤的包膜所致。

(4) CDFI 示肿瘤前缘常有明显血管绕行，并可见多条动脉进入瘤体内，内部血供丰富，有时可显示肿瘤蒂部(图 29-15)。

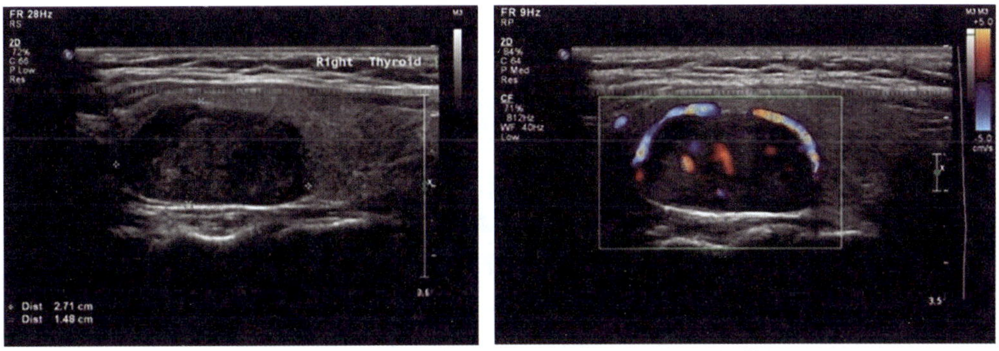

A　　　　B

图 29-15　甲状旁腺瘤彩色多普勒血流成像

(三)甲状旁腺癌

1. 临床诊断要点　甲状旁腺癌起源于甲状旁腺的实质细胞，是一种罕见且易复发的内分泌恶性肿瘤。有功能的甲状旁腺癌，主要表现为甲状旁腺素升高所引起的症状与体征，如全身酸痛、疲惫无力、关节疼痛、血钙升高、不同程度的骨损害和肾损害等，无功能的甲状旁腺癌较之有功能的更为少见，主要表现为颈部肿块，临床很难及时做出正确诊断。

2. 超声图像特征

(1)肿瘤较大，形态不规则或呈分叶状。

(2)内部为不均匀低回声，可伴有囊性变或钙化灶。

(3)肿瘤可侵犯邻近组织。

(4)彩色多普勒血流成像：癌灶内部及周边血供丰富，分布不规则。

(5)可发现同侧淋巴结转移癌(图 29-16)。

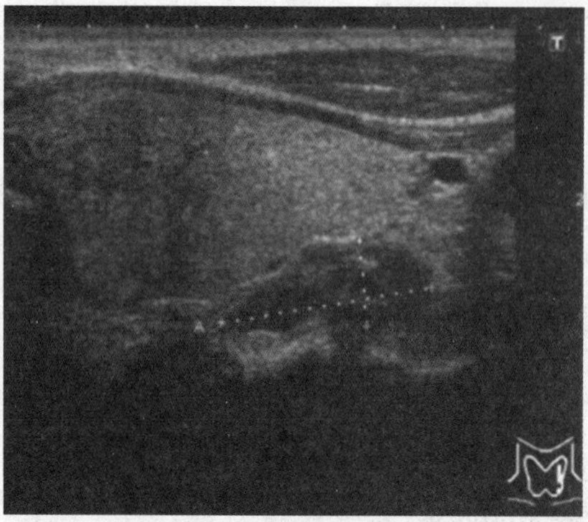

图 29-16 甲状旁腺癌超声图像

二、典型例题与解析

A1 型题(单选题)

1. 以下甲状旁腺腺瘤常见的声像图特点应除外( )

A. 均质、低回声结节

B. 有包膜

C. 圆形、椭圆形、长方形及三角形均可出现

D. 常为多发性

E. 腺瘤周边和前缘可见丰富的血流环绕并进入瘤体内

2. 关于甲状旁腺癌的声像图特点,不正确的是( )

A. 浸润包膜,边缘不清

B. 易发生钙化,钙化率可达 25%

C. 少见,仅占甲状旁腺功能亢进的 1%~2%

D. 实性低回声,形态不规则,常呈分叶状

E. 以上都不对

A2 型题(单选题)

3. 患者,女,40 岁。尿毒症患者,行血液透析治疗,行甲状旁腺超声检查。超声示:甲状腺右侧叶下极后方见 18 mm×10 mm 的低回声团,边缘清晰,彩色多普勒超声可见周边较丰富血流信号。最可能的诊断是( )

A. 甲状腺癌　　　　B. 甲状腺腺瘤

C. 甲状旁腺癌　　D. 甲状旁腺增生

E. 甲状旁腺腺瘤

4. 患者，女，42 岁。既往体健，常规体检行甲状腺超声检查，彩色多普勒超声示：甲状腺左侧叶下极背侧见 21 mm×17 mm 低回声结节，边界清晰，内部回声尚均匀，CDFI 示结节内见点条状血流信号。最可能的诊断是(　)

A. 甲状旁腺腺瘤　　B. 甲状旁腺增生

C. 甲状旁腺癌　　D. 甲状腺癌

E. 甲状腺腺瘤

A3 型题(单选题)

(第 5～7 题共用题干)

患者，女，47 岁。无明显诱因下出现 L_1、L_2 骨折，实验室检查发现 PTH 升高、血钙升高、血磷降低。

5. 对该患者而言，接下来首选的检查方法是(　)

A. X 线　　B. CT

C. 超声　　D. MRI

E. ^{99m}Tc-MIBI 甲状旁腺成像

6. 超声检查提示：甲状腺左侧叶中、下极背侧出现一个 15 mm×13 mm 均匀低回声结节，边界清，肿瘤与甲状腺之间可见双层中强回声带。最可能的诊断是(　)

A. 甲状旁腺腺瘤　　B. 甲状旁腺增生

C. 甲状旁腺癌　　D. 甲状腺癌

E. 甲状腺腺瘤

7. 该疾病的声像图表现应除外(　)

A. 结节内见钙化灶　　B. 结节伴囊性变

C. 结节呈三角形或不规则形　　D. 结节内部及周边血供丰富

E. 同侧颈部淋巴结转移

答案及解析

A1 型题

1. D

解析：甲状旁腺腺瘤一般为单发，而增生一般为多发。

2. E

解析：甲状旁腺癌少见，仅占甲状旁腺功能亢进的 1%～2%，常呈分叶状，实性低回声，边缘不清，形态不规则，浸润包膜，易发生钙化，钙化率可达25%。若甲状旁腺肿瘤较大，有钙化斑，后方伴声影者，可提示甲状旁腺癌。

A2 型题

3．D

解析：肾衰竭继发甲状旁腺增生，是甲状腺功能亢进症常见病因之一。

4．A

解析：甲状旁腺腺瘤多为均匀低回声，边界清晰、规则，可见高回声包膜，肿瘤前缘常有明显的血管绕行，并可见多条动脉分支进入瘤体内。

A3 型题

5．C

解析：高分辨率的超声是高敏感的诊断手段，加之超声经济方便，对于怀疑甲状旁腺病变，超声应为首选的筛查方法。近年来，^{99m}Tc-MIBI 甲状旁腺成像在定位诊断中也扮演着比较重要的角色，尤其对异位甲状旁腺的定位诊断。

6．A

解析：甲状旁腺腺瘤多为均匀低回声，边界清晰、规则，可见高回声包膜，肿瘤与甲状旁腺之间可见双层中强回声带，可能为甲状腺被膜与腺瘤的包膜所致。

7．E

解析：甲状旁腺癌可发现同侧颈部淋巴结转移。

（陈松吀）

第 30 章

乳　腺

第一节　正常乳腺

一、基本知识

（一）正常乳腺解剖

女性乳腺呈半球形，位于第 2～7 前肋浅筋膜的浅层与深层之间，自胸骨旁线向外达腋中线。乳腺组织由 15～20 个腺叶构成，每个腺叶又可分为若干小叶，每个小叶又由 10～15 个腺泡组成，每个腺叶有一根导管，向乳头方向走行，在接近乳头部形成膨大的输乳管窦。乳腺腺叶与输乳管都以乳头为中心，呈放射状排列，脂肪与结缔组织充填于乳腺腺叶、输乳管之间。乳腺腺叶间结缔组织中有许多与皮肤垂直的纤维束，一端连于皮肤和浅筋膜浅层，一端连于浅筋膜深层，对乳房的支持与固定起重要作用，称为乳房悬韧带，又称 Cooper 韧带。乳腺的解剖结构由浅入深依次为：皮肤、皮下组织、腺体层、腺体后组织、胸壁肌层（图 30-1）。

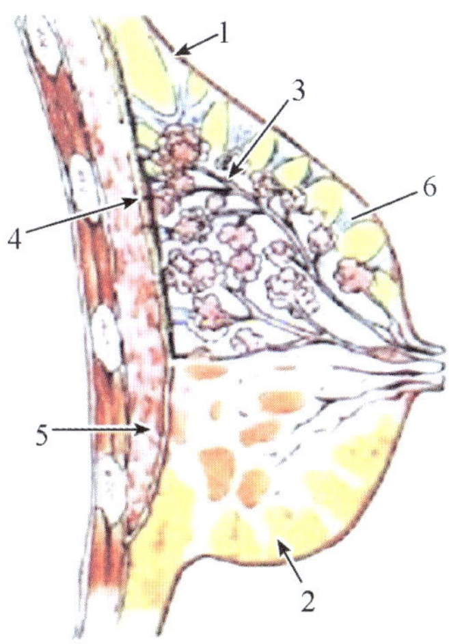

图 30-1　正常乳腺解剖

1. 皮肤；2. 皮下组织；3. 腺体层；4. 腺体后组织；5. 胸壁肌层；6. Cooper 韧带

(二)超声检查方法

1. 检查前一般无须特殊准备。如怀疑乳腺增生,最好在月经干净后1周进行检查。对有乳头溢液的患者,检查前应避免挤压导管,充盈的导管可利于查出溢液原因。检查前应避免乳腺导管造影和穿刺活检,以免造影剂和出血影响诊断结果。

2. 乳腺超声检查内容:观察乳腺皮肤有无破溃,皮肤层和脂肪层有无异常回声;乳腺导管系统的形态结构,导管是否扩张,扩张的导管内是否清晰,有无占位性病灶;乳腺腺体内有无病灶,观察病灶的形状、方位、边缘、内部回声、后方回声、钙化、血流情况等,并结合病史判断病灶的性质;乳腺后间隙及胸肌层有无异常回声;双侧腋下有无异常淋巴结。

乳腺病灶应观察的内容如下。

(1)乳腺病灶的形状:椭圆形或圆形、不规则形。

(2)乳腺病灶的方位:平行位、非平行位。

(3)乳腺病灶的边缘:光整、不光整(模糊、成角、微分叶、毛刺)。

(4)乳腺病灶的内部回声:无回声、低回声、等回声、高回声、囊实混合回声、不均匀回声。

(5)乳腺病灶的后方回声:无后方回声、后方回声衰减、后方回声增强、混合模式。

(6)乳腺病灶的钙化:病灶周边钙化、病灶内部钙化、导管内钙化。

(7)乳腺病灶的血流情况:无血流、内部血流、边缘血流。

(8)乳腺病灶的弹性评估:质软、质中、质硬。

(9)乳腺病灶的其他相关特征:结构扭曲、导管内改变、水肿、皮肤改变(皮肤增厚、皮肤回缩)。

3. 乳腺病灶的超声定位

(1)象限定位法:以乳头为中心,经过乳头水平线与垂直线将乳腺分为内上、内下、外上、外下4个象限(图30-2)。

(2)时钟定位法:以乳头为中心,根据时钟12时制和病灶与乳头的距离定位病灶的位置(图30-3)。

4. 乳腺超声检查方法:常选用7.5～12.0 MHz高频探头(图30-4),如病灶体积较大可选用腹部探头,若病灶位置较深可选用低频探头。探查乳腺时探头应轻放于皮肤上,不宜加压,以免改变病灶形态、位置等。乳腺扫查一般先右后左,对于每一侧乳腺,常用的有以下几种方法动态图30-1。

(1)按顺时针或逆时针顺序,以乳头为中心向外做辐射状扫查。

(2)从乳腺上象限外周部分,至乳房下象限,依次横切扫查。

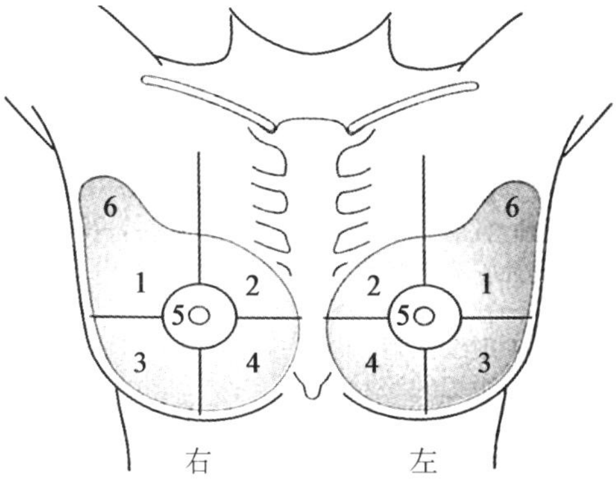

图 30-2　乳腺超声象限定位法

1. 外上象限；2. 内上象限；3. 外下象限；4. 内下象限；5. 乳头及乳晕；6. 腋尾部

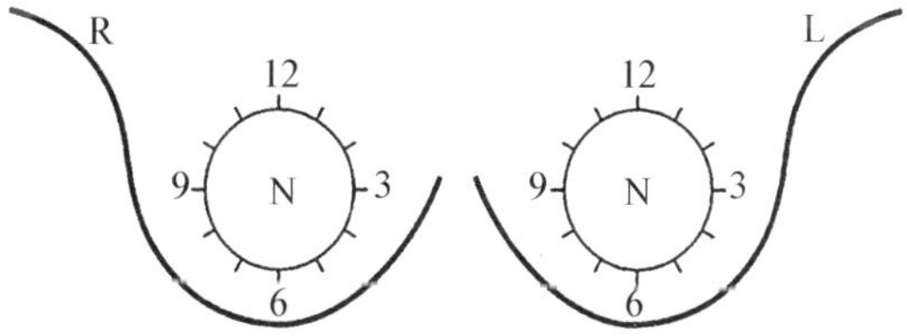

图 30-3　乳腺超声时钟定位法

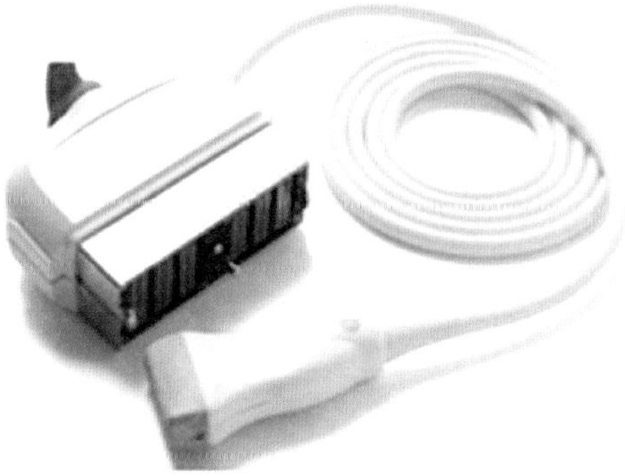

图 30-4　乳腺超声高频探头

动态图 30-1　乳腺扫查的基本方法

(3)从腋中线或腋前线至胸骨旁，依次对乳房纵切扫查。

无论采用何种超声扫查方法，扫查范围内侧必须扫查至出现胸骨声影，外侧必须扫查至腋前线乳腺结构完全消失，上象限和下象限也必须至乳腺结构完全消失，同时，每次扫查范围应有重叠。最后探查双侧腋窝处是否有副乳组织及淋巴结情况。

(三)正常乳腺超声图像特征

正常乳腺超声声像图(图 30-5)，不同生理时期正常乳腺具有不同的超声表现，青春期和青年未生育女性，主要结构是腺体层，皮下脂肪菲薄，Cooper 韧带不易显示，中央区回声比外带腺体层回声相对低。随年龄增长，中央区低回声区逐渐减少。妊娠期和哺乳期女性，腺体层因腺泡和导管增生而明显增厚，哺乳期中央区可见乳腺导管扩张，内径 2～4 mm。性成熟期已生育女性个体差异较大，多数女性腺体层回声随年龄逐渐增强，皮下脂肪厚，腺体厚度减小。绝经期及老年期女性，皮下脂肪层明显增厚，腺体层萎缩变薄，回声致密增强(图 30-6)。

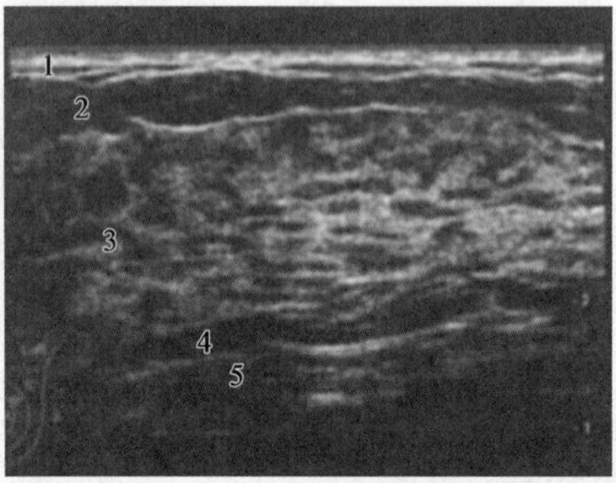

图 30-5　正常乳腺超声声像图

1. 皮肤；2. 皮下组织；3. 腺体层；4. 腺体后组织；5. 胸壁肌层

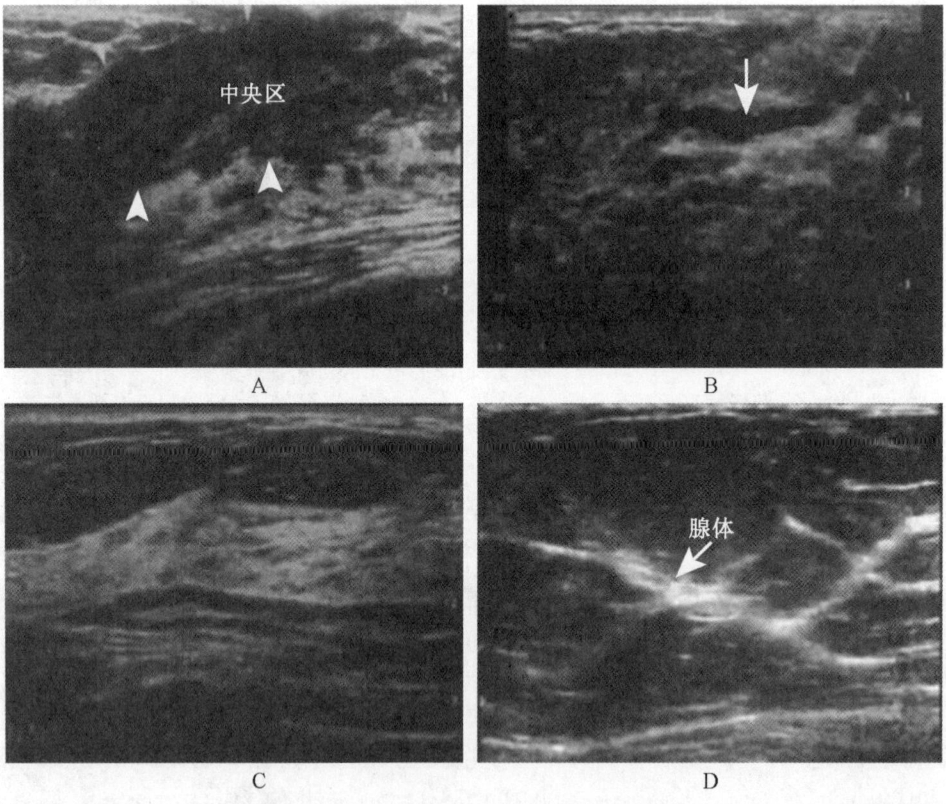

图 30-6　不同生理时期正常乳腺超声表现

A. 青春期和青年未生育女性乳腺；B. 妊娠期和哺乳期女性乳腺；C. 性成熟期已生育女性乳腺；D. 绝经期及老年期女性乳腺

二、典型例题与解析

A1型题(单选题)

1. 成年女性乳腺位于胸前第(　)肋软骨之间，胸大肌的浅面，外起自哪一体表标志线，内至胸骨缘(　)

A. 1～5，腋中线　　B. 2～6，腋前线
C. 3～7，腋前线　　D. 3～7，腋中线
E. 3～7，腋后线

2. 乳腺腺叶间结缔组织中一端连于皮肤和浅筋膜浅层，一端连于浅筋膜深层，对乳房的支持与固定起重要作用，称(　)

A. 输乳管　　B. Cooper韧带
C. 乳头　　D. 输乳管窦
E. 乳晕

3. 超声检查乳腺时皮肤厚度一般为(　)

A. 0.1～0.2 mm　　B. 0.3～0.5 mm
C. 0.5～2.0 mm　　D. 2～3 mm
E. 3～5 mm

4. "腺体层因腺泡和导管增生而明显增厚，哺乳期中央区可见乳腺导管扩张，内径2～4mm"属于哪个生理时期乳腺超声表现(　)

A. 少年期　　B. 青春期
C. 妊娠期和哺乳期　　D. 性成熟期已生育期
E. 绝经期及老年期

5. 关于乳腺超声扫查，以下说法错误的是(　)

A. 探查乳腺时探头应压皮肤上，利于更加清晰观察病灶形态、位置等
B. 按顺时针或逆时针顺序，以乳头为中心向外做反射状扫查
C. 扫查范围内侧必须扫查至出现胸骨声影，外侧必须扫查至腋前线乳腺结构完全消失
D. 以乳头为中心，经过乳头水平线与垂直线将乳腺分为内上、内下、外上、外下4个象限
E. 无论采用何种超声扫查方法，每次扫查范围应有重叠

答案及解析

A1 型题

1. B

解析：成年女性乳腺位于胸前第 2～6 肋软骨之间，胸大肌的浅面，外起自腋前线，内至胸骨缘。

2. B

解析：乳腺腺叶间结缔组织中一端连于皮肤和浅筋膜浅层，一端连于浅筋膜深层，对乳房的支持与固定起重要作用，称 Cooper 韧带。

3. D

解析：超声检查乳腺时皮肤厚度一般为 2～3 mm。

4. C

解析：不同生理时期正常乳腺具有不同的超声表现。妊娠期和哺乳期女性，腺体层因腺泡和导管增生而明显增厚，哺乳期中央区可见乳腺导管扩张，内径 2～4 mm。

5. A

解析：探查乳腺时探头应轻放于皮肤上，不宜加压，以免改变病灶形态、位置等。

第二节　乳腺疾病

一、基本知识

(一)乳腺增生

1. 临床诊断要点　乳腺增生是最常见的乳腺疾病，是非炎症、非肿瘤的乳腺良性疾病，由体内性激素代谢紊乱引起，尤其是雌激素、雄激素比例失调。病理组织学上表现为乳腺小叶呈增生或囊性增生，伴有导管扩张，导管及腺泡周围纤维组织增生及淋巴细胞浸润等。

在不同年龄组有不同特点，未婚女性、已婚未育、尚未哺乳的妇女，其主要症状为乳腺胀痛，可同时累及双侧，但多以一侧偏重。月经来潮前 3～4 天疼痛加剧，月经结束后症状减轻。用手触摸乳房可摸到大小不等、扁圆形或不规则形、质地柔韧的结节，边界不清楚，多呈圆形或条索状，与皮肤及深部组织无粘连，可被推动。

2. 超声图像特征

(1)乳腺腺体增厚，结构紊乱，回声分布不均匀，可见强回声斑点(图 30-7A)。

(2)乳腺腺体内可见多个大小不等无回声区或极低回声团，边界清，后方回声增强(图 30-7B)。

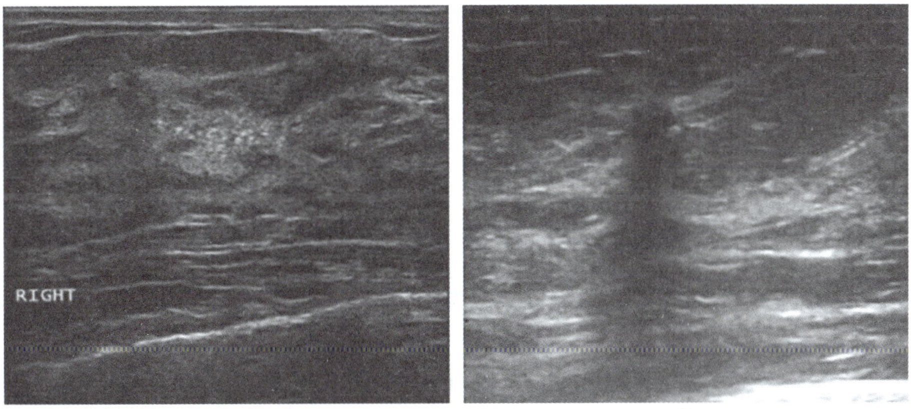

A　　B

图 30-7　乳腺增生超声图像

(3)彩色多普勒血流成像:一般无血流信号。

(二)乳腺炎

1. 临床诊断要点　乳腺炎病因主要是细菌通过伤口或乳头裂缝进入乳腺导管,乳腺导管阻塞是一个主要的易感因素,乳汁淤积伴发细菌感染而发病。

乳腺炎多发生于哺乳期妇女,呈急性炎症表现,临床表现有不同程度发热、患处乳腺红肿、疼痛,可触及乳腺肿块及腋下淋巴结肿大。

2. 超声图像特征

(1)肿块边界不清,形态不规则,内部回声不均匀、低回声结节(图 30-8A)。

(2)形成脓肿时腺体内可见不规则无回声区,实时探头加压可见脓液流动。

(3)病变所在处的皮肤增厚、水肿。

(4)彩色多普勒血流成像:脓肿内部及周边可见“星点状”或“短棒状”血流信号(图 30-8B)。

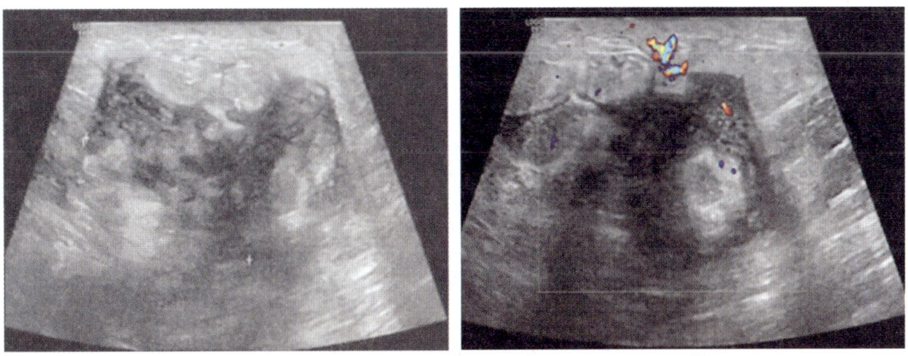

A　　B

图 30-8　乳腺炎超声图像

(5)超声造影:乳腺炎增强后通常表现为造影剂快速充填,病灶高增强,强化不均匀,边缘不完整,增强后病灶面积变大,可伴有充盈缺损和周围血管穿入等(动态图 30-2)。

动态图 30-2　乳腺炎的超声造影

(三)乳腺纤维腺瘤

1. 临床诊断要点　乳腺纤维腺瘤为良性肿瘤,乳腺上皮和纤维组织增生,常有完整包膜。腺体成分多者,质软,呈浅红色;纤维成分多者,质硬,呈灰白色。

乳腺纤维腺瘤好发部位为乳腺外上象限,通常表现主要为乳房无痛性肿块,很少伴有乳房疼痛或乳头溢液。乳腺纤维腺瘤多为圆形或椭圆形,境界清楚,表面光滑,活动度较大,与皮肤无粘连。

2. 超声图像特征

(1)边界清晰,圆形、椭圆形或分叶状低回声结节。

(2)内部回声均匀,可见侧方声影,后方回声无衰减,少数可见后方回声增强(图 30-9)。

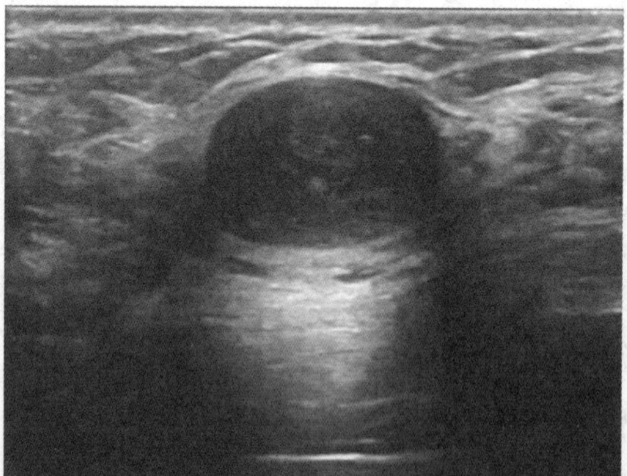

图 30-9　乳腺纤维腺瘤超声图像

(3)与皮肤及周围组织无粘连,探头加压时有一定程度的压缩。

(4)彩色多普勒血流成像:内部及周边可见彩色血流信号,周边血流信号多呈环绕走行,脉冲多普勒可测及低速血流。

(5)超声造影:乳腺纤维腺瘤增强后通常表现为病灶等或低增强,强化均匀,边缘完整,增强后病灶面积不变(动态图 30-3)。

动态图 30-3　乳腺纤维腺瘤的超声造影

(四)乳腺导管内乳头状瘤

1. 临床诊断要点　乳腺导管内乳头状瘤基本病变是导管上皮和间质增生,形成有纤维脉管束的乳头状结构。乳腺导管内乳头状瘤分为中央型和外周型。中央型乳头状瘤多发生在乳腺中央区乳晕下方,外周型乳头状瘤是指终末导管-小叶系统发生的多发性导管内乳头状瘤。

乳腺导管内乳头状瘤多见于 40～50 岁妇女,多数情况下临床查体摸不到肿块。有些中央型乳头状瘤可在乳晕附近摸到结节状或条索状肿块,质地较软。外周型乳头状瘤可在乳腺周边部位触及肿块。中央型导管内乳头状瘤较易出现乳头溢液,而外周型乳头状瘤很少出现溢液。该病有一定的恶变率,确诊后应手术切除。

2. 超声图像特征

(1)病变导管囊状扩张呈无回声,内可见乳头状低回声或中等回声(图 30-10)。

(2)乳腺导管内乳头状瘤也可表现为乳晕处的导管扩张,管腔内可见边界清楚的低回声实性小结节。

(3)彩色多普勒血流成像:在部分乳腺导管内乳头状瘤内可见丰富血流信号,部分乳腺导管内乳头状瘤内无异常血流信号。

(4)超声造影:乳腺导管内乳头状瘤增强后通常表现为导管内病灶等或低增强,强化尚均匀,边缘完整,增强后病灶面积不变(动态图 30-4)。

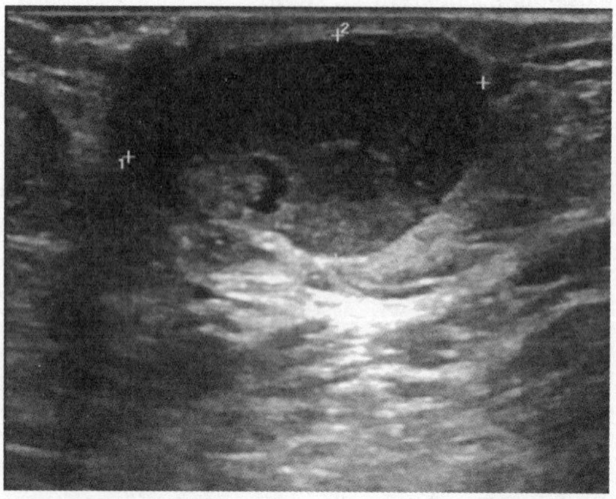

图 30-10　乳腺导管内乳头状瘤超声图像

动态图 30-4　乳腺导管内乳头状瘤的超声造影

(五)乳腺癌

1. 临床诊断要点　乳腺癌是发生在乳腺上皮的恶性肿瘤，乳腺小叶上皮高度增生或不典型增生，乳腺癌的危险因素有：月经初潮早（＜12 岁），绝经迟（＞55 岁）；未婚，未育，晚育，未哺乳；患乳腺良性疾病未及时诊治；经医院活检（活组织检查）证实患有乳腺非典型增生；胸部接受过高剂量放射线的照射；长期服用外源性雌激素；绝经后肥胖；长期过量饮酒；以及携带与乳腺癌相关的突变基因。

乳腺癌已经成为我国妇女发病率最高的恶性肿瘤，多见于老年妇女。早期乳腺癌往往不具备典型的症状和体征，不易引起重视，常通过体检或乳腺癌筛查发现。典型乳腺癌触及乳腺肿块，多为单发、质硬、边缘不规则、活动度欠佳。乳头可见溢液，乳头回缩，皮肤改变，可触及肿大的腋窝淋巴结。

2. 超声图像特征

(1)低回声肿块，形态不规则，纵/横比＞1，边界不清，可见周边毛刺征和强回声晕，肿块后方回声衰减（图 30-11A）。

(2)乳腺癌肿块内部常伴有微小钙化（图 30-11B）。

(3)较大癌肿可因内部出血、坏死而出现内部囊性成分。

(4)可见 Cooper 韧带连续性中断、皮肤增厚水肿（图 30-11C）。

(5)可见腋窝淋巴结与锁骨淋巴结肿大、形态失常，淋巴门血流信号改变。

(6)彩色多普勒血流成像：可见癌肿丰富血流信号，周边可见粗大穿入血流，频谱多普勒多表现为高速高阻血流（图 30-11D）。

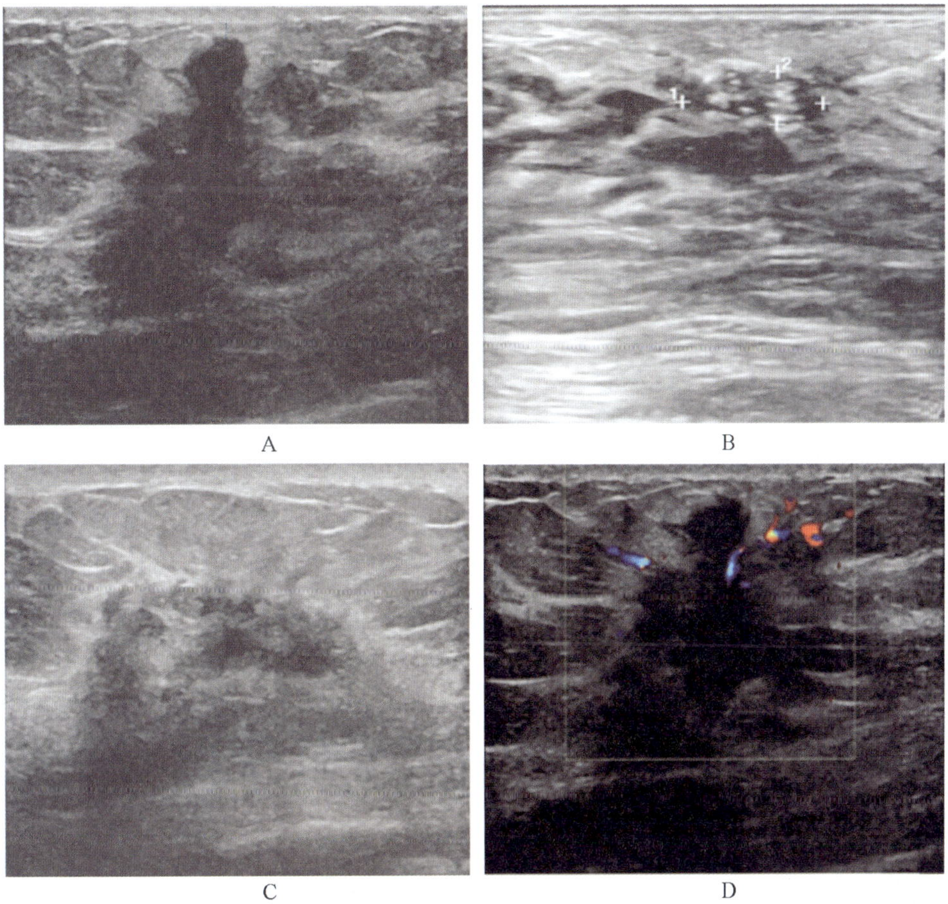

图 30-11　乳腺癌超声图像

(7)超声造影:乳腺癌增强后通常表现为造影剂快速充填,病灶高增强,强化不均匀,边缘不完整,模糊、成角、毛刺,细小分叶,可呈“蟹足样”,增强后病灶面积变大,可伴有充盈缺损和周围血管穿入等(动态图 30-5)。

动态图 30-5　乳腺癌的超声造影

（六）男性乳腺发育

1. 临床诊断要点　男性乳腺发育是由于雌激素分泌增多或雄激素/雌激素比值降低所致，任何可导致男性体内雄激素减少和雌激素增多的因素都有可能导致男性乳腺发育，可分为生理性男性乳腺发育、病理性男性乳腺发育和特发性男性乳腺发育。男性乳腺发育的主要原因是使用外源性雌激素制剂，如前列腺癌患者用雌激素治疗。

生理性男性乳腺发育多见于新生儿期和青春期，病理性男性乳腺发育多见于50～80岁中、老年人，与睾丸功能下降有关。男性乳腺出现单侧或双侧可触及呈圆盘状结节或弥漫性增大的乳腺组织，有一定活动度，可伴有乳头和乳晕增大，局部疼痛，少数患者在挤压乳头时可见少量白色分泌物溢出。

2. 超声图像特征

(1)乳腺内可见以乳头为中心的圆盘状低回声区，形态规则，边界清晰（图30-12A）。

(2)乳腺腺体组织增厚，结构紊乱、回声增强（图30-12B）。

(3)CDFI增厚的腺体组织内无异常血流信号。

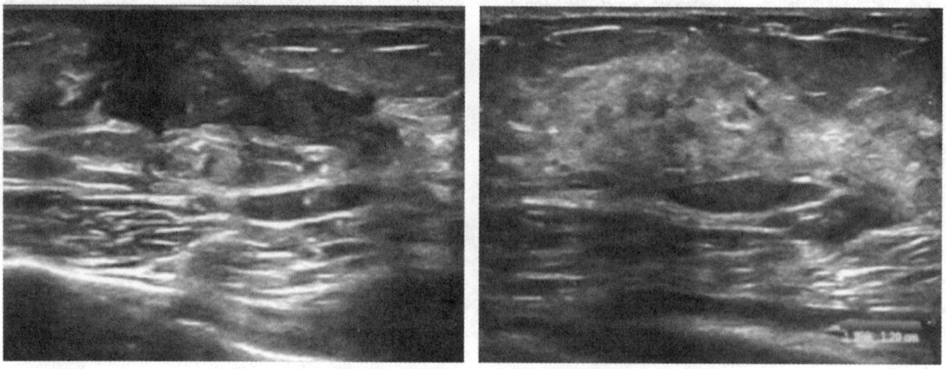

A　　B

图30-12　男性乳腺发育超声图像

（七）乳腺假体置入

1. 临床诊断要点　乳房假体可归结为两大类。一类为异体组织，如硅胶假体和扩张器，硅凝胶和盐水溶液是目前研究最多并被最广泛应用的填充物；另一类为自体组织，如各种肌皮瓣，最常用的是腹直肌肌皮瓣。腹直肌肌皮瓣的优点是转移的组织量大，血供良好，同时具有腹壁整形的效果，特别适合于腹部膨出的肥胖患者。

乳腺假体置入术后，乳房形态丰满挺拔，可体现胸部美丽曲线，乳房的柔软度酷似真乳房，可达到美观及手感双佳的状态，但要注意并发症的发生，如假体位置移位，假体破裂、变形，细菌感染等。

2. 超声图像特征

(1)多数假体位于腺体下与胸大肌的乳腺后间隙内，正常假体呈圆形或卵圆形无回声区，边界清晰，内部透声好，周边可见强回声包膜(图 30-13)。

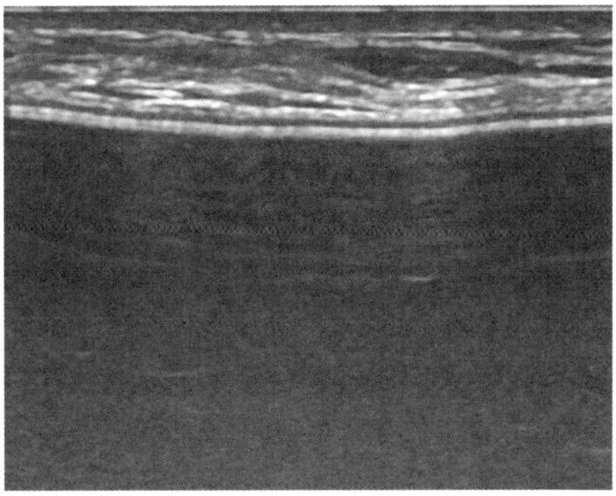

图 30-13　乳腺假体置入超声图像

(2)假体破裂后，可见假体形态不规则，内部回声不均匀，边缘与乳腺及胸大肌锐角消失，可漏至乳腺外脂肪层，并可扩大至上胸部、锁骨。

二、典型例题与解析

A1 型题(单选题)

1. 乳腺纤维腺瘤常见于乳腺的(　)

A. 内下象限　　B. 外下象限

C. 乳头周围　　D. 外上象限

E. 内上象限

2. 关于乳腺增生的概念，正确的是(　)

①本病好发于生育年龄妇女，与卵巢功能失调有关，月经来潮前疼痛加剧，一旦月经来潮，疼痛即减轻

②超声表现为腺体回声增强，分布不均，呈粗大点状或斑片状

③有时可见乳腺导管扩张或呈类圆形液暗区，边界清，后壁有增强效应

④有时可见腺体呈片状低回声，边界不整，球体感不强

A. ①②③　　B. ①③

C. ②④　　D. ①④

E. ①②③④

3. 下面关于乳腺炎的超声表现，应除外(　)

A. 肿块边界不清，形态不规则，内部回声不均匀，低回声结节

B. 形成脓肿时腺体内可见不规则无回声区

C. 实时探头加压可见脓液流动

D. 病变所在处的皮肤无改变

E. CDFI 示脓肿内部及周边可见星点状或短棒状血流信号

4. 关于乳腺导管内乳头状瘤的声像图表现，描述正确的是(　)

A. 乳腺导管内乳头状瘤分为中央型

B. 乳腺导管内乳头状瘤多见于 40～50 岁妇女，没有恶变性

C. 病变导管囊状扩张呈低回声，内可见乳头状高回声

D. 乳腺导管内乳头状瘤无乳晕处的导管扩张

E. 管腔内可见边界清楚的低回声实性小结节

5. 乳腺癌的特征性声像图表现是(　)

①低回声肿块，形态不规则，纵/横比＞1

②边界不清，可见周边毛刺征和强回声晕

③乳腺癌肿块内部常伴有微小钙化

④可见腋窝淋巴结与锁骨淋巴结肿大、形态失常，淋巴门血流信号改变

A. ①　　B. ②④

C. ①②③　　D. ③④

E. ①②③④

6. 男性乳腺发育的主要原因为(　)

A. 雌激素分泌过多　　B. 雄激素分泌过多

C. 甲状腺激素分泌过多　　D. 前列腺素分泌过多

E. 泌乳素分泌过多

A2 型题(单选题)

7. 患者，女，20 岁。双侧乳房胀痛难忍，月经前疼痛加重、肿大，不敢触摸，月经后稍有缓解。超声显示乳腺结构紊乱，回声不均匀。最可能的诊断是(　)

A. 乳腺炎　　B. 乳腺增生

C. 乳腺囊肿　　D. 乳腺发育异常

E. 巨乳症

8. 女，24 岁。自述发现右侧乳房硬性肿物 1 个月，无自觉疼痛，超声检查右乳外上象限椭圆形 1.0 cm×0.6 cm 肿物，边界光滑、整齐，内部均匀低回声，后方回声增

强，有侧边声影。最可能的诊断是( )

A. 乳腺增生　　B. 乳腺囊肿
C. 乳腺纤维腺瘤　　D. 乳腺炎症
E. 乳腺癌

A3 型题(单选题)

(第 9～12 题共用题干)

患者，女，52 岁。自述左乳肿块 3 余年，近来疼痛不适，可见血性溢液、乳头回缩。超声发现不规则肿块，边界不清，可见毛刺，伴有微小钙化，腋下淋巴结肿人，CDFI 可见肿块丰富血流信号，周边可见粗大穿入血流。

9. 最可能的诊断是( )

A. 乳腺增生　　B. 乳腺炎
C. 乳腺囊肿　　D. 乳腺癌
E. 乳腺导管内乳头状瘤

10. 乳头回缩，提示此患者( )

A. 肿块位于乳头　　B. 乳头处导管扩张
C. Cooper 韧带连续性中断　　D. 肿块累及乳头
E. 以上均不对

11. 此类肿块的超声图像表现应除外( )

A. 肿块纵/横比>1
B. 肿块后方回声增强
C. 肿块可见强回声晕
D. 肿块内部出血、坏死而出现内部囊性成分
E. 腋下淋巴结形态失常，淋巴门血流信号改变

12. 此肿块频谱多普勒多表现为( )

A. 低速低阻　　B. 低速高阻
C. 高速低阻　　D. 高速高阻
E. 以上均不对

答案及解析

A1 型题

1. D

解析：乳腺纤维腺瘤好发部位为乳腺外上象限。

2. E

解析:乳腺增生好发于生育年龄妇女,与卵巢功能失调有关,月经来潮前疼痛加剧,一旦月经来潮,疼痛即减轻;超声表现为腺体回声增强,分布不均,呈粗大点状或斑片状;有时可见乳腺导管扩张或呈类圆形液暗区,边界清,后壁有增强效应;有时可见腺体呈片状低回声,边界不整,球体感不强。

3. D

解析:乳腺炎超声图像特征为肿块边界不清,形态不规则,内部回声不均匀,低回声结节;形成脓肿时腺体内可见不规则无回声区,实时探头加压可见脓液流动;病变所在处的皮肤增厚、水肿;脓肿内部及周边可见星点状或短棒状血流信号。

4. E

解析:乳腺导管内乳头状瘤分为中央型乳头状瘤和外周型乳头状瘤。中央型乳头状瘤多发生在乳腺中央区乳晕下方,外周型乳头状瘤是指终末导管-小叶系统发生的多发性导管内乳头状瘤。乳腺导管内乳头状瘤多见于40～50岁妇女,该病有一定的恶变率,确诊后应手术切除。超声图像表现为:病变导管囊状扩张呈无回声,内可见乳头状低回声或中等回声;乳腺导管内乳头状瘤也可表现为乳晕处的导管扩张,管腔内可见边界清楚的低回声实性小结节;CDFI在部分乳腺导管内乳头状瘤内可见丰富血流信号,部分乳腺导管内乳头状瘤内无异常血流信号。

5. E

解析:乳腺癌超声图像特征为低回声肿块,形态不规则,纵/横比＞1,边界不清,可见周边毛刺征和强回声晕,肿块后方回声衰减;乳腺癌肿块内部常伴有微小钙化;较大癌肿可因内部出血、坏死而出现内部囊性成分;可见Cooper韧带连续性中断,皮肤增厚、水肿;可见腋窝淋巴结与锁骨淋巴结肿大、形态失常,淋巴门血流信号改变;CDFI可见癌肿丰富血流信号,周边可见粗大穿入血流,频谱多普勒超声多表现为高速高阻血流。

6. A

解析:男性乳腺发育是由于雌激素分泌增多或雄激素/雌激素比值降低所致,任何可导致男性体内雄激素减少和雌激素增多的因素都有可能导致男性乳腺发育,可分为生理性男性乳腺发育、病理性(和特发性)。男性乳腺发育的主要原因是使用外源性雌激素制剂,如前列腺癌患者用雌激素治疗。

A2型题

7. B

解析:乳腺增生是最常见的乳腺疾病,是非炎症、非肿瘤的乳腺良性疾病,月经来潮前3～4天疼痛加剧,月经结束后症状减轻。用手触摸乳房可摸到大小不等、扁圆形或不规则形、质地柔韧的结节,边界不清楚,多呈圆形或条索状。超声图像表现为乳腺腺体增厚,结构紊乱,回声分布不均匀。

8. C

解析:乳腺纤维腺瘤为良性肿瘤,好发部位为乳腺外上象限,通常表现主要为乳房无痛性肿块,很少伴有乳房疼痛或乳头溢液。乳腺纤维腺瘤多为圆形或椭圆形,境界清楚,表面光滑,活动度较大,与皮肤无粘连。超声图像表现为边界清晰,圆形、椭圆形或分叶状低回声结节;内部回声均匀,可见侧方声影,后方回声无衰减,少数可见后方回声增强;与皮肤及周围组织无粘连,探头加压时有一定程度的压缩;CDFI示内部及周边可见彩色血流信号,周边血流信号多呈环绕走行,脉冲多普勒可测及低速血流。

A3型题

9. D

10. C

11. B

12. D

解析:乳腺癌超声图像特征为低回声肿块,形态不规则,纵/横比＞1,边界不清,可见周边毛刺征和强回声晕,肿块后方回声衰减;乳腺癌肿块内部常伴有微小钙化;较大癌肿可因内部出血、坏死而出现内部囊性成分;可见Cooper韧带连续性中断、皮肤增厚水肿;可见腋窝淋巴结与锁骨淋巴结肿大、形态失常,淋巴门血流信号改变;CDFI可见癌肿丰富血流信号,周边可见粗大穿入血流,频谱多普勒多表现为高速高阻血流。

(李 嘉 戚 敏)

第31章

涎　腺

第一节　正常涎腺

一、基本知识

(一)正常涎腺解剖

人体的涎腺分大涎腺和小涎腺两类，大涎腺包括腮腺、颌下腺、舌下腺，小涎腺包括唇腭腺、舌腺等。

涎腺由导管和腺泡两部分构成，后者分为浆液性腺泡及黏液性腺泡两类。

1. 腮腺　腮腺位于外耳的前下方、下颌骨升支与胸锁乳突肌之间的下颌后窝内，并向前达咬肌后方的浅面。腮腺的主导管穿过颊肌开口于上颌第二磨牙的颊黏膜上，内径 10～15 mm。约 50%的人的腮腺有副腺体，大多数位于腮腺导管的上方，大小及形状似豌豆并有分支导管进入腮腺主导管。

2. 颌下腺　颌下腺位于二腹肌前、后腹和下颌骨下缘组成的颌下三角内。颌下腺呈三角形或类圆形。

3. 舌下腺　舌下腺呈“枣核状”，位于口底黏膜、颌下腺及舌骨肌的深面，上方与颌下腺及后极相连。

(二)超声检查方法

1. 腮腺　患者一般取平卧位(针对性单侧检查时可用侧卧位)，探头于耳垂下横切腮腺，测量其前后径(厚度)及横径；于耳垂下或耳垂左右纵切腮腺，显示其纵切面，测量上下径；探头纵切耳垂后，声束由后向前探查其冠状面。探头平第二磨牙横切，寻找腮腺导管，必要时嘱患者口含酸性物质使其导管扩张而便于显示。

2. 颌下腺　探头横置两侧颌下腺，可显示颌下腺全貌，纵切腺体内上部时，有时可见面动脉及舌动脉。

3. 舌下腺　颈部过伸位探头横切舌骨和颏下区之间，连续扫查显示左、右舌下腺短轴面，纵切时内可探及颌下腺管走行于舌下腺的深部。90%的舌下腺肿瘤为恶性肿瘤（而 80%的腮腺肿瘤为良性），故舌下腺探查尤为重要。

（三）正常超声图像特征

1. 腮腺　腮腺的横切面状如三角形，三角形的底在近场，呈匀细的中等回声，近场强度与甲状腺相同，由于受下颌角影响，由近至远呈逐渐衰减的图像。其浅层依次为高回声的皮肤、低回声的皮下脂肪和较低回声的咬肌，表面边缘尚清晰，后面及两侧边缘显示欠清。横切时以下颌骨的延长线为标志，此线浅面为浅叶，此线深面为深叶。深叶位于下颌后凹，边界不清，其前界为翼内肌，后界为二腹肌后腹。纵切时腮腺呈棱形，远场常能见到面后静脉。正常的腮腺导管不易显示，偶可见一平行管状回声，如导管有结石等梗阻时，可见远端导管扩张。正常腮腺大小约为 50 mm×35 mm（图 31-1）。

2. 颌下腺　正常颌下腺横切时呈横椭圆形，约为腮腺的一半大小，呈均匀的中等回声（与甲状腺相同），边界清晰，后方回声无衰减。颌下腺分深、浅两部分，深面绕过下颌骨肌后缘并在下颌舌骨肌之间进入舌下间隙与舌下腺连接，表面依次为皮肤高回声、皮下脂肪组织低回声及颈阔肌较低回声。正常颌下腺大小约为 20 mm×34 mm（图 31-2）。

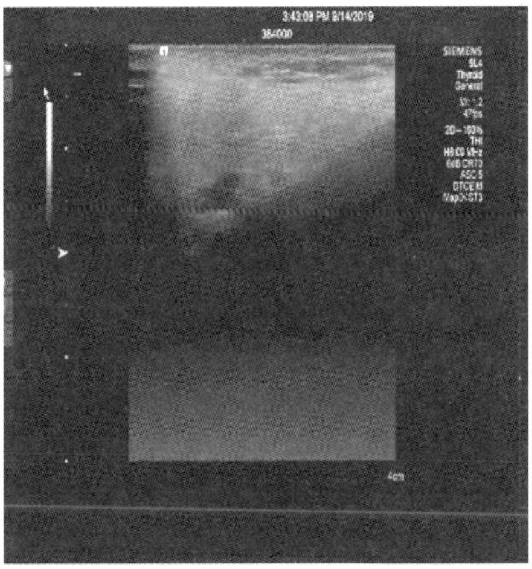

图 31-1　正常腮腺声像图

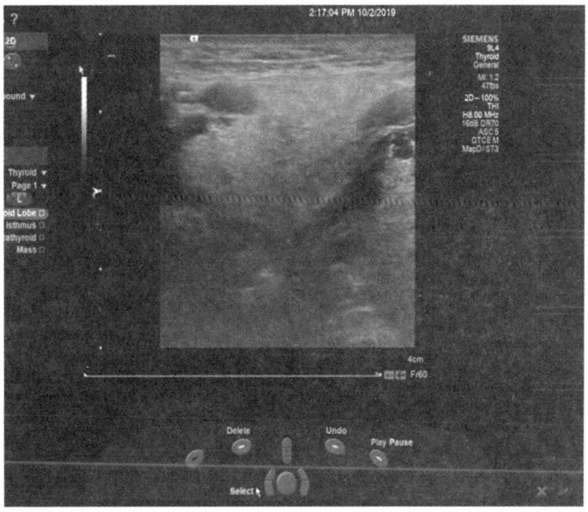

图 31-2　正常颌下腺声像图

3. 舌下腺　舌下腺呈“枣核状”，呈均匀中等回声（与颌下腺相同），边缘不光整。舌下腺导管多而细，未扩张的正常舌下腺管不易显示，常因创伤等因素导致破裂或阻塞扩张而形成舌下腺囊肿。正常舌下腺大小约为 17 mm×6 mm（图 31-3）。

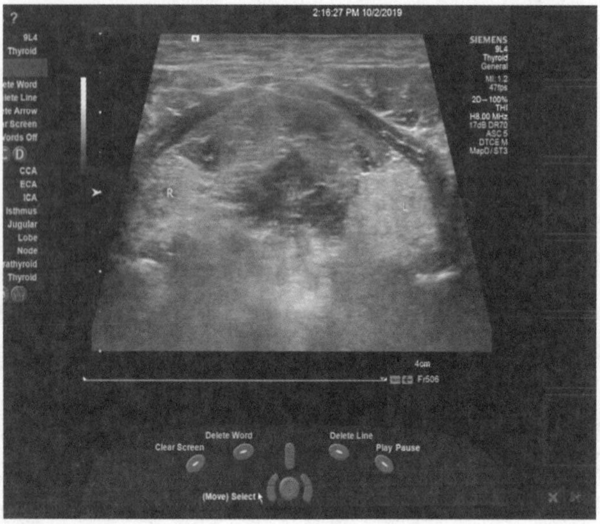

图 31-3　正常舌下腺声像图

二、典型例题与解析

A1 型题(单选题)

1. 腮腺的超声检查方法最适宜的是(　)

   A. 采用 7～10 MHz 频率探头,多切面进行检查

   B. 理发后,多切面进行检查

   C. 空腹进行多切面检查

   D. 主要观察腮腺的血管及神经分布

   E. 进行纵切面检查

2. 正常腮腺的声像图是(　)

   A. 表面为整齐平滑的边缘

   B. 腺体为光点分布均匀的低回声区

   C. 低回声区内,可见一平行强回声光带,为腮腺主导管

   D. 以上都对

   E. 以上都不对

答案及解析

A1型题

1. A

解析：探头频率越高，浅表穿透性越好，图像显示越清晰。

2. D

解析：腮腺被膜薄，无明显的轮廓，边界不清晰；腺体实质光点细小，均匀分布；中央见腮腺主导管；腮腺内见正常淋巴结。内部光点细密、均匀回声稍强或相似于甲状腺，深叶深面边界显示欠清，内可见与皮肤平行的强回声光带（病理检查结果表明该带状回声为叶间的纤维组织）。

第二节　涎腺疾病

一、基本知识

（一）涎腺炎

1. 临床诊断要点　腮腺炎常由金黄色葡萄球菌、链球菌、革兰阴性菌感染引起，也可由全身慢性疾病如糖尿病、尿毒症、严重的营养不良引起，涎腺组织出现急、慢性涎腺炎或非特异性炎性变化，表现为腺体充血肿胀、炎性细胞浸润、坏死化脓等病理变化。多发生在腮腺、颌下腺，部分患者伴有涎石症。

腮腺炎常伴有单侧或双侧涎腺肿大、疼痛、压痛，少数患者可有双侧同时发生。涎腺导管口红肿，挤压可伴有脓性分泌物溢出。炎症扩散到周围的腺体组织，可伴有高热、血象升高等。

2. 超声图像特征

（1）腺体弥漫性或局限性肿大。

（2）边界可不清晰（急性炎症），亦可清晰（慢性炎症）。

（3）内部回声低而不均匀，可呈混合性回声，无占位性病灶。

（4）脓肿形成后，局部可见液性暗区，形态不规则。

（5）伴有咀嚼肌间隙感染时，腺体周围间隙内可见低回声或无回声区。

（6）彩色多普勒血流成像：急性炎症腺体内血流信号增加。有脓肿形成者，脓肿内部无血流信号，脓肿周围的腺实质部分血流信号增加（图31-4）。

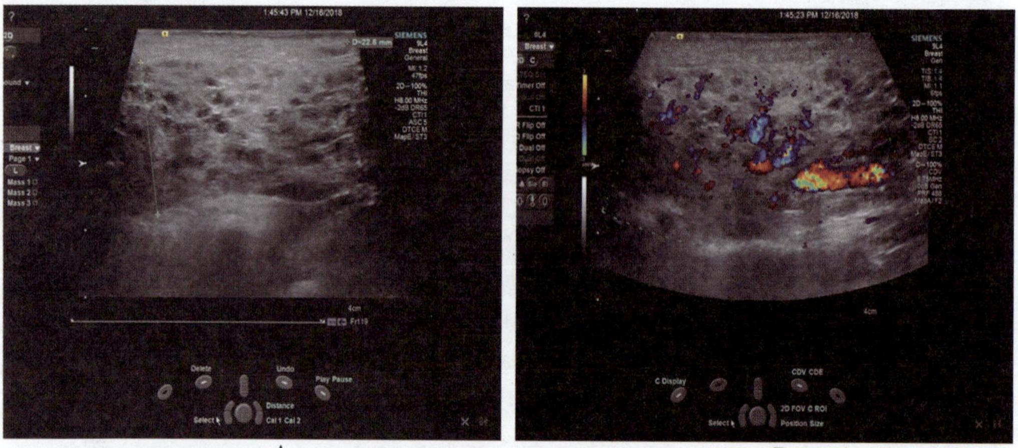

A　　　　　　B

图 31-4　急性化脓性腮腺炎超声图像

A. 急性化脓性腮腺炎灰阶超声示腮腺肿大，回声减低，不均匀，可见多个小脓腔形；B. 彩色多普勒超声显示丰富血流信号

(二)涎腺囊肿

1. 临床诊断要点　涎腺囊肿根据病理特征分为以下 3 类。

(1)发育不完全性囊肿，如多囊性腮腺囊肿。

(2)继发性囊肿(含上皮衬里)，如潴留性囊肿、导管囊肿及淋巴上皮囊肿。

(3)假性囊肿(无上皮衬里)，如外溢性黏液囊肿，最常见的是黏液囊肿(约占 77.0%)，其次为腮腺导管囊肿(约占 10.5%)及淋巴上皮囊肿(约占 6.0%)。

黏液囊肿是最常见的小涎腺瘤样病变，囊肿位于黏膜下，质地软而有弹性，易被咬破，囊肿消失患者再次形成囊肿。

腮腺囊肿和淋巴上皮囊肿常表现为腺体无痛性肿块，多无自觉症状，合并感染后出现疼痛。

2. 超声图像特征

(1)黏液囊肿：因其位于黏膜下，故常不必做超声检查，超声表现为直径＜20 mm 的囊性回声，囊壁菲薄、囊液清亮透声佳。

腮腺囊肿伴出血或内含黏稠涎液时，内呈细密低回声实性结构，囊壁清晰完整，内部无血流信号。

(2)涎腺导管囊肿：腺体内探及囊性结构，常为单囊结构，直径常为 20～30 mm，囊壁薄、透声佳，后方回声增强。颌下腺导管囊肿因其导管细长弯曲，常呈长椭圆形。

(3)淋巴上皮囊肿：多见于腮腺，大多为单侧，可表现为多囊性结构，合并感染时，其内可见细密点状回声(图 31-5)。

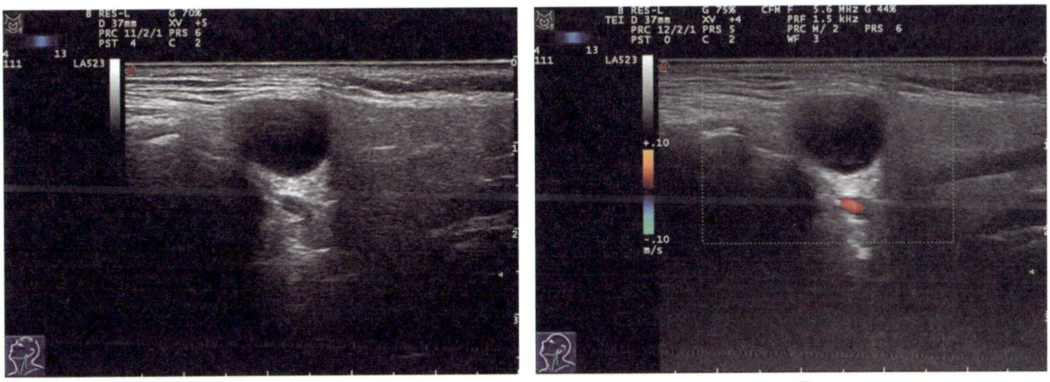

A　　　　B

图 31-5 腮腺囊肿超声图像

A. 腮腺囊肿灰阶超声：囊肿形态规则，边界清，内透声好，后方可见回声增强效应；B. 彩色多普勒示囊壁上常无血流信号

(三)多形性腺瘤

1. 临床诊断要点　因肿瘤中含有上皮细胞、黏液样组织或软骨组织，组织学形态呈显著的多形性及混合性，故命名为多形性腺瘤(又称混合瘤)。可发生于任何年龄，尤以 30～60 岁多发，多形性腺瘤是最常见的涎腺肿瘤，大多数累及腮腺，多数发生在腮腺浅叶(约占 75%)。85%发生于腮腺区，8%发生于颌下腺区，以单侧多见。肿瘤多呈圆形、椭圆形或分叶状，表面光滑，有包膜可不完整，肿瘤内上皮成分较多时呈实质性。肿块大小不等，触之呈球形或分叶形，边界不甚清晰，质地中等或有囊性感。

临床表现一般无症状，常因偶然发现耳旁无痛性肿块而就诊。肿块大小从“蚕豆样”至“小儿头样”大小不等，触之呈球形或分叶形，边界不甚清晰，质地中等或有囊性感。

2. 超声图像特征

(1)涎腺(最常见于腮腺)内探及单个或数个实质性结节，形态可规则呈椭圆形，也可呈分叶状。

(2)因组织来源不同，内部常表现不同回声：①上皮组织，呈低回声、等回声；②黏液样组织，无回声、低回声；③软骨样组织，强回声。

(3)边界：可清晰或不清晰，肿瘤可有不完整包膜或无包膜。

(4)当出现以下征象时应考虑有恶变可能：①肿瘤呈浸润性生长，形态不规则，边界不清，伴或不伴淋巴结病变；②肿瘤内有钙化征象；③肿瘤内血流丰富，流速增高或呈动、静脉混合双向频谱；④肿瘤短期内生长速度过快。

(5)彩色多普勒超声:肿块周边和内部常可探及稀疏血流信号或无血流信号,周边也可探及丰富环状或不连续带状血流信号,也可见分支血流进入内部。

(6)频谱多普勒:阻力指数(resistance index,RI)为0.61～1.0,收缩期峰值血流速度(peak systolic velocity,PSV)多低于50 cm/s(图31-6)。

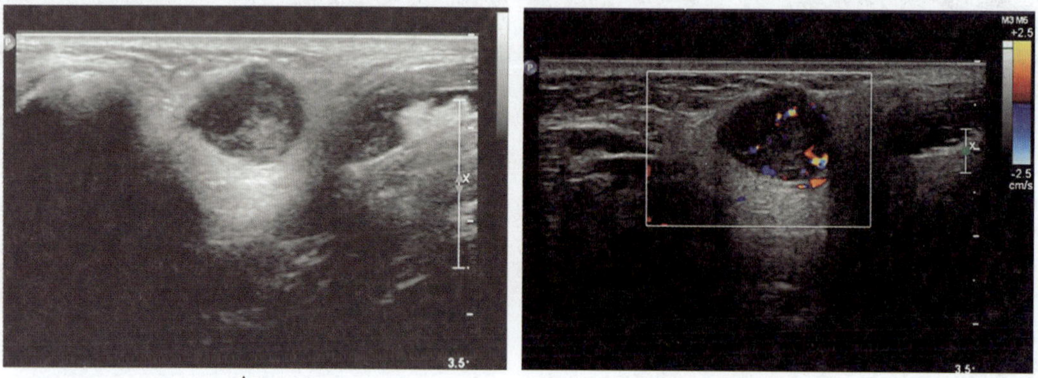

A　　　　B

图31-6　腮腺多形性腺瘤灰阶超声及彩色多普勒超声图像

A. 灰阶超声示腮腺内见一混合回声团块;B. 彩色多普勒超声示团块内见稍丰富血流信号

(四)淋巴瘤性乳头状囊腺瘤

1. 临床诊断要点　淋巴瘤性乳头状囊腺瘤又称腺淋巴瘤或Warthin瘤,是最常见的涎腺良性肿瘤之一,其发病仅次于多形性腺瘤,绝大多数发生于腮腺,特别是后下极。Warthin瘤可伴发多形性腺瘤、恶性淋巴瘤、腺泡细胞瘤、黏液表皮样癌等。

临床表现有如下6个特征:①男性明显多于女性;②50岁以上中、老年人多见;③绝大多数肿块位于腮腺后下极;④可发生于双侧或一侧多发性肿块;⑤肿块表面光滑,质地柔软,有弹性感;⑥肿块常有消长史。

2. 超声图像特征

(1)腮腺大小正常或局限性肿大,单侧或双侧内探及单个或多个实质性团块,边界清,形态规则,后方回声可见增强效应。

(2)内部回声常不均,因上皮形成乳头状结构突入到大小不等的囊腔内,故肿块内可见大小不等的囊腔而形成片状低回声,因条索状高回声分隔,呈"网格"状,此特点是诊断Warthin瘤的特征性声像图。

(3)彩色多普勒血流成像:肿块内可见探及较丰富血流信号(类似淋巴门样血流),也可表现为血流信号不丰富,呈稀疏条带状血流信号(图31-7)。

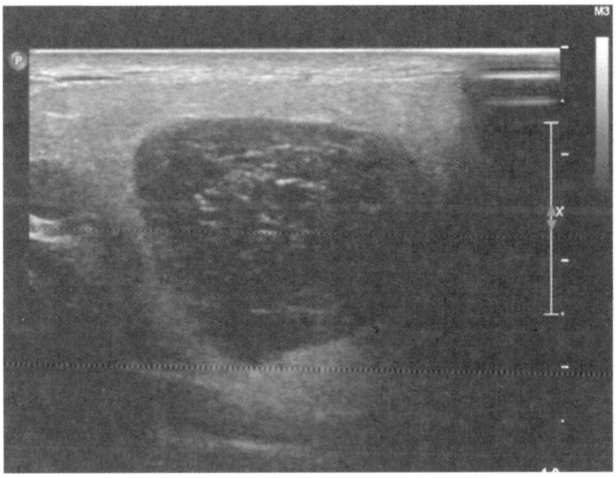

图 31-7　腮腺 Warthin 瘤彩色多普勒血流成像

（五）涎腺恶性肿瘤

1. 临床诊断要点　按来源将涎腺恶性肿瘤分为上皮性肿瘤及非上皮性肿瘤。恶性肿瘤类型较多，可有腺细胞性癌（瘤）、黏液表皮性（瘤）、涎腺导管性（瘤）、上皮-肌上皮性癌（瘤），也可有肉瘤、恶性淋巴瘤等。低度恶性有高度分化黏液表皮样癌、腺泡细胞癌等。中度恶性有腺样囊性癌。高度恶性有鳞癌、未分化癌、导管癌等。黏液表皮样癌和腺样囊性癌最为常见。

临床表现为肿瘤生长较快，呈浸润性，与周围组织有粘连，甚至侵及神经、肌肉，导致神经、肌肉功能障碍；肿瘤形态多不规则，边界不清，触之质地较硬，亦可较软、有囊性感，多伴有淋巴结肿大。

2. 超声图像特征

（1）黏液表皮样癌超声特征

1）形态：椭圆形或不规则形实性肿块。

2）内部回声：呈低回声，不均匀。

3）边界：欠清晰，包膜不完整。

4）高度恶性的黏液表皮样癌常可见同侧颈深上淋巴结转移。低度恶性的黏液表皮样癌与混合瘤相似。

5）彩色多普勒超声：肿块内部有血流信号，呈条状或点状。

6）频谱多普勒超声：测得动脉谱，收缩期峰值流速为 35～69 cm/s，阻力指数>0.55（图 31-8）。

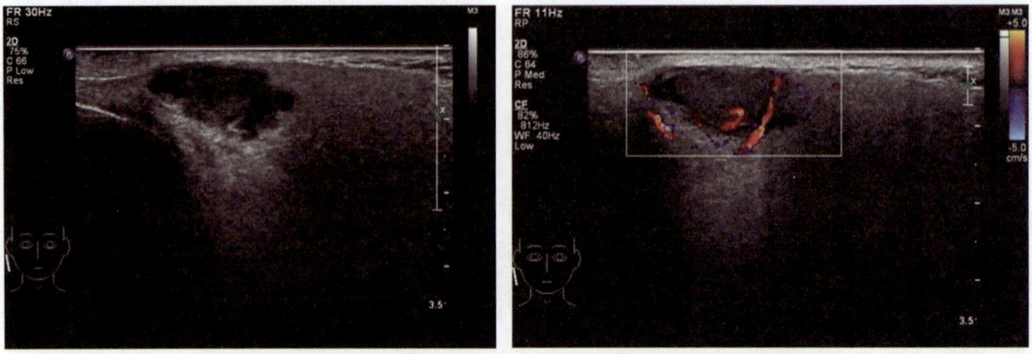

A　　B

图 31-8　腮腺黏液表皮样癌超声图像

A. 腮腺黏液表皮样癌灰阶超声示肿块形态不规则，边界欠清；B. 彩色多普勒超声示肿块彩色血流较丰富，可见穿支血流

(2)腺样囊性癌超声特征

1)形态：呈(椭)圆形或不规则形肿块。

2)内部回声：实质性低回声，分布不均匀，可见局灶性无回声区。

3)边界：侧后缘模糊，多数者包膜不明显。

4)后方回声：大多数有后方回声衰减。

5)同侧颈深上淋巴结早期可有转移。

6)彩色多普勒超声：肿块内部和周边部有红色或蓝色血流信号，呈条状或点状。

7)脉冲多普勒超声：测得动脉谱，收缩期峰值流速为 16.7～69.6 cm/s，阻力指数 0.58～0.79(图 31-9)。

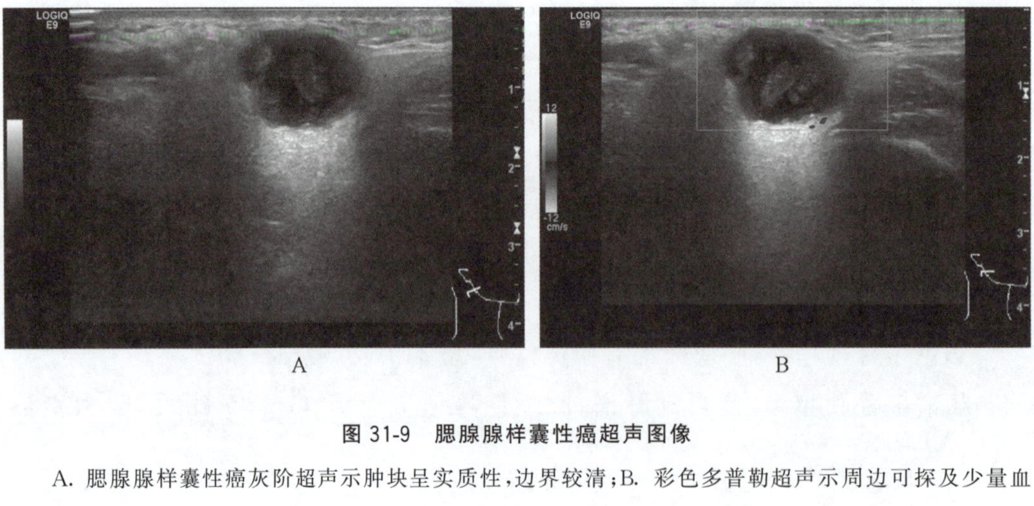

A　　B

图 31-9　腮腺腺样囊性癌超声图像

A. 腮腺腺样囊性癌灰阶超声示肿块呈实质性，边界较清；B. 彩色多普勒超声示周边可探及少量血流信号

(3)腺泡细胞癌超声特征

1)形态:多数呈不规则形肿块。

2)内部回声:呈实质性低回声,分布不均匀,内有散在分布小的接近暗区样低回声。

3)边界:境界欠清,多数者无包膜。

4)后方回声:部分稍增强和部分衰减。

5)可伴有颈深上淋巴结转移(图 31-10)。

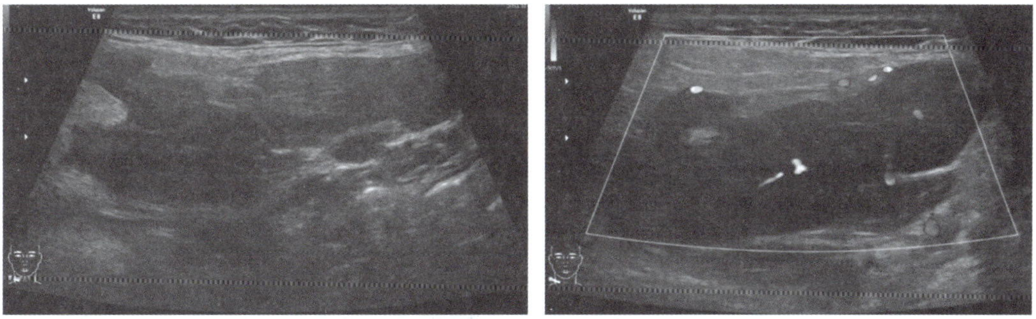

A B

图 31-10 腮腺腺泡细胞癌超声图像

A. 腮腺腺泡细胞癌灰阶超声示肿块形态欠规则,边界较清晰,部分呈囊性暗区;B. 彩色多普勒超声示在囊壁及内部可探及少量血流信号

(4)涎腺恶性淋巴瘤超声特征

1)原发性涎腺淋巴瘤超声特征:①形态:通常表现为腺体内见多发性小结节"呈蜂窝"状改变,结节大小、形态相似。②结节内部回声分布均匀。③结节边界尚清晰。④部分患者病变可累及整个腺体,与淋巴上皮病的声像图相似(图 31-11)。

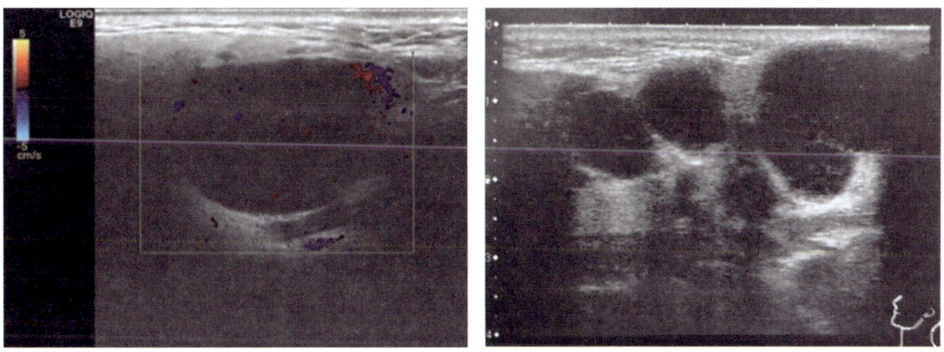

A B

图 31-11 腮腺淋巴瘤超声图像

A. 形态规则,边界清,内呈极低回声,分布均匀,可探及少量血流信号;B. 探及多发性小结节状肿块

2)继发性涎腺淋巴瘤超声特征:①通常表现为单发或多发的形态不规则的肿块,体积大小不定。②内部回声:内部一般为不均质低回声,甚至部分类似无回声,少数可见局灶性液性暗区和带状强回声。③边界尚清晰。

(5)涎腺导管癌超声特征

1)涎腺内实质性肿块,形态欠规则,边界欠清。

2)其组织学表现和超声表现与乳腺癌极为相似,内部回声不均,常可见簇状钙化,肿块内多无液化。

3)彩色多普勒血流成像:肿块内血流信号常增多,血管较粗大,走行僵硬、弯曲。

4)此类肿瘤易发生淋巴结转移,常在颈部及颌下区探及肿大的血流信号增多的淋巴结回声(图 31-12、图 31-13)。

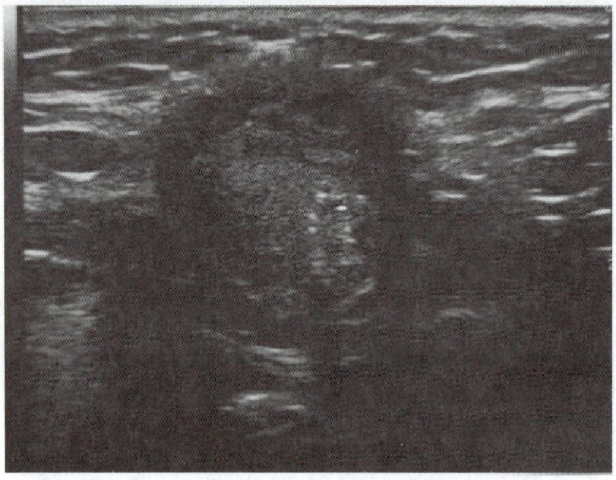

图 31-12　腮腺导管癌超声图像

肿块形态不规则,边界不清,呈浸润性生长,周边及内部血流信号不明显

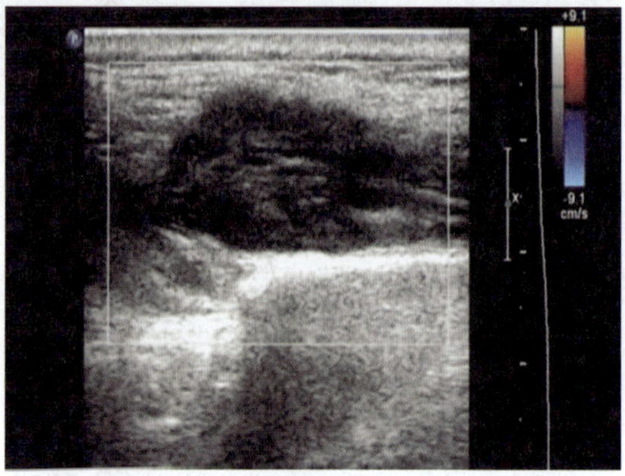

图 31-13　颌下腺导管癌超声图像

肿块形态不规则,边界不清,内可见簇状钙化灶

二、典型例题与解析

A1 型题(单选题)

1. 关于化脓性腮腺炎的临床表现和超声声像图特征,描述不正确的是(　)
   A. 常为双侧同时发生
   B. 腮腺肿大、压痛,回声减低不均匀,包膜模糊
   C. 腮腺内可见蜂窝状无回声,透声差
   D. 腺体大小回声情况应与健侧对比
   E. 急性期腺体内血流信号增加,有脓肿形成时,脓肿内部无血流信号,脓肿周围的腺体血流信号增加。

2. 关于多形性腺瘤的描述，错误的是（ ）

A. 多形性腺瘤最常见于腮腺，其受累是颌下腺的10倍，大多发生于腮腺浅叶

B. 常为单侧单发（少数为多个）实性肿块

C. 多形性腺瘤多以发现耳旁无痛性包块就诊，中年女性多见，也可见于儿童及老年人

D. 多形性腺瘤超声图像可以表现为类圆形肿块，边缘光滑，内部回声均匀；也可以表现为分叶状，边界清晰但不规则，内部回声常均匀、无钙化

E. 多形性腺瘤部分肿块内呈囊实性及"网格"状回声

3. 关于涎腺淋巴瘤性乳头状囊腺瘤的临床特征，描述错误的是（ ）

A. 50岁以上的中、老年人多见，男性明显多于女性

B. 绝大多数发生于腮腺浅叶，特别是后下极，颌下腺较罕见

C. 可表现为双侧腮腺肿块或同侧多发性肿块

D. 肿块表面光滑，边界清楚，质地柔软，有弹性感，肿块常有消长史

E. 涎腺淋巴瘤性乳头状囊腺瘤术后易复发

4. 关于涎腺淋巴瘤性乳头状囊腺瘤的声像图特征，描述错误的是（ ）

A. 涎腺大小常可正常，内探及单个或多个实质性肿块，形态规则，边界清

B. 肿块内部回声常不均匀，因上皮形成乳头状结构突入大小不等的囊腔内，腔内含有黏液样物质、细胞碎屑、白细胞等，故肿块内可见大小不等的囊腔，形成片状低回声

C. 肿块内可呈"网格"状回声，这是涎腺淋巴瘤性乳头状囊腺瘤的特征性声像图表现

D. 肿块内血流可较丰富，血流分布如淋巴门样血流，也可表现为不丰富，仅可探及少量点状或短条状血流信号

E. 肿块内难以探及血流信号

5. 关于涎腺黏液表皮样癌的描述，错误的是（ ）

A. 女性较男性多见（约为1.5:1），40～60岁为发病高峰

B. 黏液表皮样癌分为低度恶性及高度恶性，以低度恶性多见

C. 低度恶性黏液表皮样癌以无痛性肿块为第一主诉，一般病史较长，就诊时病灶较小，大多数为20～40 mm，形态不规则，质地偏硬，少数呈囊实性，血流信号较丰富

D. 高度恶性黏液表皮样癌边界不清，呈浸润性生长，多无包膜，内部回声不均，可见不规则的囊性暗区；CDFI示肿块内部及周边可见丰富血流信号，

流速常较高(常＞35 cm/s),可探及肿大的颈部淋巴结

E. 非手术治疗是治疗黏液表皮样癌的主要方法

6. 在腮腺内穿过的神经是( )

A. 颈神经　　B. 喉返神经

C. 面神经　　D. 听神经

E. 视神经

7. 关于腮腺淋巴瘤的超声特征,错误的是( )

A. 形态不规则　　B. 内部呈均质低回声

C. 界线不清　　D. 无被膜轮廓线

E. CDFI示血流信号中等强度

8. 下列符合黏液表皮样癌的超声表现是( )

A. 腮腺区囊性病灶

B. 病灶边界不清,轮廓不完整,内部呈不均质低回声,囊性变时见无回声区

C. 病灶以液性回声为主,内部可见不均质低回声与较强回声交错分布

D. 液性回声中出现较强回声团块

E. 肿瘤边界整齐、清晰,内部呈"蜂窝状"回声

A2 型题(单选题)

(第 9～10 题共用题干)

患者,男,31 岁。耳后轻微疼痛不适就诊。查体:体温正常,耳周触及肿大的腮腺,轻压痛,质地硬,表面不光滑,挤压有较黏稠黏液脓性分泌物。

9. 首选的检查方法为( )

A. 磁共振成像　　B. CT

C. 超声　　D. X线

E. 心电图

10. 最可能的诊断为( )

A. 流行性腮腺炎　　B. 慢性硬化性腮腺炎

C. 腮腺结核　　D. 急性化脓性腮腺炎

E. 腮腺淋巴上皮病

A3 型题(单选题)

(第 11～13 题共用题干)

患者,男,58 岁。两侧腮腺渐进性肿大 10 余年,既往有糖尿病病史 20 余年。查体:双侧腮腺饱满肿大,按压稍质硬,无压痛,无发热。超声检查:双侧腮腺体积增大,

形态饱满，回声尚均匀，导管无扩张，未见局限性病灶，无异常血流信号。

11. 首先检查方法是( )

A. X线
B. 超声
C. CT
D. 磁共振成像
E. 心电图

12. 最有可能的诊断是( )

A. 急性腮腺炎
B. 慢性腮腺炎
C. 硬化性腮腺炎
D. 腮腺良性肥大
E. 腮腺淋巴上皮病

13. 关于涎腺良性肥大的描述，错误的是( )

A. 涎腺良性肥大是一种非肿瘤、非炎症性、慢性无痛性肿大的涎腺疾病
B. 常伴有其他全身性疾病，如肝病、糖尿病、甲状腺或其他内分泌功能紊乱、营养不良、服用高血压药物等
C. 也见于间质-脑垂体系统的疾病，如肥胖、月经稀少等
D. 多见于年轻人
E. 常为双侧发生，也可见单侧，腺体增大，回声可稍增高、均匀，无局限性病灶，血流信号无异常

答案及解析

A1 型题

1. A

解析：常为单侧，双侧同时发生者较少见。

2. E

解析：多形性腺瘤多呈实质性肿块，极少呈囊实性，“网格”状回声是涎腺淋巴瘤性乳头状囊腺瘤的特征性表现，也是鉴别多形性腺瘤和涎腺淋巴瘤性乳头状囊腺瘤的特征之一。

3. E

解析：涎腺淋巴瘤性乳头状囊腺瘤术后极少复发。

4. E

解析：涎腺淋巴瘤性乳头状囊腺瘤的血流信号可探及如淋巴结样血流，也可探及少量条点状血流信号。

5. E

解析：手术治疗是治疗黏液表皮样癌的主要方法，局部彻底切除是治愈的关键，否则易复发。复发肿瘤及时切除后仍可能达到治愈。

6. C

解析：在腮腺内穿过的神经是面神经，腮腺肿瘤压迫面神经可引起面瘫。

7. C

解析：腮腺淋巴瘤形态规则，边界清晰。

8. B

解析：黏液表皮样癌发生在腮腺者最多，超声表现为腮腺区实性肿物，边界不甚清楚，轮廓不完整，内部呈不均质的低回声或有强回声夹杂，有囊性变时其内见无回声区。

A2 型题

9. C

解析：首选超声检查。

10. B

解析：慢性硬化性腮腺炎病程较长（3～24 个月），最初由唾液内的电解质成分异常所致。唾液潴留在终末导管内，这一阶段称为阻塞性电解质异常涎腺炎。病程进一步进展，腺实质被破坏，出现一系列的免疫反应，大量淋巴细胞浸润，腺实质被纤维结缔组织取代，导致腺体实质的萎缩及纤维化。

A3 型题

11. B

解析：首选超声检查。

12. D

解析：涎腺良性肥大是一种非肿瘤、非炎症性、慢性无痛性肿大的涎腺疾病。常伴有其他全身性疾病，如肝病、糖尿病、甲状腺或其他内分泌功能紊乱、营养不良、服用高血压药物等。绝大多数累及腮腺，多见中、老年人。

13. D

解析：涎腺良性肥大多见中老年人。

（柳　标）

参考文献

[1] 岳林先. 实用浅表器官和软组织超声诊断学. 北京：人民卫生出版社，2011.

[2] 周永昌、郭万学. 超声医学. 6 版. 北京：人民军医出版社，2014.

第32章

淋巴结

第一节　正常淋巴结

一、基本知识

(一)正常淋巴结解剖

淋巴结是体内重要的防卫器官,分布于全身各处,常聚集成群,位于淋巴管汇入静脉的途中,与淋巴管相通。淋巴结分布于四肢的近端、颈部、腋下、腹股沟、盆腔、纵隔、胸系膜和肺门处。淋巴结肿大多由全身或局部感染、结核病、淋巴瘤和转移瘤等导致。

淋巴结形态呈圆形或豆形,大小不一,小者直径仅1 mm,大者可达25 mm以上。淋巴结结构包括被膜、皮质、髓质、血管、神经、淋巴管。①被膜:位于淋巴结表面,由致密的纤维性结缔组织和少量散在的平滑肌组成,其纤维伸入淋巴结内,形成网状的支架,称为小梁。②皮质:位于被膜下面,为淋巴结实质的周围部分,由密集的淋巴小结组成。③髓质:髓质在皮质的深部,为淋巴结的中心部分。④淋巴结血管:正常淋巴结有一支或两支淋巴门动脉血管,其在淋巴门分出微动脉,通过淋巴结髓质并在其内分支。通过小梁到达皮质的微动脉较少。一些分支最后到达包膜下皮质的毛细动脉弓。静脉血流始于副皮质区的后微静脉,这些后微静脉组成较大的微静脉,向心性汇入淋巴门的静脉主干。动脉和静脉通常相互平行。

(二)超声检查方法

1. 颈部淋巴结的检查方法　患者取仰卧位,颈下或肩下垫枕以充分暴露颈部,检查一侧颈部时嘱患者将头转向对侧。检查时,沿颈内静脉走向,一般采用横切按序全面扫查,同时可结合纵切及斜切扫查。颏下淋巴结和下颌下淋巴结扫查时,尽量使声束朝颅骨方向倾斜,以尽量显示被下颌体掩盖的一些下颌下淋巴结。

2. 腋窝淋巴结的检查方法　沿腋部血管横切扫查,然后接近锁骨下血管在胸大肌前扫查淋巴结。

3. 腹股沟区淋巴结的检查方法　采用垂直于股血管的检查方法，检查范围约需 10 cm。

(三)正常超声图像特征

1. 二维超声　正常淋巴结超声形态类似肾，呈“靶样”结构。淋巴结的被膜呈高回声，被膜下的皮质为低回声，中央髓质呈高回声。大多数淋巴结的淋巴门位于淋巴结凹陷的一侧，少数位于淋巴结的一端。

2. 彩色多普勒超声　正常淋巴结动脉血供显示为门部纵行的、对称放射状分布的结构，而不显示边缘血供。淋巴门动脉多为一支，偶可见两支。在正常淋巴结，多普勒超声一般无法非常清楚地显示淋巴结血管的空间分布，但当淋巴结发生炎症，其血管扩张则血管结构就易于被多普勒超声显示。频谱多普勒超声（pulsed-wave Doppler，PW）示动脉血流为低速低阻型(图 32-1)。

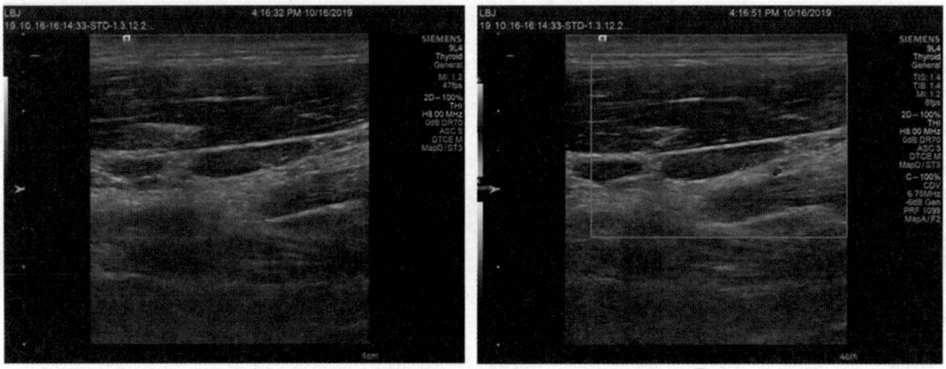

A　　　　B

图 32-1　正常淋巴结灰阶超声与彩色多普勒超声图像

A. 灰阶超声显示被膜清晰，皮质呈均匀低回声，中央髓质呈高回声；B. 彩色多普勒超声显示少量血流信号，位于淋巴门处

二、典型例题与解析

A1 型题(单选题)

关于淋巴结，叙述不正确的是(　)

A. 淋巴门分为宽阔型、狭窄型和缺失型 3 种类型

B. 淋巴结皮质可分为狭窄型、向心性宽阔型和偏心性宽阔型 3 种类型

C. 淋巴结血流分布可分为淋巴门型、中央型、边缘型和混合型 4 种类型

D. 转移性淋巴结和淋巴瘤通常无锐利边界，而反应性淋巴结和正常淋巴结通常边界锐利

E. 淋巴瘤及转移性淋巴结的阻力指数大于良性淋巴结

答案及解析

A1 型题

D

解析：转移性淋巴结和淋巴瘤趋向于有锐利边界，而反应性淋巴结和正常淋巴结通常边界不锐利。恶性淋巴结有锐利边界归因于淋巴结内肿瘤浸润和脂肪沉积的减少，这种改变增大了淋巴结和周围组织的声阻抗差。

第二节　淋巴结疾病

一、基本知识

（一）淋巴结转移

1. 临床诊断要点　淋巴结转移指肿瘤细胞侵入淋巴管并随淋巴到达区域淋巴结，形成淋巴道的转移。临床上常有淋巴结进行性、无痛性快速肿大，触诊质硬、固定或融合成不规则形，晚期可破溃、感染、坏死、出血等。75%的颈部肿块是转移性淋巴结，发生率仅次于慢性淋巴结炎、甲状腺疾病，原发病大多在头颈部，尤以鼻咽癌、甲状腺癌多见；锁骨上窝淋巴结转移原发病多在胸、腹部，其中胃肠道、胰腺肿瘤转移多发生在左锁骨上窝。

2. 超声图像特征

（1）形态：淋巴结肿大，常多发，呈圆形、椭圆形或融合成团，85%纵/横比（L/T）<2。

（2）边界：较小淋巴结（<1 cm）边界多清晰、光滑；较大淋巴结（>1 cm）特别是融合淋巴结，边界多模糊不清。

（3）内部回声：皮质弥漫性增厚或局限性增厚、隆起，髓质偏心变形或消失。淋巴结内回声因原发癌类型不同而异，呈不均匀低回声或有钙化或有液化。淋巴结内出现簇状分布的细小或点状钙化者，提示甲状腺乳头状癌淋巴结转移。

（4）淋巴门：偏心、狭窄、结构紊乱、形态不规则或消失。

（5）彩色多普勒血流成像：转移性淋巴结血流分布形式可呈边缘型和混合型。转移早期，由于浸润皮质的肿瘤细胞释放血管生成因子促进新生血管生成，外周血流增加，但淋巴门尚未被侵犯，此时表现为边缘型和淋巴门型的混合型血供，随着肿瘤细胞进一步侵犯淋巴门，淋巴门血供消失，此时表现为边缘型血供。

(6)频谱多普勒超声：目前认为转移性淋巴结的阻力指数较良性淋巴结高，可能由于肿瘤组织压迫、浸润和包裹血管引起(图 32-2、图 32-3)。

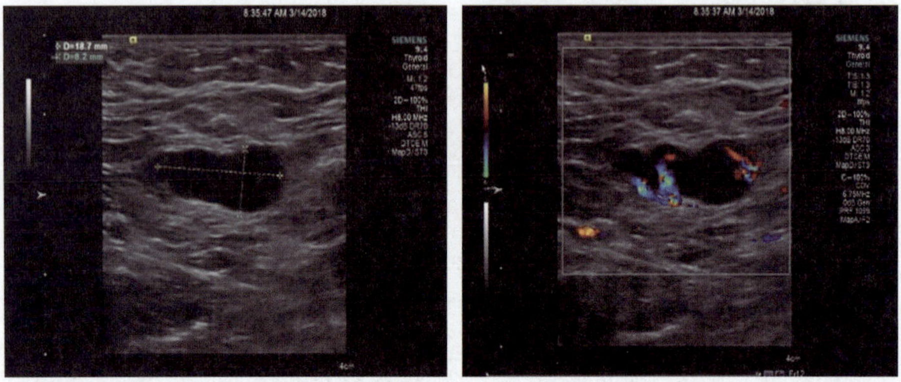

A　　　　　　B

图 32-2　右侧乳腺癌右侧腋窝淋巴结转移

A. 灰阶超声显示不规则实性低回声肿块，边界清晰；B. 彩色多普勒超声显示混合型血供

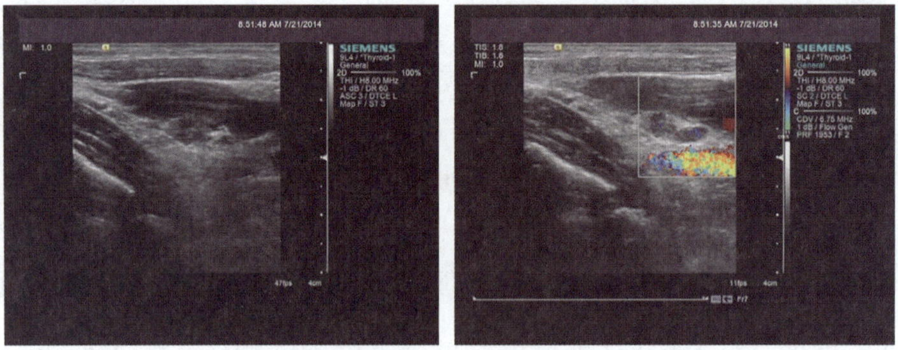

A　　　　　　B

图 32-3　甲状腺乳头状癌淋巴结转移

A. 灰阶超声显示肿块内见微小点状钙化；B. 彩色多普勒超声显示边缘型血供

(二)淋巴瘤

1. 临床诊断要点　淋巴瘤是指原发于淋巴结和淋巴结以外的淋巴组织及单核巨噬细胞系统的恶性肿瘤。包括霍奇金淋巴瘤、非霍奇金淋巴瘤。多见于青壮年男性。国内最常见的是非霍奇金淋巴瘤，占全部的 70%～80%。临床常表现为无痛性、进行性淋巴结肿大。早期淋巴结质较软，可活动，无触痛。晚期淋巴结分布广泛，质硬、固定、融合，可伴有肝脾大、发热、消瘦等全身症状。

2. 超声图像特征

(1)形态：淋巴结肿大，常多发，呈圆形或椭圆形，可融合成团，呈分叶状，纵横比(L/T)＜2。

（2）边界：清晰或不清晰或相互融合。

（3）内部回声：皮质以向心性宽阔型和偏心性宽阔型为主，呈均匀或不均匀低回声；髓质受压变形或显示不清或消失，当髓质消失时，整个淋巴结呈低回声，甚至为无回声。

（4）彩色多普勒血流成像：淋巴结内血供增多，血管分支增粗。以淋巴门型血供多见，少数也可呈混合型或边缘型血供。

（5）频谱多普勒超声：目前认为淋巴瘤的阻力指数低于转移性淋巴结。

（6）超声造影：实质早期呈弥漫分布的亮点样增强（“雪花样”外观），随后这些亮点互相融合，形成均匀增强（图 32-4，动态图 32-1，图 32-5，动态图 32-2）。

动态图 32-1　非霍奇金淋巴瘤超声造影

超声造影显示早期实质内出现多个弥漫点状增强，随后均匀增强，边界清晰

动态图 32-2　霍奇金淋巴瘤超声造影

超声造影显示早期实质内出现多个弥漫点状增强，随后均匀增强，边界清晰

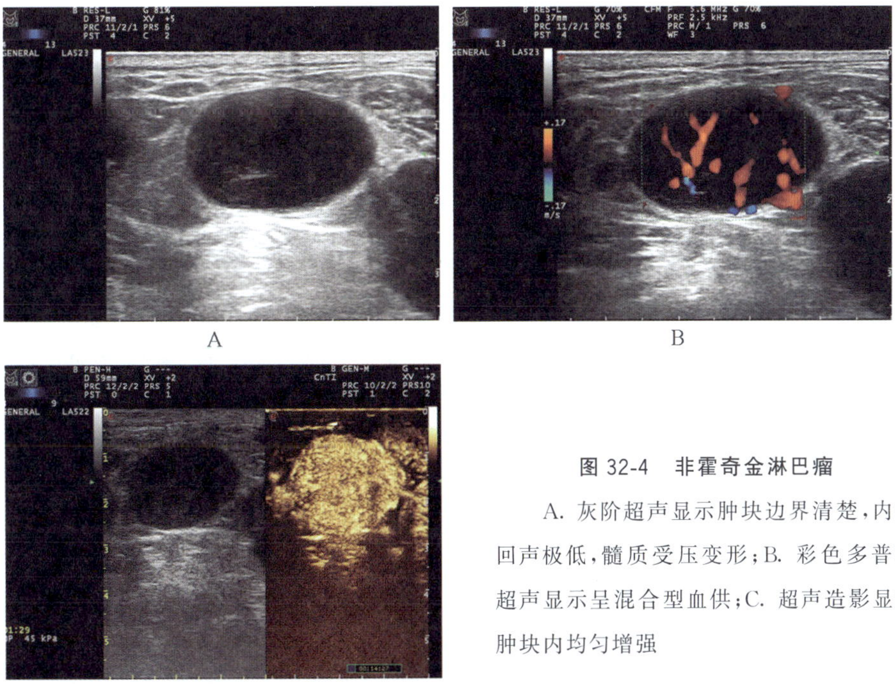

C

图 32-4　非霍奇金淋巴瘤

A. 灰阶超声显示肿块边界清楚，内部回声极低，髓质受压变形；B. 彩色多普勒超声显示呈混合型血供；C. 超声造影显示肿块内均匀增强

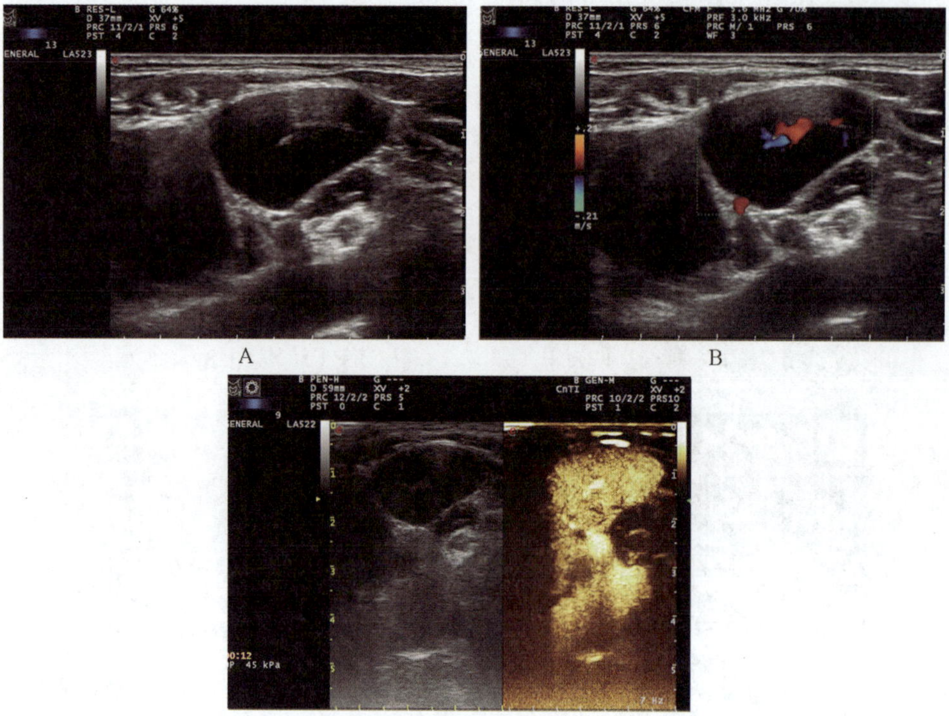

A　B　C

图 32-5　霍奇金淋巴瘤

A. 灰阶超声显示肿块边界清楚，内部回声极低，髓质受压变窄；B. 彩色多普勒超声显示呈中央型血供；C. 超声造影显示肿块内均匀增强

(三)淋巴结结核

1. 临床诊断要点　多见于儿童与青年人，结核杆菌多经扁桃体及龋齿侵入，少数继发于肺结核，只有在人体抵抗力下降时才引起发病。临床多表现为颈后三角与锁骨上窝淋巴结肿大，早期肿大的淋巴结较硬、无痛、可推动，进一步发展可与皮肤及周围组织发生粘连，相互融合，不易推动。晚期出现坏死、液化，形成寒性脓肿。脓肿破溃可流出“豆渣样”或“米汤样”脓液。患者可出现低热、盗汗、食欲缺乏、消瘦等全身中毒症状。

2. 超声图像特征

(1)形态：淋巴结明显肿大，多呈圆形、类圆形、串珠状排列或相互融合不规则状。

(2)边界：边界清楚或模糊甚至融合。

(3)内部回声：皮质回声不均匀，以低回声为主。髓质偏心、变形或显示不清或可见到斑片状强回声灶。脓肿形成，表现为不规则液性暗区，含有细点状或絮状回声，可飘动。脓肿破溃，淋巴结与周围组织融合，后者可见到不规则液性暗区。

(4)彩色多普勒血流成像：血流信号分布呈多样性，部分较大的结节内部血流稀少或消失，仅周边有环绕的血流信号。

(5)频谱多普勒超声：目前认为淋巴结结核的阻力指数低于转移性淋巴结(图32-6)。

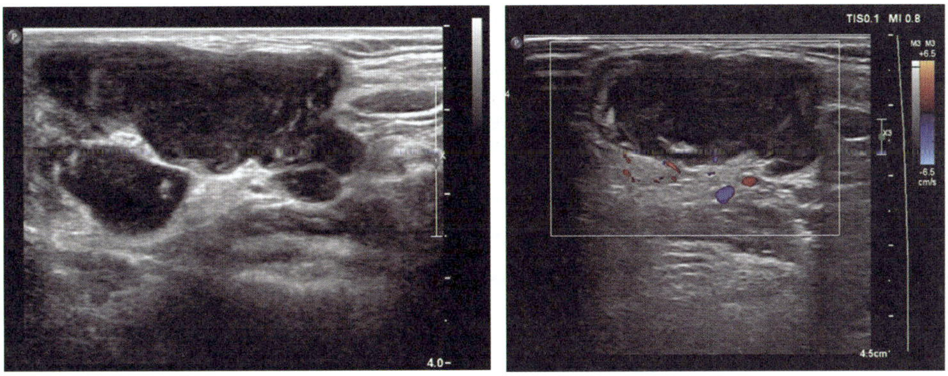

A　　B

图 32-6　淋巴结结核灰阶超声及彩色多普勒超声图像

A. 灰阶超声显示低回声肿块与周围组织分界不清，淋巴结结构消失，可见液化坏死；B. 彩色多普勒超声显示内未见血流信号

(四)急性淋巴结炎

1. 临床诊断要点　急性淋巴结炎是由化脓菌侵入感染病灶或损伤处并沿淋巴管进入淋巴结所致。多见于头部、颈部、腋窝及腹股沟部。轻者局部淋巴结肿大，微痛，可自愈；重者淋巴结肿大，有明显疼痛。若炎症侵及淋巴结周围组织，多个淋巴结相互粘连，甚至形成脓肿。患者有畏寒、发热等全身症状。

2. 超声图像特征

(1)形态：不同区域的淋巴结大小差异很大，85％的淋巴结 L/S＞2，形态呈长椭圆形，少数呈近似圆形。

(2)边界：边界清楚，表面光滑，被膜呈较高而细的回声带。

(3)内部回声：皮质、髓质增厚，皮质呈低回声，髓质呈高回声。脓肿形成后，出现不规则液性暗区，髓质显示不清。

(4)彩色多普勒血流成像：淋巴结内血供明显增多，沿门部、髓质、皮质呈放射状分布。脓肿形成后，脓肿区无血流信号。

(5)频谱多普勒超声：动脉血流收缩期峰值流速加快，频谱为高速低阻型(图32-7)。

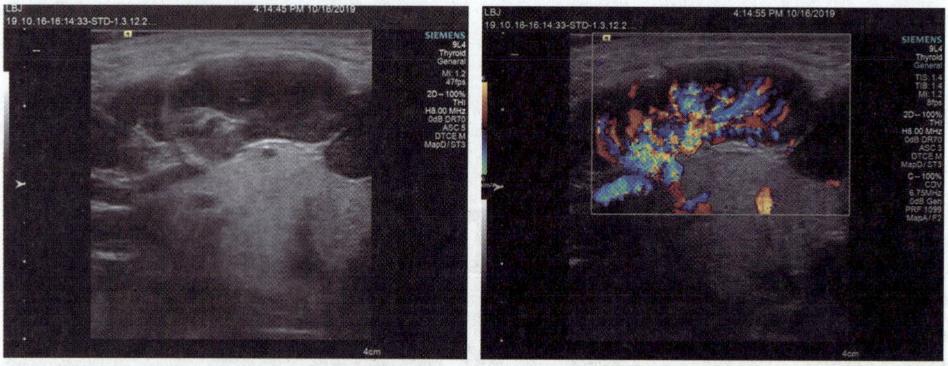

A　　　　　　　　B

图 32-7　急性淋巴结炎

A. 灰阶超声显示肿块边界清，呈长椭圆形，内部回声减低；B. 彩色多普勒超声显示丰富的淋巴门血供

二、典型例题与解析

A1 型题(单选题)

1. 关于淋巴瘤叙述不正确的是(　)

A. 淋巴瘤病变一般在淋巴管和淋巴结内，不侵犯淋巴结周围组织

B. 淋巴瘤发病多为一组淋巴结或多处多组淋巴结，颈部淋巴结最多累及

C. 脾是淋巴瘤的靶器官，在淋巴瘤的后期多累及

D. 淋巴结形态趋圆，淋巴门往往消失，可与良性反应性淋巴结相鉴别

E. 淋巴瘤的血供以淋巴门型为主，且多呈高灌注表现，淋巴瘤大量增殖的同时，易发生结节内坏死

2. 关于转移性淋巴结，叙述不正确的是(　)

A. 约占颈部肿块的 75%

B. 锁骨上窝转移性肿瘤的原发灶多在胸、腹部

C. 转移性淋巴结多发生融合

D. 消化道的肿瘤可经胸导管转移至左锁骨上窝(胃癌)

E. 肿块固定，有局部或放射性疼痛，晚期可出现坏死、感染

3. 淋巴结内微小钙化多见于(　)

A. 甲状腺乳头状癌颈部淋巴结转移　B. 胃癌锁骨上窝淋巴结转移

C. 淋巴瘤　D. 急性淋巴结炎

E. 淋巴结结核

4. 淋巴结内出现斑块状高回声多见于( )

A. 淋巴瘤
B. 胃癌锁骨上窝淋巴结转移
C. 急性淋巴结炎
D. 淋巴结结核
E. 肺癌锁骨上窝淋巴结转移

5. 不符合腹腔炎性淋巴结肿大声像图特点的是( )

A. 大多呈圆形或椭圆形
B. 相互融合,失去正常淋巴结形态
C. 包膜清晰
D. 淋巴门回声清晰
E. 实质是均匀的低回声

6. 关于淋巴结的病变,叙述错误的是( )

A. 淋巴结炎是由细菌、病毒及真菌等感染引起的
B. 甲状腺乳头状癌淋巴结转移,淋巴结内可出现微小钙化点
C. 淋巴结结核时,髓质偏心、变形或显示不清
D. 淋巴结反应增生时,形态多呈圆形,长/厚径之比<2
E. 非霍奇金淋巴瘤可发生于淋巴结外淋巴组织

A2 型题(单选题)

7. 患者,男,44岁。自述患慢性顽固性咽炎多年,久治不愈。超声表现:右颈部可见数个长圆形低回声,边界清晰,形态规则。超声诊断最可能是( )

A. 右颈部多发淋巴结肿大(慢性炎性肿大)
B. 右颈部淋巴结转移瘤
C. 右颈部正常淋巴结
D. 右颈部淋巴结结核
E. 右颈部淋巴瘤

A3 型题(单选题)

(第8~11题共用题干)

患者,女,56岁。自觉右颈部肿块2个月余。触诊发现,患者右颈部多发包块,活动度差,不随吞咽上下移动,无明显压痛和搏动。

8. 该患者最有可能的诊断( )

A. 颈动脉瘤
B. 颈部淋巴结急性炎症
C. 甲状腺肿块
D. 甲状腺舌骨囊肿
E. 右颈部淋巴结肿大

9. 该患者首选检查是( )

A. 颈部包块超声
B. 颈部CT

C. 颈部 MRA　　D. 颈部 CTA

E. 颈部增强 CT

10. 在检查该肿块时应仔细观察肿块的方面，除外（　）

A. 形态（纵/横比）　　B. 皮质情况（厚度、轮廓）

C. 淋巴结大小　　D. 淋巴门状态

E. 血流类型，RI、PI 值

11. 如该患者检查发现肿块内微小钙化点，则考虑为（　）

A. 淋巴瘤　　B. 淋巴结结核

C. 淋巴结急性炎症　　D. 甲状腺乳头状癌淋巴结转移

E. 慢性淋巴结炎

答案及解析

A1 型题

1. E

解析：淋巴瘤大量增殖的同时，刺激小血管扩张血流加速，淋巴结因血供增加，不易发生结节内坏死，这一点与转移性淋巴结和结核性淋巴结炎不同。

2. C

解析：与结核性淋巴结炎相比，转移性淋巴结一般不发生融合。

3. A

解析：淋巴结内微小钙化多见于甲状腺乳头状癌、髓样癌的淋巴结转移。

4. D

解析：淋巴结内出现斑块状高回声多见于淋巴结结核，这是凝固坏死所致，常合并囊性变。

5. B

解析：腹腔炎性肿大的淋巴结大多呈圆形或椭圆形，包膜清晰，实质多为均匀的低回声，常有清晰的淋巴结门回声，极少发生相互融合的现象。

6. D

解析：淋巴结反应增生时，形态多呈长椭圆形，长/厚径之比＞2，良性淋巴结多呈梭形，长椭圆形，长/厚径之比＞2，恶性淋巴结多呈圆形，长/厚径之比＜2。

A2 型题

7. A

解析：根据患者病史，结合超声提示考虑慢性炎性淋巴结肿大。

A3 型题

8. E

解析：右颈部肿块，活动度差，不随吞咽上下移动，无明显压痛和搏动，首先考虑右颈部淋巴结肿大。

9. A

解析：超声作为颈部淋巴结检查具有方便、便捷、可重复性好等优点，因此一般为首选检查。

10. C

解析：单纯淋巴结大小对淋巴结良、恶性鉴别没有意义。

11. D

解析：淋巴结内微小钙化多见于甲状腺乳头状癌、髓样癌的淋巴结转移。

（柳　标）

参考文献

[1] 燕山，詹维伟. 浅表器官超声诊断. 南京：东南大学出版社，2005：54-83.

[2] 詹维伟，钎维锋. 浅表组织超声与病理诊断. 北京：人民军医出版社，2016：141-183.

第33章 阴 囊

第一节 正常阴囊

一、基本知识

(一)正常阴囊解剖

1. 阴囊 阴囊为一皮肤囊袋结构。阴囊中隔将阴囊分为2个部分,它们分别容纳左、右侧的睾丸、附睾和精索下段。阴囊厚3～5 mm,自外向内有以下层次结构:皮肤、内膜、提睾筋膜、提睾肌、睾丸精索鞘膜及睾丸固有鞘膜。睾丸固有鞘膜为腹膜的延续,在胚胎期随睾丸下降而深入阴囊,它分为脏层和壁层,两层之间为鞘膜腔,内有少量浆液。

2. 睾丸 睾丸位于阴囊内,左右各一,形态为两侧微扁的椭圆体。成年人的睾丸平均长4～5 cm,宽2.5 cm,前后直径3 cm,重量10.5～14.0 g,体积16～25 ml。睾丸可分为内、外侧面,前、后两缘,上、下两端,后缘与附睾相连。睾丸表面包绕着睾丸被膜,由外层的鞘膜脏层、中层白膜和内层的血管膜三层构成。睾丸内被睾丸纵隔发出的小隔分成200～300个睾丸小叶,睾丸小叶由曲细精管盘曲而成,每个小叶包含1～4条曲细精管及周围的间质,睾丸组织的70%～80%由曲细精管组成,曲细精管移行为直精小管,进入纵隔内交织成睾丸网,从睾丸网发出12～15条睾丸输出小管,出睾丸后缘的上部进入附睾(图33-1)。

3. 附睾 附睾为一对长扁平器官,呈半月形,长4～6 cm,位于睾丸的后上方。上端膨大而钝圆的部分为附睾头,由睾丸输出小管盘曲而成,中间扁圆的大部分为附睾体,下端细圆的部分为附睾尾,附睾体尾部由迂曲的附睾管构成,附睾尾向上弯曲续于输精管。

4. 精索 精索出皮下环后,连于睾丸、附睾,内包含输精管、动脉及蔓状静脉丛等,精索鞘膜包裹其表面。睾丸及附睾的血液主要由睾丸动脉和输精管动脉供应。蔓

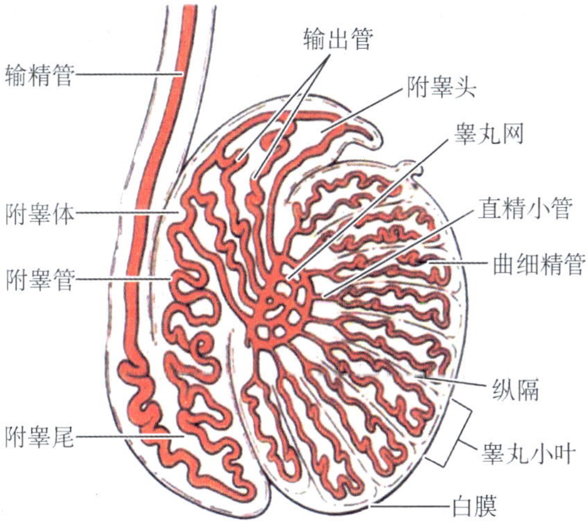

图 33-1　睾丸网模式图

状静脉丛收纳睾丸、附睾的血液，在阴囊根部汇合成数条精索内静脉，左侧精索内静脉汇入左肾静脉，右侧精索内静脉汇入下腔静脉。

（二）超声检查方法

依次对双侧睾丸、附睾、精索进行多切面（动态图 33-1，动态图 33-2）和双侧对照扫查。

动态图 33-1　超声常规横切扫查睾丸、附睾、精索

动态图 33-2　超声常规纵切扫查睾丸、附睾、精索

（三）正常超声图像特征

1. 阴囊正常超声表现　阴囊壁厚薄均匀，呈中等回声，部分正常人的睾丸鞘膜腔内可见到少量液体。

2. 睾丸正常超声表现　纵切呈近卵圆形，横切呈近圆形，睾丸包膜光滑，实质呈细小、密集点状回声，分布均匀。睾丸纵隔纵切面呈条索状高回声。有时可见睾丸附件，形态呈卵圆形，带蒂，内部多呈中等回声，边界清晰。彩色多普勒超声显示睾丸内血流信号呈星点状或条索状分布（图 33-2）。

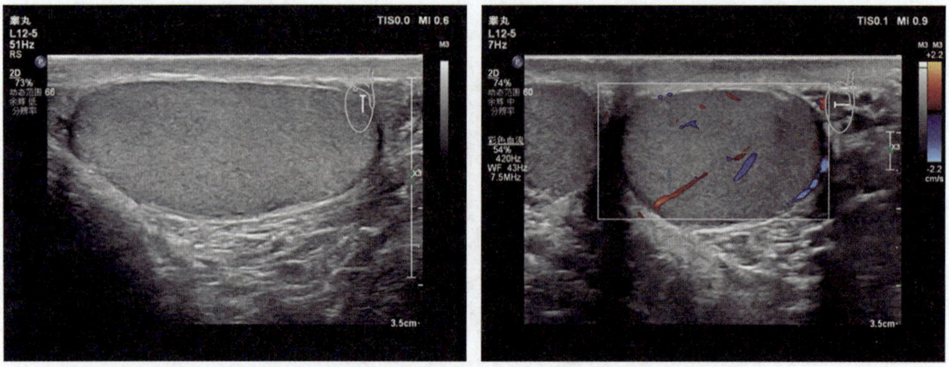

A　　　　　　　　　　B

图 33-2　正常睾丸超声图像

A. 正常睾丸长轴断面图像；B. 正常睾丸彩色多普勒图像

3. 附睾正常超声表现　附睾附着于睾丸后外侧，纵切面头尾部膨大、体部狭小，横切面呈扁圆形或圆形，头部呈中等回声，体尾部回声略低于睾丸。附睾附件形态呈卵圆形，带蒂，内部多呈中等回声。正常附睾内可检测到少许点状或片状彩色多普勒血流信号。

4. 精索正常超声表现　精索形态，纵切呈条索状，横切呈圆形，呈高回声，分布不均匀。其内可见到数条管状结构，上段走向较平直，下段弯曲。平静呼吸时精索内静脉、蔓状静脉丛内血流不易显示，深吸气时可见血液回流。

二、典型例题与解析

A1 型题(单选题)

1. 下列关于阴囊解剖的描述，错误的是(　)

　A. 阴囊为一囊袋状结构

　B. 阴囊仅由皮肤构成

　C. 在正中线形成阴囊中隔，分左、右两囊

　D. 阴囊内有睾丸、附睾、精索

　E. 睾丸鞘膜腔内可有少量液体

2. 关于睾丸的解剖，叙述错误的是(　)

　A. 睾丸呈椭圆体，位于阴囊内，左、右各一

　B. 左侧睾丸较右侧稍低

　C. 睾丸实质外有白膜包被

　D. 睾丸纵隔将睾丸分出 200 多个睾丸小叶

E. 睾丸纵隔是睾丸动脉放射状分布于睾丸内而形成的

3. 正常睾丸声像图是(　)

A. 正常睾丸大小为 4 cm×3 cm×2 cm

B. 外周一层细狭整齐的环状高回声薄膜

C. 内部回声细小、密集、均匀，中等亮度

D. 实质内可见高回声的睾丸纵隔

E. 以上都是

4. 正常附睾的声像图表现是(　)

A. 附睾头、附睾尾分别位于睾丸的后上方和下极下方，呈半圆形和新月形

B. 附睾体尾部比较细

C. 附睾体内部回声略低于睾丸回声

D. 头部与睾丸紧贴，附睾体、附睾尾部位于睾丸背侧与下端

E. 以上均正确

5. 右侧精囊内静脉一般注入(　)

A. 右肾静脉　　B. 肠系膜上静脉

C. 肠系膜下静脉　　D. 下腔静脉

E. 左肾静脉

答案及解析

A1 型题

1. B

解析：阴囊为一袋状结构，自外向内有以下层次结构：皮肤、内膜、提睾筋膜、提睾肌、睾丸精索鞘膜及睾丸固有鞘膜，阴囊中隔由肉膜在阴囊正中线上形成，把阴囊分为左、右两囊，囊内有睾丸、附睾、精索。

2. E

解析：睾丸呈椭圆体，位于阴囊内，左、右各一，睾丸表面由鞘膜脏层覆盖，睾丸白膜在睾丸门处增厚、内陷，形成条索状睾丸纵隔，睾丸纵隔将睾丸分出 200 多个睾丸小叶；左侧睾丸较右侧稍低。

3. E

解析：睾丸位于阴囊内，长 4～5 cm，宽 3～4 cm，厚 2～3 cm。正常睾丸声像图，内部回声细小、密集、均匀，中等亮度。白膜回声清晰，呈一细狭的整齐环状高回声，有时可见白膜呈两层回声，在睾丸门处可扫查到增厚的白膜，即睾丸纵隔，纵切呈条索状高回声。

4. E

解析：附睾分为头部、体部、尾部，头部呈新月形，位于睾丸上端，与睾丸相贴，呈等回声，与睾丸回声相似；附睾体、附睾尾较细，位于睾丸背侧和下端，回声略低于睾丸。

5. D

解析：右侧精囊内静脉以锐角注入下腔静脉。

（黄　岩　肖　芬）

第二节　阴囊疾病

一、基本知识

（一）附睾炎

1. 临床诊断要点　附睾炎主要由内生殖器官的细菌通过输精管逆行感染所致，常见的致病菌主要有大肠埃希菌、变形杆菌、葡萄球菌及铜绿假单胞菌等，经淋巴管或血行感染较少见。急性起病者一侧阴囊肿胀、剧痛，可放射至腹股沟和下腹部。慢性附睾炎症状较轻，以阴囊不适与触及结节为主要表现。

2. 超声图像特征

(1)急性附睾炎超声表现：附睾体积增大，且多局限于附睾尾部，少数表现为附睾弥漫性肿大，炎症区域多呈不均匀低回声，脓肿形成时炎症区内可出现含细点状回声的液性暗区，边界不清晰，彩色多普勒超声显示丰富血流信号(图 33-3)。

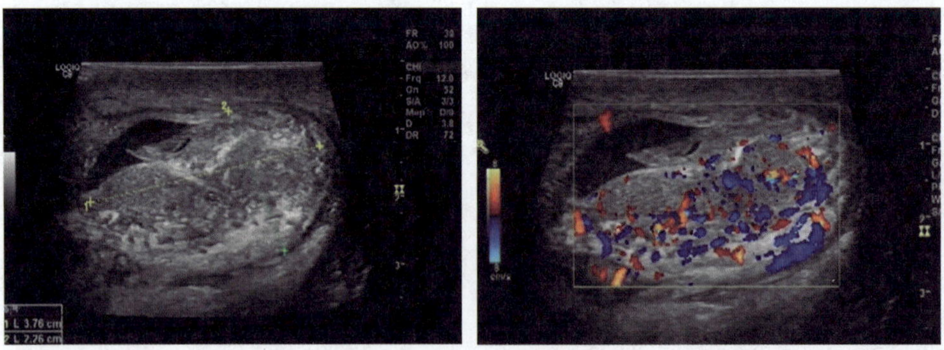

A　　B

图 33-3　急性附睾炎超声图像

A. 附睾体、尾部增大，回声减低；B. 彩色多普勒超声显示肿大附睾见丰富血流信号。病史要点：患者，男，52 岁。左侧阴囊疼痛 1 天

（2）慢性附睾炎超声表现：多于附睾尾部见高回声结节，可伴梗阻近端附睾管扩张。

（二）鞘膜积液

1. 临床诊断要点　在腹股沟内环以下、睾丸之上的部分称为腹膜鞘状突，于生前逐渐闭合形成一纤维索。如果腹膜鞘状突在出生以后未闭或睾丸部鞘膜囊内液体超过正常量，即可形成各种类型的鞘膜积液。①睾丸鞘膜积液由睾丸鞘膜囊内积聚的液体超过正常量而形成。②精索鞘状突部分局限性积液，两端关闭，不与腹腔及睾丸鞘膜腔相通者，称为精索鞘膜积液。③精索鞘状突积液并与睾丸鞘膜囊相通，而上端与腹腔不相通者，称为精索睾丸鞘膜积液，或称婴儿型鞘膜积液。④鞘状突在出生后未闭，鞘膜内液体可流入腹腔者，称为交通性鞘膜积液。患侧阴囊或腹股沟可见包块，质软，交通性鞘膜积液改变体位后包块大小可变化。

2. 超声图像特征

（1）睾丸鞘膜积液：睾丸、附睾周围被无回声包绕，偶见积液内有细点状、分房样或絮片状回声，提示以往感染史或出血史或含胆固醇结晶（图 33-4）。

（2）精索鞘膜积液：囊性肿物位于睾丸上方，呈圆形或椭圆形，边界清晰、光滑，位置可高、可低（图 33-5）。

（3）精索睾丸鞘膜积液：阴囊内无回声区呈梨形，向上延伸至精索。

（4）交通性鞘膜积液：仰卧位时阴囊内无回声区较小，站立时无回声区显著增大。

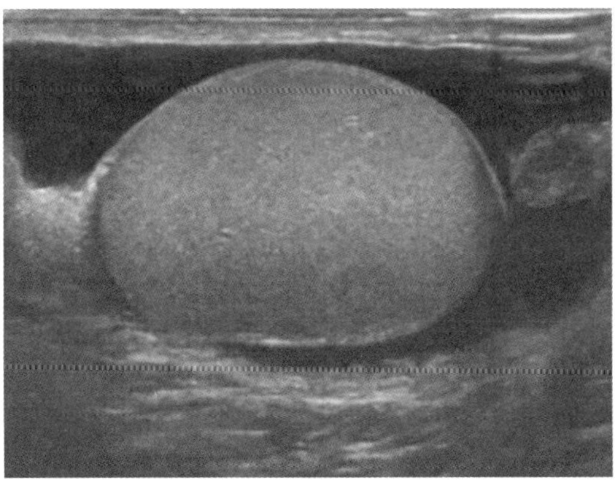

图 33-4　睾丸鞘膜积液

右侧睾丸周围可见液性暗区环绕

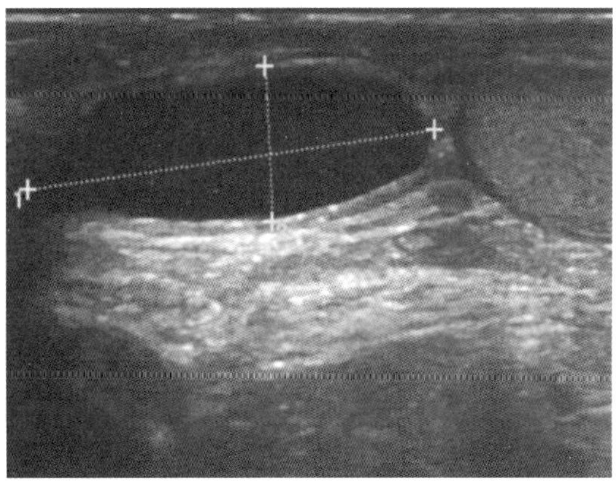

图 33-5　精索鞘膜积液

右侧睾丸上方腹股沟区见一囊性无回声区。（病史要点：患儿，男，20 个月，右侧腹股沟触及质软包块）

(三)斜疝

1. 临床诊断要点　腹腔内容物经腹股沟管内未闭锁的腹膜鞘状突并可进入阴囊而形成斜疝。腹股沟和(或)阴囊根部包块,多无疼痛。包块可持续存在,并逐渐增大。可还纳的斜疝改变体位或挤压时包块缩小、消失。斜疝嵌顿时,局部伴有剧烈疼痛。

2. 超声图像特征

(1)斜疝以单侧多见,呈条索状,包块位于腹股沟和(或)阴囊根部,其周围常伴少量积液。

(2)斜疝内容物大网膜呈不均质高回声,无蠕动现象。肠管则可见到肠壁、肠腔及肠蠕动(图 33-6)。

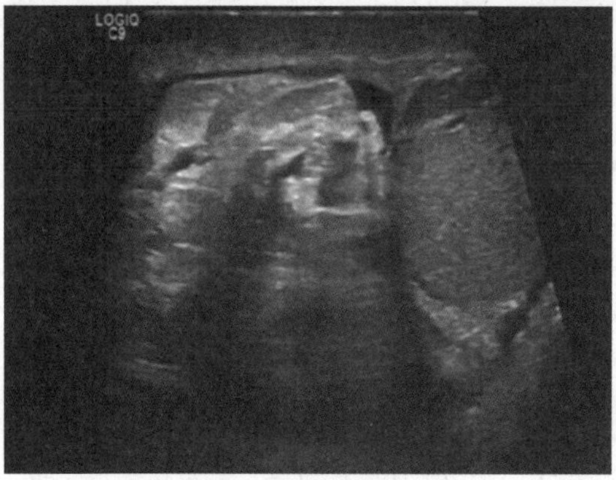

图 33-6　腹股沟斜疝

左侧阴囊及腹股沟探及混合回声,可见肠管蠕动。(病史要点:患者,男,27 岁,发现左侧阴囊及腹股沟肿物 1 周,有坠胀感)

(3)可还纳斜疝可随腹压改变而滑动,Valsalva 试验,包块增大并向下滑动。嵌顿疝包块不滑动,若内容物为肠管则管腔明显扩张、积液,肠蠕动亢进或消失。

(4)彩色多普勒超声:可还纳的大网膜或肠壁内有少量血流信号显示,疝完全嵌顿时包块内无血流信号显示。

(四)睾丸肿瘤

1. 睾丸恶性肿瘤

(1)临床诊断要点　睾丸恶性肿瘤可分为原发性睾丸恶性肿瘤和继发性睾丸恶性肿瘤,睾丸肿瘤大多数为原发性恶性肿瘤,以精原细胞瘤最为常见,多发生于中、青年人。胚胎癌和畸胎瘤(癌)好发于青少年,卵黄囊瘤多见于婴幼儿。原发性睾丸恶性肿瘤可转移至腹股沟及腹膜后淋巴结,常伴 α-FP 或 β-HCG 升高。继发性睾丸恶性肿瘤主要见于白血病睾丸浸润,其他脏器转移罕见。睾丸恶性肿瘤肿瘤较小时可无任何症状和体征，临床不易发现；肿瘤较大时可出现睾丸沉重、肿大、质变硬。当肿瘤发生出血、坏死时可伴发阴囊疼痛。

（2）超声图像特征

1）原发性睾丸恶性肿瘤：单发多见，大肿瘤可占据大部分睾丸，睾丸体积明显增大，肿瘤侵犯包膜时睾丸包膜回声不完整。精原细胞瘤多呈实性低回声，境界清晰（图33-7）；畸胎瘤，可呈多房性囊性团块，囊腔内含有细点状回声及团状强回声等，境界清晰。胚胎癌、卵黄囊瘤，以实性为主，肿瘤内部回声不均匀，可含有少量无回声区，境界清楚或不清楚。

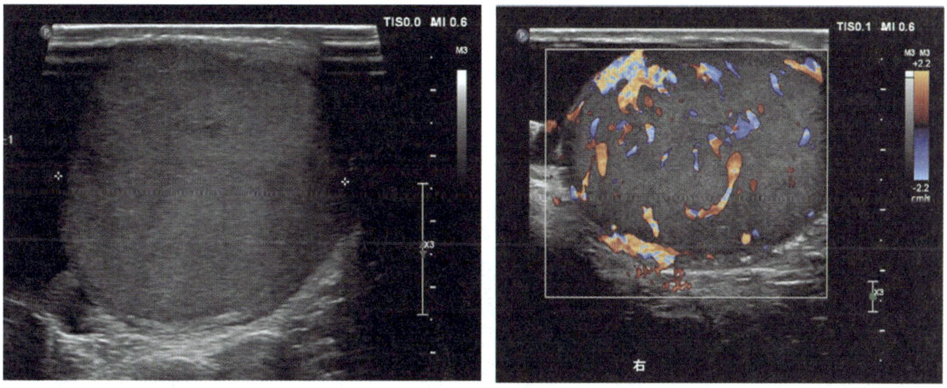

A　　B

图 33-7　睾丸精原细胞肿瘤灰阶超声及彩色多普勒超声图像

A. 灰阶超声示右侧睾丸内见一低回声团块，几乎占据整个睾丸；B. CDFI 可见丰富血流信号

2）继发性睾丸恶性肿瘤：多为双侧睾丸同时受累，睾丸不同程度肿大，实质内出现多发低回声小结节或散在斑片状回声，境界清楚或不清楚。

2. 睾丸良性肿瘤

（1）临床诊断要点：睾丸良性肿瘤不多见，主要有表皮样囊肿、间质性肿瘤等，一般无症状，临床检查不易发现。

（2）超声图像特征：表皮样囊肿，呈圆形或椭圆形，境界清晰，内部回声均匀，呈类实性改变。典型者囊壁厚，内呈“葱皮”样改变，瘤内无血流信号显示。间质性肿瘤，圆形或椭圆形，内部多呈高回声，分布较均匀，边界清晰，瘤内可有少量血流信号显示。

（五）睾丸扭转

1. 临床诊断要点　睾丸扭转是由于睾丸及精索的附着异常所致，正常睾丸的后侧缘无鞘膜覆盖而附着于阴囊壁上，当睾丸完全被鞘膜包绕时，则形成“钟摆”式睾丸，在阴囊过度收缩或剧烈运动时容易发生扭转。该病发病急骤，首先表现为一侧阴囊突发剧痛，随后阴囊出现红肿，触痛明显，扭转后期症状消退，但睾丸体积缩小。扭转自行松解时，疼痛明显减轻。

2. 超声图像特征

(1)睾丸完全扭转，睾丸实质回声低于健侧，分布不均匀，因扭转精索内的动脉与静脉血流同时中断，睾丸体积无明显增大。睾丸不全扭转，早期仅静脉血流受阻，睾丸淤血肿大，实质回声不均匀。晚期睾丸缺血坏死，实质内出现小片状或条状低回声，呈放射状分布。

(2)精索末段扭曲、增粗，呈“线团”样高回声。

(3)附睾肿大，回声不均匀；阴囊壁增厚，回声不均匀。

(4)睾丸鞘膜腔少量积液。

(5)彩色多普勒超声：睾丸完全扭转，睾丸及扭曲的精索内无血流信号显示。睾丸不全扭转，早期，肿大的睾丸内血流信号明显减少，扭曲的精索内血管走向不连续，睾丸动脉及其分支的血流阻力指数明显增高；晚期，睾丸内血流信号消失(图 33-8)。

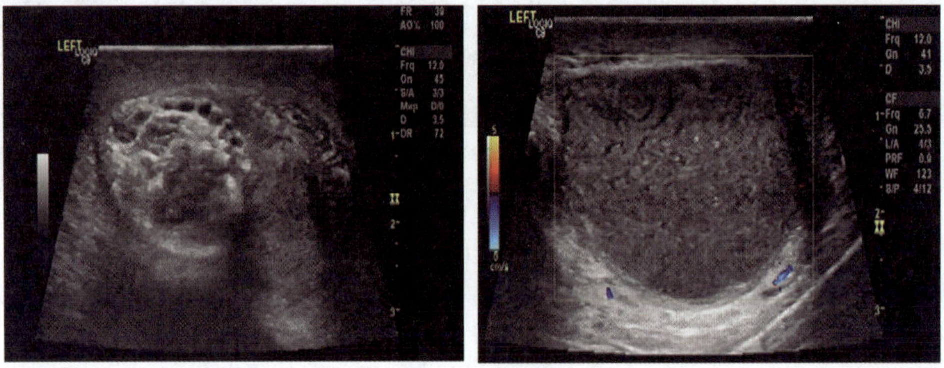

A　　　　　　　　　　B

图 33-8　睾丸完全扭转

A. 左侧精索扭曲增粗；B. 彩色多普勒超声显示左侧睾丸回声减低，分布不均匀，未见明显血流信号(病史要点：患者，男，17 岁。左侧阴囊突发剧痛 5 小时，阴囊红肿，触痛明显)

二、典型例题与解析

A1 型题(单选题)

1. 关于急性附睾炎的超声声像图表现，描述不正确的是(　)

A. 病变多于附睾尾部明显，附睾头、附睾体病变轻

B. 呈结节状，偏低回声，不均质，境界模糊

C. 可见阴囊壁增厚，回声减低

D. 可合并精索静脉曲张

E. CDFI示血流信号不丰富

2. 下列关于婴儿型鞘膜积液的描述，正确的是( )

A. 只在婴儿期发病

B. 发生在婴儿期的鞘膜积液

C. 积液局限于鞘膜腔的内侧部分

D. 液体除包绕睾丸外并延伸到精索部分

E. 以上都不是

3. 超声显示鞘膜腔内见无回声区包绕睾丸，睾丸大小正常，应诊断为( )

A. 睾丸鞘膜积液

B. 精索鞘膜积液

C. 精索静脉曲张

D. 腹股沟疝

E. 睾丸血肿

4. 关于睾丸肿瘤的叙述，正确的是( )

A. 睾丸肿瘤有生殖细胞性肿瘤、间质细胞性肿瘤、转移性肿瘤三大类

B. 45%的生殖细胞性肿瘤为恶性

C. 生殖细胞性肿瘤中以精原细胞瘤最常见

D. 间质细胞性、转移性肿瘤约占35%

E. 生殖细胞性肿瘤的转移途径主要是血行转移，其次为淋巴转移

5. 精原细胞瘤的声像图特点是( )

A. 睾丸增大，形态不规则，轮廓不整齐，肿瘤内部为中等亮度、细小均匀回声

B. 睾丸增大，形态不规则，轮廓不整齐，肿瘤内部为杂乱的高回声

C. 睾丸增大，仍保持椭圆形，轮廓整齐，肿瘤内部为杂乱的高回声

D. 睾丸增大，仍保持椭圆形，轮廓整齐，肿瘤内部为中等亮度、细小均匀回声

E. 以上都不是

6. 超声提示双侧睾丸肿大，内部可见多个低回声团块，边界清楚。首先应考虑的肿瘤是( )

A. 胚胎癌

B. 畸胎瘤

C. 绒毛上皮癌

D. 混合癌

E. 转移癌

7. 下列关于睾丸扭转的描述，不正确的是( )

A. 分为急性期和慢性期

B. 睾丸扭转缺血后4～6小时得到及时救治的，绝大多数睾丸可以存活

C. 睾丸扭转 24 小时以上的，几乎难以存活

D. 急性期，睾丸完全扭转者，睾丸肿大，实质回声不均匀，血流信号尚存

E. 以上都不对

A2 型题(单选题)

8. 患者，男，34 岁。自诉右侧阴囊肿胀、剧痛半天，疼痛放射至腹股沟和下腹部，临床诊断为急性附睾炎。下列超声表现错误的是(　)

A. 化脓时可呈无回声　　B. 附睾头肿大

C. 附睾弥漫性肿大　　D. 肿大附睾内可见丰富血流信号

E. 附睾正常大小

9. 患儿，男，2 个月。出生后至今右侧睾丸增大，超声显示睾丸附着于鞘膜囊一侧，有液体三面包绕于睾丸周围。此种积液称(　)

A. 阴囊鞘膜积液　　B. 精索鞘膜积液

C. 睾丸鞘膜积液　　D. 精索睾丸鞘膜积液

E. 交通性鞘膜积液

A3 型题(单选题)

(第 10～11 题共用题干)

患儿，男，3 岁。自幼左侧阴囊空虚，同侧腹股沟触及肿物，站立位进入阴囊，平卧位缩至腹股沟。

10. 以下应考虑的疾病包括(　)

A. 腹股沟斜疝　　B. 腹股沟直疝

C. 精索鞘膜积液　　D. 附睾炎

E. 睾丸鞘膜积液

11. 可选择的检查方法有(　)

A. 盆部 X 线片　　B. X 线静脉造影

C. CT　　D. 超声

E. DSA

(第 12～14 题共用题干)

患儿，男，4 岁。因“发现右侧睾丸无痛性肿大 1 个月”来诊。阴囊超声：左侧睾丸肿大，内见一肿物，回声不均匀，边界清晰，大小约 2.5 cm×1.8 cm×1.6 cm，内有少量液性暗区，实性区域血管较丰富。

12. 最可能的诊断是(　)

A. 精原细胞瘤　　B. 卵黄囊瘤

C. 淋巴瘤　　D. 畸胎瘤
E. 表皮样囊肿

13. 其病理组织学分类属于(　)

A. 生殖细胞性肿瘤　　B. 继发性睾丸肿瘤
C. 性腺基质性肿瘤　　D. 间质性肿瘤
E. 支持细胞性肿瘤

14. 有助于观察此肿瘤疗效的肿瘤标志物是(　)

A. AFP　　B. CA19-9
C. CA125　　D. CEA
E. PSA

(第 15～16 题共用题干)

患者,男,17 岁。活动后突发下腹部及阴囊疼痛,伴恶心、呕吐,入院急查血常规、尿常规无明显异常。超声检查提示左侧睾丸轻度肿大,实质回声均匀,睾丸周围有少量液性无回声区,CDFI 示左侧睾丸内血流信号明显少于右侧。

15. 根据声像图表现,最可能的诊断是(　)

A. 急性睾丸炎　　B. 睾丸外伤
C. 睾丸扭转　　D. 睾丸肿瘤
E. 睾丸破裂

16. 上述所得诊断后期超声表现的最主要指征是(　)

A. 睾丸体积明显增大　　B. 睾丸体积明显缩小
C. 睾丸内部回声不均　　D. 睾丸周围大量积液
E. CDFI 显示睾丸内血流信号消失

答案及解析

A1 型题

1. E

解析:急性附睾炎声像图特征为病变多于附睾尾部明显,附睾头、附睾体病变轻;呈结节状,偏低回声,不均质,境界模糊;可见阴囊壁增厚,回声减低,与附睾粘连;可合并鞘膜积液;患侧精索可增粗,回声减低,可合并精索静脉曲张;CDFI 示血流信号丰富。

2. D

解析:精索睾丸鞘膜积液亦称婴儿型鞘膜积液,精索鞘状突积液并与睾丸鞘膜囊相通，而上端与腹腔不相通，故其积液除包绕睾丸外并向精索部分延伸。

3. A

解析：阴囊内有液体呈囊肿样无回声区，睾丸附着于鞘膜囊一侧，液体三面包绕睾丸周围，此为睾丸鞘膜积液。积聚的液体位于精索部位，呈囊肿样无回声区，而与睾丸不相关者为精索鞘膜积液。

4. C

解析：睾丸肿瘤分原发性肿瘤与继发性肿瘤两大类。绝大多数为原发性肿瘤，分为生殖细胞性肿瘤和非生殖细胞性肿瘤两大类，原发性肿瘤性中生殖细胞肿瘤占95%，其中精原细胞瘤最常见。睾丸肿瘤以淋巴转移为主。

5. D

解析：精原细胞瘤的声像图特征为睾丸增大，仍保持椭圆形，轮廓整齐，肿瘤多呈低回声，分布均匀，边界清晰，血供丰富。

6. E

解析：继发性睾丸恶性肿瘤多为睾丸双侧同时受累，睾丸不同程度肿大，实质内出现多发低回声结节或散在斑片状回声，境界清楚或不清楚。

7. D

解析：睾丸扭转分为急性期和慢性期，睾丸扭转缺血后4～6小时若得到及时治疗，绝大多数睾丸可以存活；扭转6小时以后，睾丸存活率逐渐降低；扭转24小时以上者，几乎难以存活。急性期睾丸完全扭转者，睾丸肿大，回声减低、分布不均匀，血流信号消失；慢性期，阴囊肿痛消退，睾丸缩小，实质回声不均匀，无血流信号显示。

A2 型题

8. E

解析：急性附睾炎超声表现为附睾体积增大，且多局限于附睾尾部，少数表现为附睾弥漫性肿大，肿大部分回声减低、分布不均匀；彩色多普勒超声显示为增大的附睾内血流信号丰富。

9. C

解析：睾丸鞘膜积液，液体三面包绕于睾丸周围；婴儿型鞘膜积液，液体除包绕睾丸外还包绕于精索者；精索鞘膜积液，仅包绕于精索者；交通性鞘膜积液，鞘膜内液体可流入腹腔，仰卧位时阴囊内无回声区较小，站立时无回声区显著增大。

A3 型题

10. A

解析：患儿左侧阴囊空虚，同侧腹股沟触及肿物，且改变体位后肿物可随之发生改变,由此可即可排除其他选项而在AB两个选项中作答。腹股沟斜疝多发生于儿童及青壮年,可进入阴囊,位于腹壁下动脉外侧,腹股沟直疝多见于老年人,决不进入阴囊,疝囊颈在腹壁下动脉内侧。

11. A

解析:腹股沟斜疝的检测无须静脉造影;另外,X线检查、CT均为放射性检测,不适用于睾丸的检查,故选择超声作为检查手段。

12. B

13. A

14. A

解析:儿童睾丸肿瘤多见卵黄囊瘤,其病理组织学分类属于生殖细胞性肿瘤,多通过观察AFP检测肿瘤疗效。

15. C

16. E

解析:睾丸扭转二维超声示急性期睾丸增大,呈低回声,慢性期睾丸缩小,回声增强,彩色多普勒超声显示睾丸内血流信号消失为主要特征。

(黄 岩 肖 芬)

参考文献

[1] 任卫东,常才.超声诊断学.3版.北京:人民卫生出版社,2013.

[2] 姜玉新,冉海涛.医学超声影像学.2版.北京:人民卫生出版社,2016.

第七篇

血管超声

第34章 颈部动脉

血管超声与其他实质性脏器的超声检查在方法学上有所不同，包含形态学和血流动力学两个方面，二者不可或缺，需要综合分析得出诊断，因此，学好外周血管超声诊断必须熟知各种血管的解剖及其血流动力学表现，学会合理调节超声仪器的显示条件，规范血管检查的基本方法，了解临床相关疾病及治疗。

一、正常颈部动脉

（一）颈部动脉解剖

右侧无名动脉起自主动脉弓，然后分为颈总动脉和右锁骨下动脉。左侧颈总动脉和左锁骨下动脉分别起自主动脉弓。

颈总动脉发出颈内动脉、颈外动脉，颈内动脉在颅外没有分支，颈外动脉有多条分支，最重要的交通支是与眼动脉相交通的动脉，连接枕动脉分支与椎动脉的交通支，在颈动脉发生狭窄或闭塞时形成侧支循环。

双侧椎动脉是左、右锁骨下动脉的第一条分支，进入颅底汇合为基底动脉，与颈内动脉颅内段、大脑后动脉、大脑前动脉、前后交通动脉组成大脑动脉环，存在9种变异。

（二）颈部动脉超声检查方法

1. 颈动脉检查方法

（1）采用灰阶显像方式先以横切面再以纵切面，右侧自无名动脉分叉处、左侧从主动脉弓起始处开始，连续观察颈总动脉、颈总动脉分叉处、颈内动脉、颈外动脉，观察有无斑块，测量内-中膜厚度（intima-media thickness，IMT）。

（2）采用彩色多普勒血流成像（CDFI）观察颈动脉的血流充盈状态，观察有无低回声斑块，灰阶超声易漏诊低回声斑块，寻找有无狭窄部位，根据实际血流速度调节彩色标尺的最高范围。

（3）采用脉冲多普勒（pulse ware，PW）超声测量颈总动脉、颈内动脉、颈外动脉的峰值、舒张末期血流速度并计算颈内动脉与颈总动脉（或狭窄远端颈内动脉）血流速度比值，分析血流频谱特征（表34-1）。

表 34-1　颈内动脉、颈外动脉的鉴别

项目	颈内动脉	颈外动脉
内径	较粗	较细
解剖特征	无分支	多个分支
检测位置	后外侧	前内侧
频谱形态	低阻力型	高阻力型
颞浅动脉叩击试验	无变化	传导震颤性血流波形

(4)线阵探头与凸阵探头联合应用，凸阵探头可以完整显像颈内动脉颅外段全程，便于观察颈内动脉有无严重的扭曲、颈内动脉远段血流状况。

2. 椎动脉的超声检查方法

(1)椎动脉的检查应包括颈段(V1 段)、椎间隙段(V2 段)、寰椎段(V3 段)，测量 V1 段(开口处)、V2 段(C_6～C_2)血管直径。

(2)以 CDFI 观察椎动脉从 V1～V3 段全程血流充盈状态及走行。

(3)以脉冲多普勒超声检查 V1 段、V2 段血流频谱并测量 V1 段、V2 段的峰值及舒张末期血流速度。

3. 锁骨下动脉的超声检查方法

(1)以灰阶超声右侧从无名动脉上行，左侧从颈动脉下行寻找并观察左侧锁骨下动脉，有无斑块。

(2)CDFI 观察血流充盈情况。

(3)以脉冲多普勒超声检查锁骨下动脉峰值及舒张末期血流速度，发现动脉狭窄后要观察狭窄部位与椎动脉的位置关系。

二、颈动脉粥样硬化

(一)临床诊断要点

颈动脉粥样硬化发病年龄多为中年以上，常伴有高血压、冠状动脉粥样硬化性心脏病或糖尿病。病变从动脉内膜开始，先后有脂质和复合糖类积聚、出血和血栓形成、纤维组织增生和钙质沉积，并有动脉中层的逐渐退变，逐渐导致管腔狭窄或闭塞，患者会表现为短暂性脑供血不足或缺血性脑病。

(二)超声图像特征

1. IMT 增厚及斑块的界定　颈动脉 IMT≥1.0 mm 为内膜增厚，局限性增厚≥1.5 mm 定义为斑块。

2. 斑块的评价　根据斑块声学特征可分为①均质回声斑块：分低回声、等回声及强回声斑块；②不均质回声斑块：斑块内部包含强回声、中回声、低回声，低回声斑块回声低于胸锁乳突肌，灰阶超声不易显示，CDFI 易于显示(图 34-1A)。

根据斑块形态学特征可分为①规则型：如扁平斑块，基底较宽，表面纤维帽光滑，形态规则；②不规则型：如溃疡斑块，表面不光滑，局部组织缺损，形成“火山口”样缺损(图 34-1B)。

斑块风险评估：低回声斑块、不均质斑块、溃疡型斑块与脑卒中关系密切。

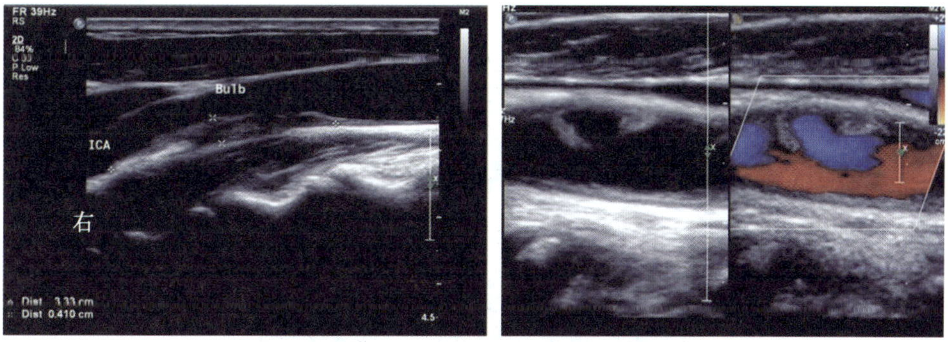

A　　　　B

图 34-1　颈动脉粥样硬化斑块超声图像

A. 颈动脉球部后壁可见不均匀回声斑块；B. 颈总动脉前壁可见溃疡型斑块，呈“火山口”样缺损，CDFI 示缺损处可见血流信号充盈。ICA. 颈内动脉；Bulb. 球部

3. 颈内动脉狭窄诊断标准　目前国际采用的标准是 2003 美国超声放射医师学会年会超声会议公布的标准(表 34-2)。

表 34-2　颈动脉狭窄超声评价标准

狭窄程度	PSV(cm/s)	EDV(cm/s)	PSV_{ICA}/PSV_{CCA}
正常或<50%	<125	<40	<2.0
50%～69%	>125,<230	>40,<100	>2.0,<4.0
70%～99%	≥230	≥100	≥4.0
闭塞	无血流信号	无血流信号	无血流信号

PSV. 颈内动脉狭窄段收缩期峰值血流速度；EDV. 颈内动脉狭窄段舒张期末血流速度；PSV_{ICA}/PSV_{CCA}. 颈内动脉狭窄段与颈总动脉峰值流速比值

4. 颈内动脉狭窄和闭塞

(1)检查确定动脉粥样硬化斑块病变的位置、形态、大小、回声特性。

(2)采用灰阶超声测量病变血管残余及原始管径。

(3)用 CDFI 五彩镶嵌血流寻找动脉狭窄处，测量狭窄段、狭窄近段、狭窄远段(通常距狭窄段 3～4 cm 处最低血流速度为取值结果)的峰值、舒张末期血流速度，计算狭窄段/狭窄近段(或远段)比值,动脉重度狭窄时,狭窄的远段血流频谱形态表现为低搏动低流速频谱(图 34-2)。

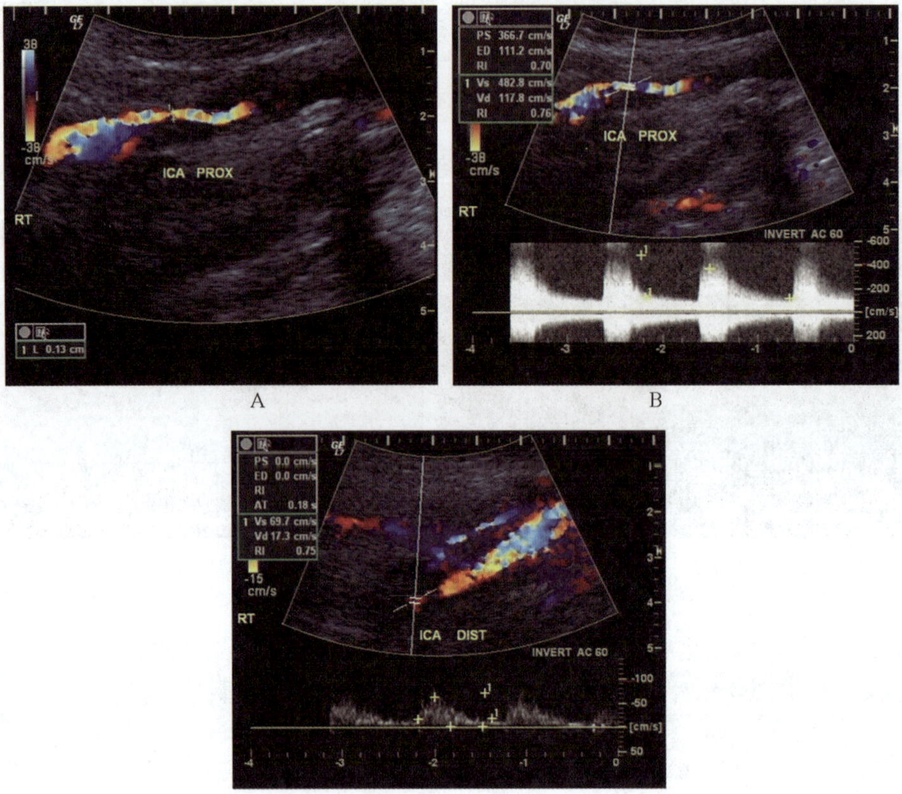

图 34-2　颈内动脉狭窄超声图像

A. 颈内动脉管腔内壁可见斑块,管腔变窄,CDFI 示血流信号充盈缺损;B. 狭窄处血流速度增快达 366.7 cm/s;C. 颈内动脉远端血流速度减低,频谱呈低搏动性低流速改变。ICA PROX. 颈内动脉近端;ICA DIST. 颈内动脉远端

(4)同侧颈外动脉、对侧颈内动脉血流速度可能代偿性增快。

(5)鉴别血栓或斑块造成的血管闭塞或狭窄。急性血栓表现为颈内动脉扩张,充满低回声,CDFI 显示无血流信号,急性溶栓可以迅速缓解患者症状。斑块造成的血管闭塞或狭窄表现为颈内动脉管腔变细,内科无治疗手段。

(6)接近闭塞的颈内动脉狭窄,狭窄处血流常表现为低速血流,需要将彩色标尺调至低速血流才能发现,否则会误判成动脉闭塞,而接近闭塞的重度狭窄是有治疗机会的。

5. 椎动脉狭窄和闭塞　椎动脉狭窄 90%以上发生在椎动脉起始段,如果线阵探头检查困难,可改用凸阵探头,椎动脉起始段需要重要观察,CDFI 显示狭窄处血流变细,呈五彩镶嵌状,血流速度增快(图 34-3),狭窄远段血流呈狭窄下游频谱特点,对侧椎动脉血流代偿性增快。

(1)程度分类：椎动脉狭窄目前国内外尚无统一的评价标准，表 34-3 为参考标准。

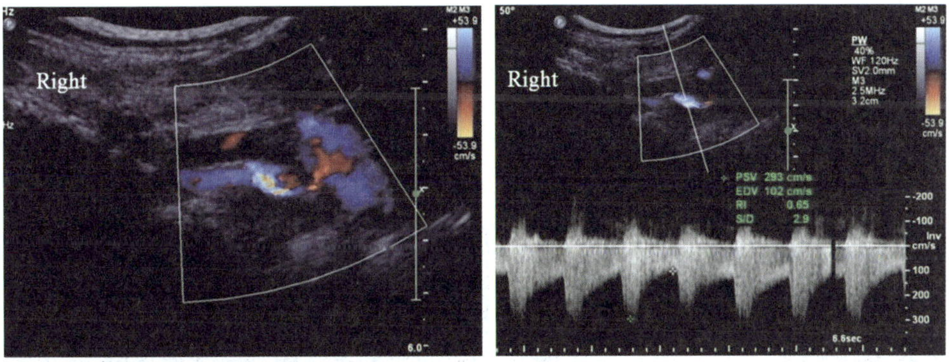

A　　　　　　　　　　B

图 34-3　椎动脉狭窄超声图像

A. 椎动脉起始处狭窄，CDFI 示狭窄处血流信号呈五彩镶嵌样；B. 频谱多普勒示该处血流速度增快达 293 cm/s

表 34-3　椎动脉起始段狭窄评价标准

狭窄程度	PSV(cm/s)	EDV(cm/s)	PSV 起始段/PSV 椎间隙段
正常或＜50%	＜170	＜34	＜2.5
50%～69%	＞170，＜200	＞34，＜60	＞2.5，＜4.1
70%～99%	≥200	≥60	≥4.1
闭塞	无血流信号	无血流信号	无血流信号

PSV. 颈内动脉狭窄段收缩期峰值流速；EDV. 颈内动脉狭窄段舒张期末流速

(2)闭塞分类：分为全程闭塞、节段闭塞、颅内段闭塞。颅外段闭塞表现为闭塞段无血流，可见侧支循环。颅内段闭塞只反映在椎动脉频谱形态改变，表现为高阻型血流，即舒张期无血流。

6. 锁骨下动脉盗血综合征　是指因一些病因引起椎动脉血流逆流，导致椎-基底动脉供血不足所产生的症候群，常见病因为动脉粥样硬化致锁骨下动脉近心段或无名动脉狭窄、闭塞。临床表现主要是椎-基底动脉供血不足，反复发作的头晕、耳鸣、视物模糊、患肢乏力、发冷等。主要表现为不同程度的椎动脉盗血，与锁骨下动脉狭窄程度相关，但不一一对应，因还与双侧椎动脉本身有无狭窄、闭塞以及盗血通路的开放程度，对侧锁骨下动脉有无狭窄相关。

(1)隐匿型盗血：患侧椎动脉收缩期加速度时间延长，收缩早期血流频谱上升过程中突然下降，形成小切迹频谱特征，以血压计袖带充气加压至收缩压以上，然后迅速放气减压后，收缩期早期出现小切迹加深，提示反流增加，通过此方法可以帮助确诊。见于锁骨下动脉轻、中度狭窄(图 34-4A)。

(2)部分型盗血：患侧椎动脉表现为收缩期达峰时间延长，收缩早期反向波，舒张期正向血流，健侧椎动脉血流速度相对升高，见于锁骨下动脉中、重度狭窄(图 34-4B)。

(3)完全型盗血：患侧椎动脉血流方向完全逆转，见于锁骨下动脉重度狭窄或闭塞(图 34-4C、D)。

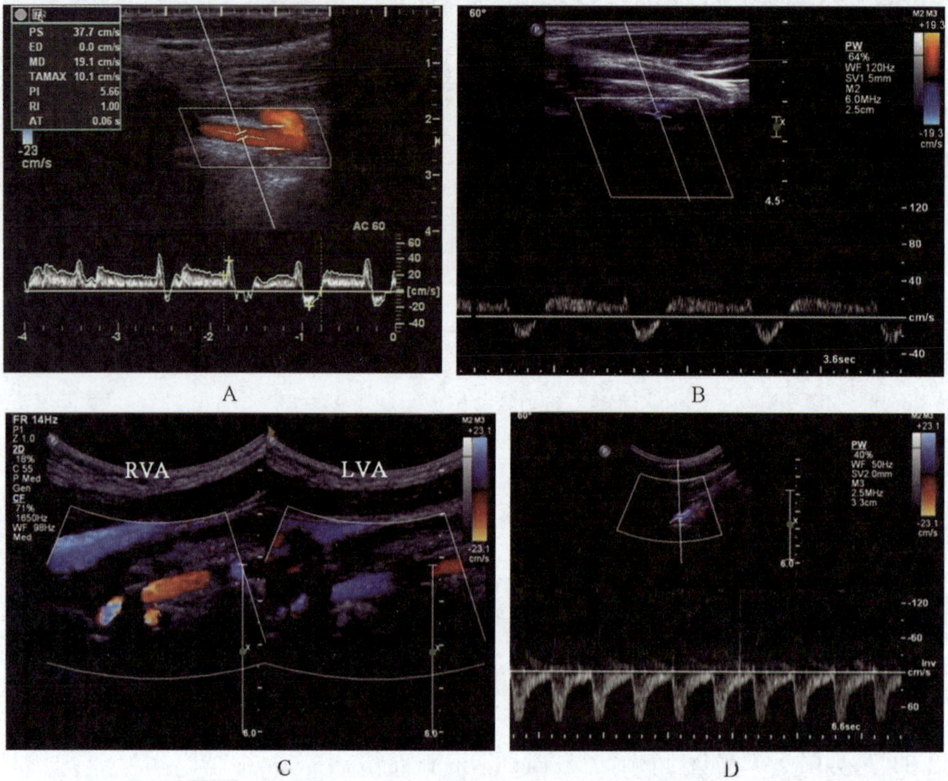

图 34-4 锁骨下动脉盗血综合征超声图像

A. 隐匿型盗血：椎动脉收缩早期血流频谱出现小切迹；B. 部分型盗血：病变侧椎动脉部分反流，频谱呈双期双向；C. 完全型盗血：病变侧椎动脉完全反流，CDFI 显示椎动脉血流方向与椎动脉不一致；D. 完全型盗血：血流频谱示血流反转。RVA. 右侧椎动脉；LVA. 左侧椎动脉

三、颈动脉支架置入术后

(一)临床诊断要点

颈动脉支架置入术(carotid artery stenting，CAS)，是近年来治疗颅外段颈动脉狭窄的有效手段，对于已经接受 CAS 治疗的患者，术前、术后颈动脉血流动力学的观察是临床评估和随访 CAS 疗效的关键。脑血管造影(DSA)是评价疗效的“金标准”，但

由于该技术的有创性、费用高及检查有辐射等原因，不能作为筛选或反复检查的手段。而颈动脉超声检查具有简便、可重复、经济、无创等优点，对于 CAS 术后随访具有重要的临床意义。

(二)超声图像特征

颈动脉支架放置成功，则术后超声检查显示颈动脉支架形态良好，术后原狭窄处内径较术前明显增宽，血流通畅，血流频谱正常，颈动脉狭窄处血流速度较术前明显减慢，无异常血流动力学改变(图 34-5)。

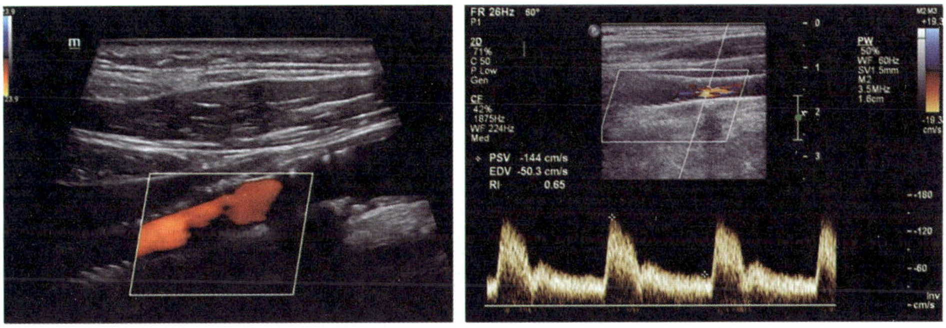

A　　　　　　　　　　B

图 34-5　颈动脉支架置入术后超声图像

A. 超声检查显示颈动脉支架形态良好，血流通畅；B. 血流频谱正常，无异常血流动力学改变

而术后由于血管内膜的增生、支架的弹性回缩或外力作用导致支架弯曲变形或塌陷，都有可能造成血管再狭窄或闭塞。超声检查可发现支架的狭窄及判断狭窄程度和原因，可显示支架内膜增生、血栓或斑块形成，血流束变细，血流紊乱，血流速度增快，若支架完全闭塞则无血流信号(图 34-6)。

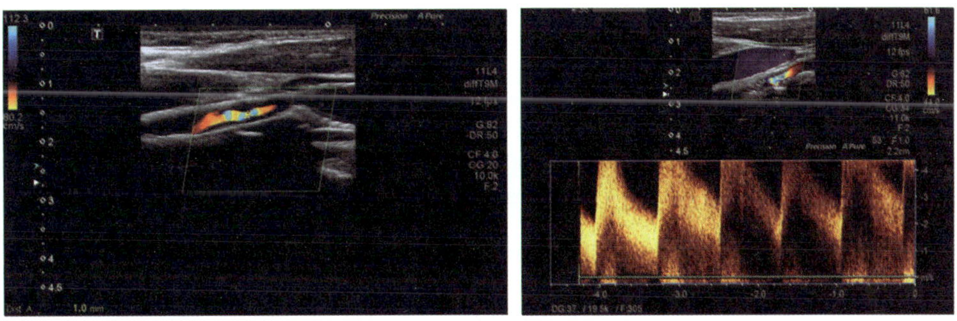

A　　　　　　　　　　B

图 34-6　颈动脉支架置入术后支架内狭窄超声图像

A. 支架内可见低回声斑块附着，CDFI 可见花色血流信号；B. 狭窄处血流速度增快，最大流速>4 m/s

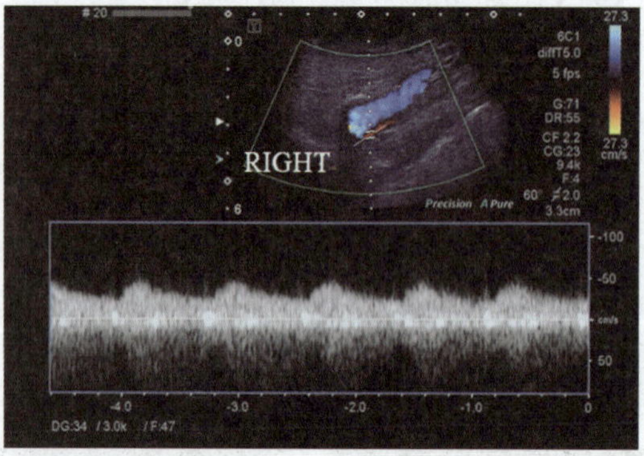

C

图 34-6　颈动脉支架置入术后支架内狭窄超声图像(续)

C. 颈内动脉远段流速减低，频谱形态呈低搏动改变

（吴　敏　韩　浩　杨　建　刘　姣）

第35章 四肢动脉

一、正常四肢动脉

(一)正常四肢动脉解剖

上肢动脉主要由锁骨下动脉、腋动脉、肱动脉、桡动脉、尺动脉组成。左锁骨下动脉起自主动脉弓,而右锁骨下动脉起自头臂干,在第一肋外缘移行为腋动脉,腋动脉在上臂大圆肌肌腱下缘处向下移行为肱动脉,沿肱三头肌和肱二头肌之间的肌间沟下行,至肘窝处,并在其下方分为桡动脉和尺动脉。桡动脉沿前臂外侧走行,尺动脉走行于前臂内侧。

股总动脉起自腹股沟韧带深面,与髂外动脉相连续,在腹股沟韧带下方 3～5 cm 处发出股深动脉,股总动脉继续经股三角向下延续为股浅动脉,由股前方转到股内侧,进入内收肌管至腘窝移行为腘动脉,腘动脉在小腿上 1/3 处分出胫前动脉和胫后动脉。胫前动脉穿小腿骨间膜上部,在小腿前肌群之间下降,经内、外踝前连线的中点至足背,移行为足背动脉;胫后动脉走行在小腿浅、深层肌肉之间下行,经内踝后方至足底,分为足底内、外侧动脉。胫后动脉上段向外下发出腓动脉于腓骨内侧下行,至外踝上方浅出。

(二)超声检查方法

1. 超声探头的选择　原则是选择高频探头,同时需具备足够的穿透力。上肢动脉检查一般采用 5～10 MHz 线阵探头。肱动脉、桡动脉及尺动脉位置表浅,常采用 7.5 MHz 或 10 MHz 探头。下肢动脉检查一般采用 5～7 MHz 线阵探头。对于肥胖及水肿患者股动脉和胫后动脉较深部位的血管,可采用凸阵探头。

2. 体位　上肢动脉采用平卧位,被检肢体外展、外旋,掌心向上。下肢动脉也采用平卧位,被检肢体外展、外旋,膝关节略为弯曲,扫查股动脉、腘动脉、胫后动脉。肢体伸直时,扫查胫前动脉、足背动脉。

3. 检查内容　①灰阶超声:观察动脉位置、走行,管壁和管腔,测量内径;②彩色多普勒血流成像:观察血流方向,以及有无五彩镶嵌状的高速血流;③脉冲多普勒:根据

CDFI 五彩镶嵌血流信号的引导进行频谱采集和分析，测量血流速度和观察频谱的形态。要注意调节取样容积大小（常规采用 1.5～2.0 mm）和多普勒角度（≤60°），减少误差。

（三）正常超声图像特征

1. 灰阶超声　正常肢体动脉管壁连续完整，管腔清晰，无局限性狭窄或扩张，无斑块或血栓。

2. 彩色多普勒血流成像　管腔内可见充盈良好的血流。彩色血流表现为与心动周期相一致的搏动性亮度变化。

3. 脉冲多普勒　静息状态下，肢体动脉的频谱为清晰的三相型，即收缩期的高速上升，舒张早期的短暂反流和舒张晚期的低流速上升波。如心功能不佳，频谱可呈现为双相型或单相型。正常肢体动脉内无湍流。

二、四肢动脉粥样硬化

（一）临床诊断要点

四肢动脉粥样硬化以下肢动脉较多见，主要是有关供血器官受累后出现的症状。间歇性跛行是最早出现的症状，还可出现肢体疼痛，严重者可出现静息痛、肢体怕冷、沉重无力、麻木感、刺痛感等缺血性神经炎的症状。也可出现足背动脉搏动减弱或消失，出现远端的肢体缺血坏死（足趾可发生溃疡或坏疽等）。上肢动脉很少发生动脉粥样硬化，约占四肢动脉病变的 5%，最易受累的部位是锁骨下动脉和腋动脉。

（二）超声图像特征

1. 灰阶超声　动脉内-中膜增厚和（或）不平整，回声增强，并可见形态、大小不一的低、不均匀或高回声的斑块附着（图 35-1），严重时管腔呈不规则狭窄或闭塞。

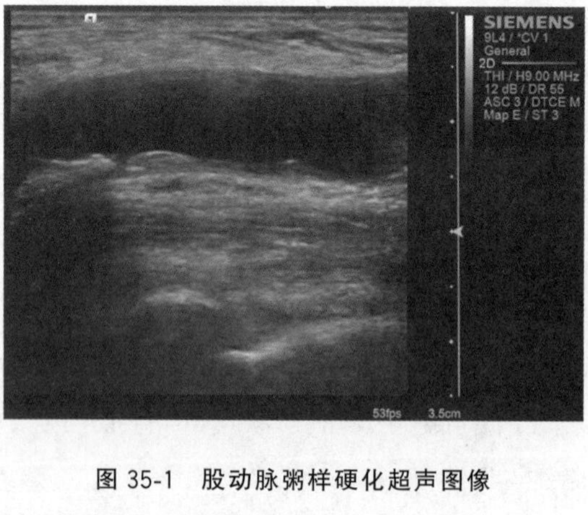

图 35-1　股动脉粥样硬化超声图像

股总动脉管壁可见不均匀回声斑块

2. 彩色多普勒血流成像　当动脉管腔内的斑块增大到一定程度时，血流信号不规则变窄，严重者动脉发生闭塞，病变管腔内血流信号中断（图 35-2），部分可见侧支循环形成。

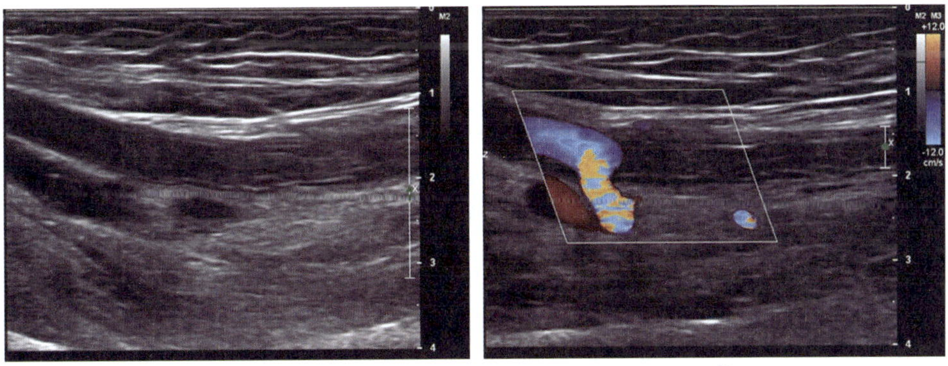

A　　B

图 35-2　股浅动脉闭塞超声图像

A. 灰阶超声显示股浅动脉管腔内可见不均匀回声充填；B. CDFI 示其内无血流信号

3. 脉冲多普勒　狭窄处收缩期峰值血流速度增快，舒张期反向血流信号减弱或消失，呈单相波形或双相波形；狭窄远端收缩期峰值血流速度减低，呈低搏动性改变。对于单发狭窄病变，若狭窄处收缩期峰值血流速度（PSV）＞2.0 m/s，则该处直径狭窄率≥50％（图 35-3）；对于多处狭窄的情况，狭窄处 PSV 与狭窄处近端 1 cm 处的 PSV 比值≥2，则该处直径狭窄率≥50％。动脉闭塞处无血流频谱。详见表 35-1。

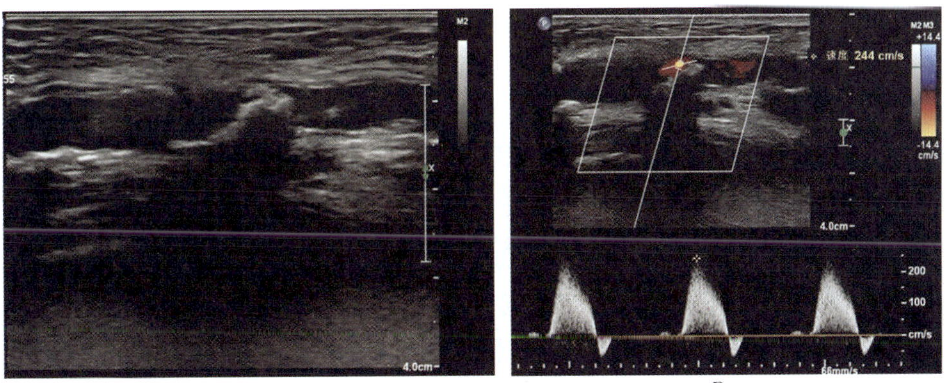

A　　B

图 35-3　股动脉中段狭窄超声图像

A. 灰阶超声显示股动脉管壁可见数个斑块；B. PW 显示中段管腔最狭窄处 PSV 244 cm/s，提示该处直径狭窄率为 50％～75％

表 35-1 下肢动脉狭窄和闭塞的超声诊断标准

动脉狭窄程度(直径狭窄率)	病变处收缩期峰值血流速度(cm/s)	收缩期最高流速比
正常	<150	<1.5:1
30%~49%	150~200	1.5:1~2:1
50%~75%	200~400	2:1~4:1
>75%	>400	>4:1
闭塞	无血流信号	

三、动脉瘤

(一)临床诊断要点

真性动脉瘤的临床诊断要点和超声图像特征与腹主动脉真性动脉瘤相似,请参见腹主动脉章节。本部分主要阐述假性动脉瘤的临床诊断要点和超声图像特征。

假性动脉瘤多源于外伤或医源性损伤,是动脉管壁局部全层破裂,血液从破裂口外流,在动脉周围形成搏动性血肿,瘤壁由纤维组织、凝血块构成,无动脉管壁结构,瘤腔与动脉相通。不同原因所致、不同部位的假性动脉瘤,症状有所不同。一般情况,多伴有疼痛,如果瘤体压迫周围脏器组织可能产生局部压迫症状,也可能伴发感染。位置比较浅表的假性动脉瘤,可触及震颤。

(二)超声图像特征

1. 灰阶超声 病变动脉旁无回声或混合回声团块(图 35-4A),壁可薄厚不均(假性动脉瘤的囊壁为周围纤维组织构成),内部可见大量浮动的点状回声或似“云雾”状回声;瘤体动脉之间的通道称为瘘口(图 35-4B)。

2. 彩色多普勒血流成像 瘘口内可见五彩镶嵌的彩色血流信号穿梭,收缩期见由动脉“喷射”状入瘤体内的高速血流,舒张期瘤体内的血液流回动脉腔(图 35-4C)。瘤体内呈红蓝相间的涡流,瘤体内常伴有血栓形成,CDFI 显示局限性充盈缺损。压迫瘤体近端动脉或瘘口时,瘤体内血流信号减弱或消失。

3. 脉冲多普勒 在瘘口处,可探及双期双向血流频谱(图 35-4D),即收缩期由动脉流入瘤体的正向高速血流频谱,舒张期瘤体内的血流反流入动脉的反向低速血流频谱,这是假性动脉瘤的特点和诊断要点。在瘤体内血流紊乱,不同位置探及的血流频谱不同。

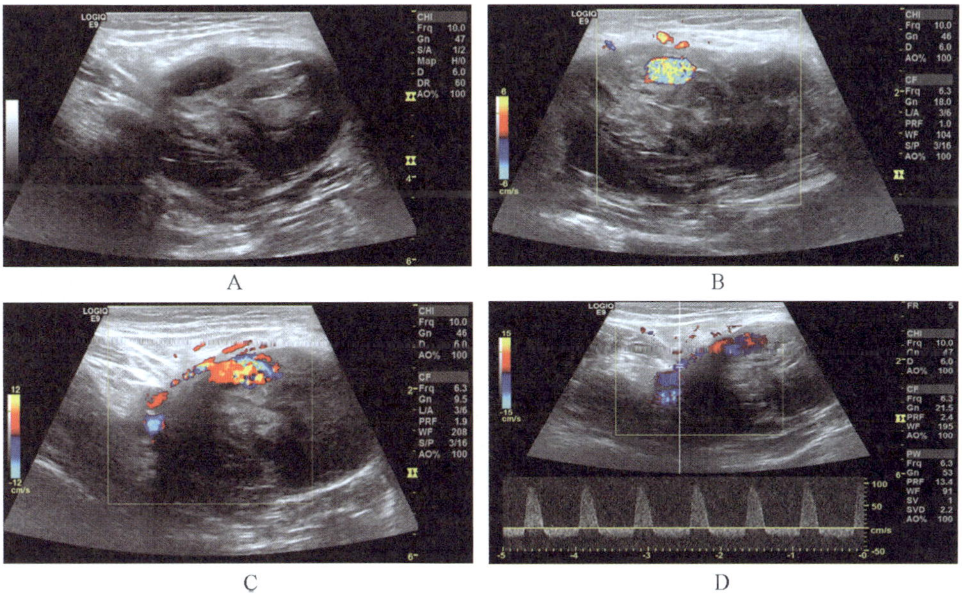

图 35-4　股动脉假性动脉瘤超声图像

A. 股总动脉内侧可见混合回声团块，内部可见小片无回声区及实性回声；B. CDFI 见紊乱的血流信号及无回声的血栓；C. 瘤体旁可见充满血流信号的瘘口；D. 瘘口内可探及“双期双向血流频谱”

4. 注意事项　超声评价假性动脉瘤时，应注意以下方面，以帮助临床选择治疗方案。①瘤体的大小、位置，寻找与之相通的动脉。②瘘口的长度和直径。③瘤体内血栓和血流的比例。瘘口内径小，瘤体内血流少的假性动脉瘤，多数可自行闭合，无须治疗。对于瘘口较长的患者，超声引导下压迫治疗和（或）注射凝血酶药物治疗，可取得较好疗效。

（吴　敏　韩　浩　杨　建　刘　姣）

第36章

四肢静脉

一、正常四肢静脉

(一)正常四肢静脉解剖

1. 上肢静脉　上肢静脉分为深静脉系统和浅静脉系统两大类。上肢深静脉系统多与同名动脉相伴而行，桡静脉、尺静脉、肱静脉多数可见深支与浅支两支(图 36-1A、B)，腋静脉和锁骨下静脉多为单支。上肢浅静脉系统包括头静脉、贵要静脉、肘正中静脉和前臂正中静脉等。

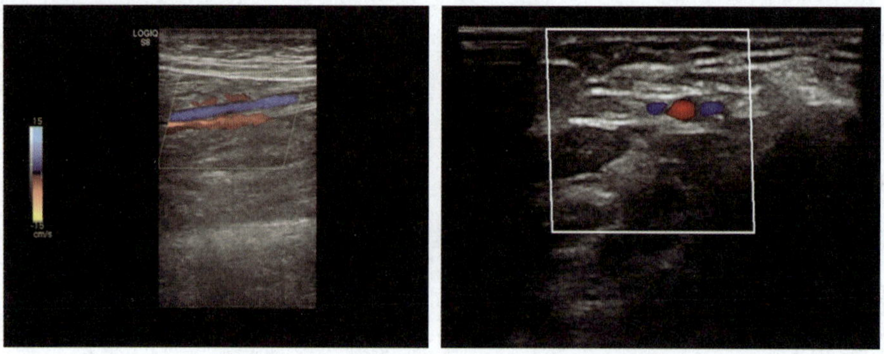

A　　　　　　　　　　B

图 36-1　同名静脉深浅 2 支，与同名动脉伴行

A. 血管长轴切面上示 1 条胫前动脉与 2 条胫前静脉伴行(红色的为胫前静脉)；B. 血管短轴切面上示 1 条桡动脉与 2 条桡静脉伴行(蓝色的为桡静脉)

2. 下肢静脉　下肢静脉分为深静脉系统和浅静脉系统两大类，下肢深静脉系统包括股总静脉、股浅静脉、股深静脉、腘静脉，与同名动脉伴行。小腿的深静脉包括胫前静脉、胫后静脉、腓静脉，多数可见深支和浅支，一前一后与同名动脉伴行。下肢浅静脉系统主要由大隐静脉和小隐静脉构成。深静脉与浅静脉之间由穿静脉交通。

(二)超声检查方法

1. 最常使用频率 5～12 MHz 的线阵探头。肥胖、水肿及血管位置较深时可选用凸阵探头。

2. 体位同四肢动脉检查，根据同名动脉寻找伴行静脉，先横切再纵切进行检查。

3. 四肢较大的深静脉超声检查主要采用横断面间断加压法。在短轴切面，用探头按压静脉，静脉被压瘪表示静脉正常。沿静脉全程每隔 2～3 cm 加压，重复此操作。采用横断面间断加压法依次检查较大的静脉，探头施压适当，温和加压以相邻动脉轻微被压瘪；相反，当静脉内有血栓时，相同压力下静脉不被压瘪。

4. 小腿深静脉需通过探头加压，挤压肌肉方法显示。

（三）正常超声图像特征

1. 灰阶超声　正常四肢静脉管壁菲薄，内径大于伴行动脉内径，管腔内为无回声，有时高分辨率超声可显示静脉内血流"自显影"，呈云雾状回声在管腔内漂浮（图 36-2），可看见静脉瓣（图 36-3）。

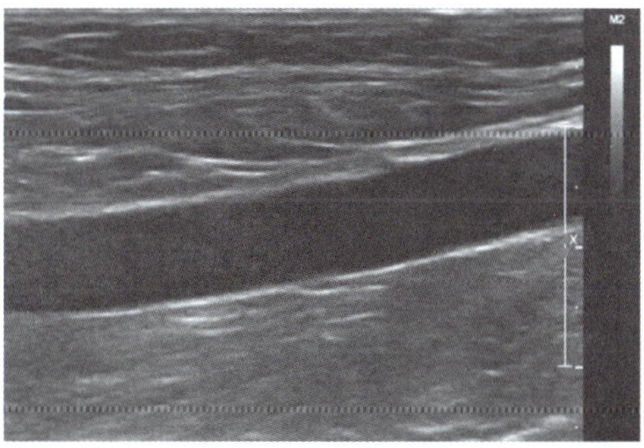

图 36-2　正常静脉长轴灰阶超声图像

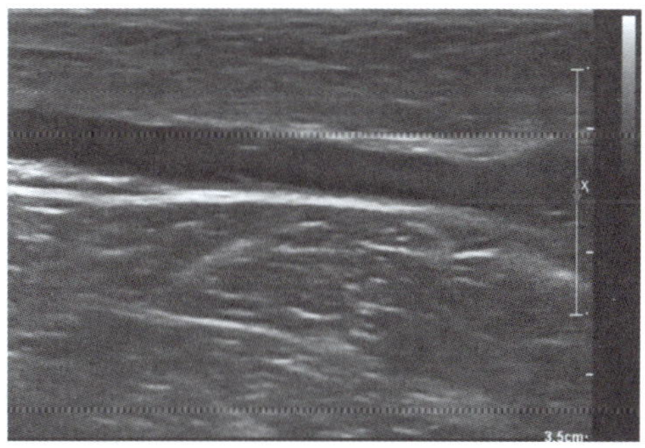

图 36-3　大隐静脉静脉瓣灰阶超声图像

2. 彩色多普勒血流成像　显示单一方向的回心血流信号（图 36-4）。

3. 脉冲多普勒　①期相性：血流速度及血流量随呼吸运动发生变化（图 36-5）；②Valsalva 试验反应：深吸气后屏气时，血流信号减少、短暂消失或出现短暂反流；③自主性：下肢深静脉在腘静脉以上部位有自主血流，小腿深静脉无自主血流。

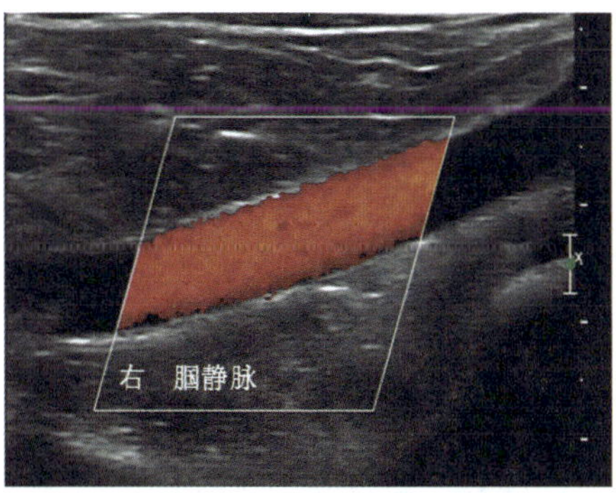

图 36-4　彩色多普勒超声显示静脉内单一方向的血流信号

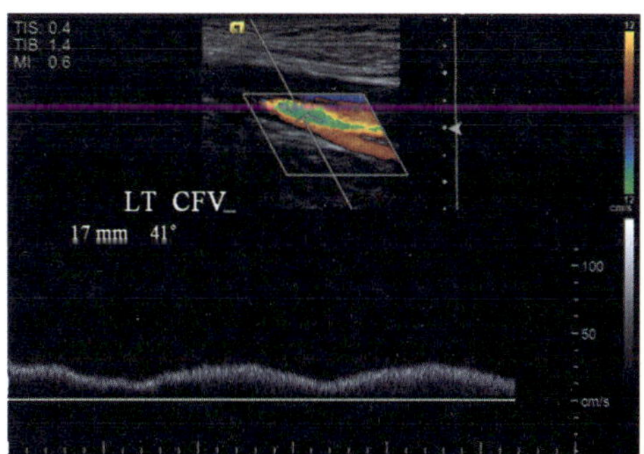

图 36-5　脉冲多普勒示静脉的期相性改变

LT CFV. 左侧股总静脉

二、静脉血栓

(一)浅静脉血栓

1. 临床诊断要点 常发生于静脉输液的部位,多因输入的药物或静脉腔内放置的导管刺激所致,也常见于浅静脉曲张患者膝关节以下的大隐静脉及其属支。在静脉走行区皮下触及条索状肿块,有触痛,可伴有局部红斑,此病常为自限性,但要警惕患有浅静脉血栓者可能伴发深静脉血栓。

2. 超声图像特征

(1)灰阶超声:在静脉走行区皮下探及条索状的低回声或中强回声,边界清晰或模糊,管腔不能被压瘪,血栓处静脉壁明显增厚(图 36-6)。

(2)彩色多普勒血流成像:静脉内无或可见血管边缘少许条状的血流信号。

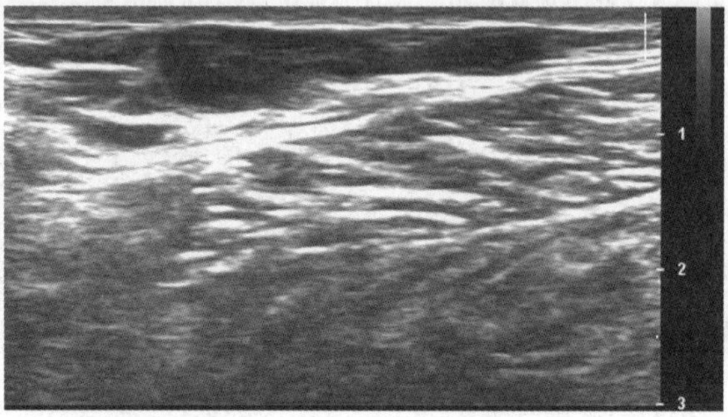

图 36-6 大隐静脉血栓灰阶超声图像

(二)深静脉血栓

1. 临床诊断要点 四肢深静脉系统血栓,90%发生在下肢深静脉,按时间分类可以分为:①急性血栓,血栓形成 2 周内;②亚急性血栓,一般认为血栓发生时间在 2 周到 6 个月之间;③慢性期,急性血栓后 6 个月以上时间。

临床表现主要有①肢体持续肿胀,呈非凹陷性水肿,站立时加重;②疼痛和压痛,皮温升高;③浅静脉曲张;④“股青肿”:当整个下肢静脉回流系统严重受阻时,组织张力极度升高,致使下肢动脉痉挛,肢体缺血甚至坏死;⑤血栓脱落可导致肺栓塞。

2. 超声图像特征

(1)急性血栓:静脉血栓形成后数小时至数天之内表现为无回声,1 周后回声逐渐呈低回声(图 36-7);血栓处静脉管径明显扩张;静脉管腔不能被压瘪;近心端有时可以看见自由漂浮血栓(图 36-8),危急值报告临床医师以防血栓脱落;血栓段静脉内完全无血流信号或探及少量血流信号(图 36-9),通常上述超声征象即可诊断急性血栓,无须再继续检查。血栓近端静脉血流信号消失或减弱,而血栓远端静脉频谱变为连续性,失去期相性,Valsalva 试验反应减弱或消失。

(2)亚急性血栓:静脉血栓回声较急性阶段逐渐增强;静脉内径回缩;静脉管腔不能完全被压瘪;血栓黏附于静脉壁,不再自由浮动;血栓再通后静脉腔内血流信号增多(图 36-10)。

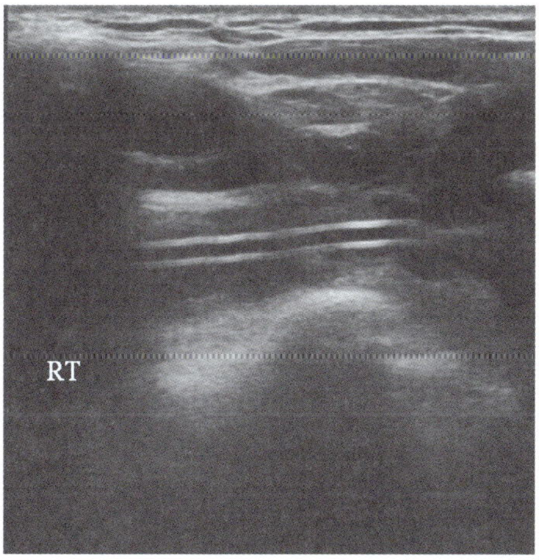

图 36-7　锁骨下静脉 PICC 导管置入术后,导管周围急性血栓

灰阶超声提示管腔内导管周围可见低回声

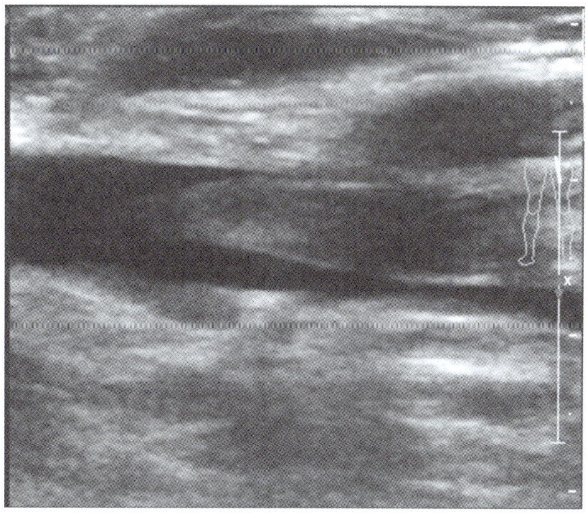

图 36-8　灰阶超声示股浅静脉内自由漂浮血栓

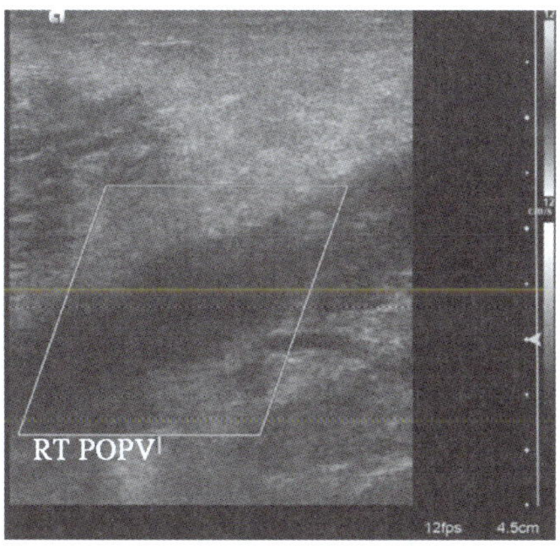

图 36-9　灰阶超声示腘静脉内低回声血栓,彩色多普勒超声示静脉内未见血流信号

RT POPV. 右侧腘静脉

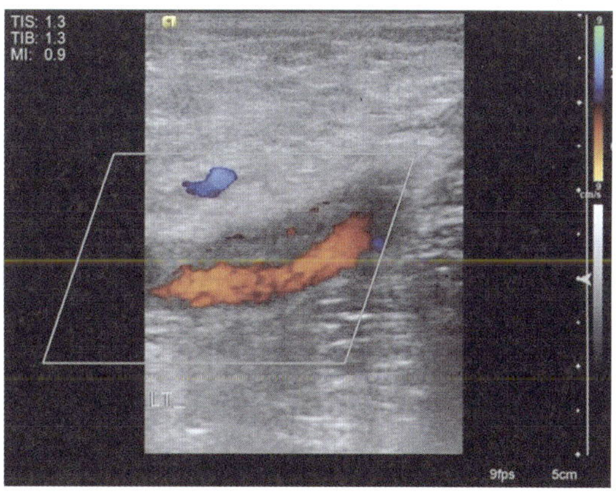

图 36-10　亚急性血栓部分再通,CDFI 示静脉内可见条状血流信号

(3)慢性期：静脉血栓在急性期未完全治愈，可能发作为慢性血栓综合征，静脉管壁不规则增厚，管腔缩小，内部回声增强(图 36-11)，甚至可以见到强回声钙化；静脉瓣会出现瓣尖运动受限以及瓣膜关闭不全；静脉瓣反流；侧支静脉形成，此阶段，如果血栓限于小腿深静脉，超声检查易漏诊。

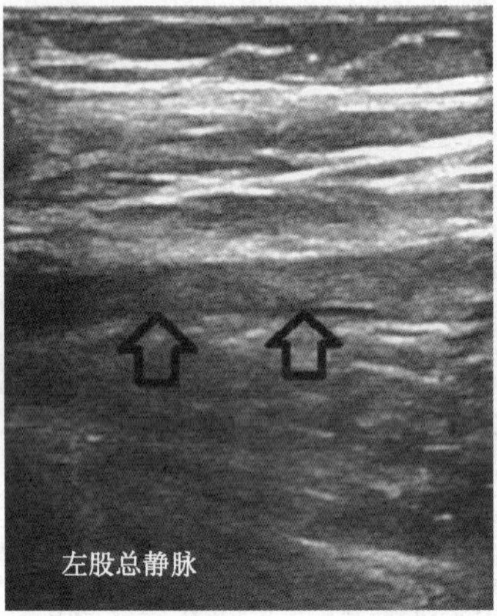

图 36-11　灰阶超声示左侧股总静脉内慢性血栓

三、静脉瓣功能不全

(一)临床诊断要点

肢体存在慢性静脉功能不全时，当肌肉收缩时瓣膜关闭不全使血液由深静脉流向浅静脉，当肌肉松弛时，深静脉、浅静脉或穿静脉瓣膜关闭不全导致静脉反流。一般认为，正常静脉内无反流或反流时间＜0.5 秒；静脉反流时间持续 1 秒以上即可诊断为静脉瓣膜功能不全。临床表现为下肢水肿，疼痛，浅静脉曲张，足靴区皮肤出现色素沉着、湿疹和溃疡。

(二)超声图像特征

目前最常使用平卧位，采用 Valsalva 试验和远端肢体挤压法检查。依次检查股总静脉、股深静脉、股浅静脉、腘静脉、大隐静脉与股静脉汇合处、小隐静脉与腘静脉汇合处。

Valsalva 试验：深吸气后，屏气过程中用力做呼气动作以增加腹压，观察被检静脉内是否出现静脉反流并测量反流时间。

远侧肢体挤压法是观察被检静脉的远侧肢体挤压解除后，被检静脉内是否出现静脉反流(下行血流)并测量反流时间,为超声检查时诱发静脉反流的最常用方法。

1. 灰阶超声　静脉管腔正常或增宽;于较大静脉或浅静脉可观察到瓣膜不对称及增厚。

2. 彩色多普勒血流成像　下肢静脉管腔内血流充盈饱满,Valsalva 试验或挤压小腿放松后,可见病变段静脉瓣膜处线样或束状反向血流信号。

3. 脉冲多普勒　远端加压或 Valsalva 试验时出现反向血流频谱,持续时间>1 秒(图 36-12);反流时间和反流峰速结合判定反流程度,反流时间越长,峰速越大,则反流程度越重。

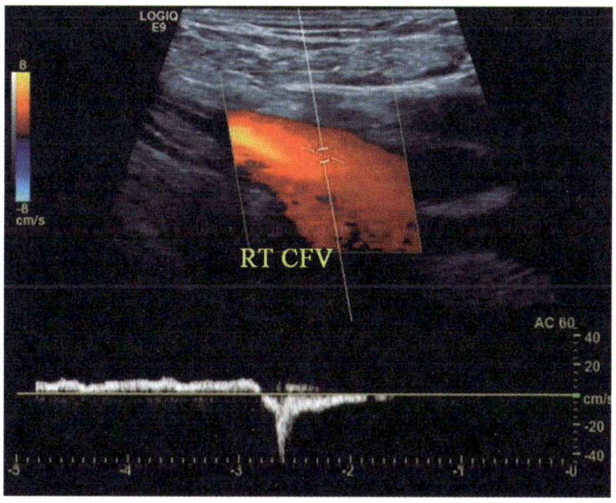

图 36-12　股总静脉瓣膜功能不全

Valsalva 试验时股总静脉出现反流频谱,时间>1 秒。RT CFV. 右侧股总静脉

四、动静脉瘘

(一)临床诊断要点

动脉和静脉之间存在异常通道,称为动静脉瘘。动静脉瘘可分为先天性动静脉瘘和后天性动静脉瘘。损伤是后天性动静脉瘘最常见的原因,主要为穿通性损伤,其次是医源性血管损伤,如肱动、静脉和股动、静脉穿刺或插管导致的损伤。临床表现为患肢肿胀、疼痛,患处有搏动感,并可闻及连续性杂音。

采用血管外科手术方法在自身动、静脉之间,形成有功能的动、静脉血管通路,称为人工动静脉瘘。最常见桡动脉-头静脉瘘。建立和维持良好的长期血管通路是血液透析患者的先决条件。评价血液透析动静脉瘘通畅性,首选超声检查,超声可以检查动静脉瘘有无血栓、狭窄、闭塞、盗血、静脉瘤样扩张、血肿、动脉瘤等并发症。人工动静脉瘘术后在吻合口静脉侧容易触及搏动、明显的持续性震颤,听到粗糙的"机器滚动样”血管杂音，表示内瘘通畅和血流量充分。人工动静脉瘘超声检查适应证：①内瘘的震颤、杂音减弱或消失；②术后引流静脉属支过多致瘘难以成熟；③透析时针刺困难；④透析时血流量下降、动态静脉压增高、通路再循环增大；⑤瘘侧肢体水肿和(或)疼痛、穿刺后出血时间延长；⑥不可解释的 Kt/v(透析充分性的一项指标)；⑦怀疑有狭窄、血栓、盗血、血肿、动脉瘤或静脉瘤样扩张等并发症。

本章节主要讨论后天性动静脉瘘和人工动静脉瘘。

(二)超声图像特征

1. 后天性动静脉瘘超声图像表现

(1)灰阶超声：①供血动脉。动静脉瘘较大时，瘘近心端动脉内径增宽，远端动脉内径变细；动静脉瘘较小时，瘘近心端动脉内径无明显变化。②引流静脉。动脉血流通过瘘口进入静脉，导致静脉内径增宽，静脉有搏动，静脉管腔内可有血栓形成。③瘘口或瘘道处。动、静脉间有一无回声管道结构或裂孔(图 36-13)，有时瘘管呈瘤样扩张。

(2)彩色多普勒血流成像及脉冲多普勒：①供血动脉。瘘口近心端血流阻力降低，流速增快。动脉血流方向正常或逆转，频谱形态呈三相波或二相波。②引流静脉。静脉腔内出现动脉样频谱，压迫供血动脉时引流静脉内血流速度减低。③瘘口或瘘管处。血流持续从动脉流向静脉，呈五彩镶嵌样，频谱多普勒可记录到高速低阻的动脉样频谱，频带增宽(图 36-14)。

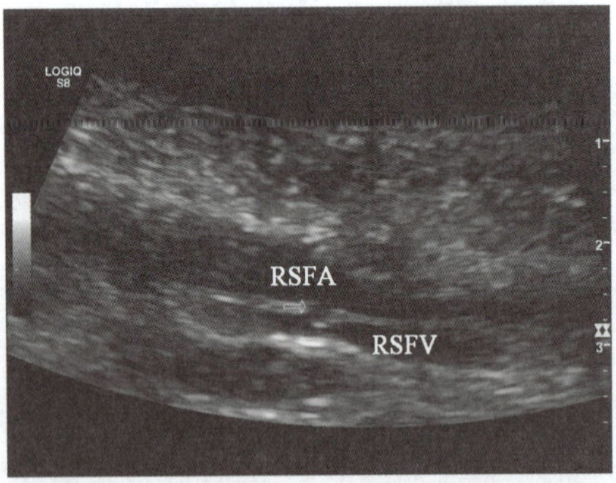

图 36-13　股浅动静脉瘘灰阶超声

灰阶超声示股浅动脉与股浅静脉之间可见一无回声管道；RSFA. 右侧股浅动脉；RSFV. 右侧股浅静脉

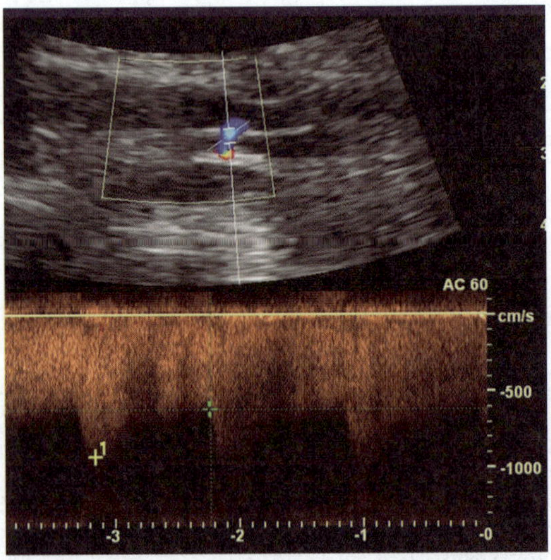

图 36-14　股浅动静脉瘘瘘口处多普勒超声图像

瘘口处 CDFI 示五彩镶嵌状血流信号，PW 示高速低阻的动脉样频谱，频带增宽

2. 人工动静脉瘘超声图像表现

(1)正常人工动静脉瘘超声表现:①流入道动脉,低阻血流频谱,血流速度可增高。②动静脉瘘口,低阻血流频谱。

(2)人工动静脉内瘘常见并发症的超声表现有以下几种。

1)狭窄:多发生在动静脉瘘口及流出道静脉(即引流静脉)。超声检查时应测量近瘘口处的流入道动脉(即供血动脉)、动静脉瘘口处血流速度,分段测量流出道静脉血流速度。动静脉瘘口狭窄的诊断一般基于瘘口处流速与流入道动脉血流速度的比值;流出道静脉狭窄的诊断一般基于可疑狭窄处血流速度与相邻静脉段内血流速度的比值(图 36-15)。目前尚无广泛接受的狭窄超声诊断标准。推荐标准,流速比值≥2.5,狭窄≥50%。

2)血栓与闭塞:血栓常发于静脉侧,静脉管腔内可见低回声、等回声或强回声充填(图 36-16),彩色多普勒血流信号有充盈缺损。闭塞处可见彩色多普勒血流中断,频谱多普勒信号消失,流入道动脉呈高阻频谱改变。

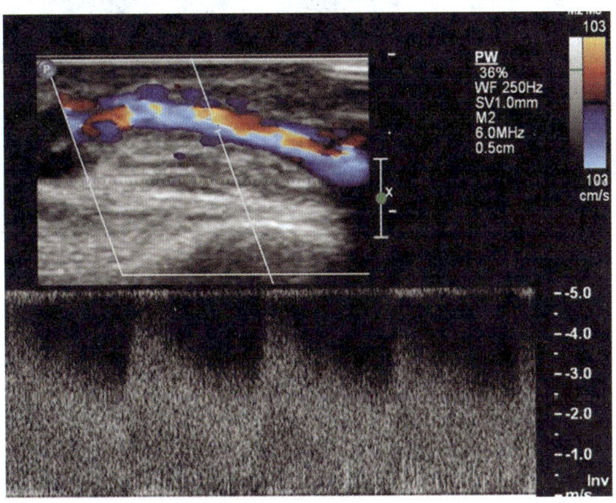

图 36-15　流出道静脉狭窄超声图像

CDFI 呈花色血流,PW 示血流速度增快,收缩期峰值血流速度>6 m/s

3)盗血综合征:瘘口远心端动脉血流反向或部分反向并出现手部缺血症状,应考虑盗血综合征(图 36-17)。部分内瘘远心端动脉血流反向时手部可无缺血症状。

4)静脉瘤样扩张:流出道静脉常可出现局部内径膨大(图 36-18)。

5)假性动脉瘤:超声表现为与动脉相通的囊性包块,CDFI 可见其内漩涡状彩色血流。有时假性动脉瘤内可见血栓形成(图 36-19)。其形成多与血管穿刺不当有关,较少见。

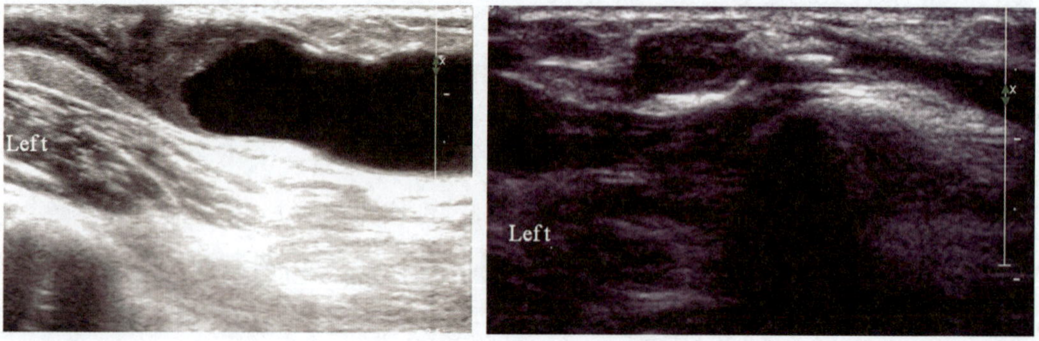

A　　　　B

图 36-16　流出道静脉内血栓超声图像

A. 流出道静脉内可见血栓形成；B. 流出道静脉闭塞

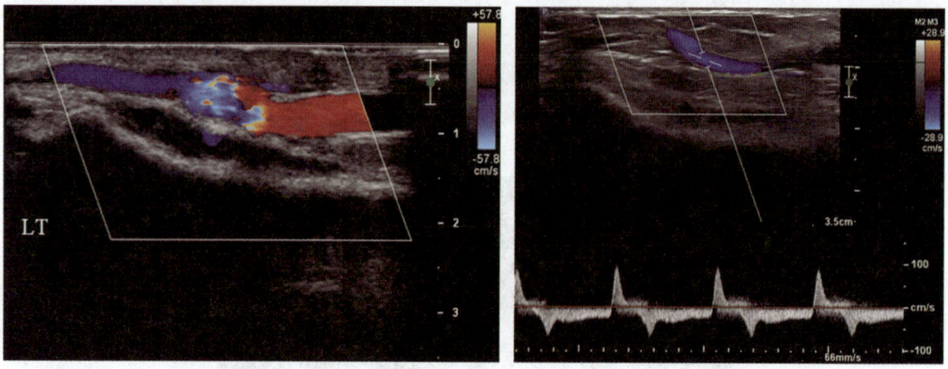

A　　　　B

图 36-17　盗血综合征超声图像

A. 流入道动脉远心端盗血，CDFI 示桡动脉远心端血流方向反向；B. 流入道动脉远心端部分盗血，PW 频谱呈振荡型

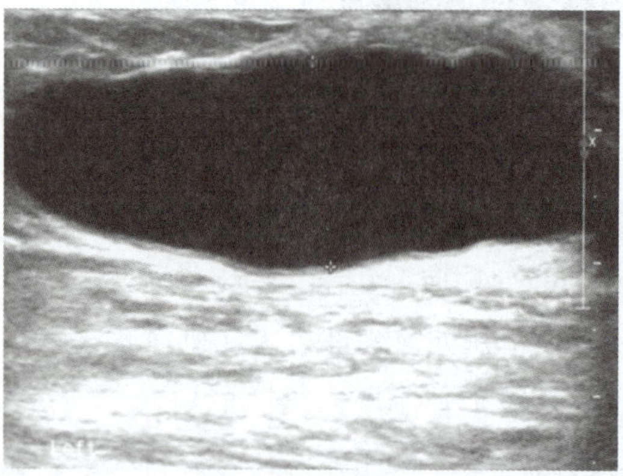

图 36-18　流出道静脉瘤样扩张超声图像

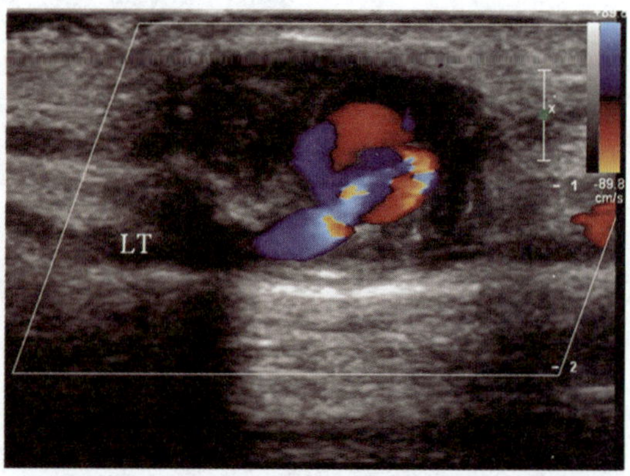

图 36-19　假性动脉瘤(内伴血栓)超声图像

（吴　敏　韩　浩　杨　建　刘　姣）

第 37 章

腹部血管

一、腹主动脉瘤

(一)正常腹主动脉解剖

腹主动脉是胸主动脉的延续，其主要分支包括腹腔干、肠系膜上动脉、肾动脉、肠系膜下动脉、腰动脉。腹主动脉分为 3 段。①近段：膈肌至肠系膜上动脉开口处，直径 1.1～2.8 cm；②中段：肠系膜上动脉开口至肾动脉水平，直径 1.1～2.5 cm；③远段：肾动脉水平至腹主动脉分叉，直径＜2.0 cm。

(二)超声检查方法及正常超声图像特征

分别进行横切及纵切扫查，观察管壁、管腔情况，测量管径，测量方法为管壁一侧外缘至对侧管壁外缘(外径)，纵切面测量前后径，横切面测量横径。腹主动脉平均峰值血流速度为 70～100 cm/s。在近段，波形是三相波，但有明显的舒张期正向血流，这种舒张成分是相对低阻力血管的表现(图 37-1A)；在肾动脉开口以下，多普勒频谱显示为典型的“外周”血管三相波形，即舒张期正向血流相对减少，舒张早期有明显反向血流(图 37-1B)。

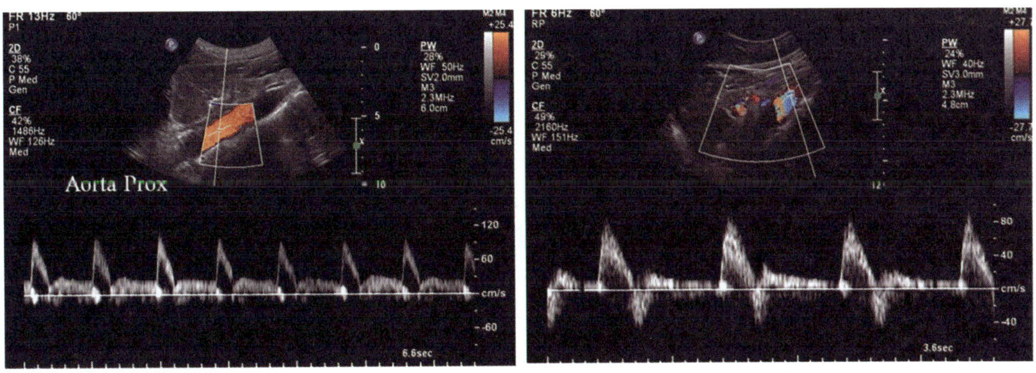

A　　B

图 37-1　正常腹主动脉频谱

A. 正常腹主动脉近段频谱；B. 正常腹主动脉远段频谱。Aorta Prox. 腹主动脉近段

(三)腹主动脉瘤

腹主动脉瘤分为真性动脉瘤、夹层动脉瘤和假性动脉瘤 3 种。

1. 腹主动脉真性动脉瘤

(1)临床诊断要点：腹主动脉局部扩张，直径超过正常段 1.5 倍，称为腹主动脉真性动脉瘤。多数患者无临床症状，体型较瘦者可发现腹部搏动性包块。

(2)超声图像特征

1)灰阶超声：腹主动脉局部扩张，扩张处最大径(外径)大于邻近正常腹主动脉 1.5 倍或者最大径>3.0 cm。瘤体多种形状，梭形、偏心形、囊状等，常伴动脉扭曲(图 37-2A)。

2)彩色多普勒血流成像：动脉瘤腔内呈红、蓝各半的湍流(图 37-2B)。血流束边界欠规整，出现充盈缺损提示血栓。

3)脉冲多普勒：动脉瘤内呈低速充填型湍流频谱。

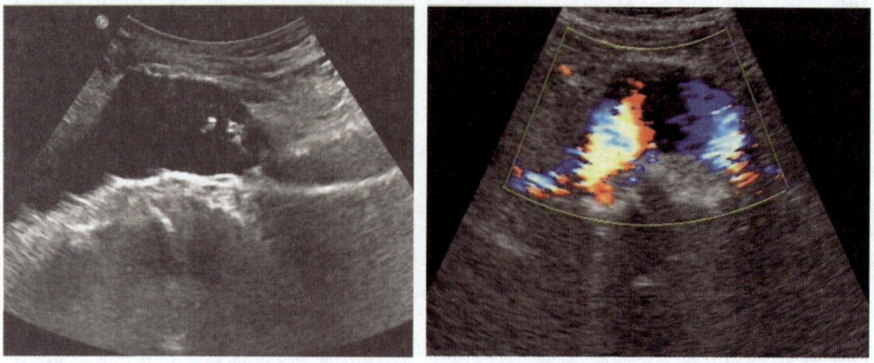

A　　　　　　　　　　B

图 37-2　腹主动脉真性动脉瘤超声图像

A. 腹主动脉局部瘤样扩张；B. CDFI 示瘤腔内呈红、蓝各半的湍流

4)注意事项：①测量动脉瘤时应注意，在纵切和横切时测量最大前后径和横径；测量方法为从动脉瘤一侧管壁的外缘至对侧管壁的外缘；由于动脉瘤常伴扭曲，测量时应垂直血管壁而不是垂直患者身体，否则易导致高估瘤体直径。②超声报告内容为，动脉瘤起始位置(即瘤颈部)有无累及或超过肾动脉开口，直接测量动脉瘤瘤颈至肾动脉开口的距离；肾动脉无法清楚显示时，通过测定肠系膜上动脉起始部与瘤颈的距离来间接判断，因为肾动脉起源于肠系膜上动脉开口处下方 1～5 cm；动脉瘤体出口是否延伸到髂动脉分叉并进入髂动脉。因为此与介入治疗选择支架类型及愈合密切相关。③有无附壁血栓形成，出现血栓时要测量残腔内径，判断有无狭窄。

2. 腹主动脉夹层动脉瘤

(1)临床诊断要点：本病多数由主动脉夹层继发而来，由主动脉夹层 DeBakey 分型中的Ⅰ型(破口位于升主动脉或主动脉弓部)或 DeBakey Ⅲ型(破口位于左锁骨下动脉开口以远的主动脉)累及腹主动脉形成腹主动脉夹层,极少有原发于腹主动脉的夹层,此为急、危重疾病。

(2)临床表现:病因多样,如遗传性、先天性、损伤或动脉硬化等。腹主动脉壁内膜和中膜撕裂后,在血流冲击下中膜分离,形成真、假腔两个管腔。症状常为突发胸背部及腹部剧痛,如累及腹腔动脉、肠系膜上动脉和肾动脉等分支,可引起相关脏器供血不足或缺血症状。

(3)超声图像特征

1)灰阶超声:管腔增宽,内可见膜样强回声将管腔分为真、假双腔,横断面呈双环状,内环为内膜回声,随血管搏动而颤动。收缩期向外摆动的方向指示假腔所在位置;假腔管径大于真腔;有时可见内膜中断处为破口所在;部分假腔可伴有血栓形成(图 37-3)。

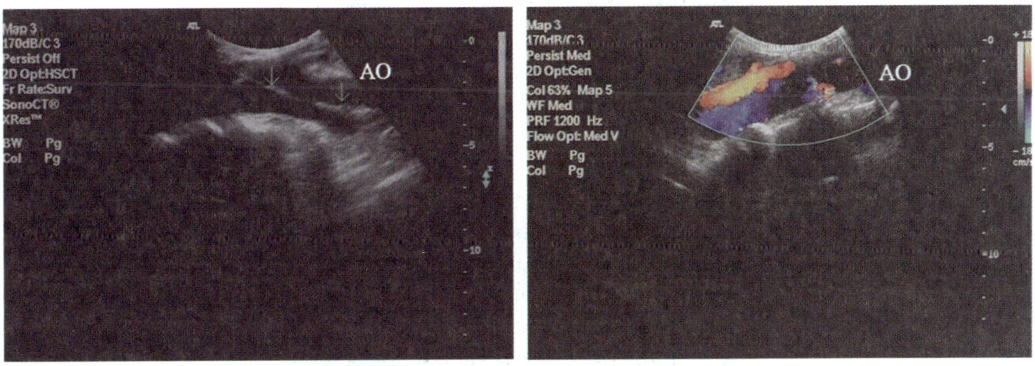

A　　　　B

图 37-3　腹主动脉夹层动脉瘤超声图像

A. 腹主动脉显示为"双腔结构",箭头所指为内膜;B. CDFI 显示红色为真腔,蓝色为假腔。AO. 腹主动脉

2)彩色多普勒血流成像:真腔的血流类似正常动脉血流,血流变窄。假腔内血流常不规则,速度太低或血栓形成时则探查不到血流信号。如有再破裂口,可见到血流信号,腔内呈低速涡流。

3. 腹主动脉假性动脉瘤

(1)临床诊断要点:假性动脉瘤指动脉管壁被撕裂或穿破,血液自此破口流出而被动脉邻近的组织包裹而形成血肿,多由创伤所致。局部有肿块,并有膨胀性搏动,可触及收缩期震颤,听到收缩期杂音。压迫动脉近心侧可使肿块缩小,紧张度降低,搏动停止,震颤与杂音消失。巨大动脉瘤可有邻近神经受压损害和远侧组织缺血症状。如瘤内有附壁血栓形成,有可能发生血栓迁移引起远侧动脉栓塞而产生相应症状,也可因外伤或内在压力增加而破裂出血。

(2)超声图像特征

1)灰阶超声:动脉周围无回声肿块,壁厚薄不均,内部血流可呈云雾状移动,附壁可见低回声(血栓)。瘤腔与一侧动脉壁有通道(局部内中膜中断),通道口即为动脉破口。

2)彩色多普勒血流成像:瘤体与动脉相通处可以看到五彩镶嵌的血流信号穿梭,瘤体内呈红蓝相间的涡流(阴阳征)。压迫动脉近端或直接压迫破口,瘤体内血流信号减弱或消失。(图 37-4)

3)脉冲多普勒:通道处可探及典型的“双期双向”血流频谱(往复征)。压迫破口处,血流速度减慢甚至血流频谱消失。

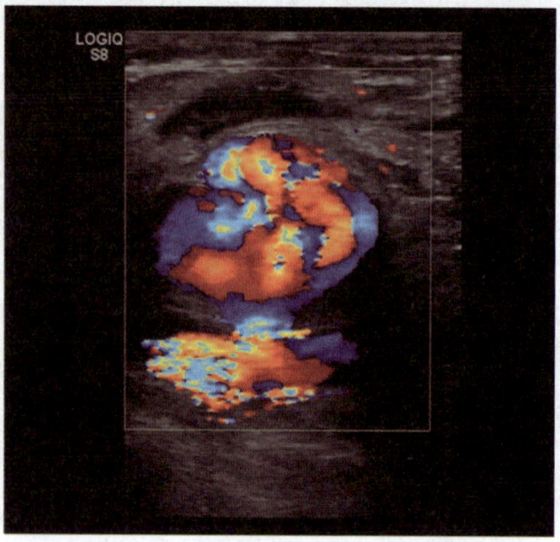

图 37-4 腹主动脉假性动脉瘤超声图像

二、门静脉系统及病变

(一)门静脉系统的解剖

门静脉长约 8 cm,由脾静脉和肠系膜上静脉、胃冠状静脉在胰颈后方汇成。

门-体静脉存在交通支,在门静脉高压时形成侧支循环:食管下段-胃底交通支;前腹壁交通支;直肠下端肛管交通支;腹膜后交通支;肝裸区 Sappey 静脉。

(二)正常门静脉系统超声表现

1. 门静脉主干 在下腔静脉(IVC)前方(距左、右分叉 2～3 cm)处测量,直径<1.3 cm,血流方向为向肝性血流,最大血流速度为 20～33 cm/s,频谱随呼吸波动呈期相性改变。

2. 脾静脉 在近脾门 1～2 cm 处测量,直径<0.8 cm。

3. 肠系膜上静脉　在近汇合处 1 cm 处测量，直径＜1.0 cm。

4. 胃左静脉　在肝左叶后方测量，直径＜0.5 cm。

(三)门静脉高压

1. 临床诊断要点　各种原因引起门静脉血流障碍，发生淤滞，导致门静脉与肝静脉或下腔静脉压力差升高，门静脉内压力增高＞10～12 cmH_2O(1 cmH_2O＝0.098 kPa)，由此而产生的一系列症状称为门静脉高压，肝硬化是其主要原因。按门静脉阻力增加的部位分为肝前型(如门静脉闭塞)、肝内型(如肝硬化)、肝后型(如布-加综合征)。

2. 临床表现：脾大、脾功能亢进、食管及胃底静脉曲张并发破裂、上消化道出血和腹水等。

3. 超声图像特征　见图 37-5。

(1)确诊条件(具备条件之一)：门静脉主干内径≥1.6 cm；门静脉内血流为双向血流或离肝血流；确认有门-体侧支循环形成，胃冠状静脉-食管胃底侧支静脉是最常见的门-体静脉分流。

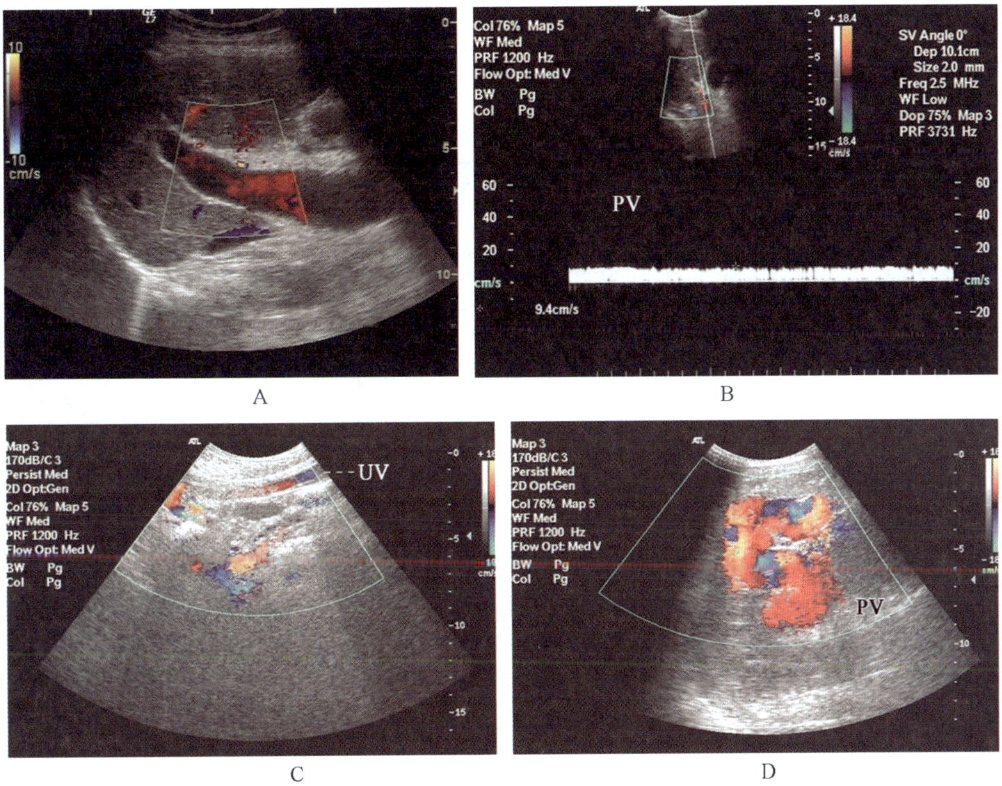

图 37-5　门静脉高压超声图像

A. 门静脉主干扩张；B. 门静脉多普勒显示流速减低，频谱期相性消失；C. 脐静脉重新开放；D. 腹腔内扭曲扩张的侧支静脉。PV. 门静脉；UV. 脐静脉

(2)提示条件:①门静脉增宽,内径＞1.3 cm;主干最大流速＜20 cm/s;多普勒频谱随呼吸波动消失;②门静脉狭窄或闭塞,门静脉海绵样变性;③胃左静脉增宽、扭曲,内径＞0.5 cm;④脾大、脾静脉内径＞1.0 cm(排除肝和门静脉系统外疾病);⑤附脐静脉再通且内径＞0.25 cm,并见出肝血流。

(四)门静脉栓塞

1. 临床诊断要点　门静脉内由于血栓形成或瘤栓引起管腔狭窄或闭塞。门静脉血栓形成的主要原因为肝硬化门静脉高压导致门静脉血流停滞、血液高凝结状态、腹腔内某些脏器炎症,如急性胰腺炎、急性阑尾炎等以及腹腔手术损伤门静脉所致。门静脉瘤栓主要见于肝细胞性肝癌或胰腺癌等肿瘤浸润门静脉所致。

2. 超声图像特征

(1)门静脉血栓表现:多有肝硬化或腹腔脏器急性炎症病史,通常门静脉增宽不明显,血栓处管壁回声清晰,CDFI显示静脉血栓部位有充盈缺损,栓子内无血流,超声造影栓子无强化(图 37-6A)。

(2)门静脉癌栓表现:多有肝癌或腹腔肿瘤史,癌栓处门静脉增宽明显、管壁回声不清晰,范围较广,多数管腔完全阻塞,CDFI可见栓子内有搏动性血流,多普勒可检测到动脉频谱,超声造影动脉期栓子强化,静脉期消退(图 37-6B)。

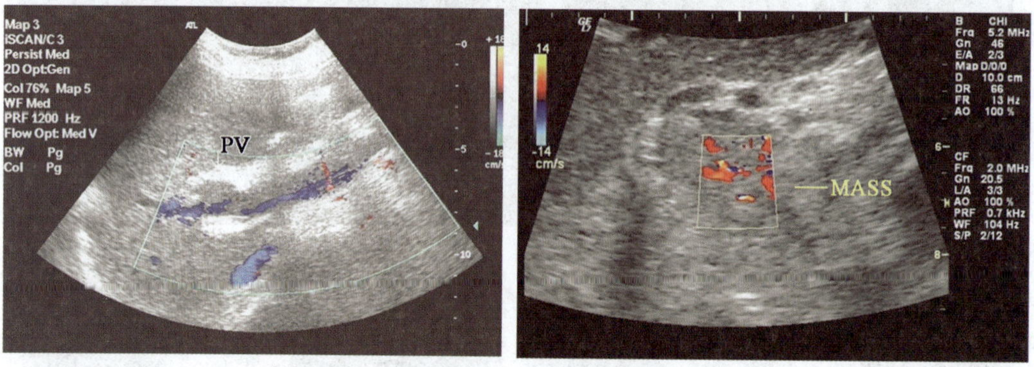

A　　　　B

图 37-6　门静脉栓塞超声图像

A. 门静脉主干内血栓,CDFI示血流信号可见充盈缺损;B. 门静脉内瘤栓,栓子内可见血流信号。PV. 门静脉;MASS. 肿块

(五)门静脉海绵样变性

1. 临床诊断要点　门静脉海绵样变性是指门静脉主干、分支完全或部分阻塞后再通形成的大量的细小海绵状静脉,是机体为保证肝血流量的一种代偿性病变。

2. 超声图像特征　门静脉主干和(或)左、右支正常结构消失(图 37-7A)或内见栓子充填(图 37-7B);沿门静脉走行区及周围见蜂窝状或网格状无回声区,CDFI 显示无回声区内充满红色或蓝色血流信号(图 37-7C);多普勒频谱为连续性静脉频谱。

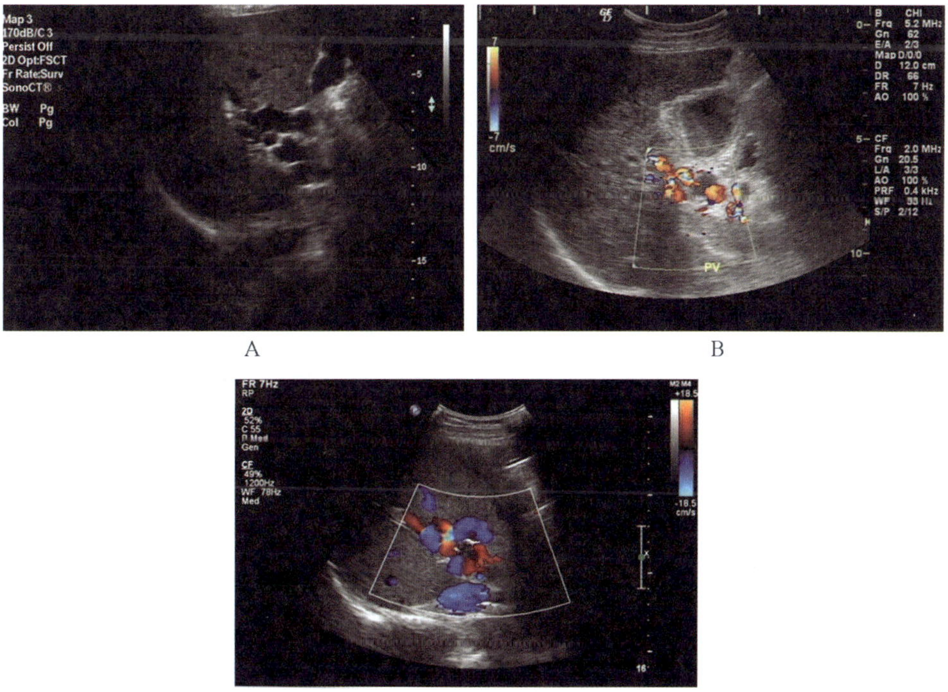

图 37-7　门静脉海绵样变性超声图像

A. 门静脉正常结构消失,门静脉走行区见"蜂窝状"无回声区;B. 门静脉主干内血栓,管腔闭塞,周围见"蜂窝状"侧支血管;C. CDFI 显示"蜂窝状"无回声区内见血流信号充填

三、巴德-基亚里综合征

(一)临床诊断要点

巴德-基亚里综合征指各种原因引起的肝静脉流出道和(或)下腔静脉肝段以上部分或完全性梗阻,由此产生的一系列症候群。

1. 临床表现　急性期肝静脉梗阻患者有发热、右上腹痛,迅速出现大量腹水、黄疸、肝大、肝区有触痛、少尿等表现,非急性期主要表现为门静脉高压,如肝脾大、顽固性腹水、食管静脉曲张破裂出血等;下腔静脉阻塞则有胸、腹壁及背部浅静脉曲张(血流由下而上)及下肢静脉曲张、水肿、色素沉着和溃疡等下腔静脉高压症候群的表现。

2. 分型　①根据梗阻部位可分为下腔静脉型、肝静脉型及混合型；②根据病变的性质可分为膜型、节段性狭窄或完全性闭塞。

(二)超声图像特征

1. 二维超声　梗阻远心段下腔静脉扩张。下腔静脉近膈处或肝静脉近心端有狭窄、闭锁、栓子或隔膜梗阻现象，隔膜上可见“＝”状筛孔回声或“|”状隔膜回声，狭窄型管腔变窄、局部管壁可增厚，闭锁型局部呈条索状强回声，无管腔结构。肝静脉增宽，肝静脉间可见交通支形成，肝短静脉代偿性扩张，第三肝门开放。

2. 彩色多普勒超声及频谱多普勒

(1)下腔静脉完全梗阻：梗阻段无血流显示。梗阻远心段血流微弱，可出现反向离心性血流(图 37-8A)。

(2)下腔静脉或肝静脉流出道不全梗阻：狭窄段血流呈“五彩相间”样，流速增快，频谱呈持续单相高速湍流频谱。梗阻远段血流频谱表现为连续、带状、低速血流频谱(图 37-8B、C、D)。

(3)梗阻远侧肝静脉血流经交通支流向通畅的肝静脉后注入下腔静脉或向肝周静脉分流(图 37-8E)，肝静脉系统可出现“双色血流”。

(4)继发门静脉高压表现(见门静脉高压)。

3. 注意事项

(1)出现异常走行的侧支血管时，注意与门静脉高压引起的门-门静脉瘘或门-肝静脉瘘相鉴别。

(2)肝硬化、肝大时，肝静脉可能受周围肝组织的压迫，内径变窄，应结合临床鉴别肝静脉是原发性还是继发性改变。此时可采取变换体位的方法加以鉴别。

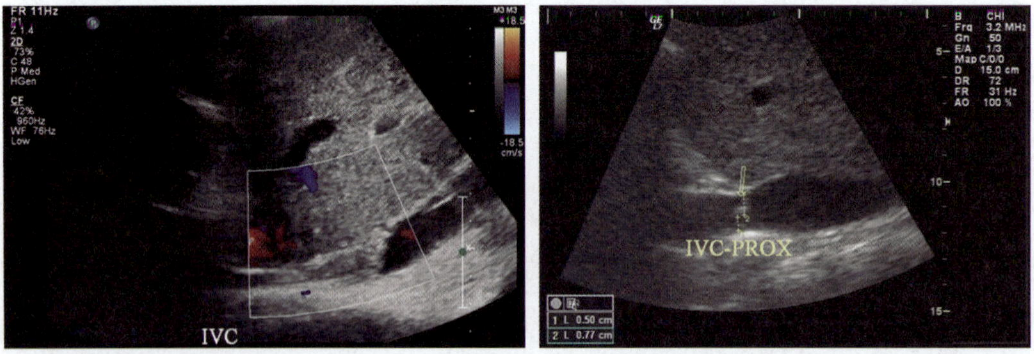

A　　　　B

图 37-8　巴德-基亚里综合征超声图像

A. 下腔静脉闭塞型；B. 下腔静脉隔膜狭窄型

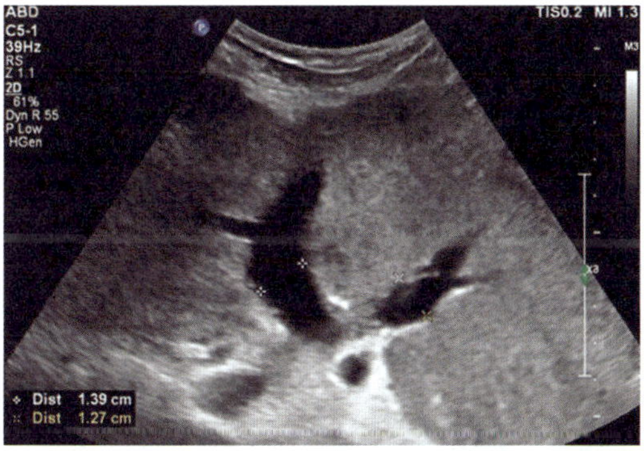

C

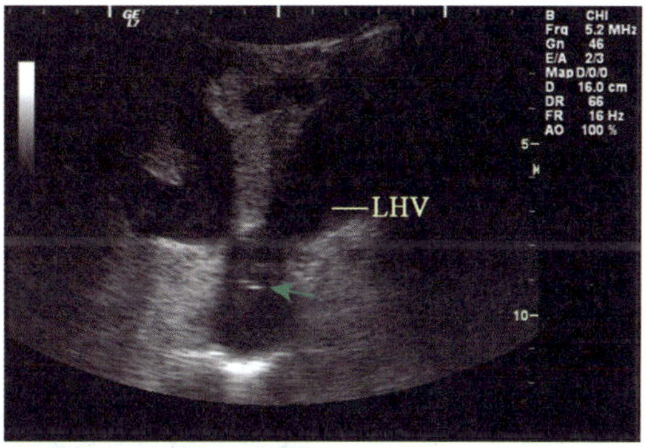

D

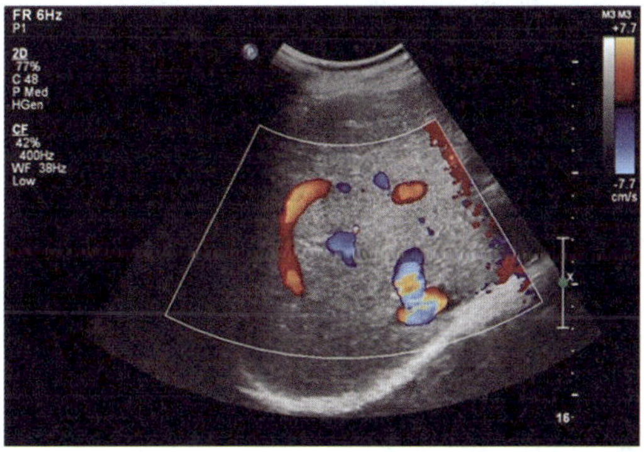

E

图 37-8　巴德-基亚里综合征超声图像(续)

C. 肝静脉闭塞型;D. 肝静脉狭窄型;E. 肝内交通支静脉;IVC. 下腔静脉;LHV. 肝左静脉

四、肾静脉受压综合征

(一)临床诊断要点

肾静脉受压综合征又称胡桃夹综合征,是指左肾静脉汇入下腔静脉行程中,因走行于腹主动脉和肠系膜上动脉之间的夹角内受挤压引起的一系列临床症状。

左肾静脉解剖原因包括:①左肾静脉行程长;②穿行于腹主动脉与肠系膜上动脉所形成的夹角内,受角度大小的影响;③左肾静脉回流两个主要属支的血流,包括左生殖腺静脉和左肾上腺静脉,其中左生殖腺静脉成直角汇入左肾静脉,易造成回流不畅。

临床主要表现为①无症状肉眼血尿,非肾小球性、直立性蛋白尿;②生殖静脉综合征:左肾静脉引流的精索静脉或卵巢静脉淤血,表现为下腹痛,于立位及行走时更严重,男性精索静脉曲张;③高血压;④十二指肠淤滞(肠系膜上动脉综合征),即肠系膜上动脉与腹主动脉间夹角过小时,十二指肠横部受压,引起间隙发作性十二指肠淤滞。

(二)超声图像特征

1. 直立位肠系膜上动脉与腹主动脉夹角<21°;平卧位时腹主动脉左缘左肾静脉扩张段的内径与狭窄处的内径比>3.8,直立位时内径比>5.58。

2. 左肾静脉受压狭窄段血流速度明显加快,频谱呈动脉性频谱(与心搏同步),腹主动脉左缘左肾静脉扩张段血流缓慢,二者血流速度比>4(图 37-9)。

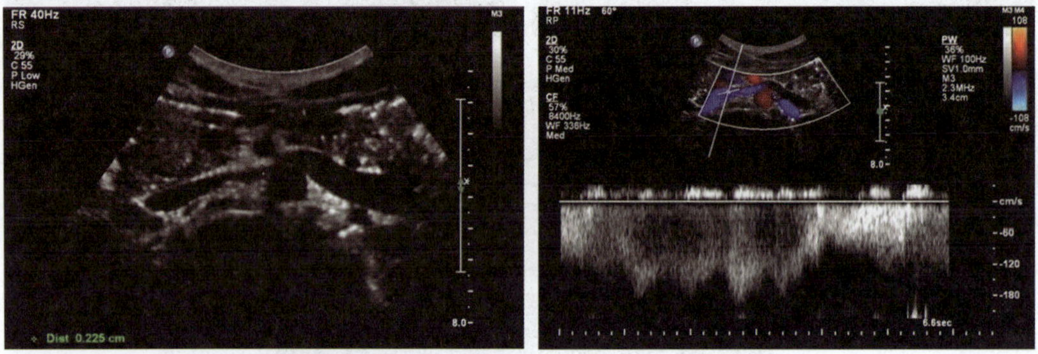

A　　B

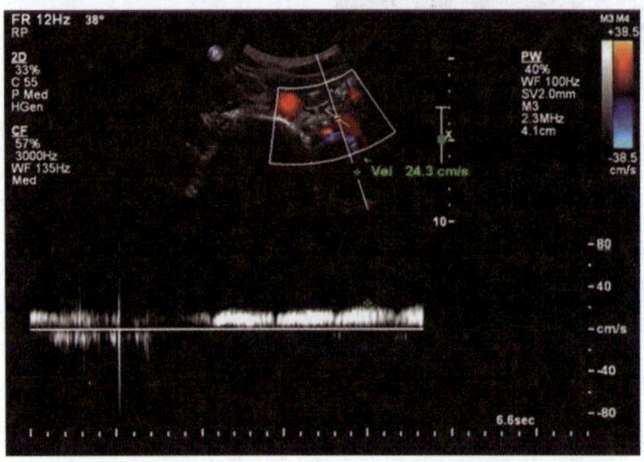

C

图 37-9　左肾静脉受压综合征超声图像

A. 腹主动脉前方左肾静脉受压狭窄处直径 0.2 cm,近端扩张处直径 1.2 cm,内径比=6;B. 狭窄处血流速度增快达 200 cm/s;C. 近端扩张处血流速度减低,血流速度为 24.3 cm/s

【本篇典型例题与解析】

A1 型题(单选题)

1. 以下有关急性深静脉血栓的描述,正确的是(　)

A. 管腔内为无回声或低回声

B. 管腔明显增宽

C. 探头加压后,管腔不能被压瘪

D. 管腔内完全无血流或仅有极少量血流信号

E. 以上均正确

2. 超声诊断下肢深静脉瓣功能不全的主要标准是(　)

A. 深静脉瓣游离缘松弛、伸长　　B. 深静脉血流速度加快

C. 交通支静脉反流　　D. 浅静脉曲张

E. Valsalva 试验或挤压远端肢体放松后出现反流且持续时间＞0.5 秒,症状明显者＞1 秒

3. 下肢深静脉在解剖学上有许多变异,本来是一条静脉却变异成两条。指出下列静脉容易出现此种变异的是(　)

A. 髂总静脉　　B. 髂外静脉

C. 股浅静脉　　D. 股深静脉

E. 腘静脉

4. 周围血管彩色多普勒超声检查注意事项中,以下选项中错误的是(　)

A. 应进行两侧对比检查

B. 取样门放置在管腔中央

C. 多普勒增益要适中

D. 探头在检查部位的压力宜大不宜小

E. 患者在检查时肌肉要处于放松状态

5. 在做周围血管检查时,应使多普勒声束与血流方向的夹角(　)

A. 保持固定角度　　B. 保持完全平行

C. ＜60°　　D. ＞30°

E. 越大越好

6. 外周血管的频谱多普勒超声检查,超声入射角如＞60°,应怎样进行仪器调节以获得相对准确的速度数据(　)

A. 增大速度标尺　　B. 用低通滤波

C. 选择连续波多普勒　　D. 校正入射角度

E. 调节取样容积大小

7. 急性下肢深静脉血栓,是指发生血栓病变的时间在(　)

A. 2 周内　　B. 3～4 周

C. 1～3 个月　　D. 3～6 个月

E. 6 个月以上

8. 不符合腹主动脉瘤声像图特点的是(　)

A. 腹主动脉呈囊状或梭形局限性扩张

B. 腹主动脉管壁连续性中断，断裂处与腹主动脉旁血肿低回声相连通
C. 瘤腔与两端正常腹主动脉腔连通
D. 腹主动脉瘤壁间合并血栓时，管壁增厚
E. 腹主动脉瘤的彩色血流与腹主动脉彩色血流一致

9. 腹主动脉瘤周围出现无回声区提示有( )
A. 腹腔积液
B. 假性囊肿
C. 腹膜后出血
D. 后腹膜脓肿
E. 以上均是

10. 腹主动脉夹层动脉瘤的声像图特征为( )
A. 纵切面腹主动脉内出现细条带状回声，将腹主动脉分为真、假两腔
B. 横切面腹主动脉呈“双环”征
C. 腹主动脉可继发扩张，内径增宽
D. 彩色多普勒血流成像真腔内血流单色较亮，假腔内血流较暗且不规则
E. 以上均是

11. 表现为实质性包块的颈部血管疾病是( )
A. 真性动脉瘤
B. 假性动脉瘤
C. 夹层动脉瘤
D. 颈动脉体瘤
E. 颈动脉扭曲

12. 锁骨下动脉盗血综合征最重要的诊断依据是( )
A. 患侧上肢脉搏减弱或消失
B. 患侧上肢动脉二维图像无异常
C. 患侧上肢动脉反向血流减弱或消失
D. 患侧椎动脉彩色多普勒及频谱多普勒呈现反向血流
E. 患侧椎动脉仍存在舒张期正向血流

13. 正常颈外动脉血流频谱形态是( )
A. 低阻力频谱
B. 高阻力频谱
C. 收缩期双峰、舒张期三峰频谱
D. 三相血流频谱
E. 宽频双峰递减型频谱

14. 判断颈动脉狭窄的常规血流动力学指标应除外( )
A. 狭窄处峰值速度
B. 狭窄处舒张末期血流速度
C. 狭窄处血流阻力指数
D. 峰值血流速度比
E. 舒张末期血流速度比

15. 正常肢体动脉的血流频谱形态是( )

A. 宽频三峰递减型血流频谱
B. 低阻力型血流频谱
C. 高阻力型血流频谱
D. 三相血流频谱
E. 收缩期双峰、舒张期三峰血流频谱

16. 颈内动脉血流频谱是( )

A. 低阻力频谱
B. 高阻力频谱
C. 舒张期三峰频谱
D. 宽频毛刺样频谱
E. 窄频三峰递减型频谱

17. 颈总动脉分叉处可有以下彩色多普勒血流成像的正常变异( )

A. 彩色血流呈明显的五彩镶嵌
B. 有一些颜色不一的翻转彩色血流
C. 彩色血流明显变细或时有时无
D. 血流的彩色信号完全翻转
E. 血流完全中断

18. 内径减少百分之多少为颈动脉中度以上狭窄的形态学指标( )

A. >30%
B. >40%
C. >50%
D. >60%
E. >80%

19. 超声见腹主动脉局部内膜分离，将血管分成 2 个腔，分离的内膜随血流搏动而摆动，CDFI 见一腔内血流正常，另一腔内血流紊乱，可能的诊断是( )

A. 真性动脉瘤
B. 假性动脉瘤
C. 夹层动脉瘤
D. 动脉变异
E. 动脉硬化

A2 型题(单选题)

20. 患者，女，68 岁。上腹部触及搏动性包块，轻度压痛。超声特征：腹主动脉局部呈瘤样增大，管壁变薄，与正常管壁相连，瘤内见云雾状血流回声，CDFI 为低速填充型湍流频谱。本病可诊断为( )

A. 假性腹主动脉瘤
B. 真性腹主动脉瘤
C. 夹层动脉瘤
D. 腹主动脉血栓
E. 腹主动脉粥样硬化

21. 一患者大腿、小腿和踝部收缩压与上肢收缩压相比明显降低。但整个下肢血压相差不大，此时应进行的检查是( )

A. 整个下肢的多普勒显像
B. 髂血管以上的动脉多普勒显像
C. 运动测试
D. 颈动脉的多普勒显像
E. 腘动脉多普勒显像

22. 患者,男,42岁。近期发现右上肢无力来院就诊。体格检查发现双上肢血压相差4.0 kPa,临床怀疑锁骨下动脉盗血综合征。其最重要的诊断依据是( )

A. 患侧上肢脉搏减弱或消失
B. 患侧上肢动脉二维图像无异常
C. 患侧上肢动脉反向血流减弱或消失
D. 患者椎动脉彩色多普勒及频谱多普勒呈现反向血流
E. 患侧椎动脉仍存在舒张期正向血流

A3型题(单选题)

(第23~25题共用题干)

患者,男,50岁。连续24小时打麻将后突然出现右下肢肿胀、疼痛难忍来院就诊,超声检查发现下肢静脉内血栓形成,并发现有"血栓浮动"。

23. 以下观点正确的是( )

A. 说明为新鲜血栓
B. 不易脱落危险
C. 可用探头冲击性加压,以观察其活动度
D. 操作要到位,用力加压
E. 说明血栓来自心脏

24. 若为急性血栓,其发病的时间为( )

A. 1~3周的血栓
B. 数周以后的血栓
C. 数月到数年的血栓
D. 1~2周的血栓
E. 以上都不对

25. 此种血栓最易发生的并发症是( )

A. 肺梗死
B. 动脉栓塞
C. 脑栓塞
D. 右心衰竭
E. 以上都不对

(第26~27题共用题干)

患者,女,60岁。因心前区疼痛入院治疗,经右侧股总动脉行冠状动脉造影后,右下肢出现疼痛、水肿。

26. 临床疑诊为( )

A. 股静脉血栓　　B. 股动脉瘤形成
C. 股动-静脉瘘形成　　D. 股动脉夹层动脉瘤
E. 股动脉假性动脉瘤

27. 诊断该病最有力的证据是(　)
A. 脉冲多普勒显示瘘管处出现高速湍流的血流频谱
B. 瘘管近端动、静脉彩色血流增宽,色彩明亮
C. 瘘口处可见五彩镶嵌或色彩倒错的彩色血流
D. 瘘管近端动脉血流速度明显加快,频带增宽,呈高速度高阻力单向血流频谱
E. 静脉内出现动脉化血流频谱

(第 28～30 题共用题干)

患者,女,70 岁。有高血压、糖尿病病史 15 年,晨练时不慎摔倒,当时无明显不适,摔后 3 小时突然腹部剧烈疼痛,血压 150/120 mmHg。超声检查脐水平腹主动脉左旁可见类圆形厚壁无回声区。

28. 根据临床症状及超声表现,可能的诊断包括(　)
A. 脾血肿　　B. 腹膜后血肿
C. 淋巴结肿大　　D. 椎旁脓肿
E. 腹主动脉瘤

29. 检查发现 CDFI,腹主动脉旁的无回声区内显示彩色血流信号,多断面扫查,可见血流束来自腹主动脉,起始部细窄,进入无回声区内增宽,呈多色分散。这时可能的诊断是(　)
A. 后腹膜血肿　　B. 脾血肿
C. 腹主动脉真性动脉瘤　　D. 腹主动脉夹层动脉瘤
E. 腹主动脉假性动脉瘤

30. 如果将取样容积置于细窄的起始部,可探及到的血流频谱为(　)
A. 低速层流　　B. 低速湍流
C. 高速层流　　D. 高速湍流
E. 以上都是

答案及解析

A1 型题

1. E

解析：急性深静脉血栓形成后数小时至数天之内表现为无回声，1 周后回声逐渐呈低回声；血栓处静脉管径明显扩张；静脉管腔不能被压瘪；近心端有时可以看见自由漂浮血栓；血栓段静脉内完全无血流信号或探及少量血流信号。

2. E

解析：远端加压或 Valsalva 试验时出现反向血流频谱，持续时间>1 秒。

3. E

解析：下肢静脉血管经常出现变异，而以腘静脉变异最常见。

4. D

解析：周围血管彩色多普勒超声检查中，探头在检查部位的压力宜适中。

5. C

解析：在做周围血管检查时，应使多普勒声束与血流方向的夹角<60°。

6. D

解析：超声束与血流方向的夹角在心血管系检查应限制在≤0°～20°，外周血管检查的实际入射角应≤60°。

7. A

解析：急性下肢深静脉血栓按照时间分类，急性血栓，血栓形成 2 周内；亚急性血栓，一般认为血栓发生时间在 2 周到 6 个月；慢性期，急性血栓 6 个月后。

8. E

解析：较小的腹主动脉瘤的彩色血流与腹主动脉彩色血流一致；较大的腹主动脉瘤内的彩色血流色彩杂乱，或者呈涡流状；横切面的动脉瘤处彩色血流多呈红蓝相间或多彩色镶嵌状。

9. C

解析：腹主动脉瘤周围出现无回声区应考虑有腹膜后出血。

10. E

解析：腹主动脉夹层动脉瘤的声像图特征为管腔增宽，内可见膜样强回声将管腔分为真、假双腔，横断面呈双环状，内环为内膜回声，随血管搏动而颤动。腹主动脉可继发扩张，内径增宽。CDFI 显示真腔的血流类似正常动脉血流，血流变窄，假腔内血流较暗且常不规则，速度太低或血栓形成时则探不到血流信号。

11. D

解析：颈动脉体瘤是发生于颈动脉小体的肿瘤，体积较小时位于颈总动脉分叉处的外鞘内，体积较大时围绕于颈总动脉、颈内动脉与颈外动脉周围，为实性包块，它明显不同于其他血管性疾病表现的血管壁膨出、血管内膜分离和血管本身扭曲。

12. D

解析:动脉粥样硬化、大动脉炎等原因造成锁骨下动脉起始段或无名动脉近心端发生狭窄或闭塞后,对侧椎动脉血流经过基底动脉反流至患侧椎动脉,再流入锁骨下动脉远端的病理过程是患侧椎动脉出现反向血流的原因。

13. B

解析:正常颈外动脉血流频谱为高阻力型。

14. C

解析:阻力指数受收缩期和舒张期血流速度的影响,颈动脉狭窄时,狭窄前血流阻力指数增高,狭窄后血流阻力指数降低。

15. D

解析:静息状态下,正常肢体动脉的频谱为清晰的三相型,即收缩期的高速上升,舒张早期的短暂反流和舒张晚期的低流速上升波。

16. A

解析:颈内动脉血流频谱是低阻力型。

17. B

解析:颈总动脉分叉处有一些颜色不一的翻转彩色血流可为彩色多普勒血流成像的正常变异。

18. C

解析:内径减少 50%以上为颈动脉中度以上狭窄的形态学指标。

19. C

解析:超声见腹主动脉局部内膜分离,将血管分成两个腔,分离的内膜随血流搏动而摆动,CDFI 见一腔内血流正常,另一腔内血流紊乱为腹主动脉夹层动脉瘤的典型表现。

A2 型题

20. B

解析:从该患者的临床症状、体征及超声表现,可以初步判断这是一位腹主动脉瘤患者。腹主动脉瘤可以分为以下 3 种类型,即真性动脉瘤、假性动脉瘤及夹层动脉瘤。真性动脉瘤的声像图特点为腹主动脉局部呈瘤样增大,管壁变薄,与正常管壁相延续,瘤体较大时见云雾状血流回声。假性动脉瘤的声像图特点为腹主动脉旁显示厚壁无回声区,与腹主动脉壁不连续,主动脉壁和管腔回声通常无异常。夹层动脉瘤的声像图特点为腹主动脉增宽,呈真假双腔。

21. B

解析:由于大、小腿和踝部收缩压与上肢收缩压相比明显降低,整个下肢血压相差不大,说明下肢动脉的近心端血管有狭窄或阻塞的部分。而下肢动脉的血管是由髂血管分支而来,所以应该检查髂血管以上的动脉。

22. D

解析:动脉粥样硬化、大动脉炎等原因造成锁骨下动脉起始段或无名动脉近心端发生狭窄或闭塞后,对侧椎动脉血流经过基底动脉反流至患侧椎动脉再流入锁骨下动脉远端的病理过程是患侧椎动脉出现反向血流的原因。

A3 型题

23. A

24. D

25. A

解析:考察新鲜血栓的特点,二维超声见患部静脉血管腔内为实性低回声改变,发病几小时或几天内可为无回声,有的新鲜血栓可能不吸附血管壁,而在管腔内呈游离状态。肢体静脉的血栓分为急性血栓(1～2 周的血栓)、亚急性血栓(数周以后的血栓)、(慢性血栓)。数月到数年的血栓。新鲜血栓最易发生的并发症是肺梗死。此期做超声检查,操作要特别小心,切勿挤压。

26. C

27. E

解析:动静脉瘘的二维超声表现是瘘管近端动、静脉管径明显增宽,瘘管远端动脉内径相对变细。创伤性动静脉瘘多可直接显示瘘管,彩色多普勒容易显示瘘口,瘘口外可见五彩镶嵌或色彩倒错的彩色血流,瘘管近端动、静脉彩色血流增宽,色彩明亮;远端动脉彩色血流变窄,速度减慢。脉冲多普勒显示瘘管处出现高速湍流的血流频谱,瘘管近端动脉血流速度明显加快,频带增宽,呈高速度低阻力单向血流频谱。其静脉内出现动脉化血流频谱是诊断动静脉瘘最有力的证据。

28. E

29. E

30. D

解析:该患有明确外伤史,而且是伤后 3 小时出现剧烈腹痛,首先应考虑是由外伤引起的急腹症,超声检查又在脐水平腹主动脉左旁可见类圆形厚壁无回声区,再结合患者年龄、既往病史,后腹膜血肿和腹主动脉瘤这两种情况都可以出现,启动 CDFI,腹主动脉旁的无回声区内显示彩色血流信号,并且血流束来自腹主动脉,起始部细窄,进入无回声区内增宽,呈多色分散。上述疾病只有腹主动脉瘤(假性腹主动脉瘤)符合该表现,而且细窄的起始部血流频谱为高速湍流。

(吴　敏　韩　浩　杨　建　刘　姣)

参考文献

[1]　中国医师协会超声医师分会.血管和浅表器官超声检查指南.北京:人民军医出版社,2011.

[2]　郭万华.超声医学.6 版.北京:人民军医出版社,2011.

[3]　William J. Zwiebel,John S. Pellerito.血管超声经典教程.温朝阳译.5 版.北京:人民军医出版社,2008.

第八篇

介入超声

第38章 腹部脓肿穿刺抽吸和置管引流

一、基本知识

腹部脓肿是一种严重的感染性病变，通常因腹盆部炎症、创伤、手术或脏器穿孔引起，若不能得到及时诊断和有效治疗，病死率高达80%。腹部脓肿依照部位可分为膈下脓肿、脏器内脓肿、肠袢间脓肿、腹膜后脓肿及盆腔脓肿5种主要类型。除肠襻间脓肿因肠气干扰超声显示困难外，对其余4种超声均能较灵敏地显示其具体的解剖部位、形态、大小，发现腹部脓肿已不再是临床的难题。超声引导穿刺抽吸和置管引流可以彻底抽吸或引流脓液、脓腔减压，及时有效地控制感染，已成为腹腔脓肿首选的有效治疗方法，被《世界外科学年鉴》誉为腹部脓肿诊疗重大进展。脏器内脓肿不在此节详述。

(一)目的

1. 引流脓液、细菌培养及药敏试验。

2. 脓腔减压。

3. 有效控制感染。

4. 局部冲洗和用药。

(二)适应证

1. 超声检查能够显示的腹部脓肿，应用抗生素治疗效果较差者。

2. 有安全穿刺路径。

3. 较小(直径<5 cm)或多发脓肿，可采用多次分别穿刺抽吸；应用穿刺抽吸、冲洗法者，穿刺2次以上、抽吸不能治愈的脓肿，则考虑置管引流；较大脓肿可采用置管引流；与体内腔道相通者亦可采用置管引流。

(三)禁忌证

1. 严重心肺功能障碍者，严重出血倾向者。

2. 大量腹水者。

3. 脓肿早期，毒血症状严重，脓肿尚未液化以实性炎性肿块为主者，暂缓穿刺治疗。

4. 穿刺引流路径有大血管、肠管等重要结构无法避开者。

5. 受胃肠气体干扰或患者过度肥胖使脓腔显示不清者。

6. 不能除外动脉瘤或血管瘤合并感染者，恶性肿瘤合并感染者。

7. 患者不能配合者。

(四)术前准备

1. 物品准备

(1)穿刺抽吸法：穿刺针。仅做诊断者选择 18～20 G PTC 针，行抽吸引流治疗者选择 14～18 G PTC 针。

(2)置管引流法：穿刺针，导丝，前端带侧孔的直形或猪尾形导管。8～14 F 的引流管能够满足绝大多数脓肿引流的需求。

(3)药品准备：准备生理盐水、奥硝唑等药物用于冲洗脓腔。

2. 医师及患者准备

(1)术前常规超声检查，明确脓肿部位、大小、有无分隔及与周围组织结构的关系等，根据脓肿的位置选择距离最近而又安全的穿刺路径，若置管应注意穿刺置管的位置，穿刺点尽可能选择于脓腔最低点以便引流彻底。位于子宫后方的病灶适于阴道穿刺。

(2)完善血常规、尿常规、粪常规、凝血功能、心肺功能、超声等检查。病情复杂、超声显像欠满意者，应术前行增强 CT 扫查，有助于评估腹腔内脓肿情况。

3. 穿刺前谈话

(1)术前给患者解释手术过程及注意事项，签署手术知情同意书。

(2)行腹腔及腹膜后穿刺时，应禁食 8～12 小时，腹胀明显者，应事先服用消胀药或清洁灌肠；术前排空尿液以免刺破膀胱。经直肠穿刺引流者，治疗前 1 天口服抗生素，穿刺前要清洁灌肠。

(五)操作过程

1. 根据术前超声确定的病灶部位，选择合适体位(仰卧位或侧卧位)，若经阴道穿刺可选择截石位。

2. 常规消毒铺巾，用无菌隔离套包裹探头，穿刺点行利多卡因局部浸润麻醉，若经阴道穿刺则无须麻醉，在超声引导下用 18 G 或 16 G 穿刺针诊断性穿刺脓腔，抽出脓液即可确诊。

3. 抽吸冲洗：嘱患者平静呼吸，在超声引导下将 PTC 针穿刺进入脓腔中心后退出针芯，接注射器抽吸见脓液，确认穿刺成功。若脓腔较小，脓腔孤立，可一次性将脓液抽吸干净，再用替硝唑（或甲硝唑）或庆大霉素溶液（生理盐水 100ml 含庆大霉素 4 万 U）或稀释聚维酮碘（碘伏）盐水反复冲洗脓腔后抽尽，然后拔针。此处应注意，灌注的液体量应少于抽出脓液量，以防脓腔压力过高而造成菌血症等风险。另外，灌注药物时操作要轻柔，避免高压冲洗以减少污染区向组织深部扩散（图 38-1）。

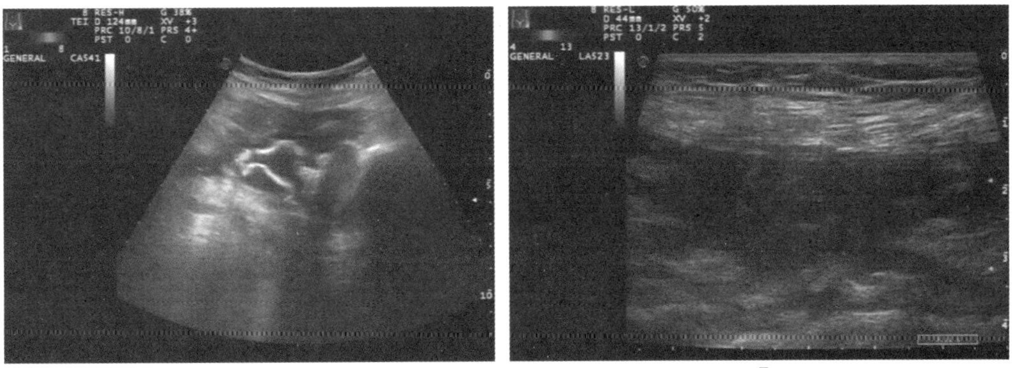

A　　　　　　　　B

图 38-1　腹腔脓肿超声图像

A. 低频探头下腹腔脓肿图像；B. 高频探头下腹腔脓肿图像

4. 置管引流：若脓肿较大，或经反复穿刺抽吸后未能治愈者，或考虑与消化道、胆管等腔道相通者，可行超声引导下穿刺置管引流。根据脓肿大小、位置、脓液黏稠度、引流时间长短、穿刺的难易度，选择套管针 Trocar 法（一步法）或 Seldinger 方法（两步法）置管。置管后持续引流，间断冲洗。目前以 Seldinger 方法最常用，选用猪尾导管和球囊导管可减少引流管脱落。

（1）Trocar 法（一步法）：在实时超声监视下，沿穿刺引导线将引流管穿刺进入脓腔，稍稍退出针芯、置入引流管后拔出套管及针芯，固定引流管，开始抽液，敷盖敷料，接引流袋。

（2）Seldinger 方法（两步法）：在实时超声监视下，沿穿刺引导线将 PTC 穿刺进入脓腔，拔出针芯、送入导丝，拔出 PTC 针外套，沿导丝置入扩张器，拔出扩张器，换用引流管到达腹腔，拔出导丝，固定引流管，敷盖无菌纱布并固定，连接引流袋（图 38-2）。

5. 穿刺抽出的脓液应常规送细菌培养，以指导临床合理使用抗生素。

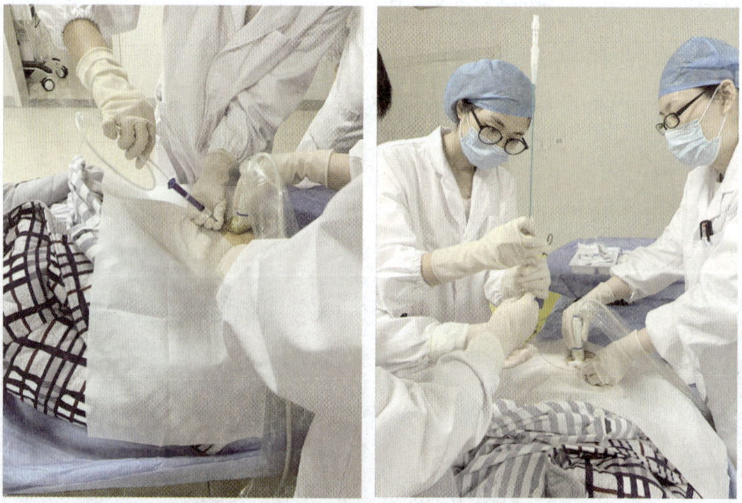

A B

图 38-2 腹腔脓肿置管引流示 Seldinger 方法(两药法)

(六)术后处理

1. 常规处理 术后压迫止血 15 分钟,观察生命体征 20 分钟,注意有无出血、寒战、高热等临床表现,置管引流者需观察引流是否通畅。

2. 导管护理 注意引流管位置稳定,每天用生理盐水或抗生素冲洗脓腔 2～3 次,保持导管通畅,使坏死物、碎屑被冲出。随着脓腔逐渐缩小,可适当减少冲洗次数。

3. 拔管指征 超声复查脓腔消失,每日引流液＜10 ml,体温和白细胞计数恢复正常,停药后行夹管 2～3 天后临床症状无反复且引流管周围未见增多的液体,可拔管。

(七)不良反应和并发症的预防

超声引导使腹部脓肿穿刺的并发症显著减少,文献报道腹部脓肿经皮穿刺置管引流的并发症发生率约为 8.6%。穿刺前选择最佳穿刺点和穿刺路径是穿刺成功和减少并发症的关键。常见的并发症如下。

1. 出血 必须在能清晰分辨针尖的情况下进针,穿刺路径尽量远离血管及周围重要脏器。

2. 感染扩散 穿刺操作可能使细菌入血,引起菌血症甚至脓毒血症,术后患者出现高热、寒战等反应。

3. 肠穿孔、肠瘘等 炎症波及肠管致其充血、水肿、粘连,与脓肿分界不清,术前应选择最佳穿刺点及穿刺路径,仔细分辨肠管等结构,以防误伤。

4. 气胸及脓胸 对膈下脓肿穿刺抽吸时,注意避开肺组织及肋膈窦。

(八)注意事项

1. 腹腔感染往往合并腹膜腔广泛粘连，穿刺前应用高、低频探头仔细检查，确保穿刺路径能避开肠管等重要结构。

2. 对膈下脓肿穿刺时注意尽量避免损伤横膈和肺组织而引起脓胸或气胸。

3. 腹膜后脓肿可从侧腹部或腰背部穿刺以免污染腹膜腔。

4. 经胃肠等对其深部的脓肿穿刺者，需要使用细针。

5. 严重胃肠扩张、肠麻痹，肠腔内压力过高，穿刺时容易造成误伤穿孔，肠内容物外溢污染腹腔，不得不穿刺时，应推移肠管或改变体位设法使肠管远离脓肿。

6. 多分隔的脓肿应分别对每个小脓肿进行抽吸冲洗治疗。

7. 结核脓肿不做常规冲洗引流，防止窦道形成。

(九)临床疗效评价

超声引导穿刺抽吸和置管引流对腹腔脓肿的诊断、治疗价值已得到公认，使患者可以在最小创伤下，达到与手术引流相媲美的治疗效果。据统计可使 82%～98% 的腹腔脓肿免除外科手术，尤其对于术后及年老、体弱、危重患者具有特殊的应用价值，不仅减轻了患者的痛苦，而且避免了因再次手术带来的风险。该技术具有操作简便、微创、安全、疗效可靠、疗程短等优点，为腹部脓肿提供及时诊断和有效治疗。

二、典型例题与解析

A1 型题(单选题)

1. 怀疑腹腔脓肿形成，首选检查是(　)

A. CT　　B. MRI

C. X 线　　D. B 超

E. 核医学

2. 形成腹腔脓肿的主要原因是(　)

A. 炎症　　B. 出血

C. 感染　　D. 种植

E. 发热

A2 型题(多选题)

3. 腹腔脓肿包括(　)

A. 膈下脓肿　　B. 盆腔脓肿

C. 肠间脓肿　　D. 肛周脓肿

E. 肝脓肿

4. 腹腔脓肿穿刺并发症有(　)

A. 出血　　B. 感染扩散

C. 休克　　D. 肠穿孔

E. 气胸及脓胸

A3 型题(单选题)

(第 5～7 题共用题干)

患者,男,60 岁。外伤致头部、左侧胸部、腹部疼痛。急诊行 CT 检查:消化道穿孔,头颅 CT 平扫未见明显异常,右侧额部皮下血肿,部分副鼻窦炎。排除手术禁忌证,急诊在全身麻醉下行剖腹探查术。术中诊断:横结肠穿孔、急性腹膜炎、后腹膜及小网膜血肿。术后予以消炎支持治疗。术后患者反复出现恶心呕吐、腹胀。术后半个月患者发热,体温达 38.4 ℃,复查 CT 提示:横结肠术后改变,腹腔脓肿待排查,直肠窝内积液。

5. 对该患者而言,最快速、方便、有价值的辅助检查是(　)

A. 磁共振　　B. CT

C. 超声　　D. 心电图

E. 腹部 X 线扫视(简称"腹透")

6. 患者发热,考虑腹腔脓肿形成可能,行超声检查:左下腹延及盆腔见条索状液性暗区,宽度约 1.8 cm,长度 10～15 cm。对于该患者,最积极有效的治疗方法是(　)

A. 剖腹探查　　B. 诊断性腹腔穿刺

C. 对症治疗　　D. 超声引导下腹腔置管引流

E. 支持治疗

7. 以下不属于超声引导下腹腔置管引流术禁忌证的是(　)

A. 严重心肺功能障碍及凝血功能障碍者

B. 脓肿早期,毒血症症状严重,脓肿尚未液化

C. 恶性肿瘤合并感染者

D. 体积较大的腹腔脓肿或经数次穿刺抽吸治疗仍不能治愈的腹腔脓肿

E. 穿刺引流路径有大血管、肠管等重要结构无法避开者

答案及解析

A1 型题

1. D

解析:腹腔脓肿检查首选 B 超。

2. C

解析:感染是造成腹腔脓肿的主要原因。

A2 型题

3. ABC

解析:腹腔脓肿是指腹腔内某一间隙或部位因组织坏死液化,被肠曲、内脏、腹壁、网膜或肠系膜等包裹,形成局限性脓液积聚。包括膈下脓肿、盆腔脓肿和肠间脓肿。

4. ABDE

解析:腹腔脓肿穿刺并发症

(1)出血:必须在能清晰分辨针尖的情况下进针,穿刺路径尽量远离血管及周围重要脏器。

(2)感染扩散:穿刺操作可能使细菌入血,引起菌血症甚至脓毒血症,术后患者出现高热、寒战等反应。

(3)肠穿孔:炎症波及肠管致其充血、水肿、粘连,与脓肿分界不清,术前应选择最佳穿刺点及穿刺路径,仔细分辨肠管等结构,以防误伤。

(4)气胸及脓胸:对膈下脓肿穿刺抽吸时,注意避开肺组织及肋膈窦。

A3 型题

5. C

解析:超声可清晰显示腹腔各部位较小的腹腔脓肿或局限性腹腔积脓。可明确脓肿部位、大小、有无分隔及与周围组织结构的关系等。

6. D

解析:超声引导经皮穿刺置管引流术治疗腹部脓肿操作简便、创伤小、疗效好、恢复快、并发症少。经穿刺抽吸或置管引流可使 76%～92%的腹部脓肿免于外科手术;此外,对老弱、危重患者仍然适用,现已成为治疗腹部脓肿的首选方法。

7. D

解析:体积较大的腹腔脓肿或经数次穿刺抽吸治疗仍不能治愈的腹腔脓肿,有安全穿刺路径者,适宜置管引流。

腹腔脓肿置管引流术禁忌证:①严重心肺功能障碍及凝血功能障碍者。②脓肿早期,毒血症症状严重,脓肿尚未液化。③穿刺引流路径有大血管、肠管等重要结构无法避开者。④恶性肿瘤合并感染者。⑤受胃肠气体干扰或患者过度肥胖使脓腔显示不清者。⑥患者不能配合者。

(邹大中 缪伎玄 张芳霞)

第39章

肝、肾穿刺活检

一、基本知识

(一)肝穿刺活检

肝穿刺活检病理学检查可用于各种肝病的鉴别诊断,可鉴别黄疸的性质和产生的原因,了解肝病变的程度和活动性,提供各型病毒性肝炎的病原学诊断依据,发现早期、静止期或尚在代偿期的肝硬化,判别临床疗效,尤其在确定肝纤维化严重程度上,肝穿刺活检病理学诊断被国际公认为“金标准”,肝穿刺活检成为现代临床常用且重要的诊断手段。另外,近年来随着影像技术的飞速发展,肝肿瘤的检出率逐渐增高,但有时仅通过临床和影像学检查对肿瘤病理性质的鉴别困难,因此,影像引导下经皮穿刺活检对肝内病变的诊断和治疗起着至关重要的作用。

以前无影像设备引导负压抽吸的方法进行穿刺活检,操作难度较大,穿刺失败概率高,并发症多,随着超声、CT和MR影像技术的发展,肝穿刺活检的引导方法众多,其中超声具有定位精准、实时监控、无辐射、操作简便、费用低廉、创伤小等优点,目前被临床广泛接受,是临床最常用的肝穿刺引导方法,通过超声引导下的穿刺活检可明显提高穿刺的安全性和成功率。

1. 适应证

(1)肝功能检查异常,原因不明者。

(2)对病毒性肝炎的病因、类型诊断,病情追踪,疗效评价及预后的判断。

(3)不明原因的肝大、门静脉高压或黄疸。

(4)慢性肝病的疗效评价和分级。

(5)肝内胆汁淤积的鉴别诊断。

(6)明确肝内肿瘤的细胞学分型及判断治疗效果。

2. 禁忌证

(1)有出血倾向的患者,凝血酶原时间延长、血小板计数减少$<60\times10^9/L$者。

(2)大量腹水不能纠正者。

(3)充血性肝大。

(4)肝硬化肝门静脉高压合并张力大的肝门静脉侧支、血管畸形，穿刺时难以避开的。

(5)肿瘤较大突出于肝表面、张力大、穿刺途径肿瘤前缘无正常肝组织。

(6)肿瘤内血管丰富或肿瘤组织邻近大血管，穿刺难以避开。

(7)严重贫血或一般情况差者。

(8)肝性脑者。

(9)既往有不明原因出血史。

(10)剧烈咳嗽不能控制者。

(11)胆系或膈肌周围感染等，穿刺后易继发感染。

3. 针具的选择　常用的针具种类包括手动活检针和全自动活检装置、半自动活检装置 3 种，手动活检针利用手动负压切割抽吸获取组织及细胞学标本，取材量常多于同型号的其他针，成本较低。自动活检装置操作简单，取材速度快，准确，效率高，取材质量好，损伤小，不良反应少，适合切取质地较硬的肿瘤组织，针道种植率低，但成本较高，且对质地软和坏死的组织取材成功率低。除针本身的质量之外，多数情况下更多的还是看使用者的操作习惯进行选择。但在穿刺靠近远侧包膜处的体积较小的肿瘤时，建议选用手动活检针或半自动活检装置，以免激发活检装置时穿透远侧肝包膜，增大出血和肿瘤种植的风险。

穿刺针型号的选择取决于靶器官和临床穿刺目的，肝弥漫性病变、肝硬化患者需选用 18 G 或 16 G 穿刺针才能获得准确的病理诊断，肝肿瘤活检一般选取 18～21 G 活检针。

4. 术前准备

(1)物品准备

1)超声仪器和相匹配的探头选择及准备：3.5～4.0 MHz 凸阵探头；配相应穿刺架。

2)针具及活检装置的选择：通常选用的是 16～21 G 活检穿刺装置(图 39-1)。

3)备无菌活检包：含有无菌洞巾 1 个，弯盘 1 个，镊子 1 把，钢尺 1 把，无菌纱布若干。

4)其他物品：5 ml 一次性注射器，1%～2%利多卡因 3～5 ml，碘伏，棉签，创可贴，生理盐水，标本固定液等。

(2)患者准备

1)了解病情或手术病史(含有无出血史、腹部手术史、感染史、糖尿病等)，详细询问病史、用药情况，穿刺前 1 周停服抗凝药(如阿司匹林等)。

2)禁食 4～8 小时，清洁上腹部皮肤。

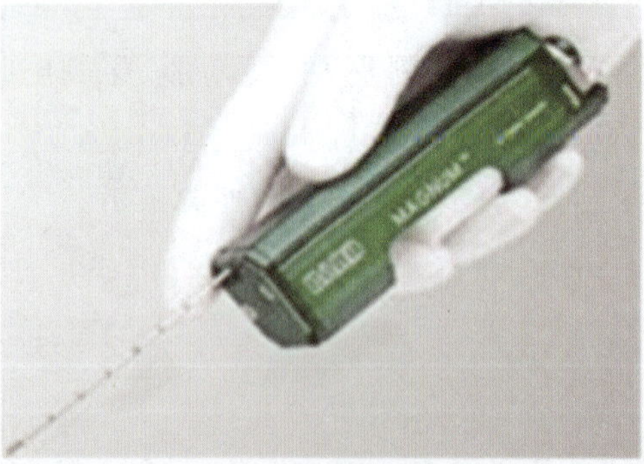

A

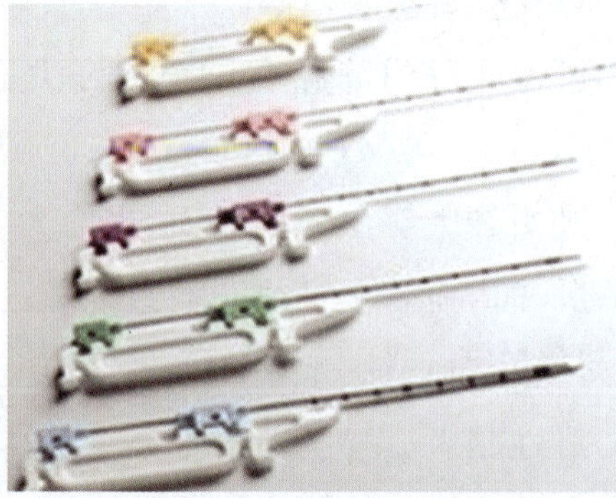

B

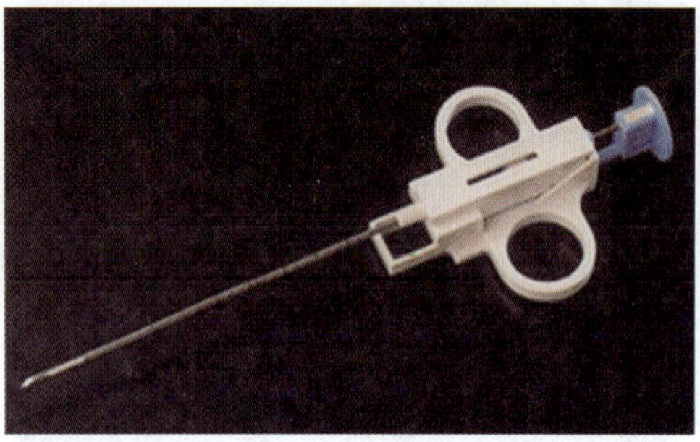

C

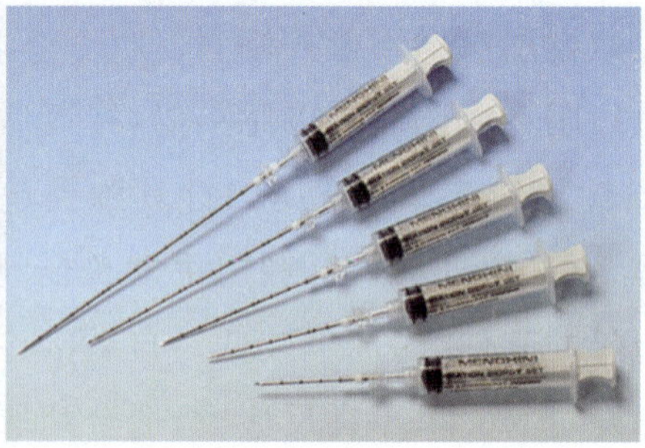

D

图 39-1　穿刺针具及活检装置

A. 为全自动活检穿刺枪，绿色部分为枪栓，可多次重复使用；B. 与枪栓配套的各型号活检针；C. 半自动活检穿刺枪；D. 手动抽吸式活检穿刺器具

3）穿刺前测量血压、心电图，高龄患者行胸部 X 线检查，观察有无肺气肿等。

4）对于出血风险大者，穿刺前需验血型。

5）训练患者呼吸屏气以配合穿刺。

6）患者须有家属陪同，以免围穿刺期发生意外。

7）穿刺前请患者签署肝穿刺知情同意书。

（3）穿刺前谈话

1）向患者及其家属解释穿刺目的，介绍穿刺过程及注意事项。

2）告知穿刺可能发生的并发症。

3）告知患者可能取材不满意或发生假阴性，必要时需再次穿刺活检。

4）告知穿刺后需留观 12～24 小时，并观察确认无出血，穿刺后 3 天内尽量避免重体力劳动和剧烈运动。

5．操作过程

（1）患者常规摆左侧卧位，也可根据病灶位置取仰卧位，充分暴露上腹部，右臂上举拉开肋间隙，铺好腹带。

(2)超声扫查全肝，再次确定穿刺位置、体位和穿刺点，对于弥漫性肝病的诊断性穿刺活检，穿刺部位通常选肝右叶较厚处，穿刺路径尽可能避开肝内大血管及韧带结构，使穿刺针能够顺利通过。

(3)肝内肿瘤病灶穿刺路径应尽可能采用途经正常肝组织自体表至病灶的最短途径，不要选取突出于肝包膜外的病灶部位直接进行穿刺，以减少内出血和肿瘤针道种植转移的概率。可从多方向扫查，探找更短、更佳入路。

(4)近膈面部位的穿刺要注意避免损伤胸肺组织，实时超声能够准确地显示肺底及胸膜腔在呼吸时的上下移动，对于近膈面(S7、S8 区域)的病灶，通常从右侧第 5～8 肋间朝向膈面距肺底 1～2 cm 处进针，患者保持呼气屏息状态，一般可避免途经胸膜腔；位于心膈(S2、S4、S8 区域)的肿瘤常从剑突下或从剑突至右肋缘下穿刺，进针时患者保持吸气屏息状态。

(5)重视正确选择穿刺途径及操作技巧，调控患者的呼吸幅度，可使肝穿刺介入更为容易、安全，提高对微小病灶或结构的穿刺成功率。

(6)穿刺点周围皮肤消毒，铺巾，用 1%～2%利多卡因局部麻醉穿刺点处至全腹壁层。

(7)超声探头消毒或外裹专用无菌保护套，可装配套穿刺架，在超声实时引导穿刺活检针刺入腹壁，固定探头，在患者屏气状态下迅速进针至肝包膜下 1.0～1.5 cm 处或达肿瘤前缘，激发活检装置，取材完毕，迅速出针。

(8)取出针芯内的组织，检查标本是否满意，并以 10%甲醛溶液固定，如需要时再次重复上述穿刺过程。

(9)手动活检穿刺取出针芯内组织后，取出针芯，接上 10 ml 注射器，加压反复推 2～3 次把残留在针管内的液体推在玻片上，立即固定行细胞学检查。

(10)穿刺结束，穿刺部位用无菌纱布覆盖并固定，并用超声检查穿刺部位有无出血。

(11)记录报告穿刺过程。

(12)肝穿刺引导图(图 39-2)。

6. 并发症

(1)出血：少部分患者出现穿刺部位少量出血，可观察 2 小时，凝血功能正常者很快自动止血，肝周积血者应重视，应用止血药。肝硬化者通常都有凝血功能异常，肝穿刺后建议常规使用止血药物。

(2)面色苍白、出冷汗：患者精神过度紧张或空腹时间过长致面色苍白，出冷汗等症状，糖尿病患者易于发生，可平卧、予以安慰，服少量糖水，观察症状体征。

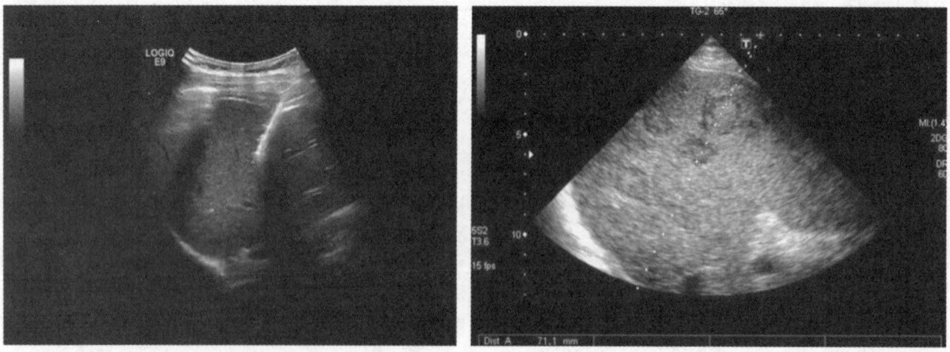

A　　　　　　　　B

图 39-2　肝穿刺引导图

A. 弥漫性肝病的穿刺活检；B. 肝占位性病变的穿刺活检

(3)疼痛：发生率约为30%，但一般反应轻，无须处理，2～3小时可自行缓解。

(4)感染：少见。

(5)胆漏、胆道出血：少见，一般穿刺5天内出现胃肠道出血、腹痛和黄疸症状。

(6)肿瘤针道种植：少见，可先用引导针穿刺至腹壁，再用与之相宜的活检针进行穿刺活检。

7. 并发症预防和处理

(1)术前医患密切交流，缓解患者紧张情绪，情绪过于焦虑、紧张的患者建议暂缓穿刺活检。

(2)避免直接穿刺肝表面的病灶，穿刺路径要经过一段正常肝组织；避免在同一穿刺点重复进针。

(3)存在有出血风险的患者选用18 G或更细的针具。

(4)对出血量大的患者，应用止血药治疗无效者，可输全血；血红蛋白和血压持续下降者，应立即行血管造影，以决定行栓塞治疗或外科治疗。

8. 注意事项

(1)穿刺前应先安抚患者的情绪，进行平稳呼吸练习，以避免在穿刺过程中发生咳嗽或急剧运动。

(2)穿刺点和穿刺径路的选择应以穿刺病灶距体表最近为原则，避开重要结构，特别是大血管。

(3)穿刺前仔细扫查肝，尽可能避开肝内大血管和异常增粗、走行迂曲的动脉、静脉。

(4)避开胆囊、膈角、肺、胃等相邻的脏器结构以减少并发症。

(5)穿刺标本只代表部分结节组织，并不能代表整个结节的性质，肿块较大时，选择周边部分取材；避免在中央液化区取材；选择肿块血流丰富区取材，必要时可在造影模式引导下进行穿刺活检，提高穿刺阳性率和减少穿刺次数。

(6)大体观察穿刺标本的量、颜色及实体感等，决定是否需要再次穿刺。

(7)使用弹射活检枪时必须注意射程内组织结构，并要留有余地，其射入前方不可以有血管、骨骼、肺组织、肠管等结构。

(二)超声引导肾穿刺

超声引导下肾穿刺活检术操作安全，穿刺成功率高。由于肾病的种类繁多，病因及发病机制复杂，许多肾病的临床表现与肾的组织学改变并不完全一致。肾病的不同发展时期其组织病理改变也不一致。肾穿刺活检可以了解肾组织形态学的改变，对临床医师明确诊断、了解病理进展情况、指导治疗方案的确立和判断预后方面提供了重要的依据。可以了解移植肾的病变、功能和有无排斥的。目前，肾病理检查结果已经成为肾疾病诊断的金标准。

1. 适应证

(1)各种类型的肾小球肾炎，肾小球肾病，肾病综合征，全身疾病引起的肾病如系统性红斑狼疮、淀粉样变性等。有利于明确诊断病理分型。

(2)急性肾小管及间质性病变，不典型的慢性肾盂肾炎，特别是与慢性肾炎鉴别有困难时，需要做肾活检，以明确诊断。

(3)原因不明的持续性无症状蛋白尿和血尿，病因不明的高血压。

(4)原因不明的急性肾衰竭，在诊断和治疗上有困难时，或慢性肾病的原因不明，病情突然加重者，做肾活检可帮助明确诊断和指导治疗。

(5)肾移植后，肾活检可帮助诊断排斥反应、药物(如环孢素 A)毒性反应，指导临床调整治疗。

(6)了解肾病的发展过程，评价治疗效果和估计患者的预后。

2. 禁忌证

(1)绝对禁忌证：①明显出血倾向；②重度高血压；③有精神疾病或不配合操作者；④孤立肾；⑤小肾。

(2)相对禁忌证：①活动性肾盂肾炎、肾结核、肾盂积水或积脓，肾脓肿或肾周围脓肿；②肾肿瘤或肾动脉瘤；③多囊肾或肾大囊肿；④肾位置过高(深吸气肾下极也不达第 12 肋下)或游走肾；⑤慢性肾衰竭；⑥过度肥胖；⑦重度腹水；⑧心力衰竭、严重贫血、低血容量、妊娠或年迈者。

3. 术前准备

(1)物品准备

1)超声仪器和相匹配的探头选择及准备:3.5～4.0 MHz 凸阵探头;配相应穿刺架。

2)针具及活检装置的选择:通常选用的是 16～21 G 活检穿刺装置。

3)备无菌活检包:含有无菌洞巾 1 个,弯盘 1 个,镊子 1 把,钢尺 1 把,无菌纱布若干。

4)其他物品:5 ml 一次性注射器,1%～2%利多卡因 3～5 ml,碘伏,棉签,创可贴,生理盐水,标本固定液等。

(2)患者准备

1)向患者及其家属解释穿刺目的,介绍穿刺过程及可能出现的并发症,消除患者的恐惧心理,并征得患者本人及其家属同意。

2)检查血常规、凝血时间及凝血酶原时间。

3)检查患者肌酐清除率、血肌酐及尿素氮,了解肾功能,查核素肾图了解两肾功能情况,超声了解肾大小、位置及活动度。

4)查血型、备血,术前常规清洁肾区皮肤。

5)术前 2～3 天口服或肌内注射维生素 K。

6)急性肾衰竭患者还需了解血小板(聚集、黏附及释放)功能,若发现异常,均应在术前矫正。血小板数量及功能异常可于穿刺当日术前输注新鲜血小板。出血时间延长者可输注富凝血因子的冷沉淀物矫正。严重肾衰竭患者最好在肾穿刺前行血液透析数次,在术前 24 小时停止透析,透析结束时应予以鱼精蛋白中和肝素,并在肾穿刺前复查试管法凝血时间,以证实肝素作用消失。

7)穿刺点定位:多选择右肾下级的外侧缘(图 39-3)。

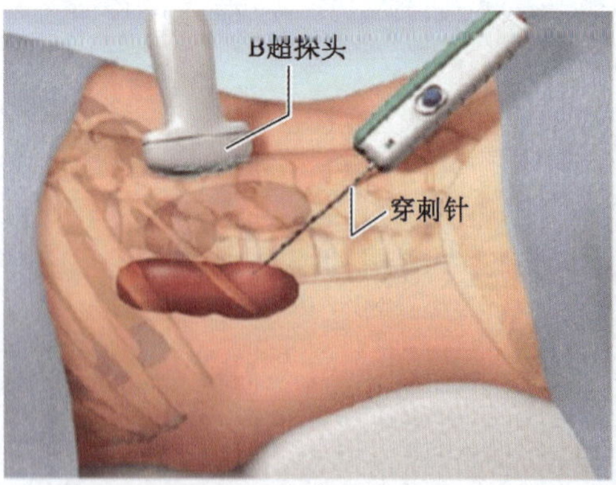

A

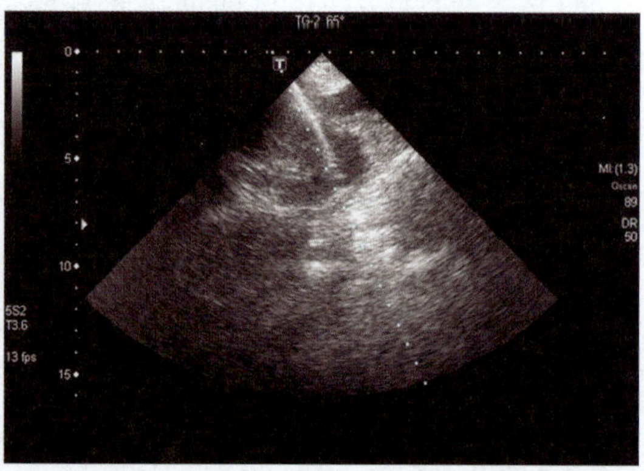

B

图 39-3　肾穿刺图像

A. 肾穿刺示意图;B. 肾穿刺超声图像

4. 操作过程

(1)患者排尿后取俯卧位，腹部垫一枕头，将肾推向背侧固定，双臂前伸，头偏向一侧。一般选右肾下级为穿刺点。

(2)以穿刺点为中心，消毒背部皮肤，铺无菌巾。

(3)超声探头消毒或外裹无菌保护套，用 1%～2%利多卡因局部麻醉。在超声实时引导下将穿刺活检针刺入腹壁，固定探头，将穿刺针垂直刺入达肾囊，观察肾上、下极随呼吸移动情况，当肾下极移到穿刺最佳位置时，令患者屏气，立即快速将穿刺针刺入肾内 2～3 cm，拔出穿刺针，嘱患者正常呼吸。

(4)取出针芯内的组织固定，检查穿刺标本是否满意，需要时再次重复上述穿刺过程。

(5)穿刺结束，穿刺部位用无菌纱布覆盖，并用超声检查穿刺部位有无出血。

(6)记录报告穿刺过程。

(7)肾标本的处理与制作：肾活检标本通常分为 3 份，分别按电镜、组织免疫荧光、光镜检查需求固定。

5. 并发症

(1)血尿：镜下血尿发生率几乎为 100%，常于术后 1～5 天消失，无须处理。当肾穿刺针穿入肾盏或肾盂后，可以出现肉眼血尿，大多于 1～3 天消失。出现肉眼血尿伴血块时，一般在静脉滴注维生素 K 或垂体后叶素后可以得到缓解。鼓励患者多饮水，保证尿路通畅，对肾功能不全的患者应避免过度饮水造成心力衰竭，同时注意排尿情况。极个别患者出血严重时，应输血或输液，监测血压和血红蛋白。若经积极处理后血压仍持续下降者，应行肾动脉造影，采用动脉栓塞治疗或外科手术治疗。

(2)肾周血肿：肾周血肿的发生率为 60%～90%，血肿一般较小，无临床症状，多在 1～2 周吸收。较大血肿少见，一般采取非手术治疗，对于穿刺引起的肾撕裂伤或误伤大、中血管尤其是动脉，多表现为在穿刺当天穿刺侧腹部压痛、反跳痛，血压下降，立即行超声或其他检查进一步证实，采取手术治疗。

(3)腰痛：发生率 17%～60%，多于 1 周内消失。

(4)动静脉瘘；发生率 15%～19%，多数患者没有症状。典型表现为严重血尿和(或)肾周血肿，顽固性高血压、进行性心力衰竭及腰腹部血管杂音。确诊需肾血管造影检查，大多数在 3～30 个月自行愈合，严重者及时手术。

(5)损伤其他脏器：多因穿刺点不当或进针过深损伤脏器，严重者需要手术治疗。

(6)感染：发生率低，多因无菌措施不严，肾周已存在感染或伴有肾盂肾炎所致，如出现发热、剧烈腰痛、白细胞计数升高需应用抗生素治疗。

(7)死亡:发生率为0～0.1%,因严重大出血、感染、脏器损害或出现其他系统并发症死亡。

6. 并发症的处理

(1)血尿:有60%～80%的患者出现不同程度的镜下血尿,部分患者可出现肉眼血尿,为了使少量出血尽快从肾排出,除绝对卧床外,应嘱患者大量饮水,应观察每次尿液颜色的变化以判断血尿是逐渐加重还是减轻。血尿明显者,应延长卧床时间,并及时静脉输入止血药,必要时输血。

(2)肾周围血肿:肾活检后24小时内患者应绝对卧床,若患者不能耐受,应及时向患者讲解清楚绝对卧床的重要性及剧烈活动可能出现的并发症,使患者配合。在无肉眼血尿且卧床24小时后,开始逐渐活动。术后超声检查发现肾周围血肿的患者应延长卧床时间。

(3)腰痛及腰部不适:多数患者有轻微的同侧腰痛或腰部不适,一般持续1周左右。多数患者服用一般镇痛药可减轻疼痛,但合并有肾周围血肿的患者腰痛剧烈,可给予麻醉性镇痛药镇痛。

(4)腹痛、腹胀:个别患者肾活检后出现腹痛,持续1～7天,少数患者可有压痛及反跳痛。由于生活习惯的改变加之腹带的压迫,使患者大量饮水或可出现腹胀,一般无须特殊处理,对腹胀、腹痛明显者可给予乳酶生及解痉药等以缓解症状。

(5)发热:伴有肾周围血肿的患者,由于血肿的吸收,可有中等程度发热,应按发热患者护理,并给予适当的药物处理。

二、典型例题与解析

A1型题(单选题)

1. 肝小静脉闭塞综合征急性期行肝穿刺风险增加的原因是(　)

A. 肝大　　B. 丙氨酸转氨酸(ALT)增高

C. 肝静脉回流减少,肝张力增加　　D. 黄疸

E. GGT升高

2. 肝穿刺时,当穿刺针刺透腹壁后嘱患者屏息快速进针的原因是(　)

A. 减少穿刺时间　　B. 减少感染概率

C. 提高穿刺成功率　　D. 防止穿刺针划伤肝包膜

E. 减少腹壁血管损伤

3. 超声引导下肾穿刺最佳部位是(　)

A. 右肾下极内侧　　B. 右肾下极外侧

C. 右肾中部外侧　　D. 左肾下极

E. 右肾上极外侧

4. 肾穿刺后鼓励患者多饮水的原因是(　)

A. 穿刺后口渴　　B. 穿刺后卧床不方便进食

C. 穿刺后为鼓励患者活动　　D. 穿刺后需多上厕所

E. 防止穿刺后肾盂内血凝块形成,堵塞输尿管

A2 型题(单选题)

5. 患儿,男,4 岁。城市某幼儿园,体瘦,腹部膨隆,发育迟缓,智力一般,幼儿园查体发现转氨酶升高,入院检查,超声检查示肝明显增大,未见腹水。实验室检查:ALT 260U/L,空腹血糖 2.3mmol/L,血脂增高。问诊其有一妹 3 岁,体型、症状与其相似,未检查,拟行肝穿刺检查。考虑该患儿可能的诊断是(　)

A. 1 型糖尿病　　B. 营养不良

C. 病毒性肝炎　　D. 腹腔积液

E. 糖原贮积症

A3 型题(单选题)

(第 6～8 题共用题干)

女性患者因 ALT 间断升高,最高时达 168U/L,3 天前行肝穿刺术,术后腹痛未减,有加重趋势,并出现呕吐、黄疸、黑便,体格检查右季肋部压痛明显,腹部超声示肝未见明显异常,胆囊肿大,壁厚,内透声差,胆总管内径 8 mm。

6. 该患者目前的诊断是(　)

A. 肝炎急性发作　　B. 胆囊炎

C. 消化道出血　　D. 胆道出血

E. 急性胰腺炎

7. 该患者目前最适检查是(　)

A. 超声检查　　B. 超声造影

C. MR　　D. CT

E. DSA

8. 该患者目前最佳治疗是(　)

A. 卧床休息　　B. 禁食

C. 给予抗生素　　D. 保肝

E. 栓塞出血血管

答案及解析

A1 型题

1. C

解析：肝小静脉闭塞综合征患者肝小静脉内广泛炎症，血管壁增生和血栓形成，肝静脉回流减少，肝内血液聚集于肝内，肝大，肝张力明显增高，肝穿刺时出血风险明显增高。

2. D

解析：肝穿刺时穿刺针刺透腹壁后，通常会嘱患者屏息快速进针，肝随患者的呼吸动作上下滑动时，穿刺针针尖就像刀刃一样可以划破肝包膜，从而发生出血。

3. B

解析：肾穿刺最佳部位是右肾下极外侧，肾下极实质较厚，外侧无大血管比较安全。

4. E

解析：肾穿刺后鼓励患者多饮水是防止穿刺后肾盂内血凝块形成，堵塞输尿管，影响肾排尿功能。

A2 型题

5. E

解析：糖原贮积症是一组隐性遗传性糖原代谢紊乱疾病，因肝、肌肉和脑组织的糖原代谢中某些酶的缺乏，使糖原不能正常分解或合成，在组织中贮积结构和数量异常糖原，患者常有低血糖、发育和智力低下、高血脂、乳酸性酸中毒等表现。

A3 型题

6. D

7. E

8. E

解析：黑便为上消化道出血表现，体格检查右季肋部压痛明显，并且黄疸，超声检查证实胆囊肿大，内透声差，所以考虑上消化道出血与胆道有关。患者有肝穿刺史，所以认为肝穿刺时误伤胆道致使胆道出血。胆道出血行 DSA 检查可以直接显示出血点，对出血血管进行栓塞、止血。另外，消化道内镜检查可以观察到十二指肠乳头部有血流出。

（魏　强）

第40章

囊肿穿刺硬化疗法

一、基本知识

(一)腹部实质性脏器囊肿穿刺硬化治疗

腹部囊肿包括肝囊肿、肾囊肿、脾囊肿、胰腺假性囊肿等。单纯性的肝囊肿、肾囊肿、胰囊肿、脾囊肿是具有完整包膜的液性包块,属良性病变,部分囊肿可因囊壁细胞分泌及周围组织液的进入而逐渐增大,胰腺假性囊肿是由于胰液外漏导致周边组织损伤,反复修复后形成假性囊肿。

肝囊肿、肾囊肿分为单发囊肿、多发囊肿及多囊肝或多囊肾。囊壁内层上皮细胞可因囊肿大小而不同,呈现为柱状、立方形、扁平状或缺如,外层为胶原样组织;囊液澄清透明。较小的囊肿多无症状,无须治疗,当囊肿生长至一定大小后可继发感染、出血、破裂,较大囊肿可引起腰腹部酸胀、疼痛,甚至出现食欲缺乏、黄疸、肾积水、高血压等症状,因此,较大囊肿需要积极治疗。

硬化剂类型及治疗机制·对于囊肿硬化治疗的硬化剂种类繁多,主要有无水乙醇、聚桂醇、冰醋酸、50%葡萄糖、四环素等。目前常用的有无水乙醇和聚桂醇2种,无水乙醇硬化剂为医用无水乙醇外用制剂,浓度一般为95%,高浓度乙醇使囊壁上皮细胞脱水,组织收缩,使蛋白质凝固变性,能改变生物膜蛋白和脂质的比例,使之转运氨基酸的能力降低及钙的内流异常,导致细胞死亡而失去分泌功能,并刺激产生无菌性炎症使纤维组织增生,使囊壁粘连、闭合,囊肿消失。聚桂醇是一种具有表面活性的硬化剂,有固定的亲水基团和亲油基团,在溶液的表面呈定向排列,使液体表面张力下降,通过改变界面的能量分布,在数秒内使细胞蛋白质析出,从而破坏细胞膜脂质双分子层,导致细胞膜破裂,同时产生无菌性炎症,使纤维组织增生、粘连,最终达到硬化治疗的目的。

1. 适应证

(1)肝囊肿、肾囊肿直径>5 cm。

(2)肝囊肿、肾囊肿引起明显压迫症状或影响肝、肾功能者。

(3)囊肿合并囊内出血或感染者。

(4)多囊肾、多囊肝,因囊肿较大,为防止破裂或解除压迫症状者。

2. 禁忌证

(1)有严重出血倾向,凝血功能障碍者。

(2)存在严重心、肺等重要脏器疾病,不能配合完成治疗者。

(3)无安全路径,穿刺入路有大血管等重要结构无法避开者。

(4)肝囊肿、肾囊肿与胆管或肾盂交通者。

3. 术前准备

(1)物品准备

1)器具:彩色多普勒超声诊断仪;3.5～4.0 MHz凸阵探头(浅表部位有时可选择6～7 MHz线阵探头);配相应穿刺架;穿刺针(一般选用18～21 G PTC针,也可选用套管针);穿刺包(包括注射器、弯盘、无菌洞巾、纱布、镊子、尖手术刀片、持针器、缝合针线等)。

2)药品:1%～2%利多卡因;生理盐水;95.0%～99.5%乙醇(对乙醇过敏者可准备聚桂醇等);常用抢救药品等。

(2)医师及患者准备

1)完善血常规、尿常规、凝血功能;肝功能、肾功能及心电图等检查。此外,肾囊肿术前应排除囊肿与肾盂相通,肝囊肿术前应排除与胆道相通,可疑者应行增强CT、静脉肾盂造影或胆道造影等检查以明确。

2)术前超声评估、定位。术前超声扫查了解囊肿位置、大小、深度及与周围脏器的毗邻关系等,选择距体表较近、能清晰显示病灶且进针路径能避开重要结构的部位为穿刺点,在体表做好标记。

3)术前禁食。局部麻醉下穿刺操作,建议术前禁食4～6小时,因注入无水乙醇后部分患者可能有恶心、头晕、呕吐等反应;全身麻醉下穿刺操作,至少要禁食、禁水8小时以上。

4)签署知情同意书。术前应向患者告知治疗过程并客观地交代手术风险,消除患者的紧张情绪,并在介入手术知情同意书上签字。

4. 确定治疗方案　目前,肝囊肿、肾囊肿无水乙醇硬化治疗方法主要有半保留法、冲洗置换法和聚桂醇治疗法。

(1)半保留法:在超声引导下行囊肿穿刺并留置导管,抽净囊腔内囊液后,向囊腔内注入无水乙醇进行硬化治疗,注入相当于囊腔容积1/10～1/2的无水乙醇,总量一般不超过100 ml,也有报道采用350 ml单次剂量无水乙醇治疗巨大肾囊肿取得较好疗效。无水乙醇在囊腔内保留时间一般为 15～20 分钟，囊肿较大者可酌情延长保留时间，期间嘱患者间断变换体位，使无水乙醇与囊壁充分接触，硬化过程完成后，抽净囊腔中的液体并拔出导管。

(2)冲洗置换法：在超声引导针穿刺成功后，抽净囊液，用抽出囊液总量的 1/5～1/2 无水乙醇冲洗囊腔，一般每次总量不超过 60 ml，留置 3～5 分钟后完全抽出，重复冲洗抽吸，经多次冲洗后，抽出的冲洗液外观会由浑浊逐渐转清亮(此时视为无水乙醇浓度＞90%)，最后抽净囊内液后拔出导管(动态图 40-1，动态图 40-2)。

(3)聚桂醇治疗法：使用聚桂醇治疗方法主要是保留法，抽净囊腔内囊液后，向囊腔内注入抽出囊液总量的 1/10～1/4 的聚桂醇(总量一般不超过 50 ml)，留置于囊内。

动态图 40-1　超声引导穿刺抽液

动态图 40-2　反复冲洗囊肿

5. 操作过程

(1)协助患者摆好体位，肝囊肿穿刺多选用仰卧位或侧卧位；肾囊肿穿刺多选用俯卧位，根据穿刺点位的不同，可选用不同体位或用薄枕垫高腹部。

(2)皮肤常规消毒、铺巾，探头套无菌塑料保护套并附穿刺引导架。

(3)再次扫查以确保进针点及穿刺路径准确无误。

(4)于穿刺点周围腹壁注射 1%或 2%利多卡因行局部麻醉，在超声引导下将穿刺针经腹壁刺入囊肿内，针尖达囊肿中后方 2/3 处拔出针芯，接注射器，抽净囊液后注入无水乙醇行硬化治疗(图 40-1)。

(5)首次抽出的囊液留样送生化及细胞学等检查。

6. 注意事项

(1)硬化治疗前要确定囊肿的性质，一般对单纯性囊肿进行硬化治疗，复杂囊肿行硬化治疗时要慎重。

(2)治疗前要注意囊肿与假性动脉瘤相鉴别。

(3)行肝囊肿治疗时应穿过一定厚度的肝组织，以减少或避免硬化剂外渗造成周边重要结构损伤。

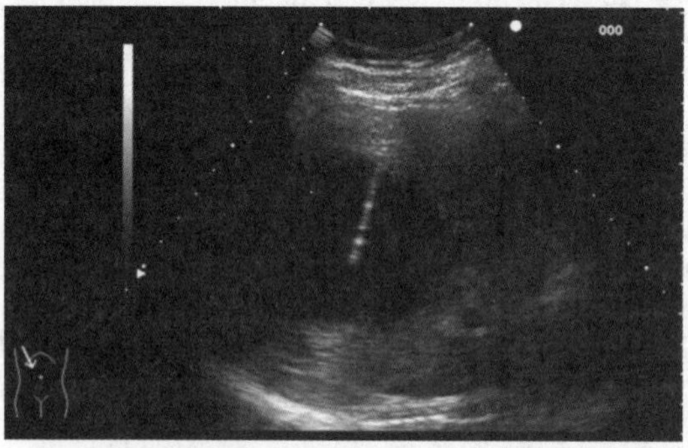

图 40-1　穿刺针针尖位于囊肿后 2/3

(4)肾囊肿治疗尽量采取背部进针，避免腹腔侧进针，以防止硬化剂渗漏至腹腔。

(5)与胆管相通的肝囊肿禁止硬化治疗，如可疑相通者注射超声造影剂进行鉴别，或注射生理盐水试验(生理盐水可持续注射而囊腔不增大或增大不明显者多与胆管相通)。

(6)与肾盂相通的肾囊肿禁止硬化治疗，可疑者可做囊液蛋白凝固试验，囊液蛋白实验阳性，尿液则为阴性。

(7)囊液尽可能抽吸干净，以保证硬化剂的浓度，如果抽出的硬化剂量明显多于注入量，则说明残留液量过多，硬化剂被稀释，需重新硬化治疗。

(8)注射硬化剂前及注射过程中，避免空气进入囊腔，以防止硬化剂无法接触囊壁而影响治疗效果。

(9)多囊肝、多囊肾抽液后不宜注入硬化剂。

(10)一次穿刺治疗多个囊肿时，治疗顺序应先远端囊肿，后近端囊肿(图 40-2)。

(11)巨大囊肿(直径>12 cm)，建议置管治疗，隔日重复治疗(动态图 40-3)。

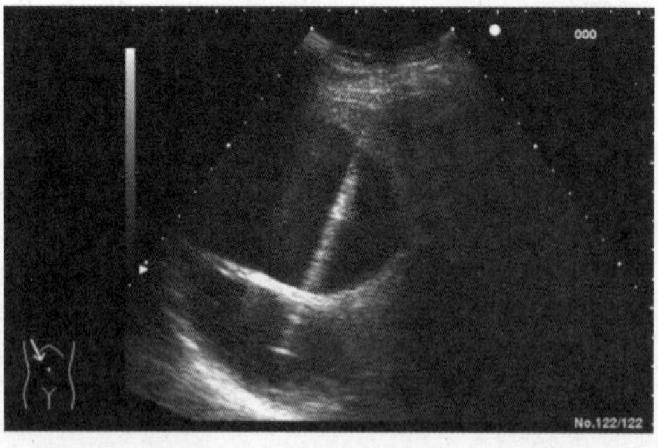

图 40-2　多发囊肿先穿刺治疗远端囊肿，后穿刺治疗近端囊肿

动态图 40-3　巨大囊肿留置猪尾导管

(12)注射硬化剂前,必须确保穿刺针尖在囊腔内,如不能确定,可注射生理盐水帮助判断。

(13)操作者经验不足时穿刺抽液硬化治疗时建议选用猪尾导管,这样可以使导管在整个治疗过程中始终保留在囊肿内(图 40-4,图 40-5)。

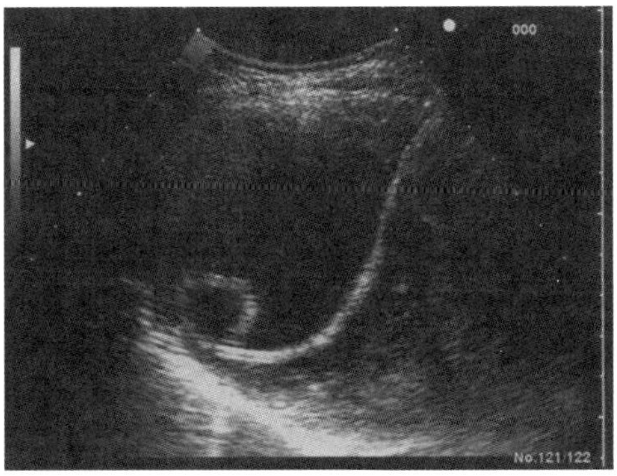

图 40-4 使用猪尾导管治疗肝囊肿

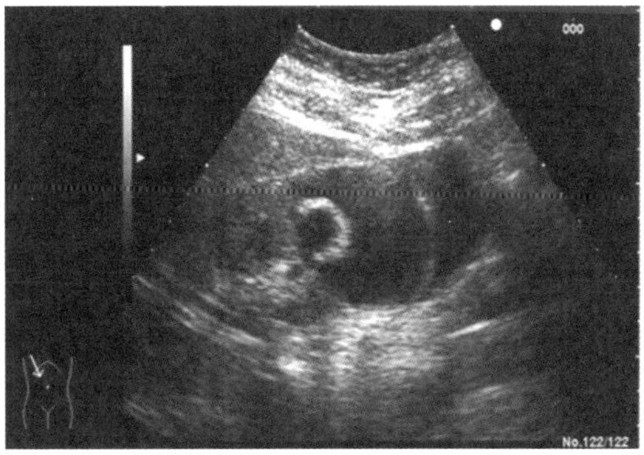

图 40-5 使用猪尾导管治疗肾囊肿

7. 并发症预防及处理

(1)囊内出血:是较常见的并发症,多发生在术中囊液即将抽净时,穿刺针尖划破囊壁血管所致,出血量不大者可用硬化剂直接止血,聚桂醇有较好的止血效果,高浓度的无水乙醇也有一定的止血作用,大量出血者可采用组织胶,快速止血。采用软管或抽液时超声下监测针尖避免贴壁有助于避免囊内出血。

(2)肝包膜下血肿及肾包膜下血肿:肝包膜下血肿或肾包膜下血肿时,由于包膜的限制,血肿部位压力升高,大部分出血能自行止血,可以应用一些止血药帮助止血。在观察过程中,发现血肿持续增大,说明还在继续出血,此时可考虑介入止血,效果不佳时可考虑外科手术止血。

(3)发热:患者行硬化治疗后数天内出现发热,但体温一般不超过 38.5 ℃,与囊壁细胞凝固坏死后吸收及囊肿内残余硬化剂吸收等有关,无须特殊处理。如硬化治疗后持续发热,可以再次穿刺抽净囊液并用甲硝唑冲洗。

(4)感染:较少见,多与留置导管或术中无菌操作不严有关,合并感染者需用抗生素治疗,体温持续不降者,应及时再次穿刺抽净囊液并用抗生素冲洗治疗。

(5)腹部疼痛:用无水乙醇治疗者多见,与乙醇刺激囊壁或硬化剂沿穿刺针外渗至囊肿外组织间隙或流入腹腔有关。应严格控制硬化剂注入量,多可自然缓解,无须特殊处理。注射无水乙醇前、后向囊腔内推注少量 2%利多卡因,可减轻乙醇的刺激作用,减轻疼痛。

(6)醉酒反应：行无水乙醇硬化治疗后部分患者可出现皮肤潮红、头晕、呕吐、多语及心动过速等，个别患者可有血压降低，与无水乙醇经囊壁吸收入血有关，对乙醇耐受度低者明显。轻者无须处理，重者应予以对症治疗。

(7)周边脏器损伤：血尿与肾囊肿穿刺时损伤正常肾组织有关，多于穿刺后12～24小时消失，肉眼血尿少见；胆管或肾盂损伤与硬化剂流入胆管或肾盂内有关，术前必须排除囊肿与胆管或肾盂是否相通。

8. 疗效评估

(1)随访时间：囊肿穿刺抽吸硬化治疗后，一般在1个月、3个月、6个月、12个月时间节点上进行随访，超声检查观察囊肿的缩小、闭合情况。

(2)疗效判定：囊腔闭合消失为治愈；囊肿最大直径缩小≥50%为有效；囊肿最大直径无变化为无效；囊肿直径较治疗前增大为复发。

(3)囊肿闭合时间规律：5 cm以下囊肿闭合时间为3～6个月，5～10 cm囊肿闭合时间为6～12个月，10 cm以上囊肿闭合时间为12个月以上。

(二)盆腔囊肿穿刺硬化疗法

盆腔囊肿主要包括各种卵巢非赘生性囊肿、盆腔淋巴囊肿、盆腔腹膜囊肿等。卵巢非赘生性囊肿主要包括卵巢卵泡囊肿、黄体囊肿、单纯性囊肿、子宫内膜异位囊肿、卵巢冠囊肿等；盆腔淋巴囊肿多为恶性肿瘤盆腔淋巴结清扫后形成，发生率达20%～35%；盆腔腹膜囊肿多由盆腔慢性炎症、外科手术引起粘连后形成，属于假性囊肿。部分盆腔囊肿可引起腹痛、腹胀及痛经，体积较大者容易发生扭转、破裂、出血、感染等，少数者甚至有恶变可能，部分卵巢瘤样病变，如卵泡囊肿有内分泌功能，可引起子宫内膜增生、功能性子宫出血、月经紊乱等，子宫内膜异位囊肿可以引起继发性不孕、腹痛、月经后疼痛缓解等，因此，增大达一定程度的盆腔囊肿需及时治疗。

1. 适应证

(1)“巧克力”囊肿直径≥3.0 cm。

(2)其他囊肿直径≥5.0 cm。

(3)囊肿引起明显压迫症状。

(4)囊肿合并囊内出血或感染者。

2. 禁忌证

(1)凝血功能障碍者。

(2)无安全穿刺路径者。

(3)患有急性外阴、阴道炎者，应在炎症治愈后进行经阴道途径穿刺。

(4)未婚者，有严重外阴、生殖道畸形或瘢痕者，不适宜经阴道途径穿刺。

3. 术前准备

(1)物品准备

1)器具:彩色多普勒超声诊断仪;多采用 3.5～4.0 MHz 凸阵探头,靠近浅表部位可选择 6～7 MHz 线阵探头,经阴道穿刺途径用 5～7 MHz 腔内探头;配相应穿刺架;穿刺针(一般选用 16～21 G PTC 针,也可选用套管针,“巧克力”囊肿可采取相对较粗的穿刺针);穿刺包(包括注射器、弯盘、无菌洞巾、纱布、镊子、尖手术刀片、持针器、缝合针、缝合线等)。

2)药品:2%利多卡因;生理盐水;95.0%～99.5%乙醇(对乙醇过敏者可准备聚桂醇等);常用抢救药品等。

(2)医师及患者准备

1)完善血常规、尿常规、凝血功能、白带常规、肿瘤标志物、肝功能、肾功能及心电图等检查。

2)术前超声评估、定位。术前超声扫查了解囊肿位置、大小、来源、深度及与周围脏器的毗邻关系等,了解囊液的性质特点,选择距体表较近、能清晰显示病灶且进针路径能避开重要结构的部位为穿刺点,在体表做好标记。

3)术前禁食。局部麻醉下穿刺操作,建议术前禁食 4～6 小时,因注入无水乙醇后部分患者可能有恶心、头晕、呕吐等反应。全身醉麻下穿刺操作,至少要禁食、禁水 8 小时以上。

4)签署知情同意书。术前应向患者告知治疗过程并客观地交代手术风险,消除患者紧张情绪,并在介入手术知情同意书上签字。

4. 确定治疗方案

(1)穿刺途径

1)经腹壁途径治疗:位于膀胱前方靠近腹壁的囊肿建议采取经腹壁途径治疗,经腹壁治疗的优点是进针点和进针角度可选择范围大,操作相对简单,缺点是穿刺途径被肠管、血管等结构阻挡,可导致一定的进针难度(图 40-6)。

2)经阴道途经治疗:位于盆腔后下方靠近阴道的囊肿建议采取经阴道途经治疗,该途径治疗的优点是图像相对清晰,因针尖处于囊肿低位,囊液抽吸更彻底,几乎不受肠管干扰,缺点是受阴道限制,操作缺乏灵活性(动态图 40-4)。

(2)硬化治疗方法:盆腔囊肿的硬化治疗方法有无水乙醇半保留法、冲洗置换法和聚桂醇保留法 3 种,目前多采用大剂量冲洗置换法,该方法疗效相对较好,复发率相对较低,硬化剂的使用剂量和原则与肝囊肿、肾囊肿治疗相同。

5. 操作过程

(1)协助患者摆好体位,经腹壁途径治疗多选用仰卧位,经阴道途经治疗多选用截石位,根据穿刺点位的不同,可选用不同体位或用薄枕垫高腹部。

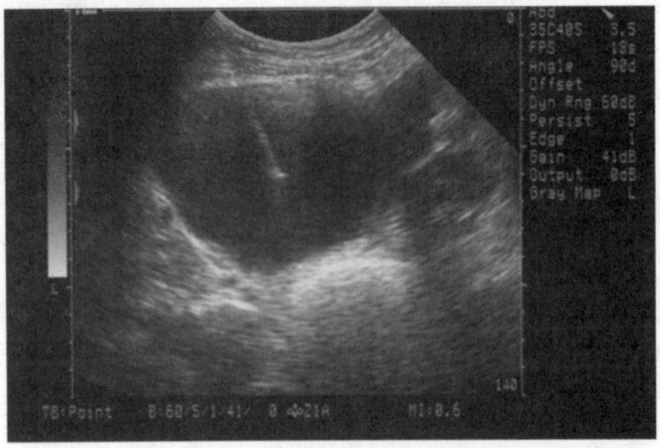

图 40-6 经腹壁途径穿刺针进入卵巢

动态图 40-4 经阴道穿刺治疗卵巢囊肿

(2)皮肤常规消毒、铺巾，探头套无菌塑料保护套并附穿刺引导架。

(3)再次扫查以确保进针点及穿刺路径准确无误。

(4)于穿刺点周围注射 2%利多卡因行局部麻醉，在超声引导下将穿刺针经腹壁或阴道刺入囊肿内，针尖达囊肿中后方 2/3 处拔出针芯，接注射器，抽净囊液后注入无水乙醇行硬化治疗。

(5)首次抽出的囊液留样送生化及细胞学等检查。

6. 注意事项

(1)“巧克力”囊肿治疗时间尽量安排在月经干净后 3～7 天进行，此时异位子宫内膜变薄有利于硬化剂破坏，囊液相对稀薄，有利于囊液抽吸干净，提高硬化剂浓度而提高治疗效果。

(2)经腹壁途径穿刺治疗时，需加压探头以推开肠管，缩短进针路径；囊肿位于膀胱后方时，如无合适的角度避开膀胱，可以将膀胱排空，穿刺针穿透膀胱后进入囊肿内。

(3)囊肿有较长蒂而活动度较大时，可以用探头加压并用手固定囊肿，用快速有力的进针手法穿刺。

(4)囊液过于黏稠时，可先尽量抽出囊液后再注入相同量的生理盐水(抽出量和注入量一定要相近，以免囊肿张力过大而破裂)，注入生理盐水效果不佳时，可以在囊液内注射枸橼酸钠、糜蛋白酶或尿激酶溶解稀释囊液。

(5)注入无水乙醇前可在囊腔内注入 2%利多卡因并保留 2 分钟后抽出，然后注入硬化剂，以减轻患者疼痛。

(6)采用彩色血流模式监测子宫周边及盆腔内血管，以避开血管穿刺，减少出血并发症。

(7)囊肿合并感染时，先用抗炎药物冲洗治疗，1 周后炎症消退再进行硬化治疗。

(8)巨大囊肿时,一次性抽液应＜1500 ml,以防止腹压骤降等并发症。

7. 并发症预防及处理

(1)出血:大部分为少量出血,多能自行停止,如果出血量较大应及时用碘伏纱布加压填塞、卧床休息,或采取其他止血方法。

(2)发热:多为吸收热,无须处理,如果发生感染则按感染流程处理。

(3)感染:注意无菌操作,合并感染者,应及时穿刺引流及应用抗生素冲洗治疗。

(4)乙醇吸收反应:多可以自行缓解,症状严重时可对症治疗。

(三)报告记录的内容及要求

1. 基本信息　报告记录的基本信息必须包括患者姓名、性别、年龄、住院号、病区床位,尽量包括患者的家庭住址、联系方式。

2. 超声图像留取　在患者治疗前留取典型的超声图像,包括囊肿的位置、大小(取立体 3 个垂直方向的最大径)、液区内部情况、囊周后方情况及与周边结构的关系等。术中留取进针过程图,包括经过各重要结构时的针尖及针身图片、针尖进入囊肿内的位置及针道图,术中留取囊肿抽液过程中典型图像,包括抽液前、抽液中及抽液后的囊肿图像,特别是抽液后的图像,表明抽液是否干净,硬化治疗时留取注射硬化剂前针尖尚在囊腔内图像、注射过程中图像及冲洗结束后囊腔内情况的图像。手术后留取囊肿位置图、尚未治疗的小囊肿图、周边是否存在出血、硬化剂外渗等图像。

3. 文字描述部分　文字描述包括术前囊肿特征,治疗采取的体位,进针途径的选择、消毒及麻醉情况,操作的步骤,抽吸囊液的量、颜色、性状等,送检的内容,治疗过程中使用硬化剂的名称及使用量,冲洗的次数,抽出硬化剂的量及留置量,治疗过程中患者的反应、并发症等情况,手术开始及结束的时间。

4. 署名部分　包括手术者、助手、护士以及记录者的姓名,报告日期等,电脑打印报告后需手签手术者的姓名。

二、典型例题与解析

A1 型题(单选题)

1. 下列不属于腹部实质性脏器囊肿穿刺硬化治疗的适应证是(　)

　A. 肝、肾囊肿引起明显压迫症状或影响肝、肾功能者

　B. 囊肿合并囊内出血或感染者

　C. 肝、肾囊肿直径＞5 cm

　D. 肝、肾囊肿与胆管或肾盂交通者

2. 鉴别肝囊肿与胆管相通的正确方法是（ ）
   A. 利用彩色血流成像
   B. 探头加压观察囊肿大小是否改变
   C. 利用超声造影剂观察囊肿是否与胆管相通
   D. 持续注入硬化剂观察囊肿是否体积不变

3. 下列做法正确的是（ ）
   A. 多囊肝和多囊肾抽液后必须注入硬化剂治疗
   B. 聚桂醇治疗方法是冲洗置换法
   C. 囊肿穿刺硬化治疗前应与假性动脉瘤相鉴别
   D. 肝囊肿硬化治疗时尽量避免穿过正常肝组织，以免对肝组织造成损伤

4. 盆腔囊肿穿刺硬化治疗术前准备中，错误的是（ ）
   A. 因治疗比较简单，术前无须签署知情同意书
   B. 术前必须检查凝血功能
   C. 术前超声扫查了解囊肿位置、大小、来源、深度以及与周围脏器的毗邻关系
   D. 全身麻醉下穿刺操作，至少要禁食、禁水 8 小时以上

A2 型题（单选题）

5. 患者，女，28 岁。近 2 年来经期下腹部剧烈疼痛，月经后疼痛缓解，超声检查发现右侧附件区可见一 50 mm×52 mm×52 mm 囊性包块，内部可见密集散在光点漂浮，彩色多普勒血流成像示包块内部未见血流信号。该患者诊断为“巧克力”囊肿，进行超声引导下穿刺硬化治疗，下列正确的是哪一项（ ）
   A. “巧克力”囊肿治疗时间尽量安排在月经干净后 3～7 天进行
   B. “巧克力”囊肿治疗时间尽量安排在月经前 3～7 天进行
   C. 穿刺抽液时尽量采用 21 G 以上的穿刺针，以减少损伤及并发症发生
   D. 囊液无法抽出时，可直接注入硬化剂治疗

6. 患者，女，32 岁。超声检查发现盆腔囊性包块，位于膀胱前方，大小 65 mm×
×62 mm，有完整包膜，囊液清晰，彩色多普勒血流成像示包块内未见血流信
…出现腹痛、尿频症状，经过系统检查，确诊为右侧卵巢单纯性囊肿，准备行
…下列做法错误的是（ ）
…程中，尽量把囊液抽干净
…程中，发现抽出的硬化剂量远远大于注入的量，需再次硬化治疗
…采用经阴道进针途径
…在囊腔内注入 2%利多卡因并保留 2 分钟后抽出，然后注

入硬化剂，以减轻患者疼痛

7. 患者，男，68 岁。左侧腰部肿痛，超声检查发现左肾中部见一 6.2 cm×6.0 cm×6.0 cm 囊性包块，边界清晰，形态规则，内部液区清晰，包块紧贴集合系统，行超声引导下囊肿穿刺硬化治疗，下列错误的是（ ）

A. 穿刺前应做蛋白实验以鉴别囊肿是否与肾盂相通

B. 穿刺结束后发现肾包膜下血肿，应立即外科手术处理

C. 硬化治疗前应避免空气进入囊腔

D. 穿刺途径应避免从腹腔内进针

A3 型题(单选题)

（第 8～11 题共用题干）

患者，男，35 岁。肝区胀痛，超声检查于肝右前叶见一 9.2 cm×8.6 cm×8.8 cm 液性暗区，可见完整包膜，液区内清晰，彩色多普勒血流成像显示周边可见血流信号。

8. 该患者最有可能的诊断是（ ）

A. 单纯性肝囊肿　　B. 肝脓肿

C. 肝囊肿合并感染　　D. 肝包虫病

9. 该患者诊断为单纯性肝囊肿，最佳治疗方式为（ ）

A. 外科手术　　B. 腹腔镜下手术

C. 超声引导下囊肿穿刺抽液硬化治疗　　D. 超声引导下单纯抽液治疗

10. 该患者采取超声引导下穿刺抽液硬化治疗，下列各项错误的是（ ）

A. 囊肿治疗时应穿过一定厚度的肝组织

B. 鉴别囊肿是否与胆管相通

C. 当抽出硬化剂量远大于注入量时，应重新硬化治疗

D. 注射硬化剂前，由于液体完全抽吸干净，无法判断针尖是否在囊腔内，此时可先注射硬化剂使囊肿撑开一边观察针尖是否在囊腔内

11. 该患者硬化治疗结束后，如发生下列并发症，处理错误的是（ ）

A. 使用聚桂醇硬化治疗后囊内少量出血，无须特殊处理

B. 硬化治疗后发热，体温 38 ℃，应立即使用抗生素治疗

C. 术后发生感染，体温 39 ℃，并持续不降，应及时再次穿刺抽净囊液并用抗生素冲洗治疗

D. 腹部轻微疼痛，无须特殊处理，只需持续观察至疼痛消失

答案及解析

A1 型题

1. D

解析：肝、肾囊肿与胆囊和肾盂相通时，如果进行硬化治疗，硬化剂会顺着胆管和肾盂进入胆道和泌尿道系统，从而严重破坏胆道系统和泌尿道，造成严重的并发症，所以 D 不是囊肿穿刺硬化治疗的适应证。

2. C

解析：当肝囊肿与胆道相通时，抽液前在囊肿内注入少量超声造影剂，此时囊内压力略增高，混合造影剂的囊液就会进入相通的胆道，利用造影模式就能清楚地观察到造影剂进入胆道的情况，其他 3 种方法则无法判断囊肿是否与胆道相通。

3. C

解析：多囊肝和多囊肾治疗主要是为了抽吸囊液后减轻压力而缓解肝、肾的胀痛，有部分多囊肝和多囊肾是与胆管和肾盂相通的，注射硬化剂会造成这些系统的严重损伤；聚桂醇的硬化治疗方法是保留法；肝囊肿穿刺硬化治疗时应穿过一定厚度的肝组织，以起到封闭针道的作用，减少硬化剂外渗和产生止血作用；假性动脉瘤是与动脉相通的，如果进行硬化治疗，大量硬化剂进入血液系统将会造成血管系统的严重损伤，甚至导致患者死亡，所以必须对囊肿与假性动脉瘤相鉴别。

4. A

解析：囊肿治疗是一种有创治疗，有不同程度并发症发生的可能，术前必须详细与患者沟通，让患者知晓情况并取得患者同意，否则就是违反诊疗规范。

A2 型题

5. A

解析："巧克力"囊肿也称子宫内膜异位综合征，是子宫内膜种植到其他部位而产生的一种病变，其具有子宫内膜生理周期的特点，月经结束后 3～7 天是子宫内膜最薄的时候，由于在月经期内膜出血，此时期囊液中陈旧性的出血得到部分稀释，囊液也是最稀薄的时候，所以此时进行硬化治疗，囊液更容易被抽吸，囊壁内膜层最薄而更容易被硬化剂破坏；B 选项中子宫内膜和囊液的变化情况与 A 选项相反；C 选项中由于"巧克力"囊肿囊液黏稠，应选择相对粗的穿刺针，而不是 21 G 以上的细针；D 中囊液不抽出，硬化剂注入量极少，浓度太低，无法达到治疗目的。

6. C

解析：位于膀胱前方靠近腹壁的囊肿建议采取经腹壁途径治疗，此途径囊肿靠近腹壁，前方没有膀胱等结构遮挡，操作简单，并发症发生可能性小，如果采取经阴道途径，则需要穿过膀胱，途径相对较远，操作复杂，并发症发生可能性相对大，所以选择经阴道途径是错误的。

7. B

解析：肝包膜下血肿或肾包膜下血肿时，由于包膜的限制，血肿部位压力升高，大部分出血能自行止血，可以应用一些止血药帮助止血，所以出现血肿时无须立即外科手术止血，当在观察过程中，发现血肿持续增大，说明还在继续出血，此时可考虑介入止血，效果不佳时可考虑外科手术止血。

A3 型题

8. A

解析：患者超声检查于肝右前叶见一 9.2 cm×8.6 cm×8.8 cm 液性暗区，可见完整包膜，液区内清晰，彩色多普勒血流成像示周边可见血流信号。最可能的诊断是单纯性肝囊肿。

9. C

解析：单纯性肝囊肿治疗方法有多种，外科手术和腹腔镜下治疗创伤大，治疗时主要为“开窗”式方法，也就是把囊壁切除一部分，抽尽囊液后使之与腹腔直接相通，囊壁细胞无法杀死，而超声引导下囊肿穿刺抽液硬化治疗是先把囊液抽干净，然后用硬化剂把囊壁细胞破坏，使其失去分泌功能，囊腔逐渐闭合，整个过程创伤小，效果住，如果单纯性抽液而不硬化治疗，囊壁细胞会继续分泌，囊肿很快就会复发，所以单纯性肝囊肿治疗的最佳方案是超声引导下穿刺抽液硬化治疗。

10. D

解析：无法确定针尖是在囊腔内时，正确的做法是用生理盐水注入囊腔来判断，当囊腔充起来时观察针尖位置，如果囊腔没有被充起，则表明针尖在囊腔外，生理盐水对组织不会有任何损害，此时如果用硬化剂来实验，当针尖位于囊腔外时，周边结构则会严重损伤。

11. B

解析：本题阐述的是肝囊肿并发症的处理，B 选项中是有关发热的处理，一般患者硬化治疗后数天内出现发热，但体温一般不超过 38.5 ℃，与囊壁细胞凝固坏死后吸收及囊肿内残余硬化剂吸收等有关，无须特殊处理，只有体温高且持续不消退时，有较严重感染时才考虑用抗生素，该选项中患者体温 38 ℃，多为吸收热，正确的处理方法是严密观察而不是直接使用抗生素，所以 B 选项中的处理方法是错误的，其他几个选项中的处理方法是正确的。

（姚志勇）

第 41 章

前列腺穿刺活检

一、基本知识

（一）前列腺癌的流行病学特征

前列腺癌的流行病学特征有明显的地域和种族差异。在全球范围内，前列腺癌在男性恶性肿瘤中发病率占第 2 位，欧美国家前列腺癌的发病率高于亚洲国家。近年来，我国前列腺癌的发病率和病死率均呈现明显的持续增长趋势，1998 年中国前列腺癌粗发病率为 3.52/10 万，至 2008 年发病率增加了 212.5%，达到 11.00/10 万，10 年间的年增长比例为 12.1%；1998 年中国男性前列腺癌病死率为 1.81/10 万，2008 年增加了 124.9%，达到 4.07/10 万，年增长率为 8.4%。我国多数地区新确诊的患者中晚期比例高于欧美国家，这将对我国前列腺癌患者的治疗效果及长期生存产生直接影响。如何提高前列腺癌的早期诊断率是我国前列腺癌临床诊疗中面临的重要问题。目前，前列腺穿刺活检仍是确诊前列腺癌的金标准。临床上使用最为广泛的是超声引导下经直肠或经会阴前列腺系统穿刺活检。随着影像学技术的进步，多参数 MRI 诊断前列腺癌的敏感度和特异度越来越高，基于多参数、超声造影、超声弹性成像的靶向穿刺、融合穿刺技术的快速进展，有效提高了穿刺阳性率，基因学检查、分子学诊疗刚刚兴起。

（二）前列腺初次穿刺指征和禁忌证

中国前列腺癌联盟（CPCC）开展的一项前列腺穿刺活检现状调查结果显示，我国前列腺穿刺活检患者与欧美国家相比具有 PSA 高、前列腺体积小、Gleason 评分高、阳性率低等特点。

1. 前列腺穿刺指征

（1）直肠指检发现前列腺可疑结节，任何 PSA 值。

（2）经直肠超声检查（transrectal ultrasonography，TRUS）或 MRI 发现可疑病灶，任何 PSA 值；特别是多参数 MRI 结果阳性，推荐行靶向穿刺联合系统穿刺。

1）PSA＞10 μg/L；PSA 4～10 μg/L，f/t PSA 可疑或 PSAD 值可疑。

2)患者出现转移癌,特别是骨转移癌,临床怀疑原发癌在前列腺者。

3)前列腺癌治疗后,需要评价疗效或怀疑复发者。

4)前列腺脓肿需要穿刺置管引流或单纯药物冲洗者。

2. 前列腺穿刺禁忌证

(1)处于急性感染期、发热期。

(2)有高血压危象。

(3)处于心脏功能不全失代偿期。

(4)有严重出血倾向的疾病。

(5)处于糖尿病血糖不稳定期。

(6)有严重的内、外痔,肛周或直肠病变。

(7)无安全穿刺入路及不能配合者。

(三)术前准备

1. 穿刺术前常规检查　患者行前列腺穿刺活检术前应常规行血、尿、便三大常规及凝血功能检查,有肝、肾功能异常病史者需复查肝、肾功能。因前列腺穿刺活检术会引起前列腺局部 MRI 影像的改变,故如需通过 MRI 评估临床分期,通常建议在前列腺穿刺活检前进行。基于多参数 MRI 的靶向穿刺在初次穿刺中并不能显著提高穿刺阳性率,在多中心前瞻性临床研究得出进一步结论前,不推荐多参数 MRI 作为初次穿刺之前的常规检查。

2. 预防性抗生素的应用　经直肠超声引导下前列腺穿刺活检术之前,应常规口服或静脉预防性应用抗生素,喹诺酮类抗生素是首选,目前的临床数据显示单次应用与用药 1～3 天的效果相当。穿刺术后的严重感染多与喹诺酮类药物耐药有关。经会阴前列腺穿刺前无须预防性应用抗生素。

3. 肠道准备　经直肠前列腺穿刺活检前清洁肠道是常规操作,开塞露可代替灌肠,可以在穿刺前使用黏膜碘消毒液清洁肠道。

4. 围术期抗凝血与抗血小板药物的使用　对于有心脑血管疾病风险、支架置入病史的长期口服抗凝血或抗血小板药物的患者,围术期应综合评估出血风险和心脑血管疾病风险,慎重决定相关药物的使用。尽管有前瞻性研究结果表明,前列腺穿刺时不停用小剂量阿司匹林并不增加严重出血的风险,但多数学者仍建议围术期停用抗凝血及抗血小板药物。阿司匹林及其他非甾体抗炎药穿刺前应停用 3～5 天,氯吡格雷应停用 7 天,噻氯匹定应停用 14 天,双香豆素建议停用 4～5 天。

5. 穿刺针数和部位　Hodges 等 1989 年提出前列腺 6 针系统穿刺法,但穿刺阳性率仅为20%～30%，已不作为初次穿刺的首选。建议前列腺体积为30～40 ml的患者，需接受不少于8针的穿刺活检，推荐10～12针系统穿刺作为基线（初次）前列腺穿刺策略。研究表明，穿刺针数的增加不显著增加并发症的发生率，超过12针穿刺并未增加穿刺阳性率。随着麻醉技术的应用，饱和穿刺可作为一种穿刺策略。前列腺饱和穿刺是指将前列腺穿刺活检位点数量增至≥22针，前列腺各部位组织均有相应的活检位点，包括外周区、中央区和移行区。

6．器械准备

（1）超声机。

（2）经直肠超声探头（或双平面）。

（3）活检穿刺枪和穿刺针，组织活检针直径选用18 G或20 G，针长16～20 cm。

（4）穿刺定位架。

常用的经直肠和经会阴前列腺穿刺活检模式见图41-1和图41-2，超声图像见图41-3。

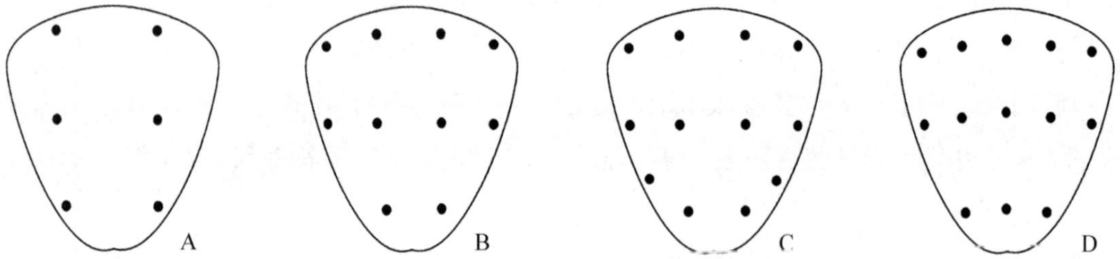

图41-1　常用的经直肠前列腺穿刺活检模式图

A. 6针；B. 10针；C. 12针；D. 13针

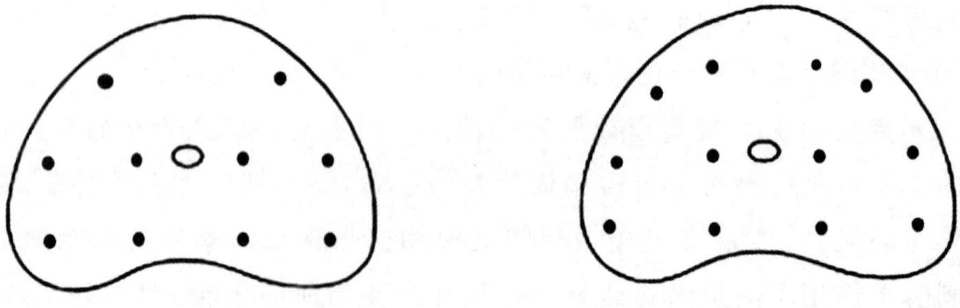

A　　B

图41-2　常用的经会阴前列腺穿刺活检模式图

A. 10针；B. 12针

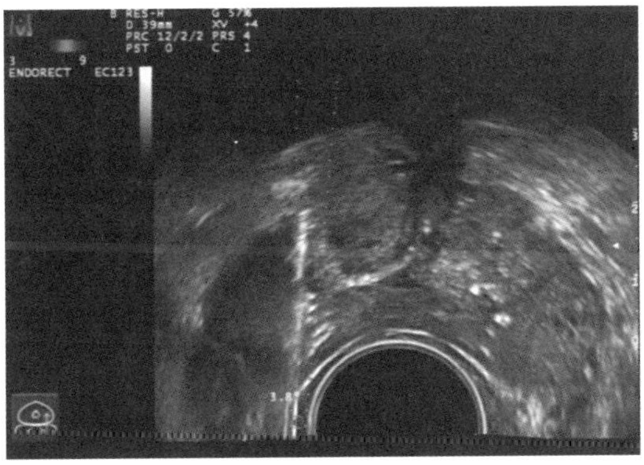

图 41-3　灰阶超声图像显示组织活检针位于前列腺

(四)麻醉

经直肠和经会阴前列腺穿刺对麻醉的要求不同。通常大多数患者在经直肠穿刺中未经麻醉也能很好耐受。超声引导下前列腺周围阻滞是经直肠前列腺穿刺麻醉的最优选择，其效果优于经直肠灌注局部麻醉药物。如果是经会阴前列腺穿刺，则需要增加对进针区域皮肤的局部麻醉。

(五)操作过程

1. 经直肠穿刺推荐操作过程

(1)患者取左侧卧位，臀部朝向术者，常规消毒、铺巾。

(2)将肛门镜插入肛门、拔下内芯，以碘伏棉球消毒直肠壁。

(3)取出肛门镜，注入利多卡因胶浆对进针部位肠壁黏膜做局部麻醉。

(4)在直肠超声探头的晶体面涂以耦合剂，套上无菌乳胶套，将探头缓缓插入直肠进行探查，深度为 6～10 cm，使声束指向前列腺方向。

(5)根据前列腺超声图像，记录前列腺各径线长度，计算前列腺体积。观察前列腺异常回声信号，并记录异常回声位置、大小。

(6)调整探头位置，改变穿刺引导线指向，在前列腺左侧叶的尖部、中部和基底部各穿刺 1 针；调整探头位置，在左侧叶外周带外侧穿刺 2～3 针。同法对右侧叶进行穿刺。穿刺总针数为 10～12 针。

(7)从穿刺枪上取下活检标本，对标本末端进行染色，以区分标本头端和尾端，然后将标本放入含 4%甲醛的标本瓶中。

(8)穿刺完毕后取出探头，插入肛门镜，以碘伏棉球消毒直肠。观察直肠壁，如有明确出血点，首选压迫止血。待直肠壁无明确出血后，塞入无菌干燥纱布或棉球，4～6 小时后取出，观察纱布表面有无明显血染。

2. 经会阴穿刺推荐操作步骤

(1)患者取截石位，常规消毒铺巾，向上牵拉阴囊以暴露会阴部，肛门上方 2 cm、中线旁开 1.5 cm 处为穿刺点。

(2)注射针抽取 2%利多卡因，经直肠超声引导下，进针至前列腺包膜，对包膜和尖部进行阻滞麻醉。注意避开血管富集区，边退针边推入 2%利多卡因，推注前先回抽确认针尖不在血管内。

(3)将装有穿刺模板的直肠超声探头缓缓插入直肠进行检查(具体步骤同上)。

(4)在直肠超声定位下通过穿刺模板进行前列腺穿刺，对前列腺左、右侧叶基底部以及体部至尖部各穿 1 针；调整探头位置，对左、右侧外周带各穿 2 针，穿刺总针数为 10 针。

(5)从穿刺枪上取下活检标本，对标本末端进行染色，以区分标本头端和尾端，然后将标本放入标本瓶中。

(6)穿刺完毕后消毒、加压包扎会阴部进针点。

(六)穿刺信息的记录

穿刺过程中应详细记录穿刺相关信息，包括前列腺各径线长度、超声异常信号的大小及位置、穿刺标本序号对应的大概位置。

(七)前列腺穿刺相关并发症及处理

穿刺后主要并发症包括感染、血精、血尿、血便、发热、尿潴留、迷走神经反射、前列腺炎、附睾炎等。

1. 血尿　血尿是经直肠前列腺穿刺的常见并发症，主要是由穿刺针刺破尿道或膀胱引起。穿刺术前停用抗凝血类药物，穿刺时避开尿道和膀胱以减少穿刺损伤，能够有效减少血尿的发生。严重血尿时可留置三腔导尿管牵引压迫止血。

2. 血便　穿刺针损伤直肠黏膜可引起血便，血便的发生率较低，常在穿刺术后很快消失。如术中出现直肠出血，可利用手指压迫出血点进行止血。

3. 感染　前列腺穿刺术后感染的发生率为 0.1%～7.0%，严重感染可导致患者死亡。严重感染多与喹诺酮类药物耐药有关，如感染无法控制，应及时行细菌培养并调整抗菌药物使用策略。

4. 迷走神经反射　前列腺穿刺引起的患者过度紧张和不适可导致中度或严重的血管迷走神经反射，发生率为 1.4%～5.3%；主要表现为呕吐、心动过缓和血压下降。当出现血管迷走神经反射时，可将患者体位调整为头低足高位并静脉补液，以缓解相关症状。

(八)穿刺结果预测及规范化的病理报告

患者年龄、PSA、前列腺体积、异常直肠指检、前列腺癌抗原 3(prostate eaneer antigen 3,PCA3)、前列腺健康指数(prostatehealth index,PHI)等被认为是前列腺穿刺阳性的预测因素;多种量表被用于预测前列腺穿刺结果,但尚未得到多中心验证的适合中国人群的量表。

前列腺穿刺病理报告应包括①注明标本类型为穿刺活检标本;②根据送检记录注明具体穿刺部位,对不同穿刺部位的前列腺癌组织应分别描述:组织学类型、Gleason评分分级及 ISUP 分组、肿瘤组织定量,报告前列腺周围脂肪及精囊浸润、脉管(淋巴管和血管)及神经束侵犯情况。

(九)重复穿刺

当第 1 次前列腺穿刺结果为阴性,但直肠指检、复查 PSA 或其他衍生物水平提示可疑前列腺癌时,可考虑再次行前列腺穿刺。如具有以下情况需要重复穿刺。

1. 首次穿刺行病理检查发现非典型性增生或高级别前列腺上皮内瘤变(PIN),尤其是多针病理结果如上。

2. 复查 PSA>10 μg/L。

3. 复查 PSA 4～10 μg/L,f/t PSA、PSAD 值、直肠指检或影像学表现异常,如TRUS 或 MRI 检查提示可疑癌灶,可在影像融合技术下行兴趣点的靶向穿刺。

4. PSA 4～10 μg/L,f/t PSA、PSAD 值、直肠指检、影像学表现均正常的情况下,每 3 个月复查 PSA。如 PSA 连续 2 次>10 μg/L,或 PSA 速率(PSAV)>0.75 μg/(L·年),需要重复穿刺。

重复穿刺前除常规检查外,推荐行多参数 MRI 检查,基于多参数 MRI 的靶向穿刺可显著提高重复穿刺阳性率并避免漏诊高危前列腺癌。关于重复穿刺的时机,两次穿刺间隔时间尚有争议,建议 3 个月或更长,待组织结构完全恢复。

重复穿刺前如影像学发现可疑灶,应对可疑灶行靶向穿刺。

(十)前列腺系统穿刺的局限性及新策略

经直肠或经会阴前列腺系统穿刺活检术的主要局限在于假阴性、漏诊高危前列腺癌和过度诊断。如何在提高穿刺阳性率的同时避免过度诊断是前列腺癌早期诊断中面临的巨大挑战。近年来,以超声增强造影、超声弹性成像和多参数 MRI 为靶向的前列腺穿刺活检术在发现有临床意义前列腺癌、避免过度诊断方面展现了明显的优势。

MRI 引导的靶向穿刺可在 MRI 引导下直接对可疑灶进行取材,其精确性最高。已有多项研究显示,MRI 引导前列腺穿刺活检可以提高重复穿刺时高级别前列腺癌的检出率。但操作相对复杂,且价格昂贵。

MRI/TRUS融合技术结合了MRI定位的精度与经直肠超声引导穿刺的便利，在显著提高穿刺阳性率的同时，能够增加发现有临床意义的前列腺癌的比例并避免发现无临床意义的前列腺癌，与MRI下的穿刺相比操作更加便利。

二、典型例题与解析

A1型题(单选题)

1. 直肠指检发现下列情况中，属于前列腺穿刺活检指征的是( )

A. 前列腺增大
B. 前列腺硬结
C. 前列腺触痛
D. 前列腺囊性变
E. 前列腺萎缩

2. 关于前列腺癌穿刺活检的指征，不正确的是( )

A. 直肠指检发现结节
B. 超声检查发现前列腺低回声结节
C. MRI发现异常信号
D. PSA>10 μg/L，任何fPSA/tPSA均应行穿刺活检
E. PSA<4 μg/L，均可不进行穿刺活检

A2型题(单选题)

3. 患者，男，57岁。排尿困难3个月。超声检查可见前列腺增大，血清总PSA为20 μg/L。为明确诊断，最可靠的检查方法为( )

A. 前列腺CT
B. 前列腺MRI
C. 经直肠腔内超声
D. 前列腺穿刺活检
E. 直肠指检

A3型题(不定项选择题)

(第4～7题共用题干)

患者，男，75岁。排尿困难5年，腰背部疼痛1个月，加剧3天。在查体中直肠指检触到一肿块，质硬。

4. 泌尿系超声检查，发现该患者前列腺外形增大，两侧不对称，局部被膜凹凸不平，呈结节状。该患者最可能的诊断为( )

A. 前列腺炎
B. 前列腺增生症
C. 前列腺癌
D. 前列腺纤维化
E. 前列腺脓肿

5. 若检查发现患者的 PSA 为 20 μg/L，准备行前列腺穿刺活检明确诊断，该项检查的禁忌证(　)

A. 体温 38.0 ℃　　B. 心脏功能不全失代偿期
C. 半个月前口服阿司匹林　　D. 空腹血糖 9.7 mmol/L
E. 严重的内、外痔

6. 经直肠前列腺穿刺活检的常规体位是(　)

A. 膀胱截石位　　B. 左侧卧位
C. 右侧卧位　　D. 俯卧位
E. 半卧位

7. 前列腺穿刺术后的并发症应除外(　)

A. 血精、血尿　　B. 尿潴留
C. 迷走神经反射　　D. 肾周血肿
E. 前列腺炎、附睾炎

答案及解析

A1 型题

1. B

解析：触诊前列腺硬结提示前列腺癌的可能。

2. E

解析：经直肠前列腺超声或 MRI 发现可疑病灶，任何 PSA 值均应行前列腺穿刺活检。

A2 型题

3. D

解析：前列腺穿刺活检是明确诊断的金标准。

A3 型题

4. C

解析：超声表现为前列腺癌特有声像图，结合病史考虑前列腺癌骨转移。

5. ABD

解析：发热、心功能不全、糖尿病血糖控制不佳是前列腺穿刺活检的禁忌证。口服阿司匹林停药 1 周可行前列腺穿刺，严重的内、外痔，可行经会阴前列腺穿刺术。

6. B

解析：左侧卧位是经直肠前列腺穿刺术常用的体位，截石位是经会阴前列腺穿刺术常用的体位。

7. D

解析:肾周血肿为肾活检的并发症,其余均为前列腺穿刺活检的并发症。前列腺穿刺术后主要并发症包括感染、血精、血尿、血便、发热、尿潴留、迷走神经反射、前列腺炎、附睾炎等。

（邹大中　缪伎玄　张芳霞）

学习培训及学分申请办法

一、《国家级继续医学教育项目教材》经原卫生部（现为国家卫生健康委员会）科教司、全国继续医学教育委员会批准，由全国继续医学教育委员会、中华医学会联合主办，中华医学电子音像出版社编辑出版，面向全国医学领域不同学科、不同专业的临床医生，专门用于继续医学教育培训。

二、学员学习教材后，在规定时间（自出版日期起1年）内可向本教材编委会申请继续医学教育Ⅱ类学分证书，具体办法如下：

方法一：PC激活

1. 访问“中华医学教育在线”网站 cmeonline.cma-cmc.com.cn，注册、登录。
2. 点击首页右侧“图书答题”按钮，或个人中心“线下图书”按钮。
3. 刮开本书封底防伪标涂层，输入序号激活图书。
4. 在个人中心“我的课程”栏目下，找到本书，按步骤进行考核，成绩必须合格才能申请证书。
5. 在“我的课程”-“已经完成”，或“申请证书”栏目下，申请证书。

方法二：手机激活

1. 微信扫描二维码 关注“中华医学教育在线”官方微信并注册。
2. 点开个人中心“图书激活”，刮开本书封底防伪标涂层，输入序号激活图书。
3. 在个人中心“我的课程”栏目下，找到本书，按步骤进行考核，成绩必须合格才能申请证书。
4. 登录PC端网站，在“我的课程”-“已经完成”，或“申请证书”栏目下，申请证书。

三、证书查询

在PC端首页右上方帮助中心“查询证书”中输入姓名和课程名称进行查询。

《国家级继续医学教育项目教材》编委会